妇幼保健机构
全面质量检查手册

主　　编　罗　荣　张学清

U0332944

北京大学医学出版社

FUYOUBAOJIAN JIGOU QUANMIAN ZHILIANG JIANCHA SHOUCE

图书在版编目（CIP）数据

妇幼保健机构全面质量检查手册 / 罗荣，张学清主编．—北京：北京大学医学出版社，2024.7（2025.1 重印）

ISBN 978-7-5659-3152-9

Ⅰ.①妇… Ⅱ.①罗… ②张… Ⅲ.①妇幼保健－医药卫生组织机构－医疗质量管理－中国－手册 Ⅳ.①R197.322-62

中国国家版本馆 CIP 数据核字（2024）第 095545 号

妇幼保健机构全面质量检查手册

主　　编：罗　荣　张学清
出版发行：北京大学医学出版社
地　　址：（100191）北京市海淀区学院路 38 号　北京大学医学部院内
电　　话：发行部 010-82802230；图书邮购 010-82802495
网　　址：http://www.pumpress.com.cn
E-mail：booksale@bjmu.edu.cn
印　　刷：北京溢漾印刷有限公司
经　　销：新华书店
策划编辑：董采萱
责任编辑：袁朝阳　　**责任校对：**靳新强　　**责任印制：**李　啸
开　　本：889 mm×1194 mm　1/16　　**印张：**26.75　　**字数：**850 千字
版　　次：2024 年 7 月第 1 版　2025 年 1 月第 2 次印刷
书　　号：ISBN 978-7-5659-3152-9
定　　价：135.00 元
版权所有，违者必究
（凡属质量问题请与本社发行部联系退换）

编者名单

主　　编　罗　荣　张学清

参编人员（按姓氏笔画排序）

王晶晶（山西省妇幼保健院）
王慧冉（北京市通州区疾病预防控制中心）
方俊群（湖南省妇幼保健院）
包长军（内蒙古自治区妇幼保健院）
冯　莉（内蒙古自治区妇幼保健院）
刘　晓（江西省妇幼保健院）
刘　敏（湖北省妇幼保健院）
阮　景（广东省妇幼保健院）
李翠玲（山西省妇幼保健院）
杨　兰（甘肃省妇幼保健院）
杨赟平（重庆市妇幼保健院）
吴楠霖（四川省妇幼保健院）
何致敏（国家卫生健康委妇幼健康中心）
谷丽紧（北京妇幼保健院）
张学清（国家卫生健康委妇幼健康中心）
张国强（广东省妇幼保健院）
陈凌华（广东省妇幼保健院）
范惠霞（山西省妇幼保健院）
罗　荣（国家卫生健康委妇幼健康中心）
罗轶心（国家卫生健康委妇幼健康中心）
周文正（重庆市妇幼保健院）
胡文玲（国家卫生健康委妇幼健康中心）
常　璞（甘肃省妇幼保健院）
梁昌标（湖南省妇幼保健院）
宿　静（乌海市妇幼保健院）
彭显亮（湖北省妇幼保健院）
谭　玲（四川省妇幼保健院）

前　言

“十二五”至“十四五”期间，各级政府均加强了对妇幼保健机构的建设投入，全国大多数妇幼保健机构的硬件设施均得到不同程度改善，服务规模和服务内容不断扩大，但妇幼保健机构尤其是基层妇幼保健机构的服务质量与安全管理面临较大的挑战。为帮助各级妇幼保健机构加强自身质量与安全管理，持续改进医疗保健服务质量，为妇女儿童提供优质、高效的妇幼健康服务，国家卫生健康委妇幼健康中心组织全国 12 家三级妇幼保健院的专家，历经 2 年的时间编写了本手册。

本手册依据医疗质量管理理论和妇幼保健机构的功能任务，紧密结合国家卫生健康行政部门历年发布的有关医疗保健质量与安全管理的法规、技术规范等政策文件，编制了一系列质量与安全检查表，将国家政策文件要求落实到每一张检查表中；且内容和形式力求实用，便于基层机构直接采用。检查表内容覆盖机构质量管理组织运行管理和规范性文件管理、医疗保健技术临床应用管理、保健服务质量与安全管理、临床服务质量与安全管理、护理服务质量与安全管理、医疗质量安全核心制度管理、医院感染预防与控制管理、专项服务质量管理，及机构综合管理（包括依法执业管理、信息质量与安全管理、医学装备质量与安全管理、后勤服务质量与安全管理、应急管理）等各个板块。

本手册包含 10 章，共 152 张质量检查表。每张检查表的整体框架建立在基础质量、过程质量和结果质量三个维度上，从机构、职能部门、业务科室三个层面，提出各个服务板块质量与安全管理的关键环节、重点内容和具体要求；同时，检查表参考《三级医院评审标准（2022 年版）实施细则》“现场评审”中的检查方法（包括文件查阅、记录查看、员工访谈、现场检查、员工操作、患者访谈、病历检查、病案检查、数据核查 9 种方法），结合各检查项目和具体要求从 9 种方法中选择适宜的检查方法。

在实际运用中，只需在目前的检查表中增加几列，如“检查结果、问题和改进措施、改进结果追踪……”，就可直接用于日常质量控制检查，督促质量持续改进；同时，在日常质控工作中，可以自设质控主题，根据主题将现有检查表的内容进行自由组合，用于院内的全面质控检查或某专项质控检查。因此，本手册为各级妇幼保健机构业务科室、职能部门开展质量与安全管理的自查、督查提供了很好的质量控制管理工具。

医疗机构的服务质量改进是一项需要长期持续的工作，随着国家管理要求的细化，手册内容也同样需要不断更新。尽管我们在手册的编写过程中力求完善，但难免存在疏漏与不足之处，在此恳请广大读者批评指正，以便进一步修正完善。

编　者

2024 年 3 月

目　录

表格快速检索清单

第一章 概 述

一、医疗质量与安全管理基本概念

关于医疗质量尚无统一的定义。1988 年，美国医疗机构评审联合委员会国际部（JCI）对医疗质量的定义为“面向个人或人群并与当前专业知识相一致的医疗服务增加理想健康结果的可能程度”。ISO 9000 标准（2000 年版）中将质量表述为“一组固有特征满足要求的程度”。世界卫生组织（WHO）基于供方角度，认为医疗质量是满足居民明确或隐含需要的能力的综合。2016 年，国家卫生和计划生育委员会颁布实施的《医疗质量管理办法》将医疗质量定义为“在现有医疗技术水平及能力、条件下，医疗机构及其医务人员在临床诊断及治疗过程中，按照职业道德及诊疗规范要求，给予患者医疗照顾的程度”。

医疗安全又称患者安全，是医疗质量管理的核心。医疗安全的定义为“人在医疗过程中不发生允许范围以外的心理、机体结构或功能上的障碍、缺陷或死亡”。1999 年，美国医学研究所（IOM）发表报告《人非圣贤，孰能无过——建立更加安全的卫生体系》(To Err Is Human：Building A Safer Health System)，提出患者安全是在医疗过程中采取必要措施，以避免或预防对患者造成伤害或出现不良结局。2021 年，第 74 届世界卫生大会（WHA）通过了《全球患者安全行动计划 2021—2030》，将患者安全描述为卫生保健领域中一项有组织的行动框架，通过创建其文化、过程、程序、行为、技能和环境，坚持可持续地降低安全风险，从而减少可避免伤害的发生，降低错误发生的可能性，并在错误确实发生时减少其影响。患者安全在管理中通常被认为是医疗安全。医疗安全（不良）事件是指在医院内被工作人员主动发现的，除患者自身疾病自然过程外的各种因素所致的不安全或不良事件。

《医疗质量管理办法》中对医疗质量管理的定义为“按照医疗质量形成的规律和有关法律、法规要求，运用现代科学管理方法，对医疗服务要素、过程和结果进行管理与控制，以实现医疗质量系统改进、持续改进的过程”。医疗质量管理是医疗管理的核心，各级各类医疗机构是医疗质量管理的第一责任主体，应当全面加强医疗质量管理，持续改进医疗质量，保障医疗安全。

二、医疗质量管理发展历程

（一）国外医疗质量管理发展

国外对医疗质量管理的研究起步较早，自 19 世纪末，先后历经萌芽阶段、经验管理阶段、统计质量管理阶段、全面质量管理阶段和现代质量管理阶段后迅速发展起来；国外对医疗质量的评价很多是受工业产品理论和方法的启发，并应用到医院工作中。一些质量管理专家提出了许多重要的质量管理理论，如 1950 年，现代质量管理学家戴明（Deming W E）提出了 PDCA 循环（戴明环），在医疗质量管理中得到了广泛应用。1957 年美国质量管理学家费根堡姆（Feigenbaum A V）与朱兰（Juran J M）提出了全面质量管理（TQC）理论，它是用系统或全面的方法管理质量，并在此过程中要求所有部门参与其中，这被认为是质量管理的里程碑。1966 年美国“医疗管理学之父”多那比第安（Avedis Donabedian）提出了医疗质量概念的三级结构理论，将医疗质量分为“基本结构、实施过程和医疗效果”3 个部分，又称为基础质量、环节质量和终末质量，这是在国际上被多数学者承认的质量管理方法。1986 年摩托罗拉公司的比尔·史密斯（Bill Smith）提出了六西格玛的概念，这一方法是对全面质量管理特别是质量改进理论的继承和发展，并逐步应用于医疗服务领域，在实践中得到不断充实和发展。21世纪后，美国医疗机构评审联合委员会（JCAHO）提出持续质量改进（CQI）理念，这是在全面质量管理基础上发展起来的注重过程管理、环节质量控制的质量管理理论。

人们在医疗质量管理体系的建设中不断探索，创建专门的质量管理组织，出台许多旨在提高医疗质量的评审标准和认证标准，取得了一定成效。1958年加拿大成立了加拿大医疗服务认证委员会（CCHSA），1974年澳大利亚成立了澳大利亚医疗服务标准委员会（ACHS），1997年德国医生联合会和联邦医疗保险协会共同设立了德国医疗透明管理制度与标准委员会（KTQ），2008年英国成立了医疗质量委员会（CQC）等，对医疗机构医疗质量进行监管。美国早在1917年就提出了“医院评审最低标准”，用于比较医院服务质量；于1951年成立医疗机构评审联合委员会（JCAHO），对医院质量进行评审，将质量评审引入医疗卫生领域，医院质量管理作为医院管理的核心受到了广泛关注。目前，国际上应用较为广泛的医院质量管理标准包括ISO 9000族标准及来自美国医疗机构评审联合委员会（JCAHO）、美国医疗机构评审联合委员会国际部（JCI）、欧洲质量管理基金会（EFQM）、澳大利亚医疗服务标准委员会（ACHS）的标准评价体系等，其中ISO 9000和JCI质量管理体系标准引起中国医院的广泛关注。

（二）我国医疗质量管理发展

我国对医疗质量管理体系的研究与实践起步相对较晚。改革开放以前，我国基本形成覆盖城乡的医疗卫生三级网，建立了适合我国国情的医疗卫生体制，明确了医疗质量管理贯穿医疗卫生服务全过程的要求，但没有形成完善的医疗质量管理体系；改革开放以后，我国卫生健康事业得到快速发展，对医疗质量管理的需求逐步增加，树立起质量管理的意识，质量管理的雏形逐渐形成，“医疗质量”的提法越来越多地出现在各种规章制度中，但系统的医疗质量管理组织体系、工作机制等还在探索阶段。

从新中国成立以来，国家卫生健康行政部门发布多项政策和标准规范。1951年，政务院（国务院前身）批准发布了我国第一个医疗机构管理方面的法规——《医院诊所管理暂行条例》。2008年，卫生部印发《医院管理评价指南（2008版）》，详细制定了医院评价标准，这对建立我国医院管理评价指标体系具有重要指导作用；并在全国范围内开展医疗安全百日专项检查，对加强医院管理、改善服务态度、规范医疗行为、提高医疗质量和保障医疗安全起到了积极监管和推进作用。2009年，卫生部印发《医疗质量控制中心管理办法（试行）》，初步建立了以质控中心为基础的医疗质量管理与控制体系。2016年，国家卫生计生委以部门规章形式印发《医疗质量管理办法》，确立了我国医疗质量管理顶层制度设计，建立了医疗机构医疗质量管理相关制度，明确医疗质量管理的各项要求和各方责任义务，为我国医疗质量管理提供了制度和法治保障。2018年，国家卫生健康委修订印发《医疗技术临床应用管理办法》《医疗质量安全核心制度要点》等配套文件，为我国医疗质量管理与控制工作提供了统一制度规范。2019年，国家卫生健康委、国家中医药管理局联合印发了《关于提升社会办医疗机构管理能力和医疗质量安全水平的通知》《关于开展医疗乱象专项整治行动的通知》等一系列有关医疗质量管理的文件，进一步明确规范医疗质量管理的要求。2021年，国务院办公厅发布《关于推动公立医院高质量发展的意见》，作为新发展阶段公立医院转型发展的纲领性文件，其对新发展阶段的医疗质量管理提出目标和要求。2023年，国家卫生健康委和国家中医药管理局发布了《全面提升医疗质量行动计划（2023—2025年）》，从基础质量安全管理、关键环节和行为管理、质量安全管理体系建设等维度提出了28项具体措施和5个专项行动，全面提升医疗卫生服务体系的质量和效率。

国内学者认为医疗质量管理体系主要包括医疗质量管理组织体系、医疗质量管理标准体系、医疗质量监督控制体系、医疗质量考核评价体系等。经过多年的积累和发展，我国医疗质量管理与控制体系从无到有、从有到精、从精到强，逐步科学化、规范化、精细化。目前，我国初步形成了由政府相关行政管理部门、卫生行业协会、各级多专业的质控中心以及医院内部共同构成的医疗质量管理组织网络，"国家-省级-市级"专业质控中心也逐步向基层延伸。国内医疗质量管理标准体系依据评价标准分为四个部分：医院评审标准体系、医院认证标准体系、卫生健康标准体系、医院评价标准体系。医院评审标准是政府发布的规范性文件，医院评审作为促进医疗质量持续改进的有效手段，是评价、监督、保障和提高医疗服务质量的重要举措。2011 年卫生部印发《医院评审暂行办法》，至今已发布 4 个版本的医院评审标准（1989 年版、2011 年版、2020 年版、2022 年版），其围绕安全、质量、服务、能力、管理等方面，体现以患者为中心，以评促建、以评促改、评建并举、重在内涵的理念。医院认证标准更多的是由独立的非政府组织编制认证标准并实施认证工作，聚焦医院质量管理体系的认证，是医院质量安全管理的保证。卫生健康标准是由国家卫生健康委实施国家卫生健康法律法规和政策，保护人体健康，在职责范围内对需要在全国统一规范的事项，按照标准化制度规定的程序及格式制定并编号的各类技术要求。医院评价标准最为宽泛、灵活，可以是单一事项的评价，也可以是某一领域或全面工作的评价，如公立医院绩效评价、公立医院高质量发展评价等。

近年来，国家卫生健康委印发覆盖护理、药事、心血管疾病、神经系统疾病、产科等平台和临床专业、技术的质控指标，逐步建立医疗质量控制指标体系，其中涵盖医疗机构、临床专科、重点病种及医疗技术，加强质控管理。在《医疗质量管理办法》的框架下，国家卫生健康行政部门不断细化不同诊疗类别的质量管理办法，如国家卫生健康委于 2022 年印发的《医疗机构门诊质量管理暂行规定》，明确门诊诊疗工作的医疗质量安全要求，加强医疗机构门诊质量管理，保障医疗安全；印发《医疗机构日间医疗质量管理暂行规定》，首次明确了日间医疗定义，对日间医疗质量管理提出了基本要求，使我国日间医疗质量管理有了纲领性指导文件。

三、我国医疗质量管理成效

随着医药卫生体系不断完善、医疗质量安全意识不断树立，国内医疗质量管理从粗放、笼统到精细、科学，医疗质量安全水平进一步提升。自 2015 年起，国家卫生健康委每年组织编写《国家医疗服务与质量安全报告》，选择关键性的质控指标，运用多中心数据来源及系统评估方法，客观评估、全面展现我国医疗服务和质量安全形势与现状，不断提升医疗管理科学化、专业化和精细化水平，促进医疗服务和质量安全持续改进。结果显示，我国医疗技术能力和医疗质量水平持续提升，呈现"四升一降"的变化趋势，即医疗资源供给持续增加，部分专科、重点病种和手术诊疗质量稳中有升，全国合理用药水平不断提升，医疗服务效率有所提升，住院患者死亡率持续下降并稳定在较低水平。

2018 年，国际权威医学期刊《柳叶刀》对全球 195 个国家和地区医疗质量和可及性指数（HAQ）排名的结果显示，自 1990 年至 2016 年，我国医疗质量和可及性指数显著上升，排名从第 110 位提高到第 48 位，是世界上进步最大的国家之一。

四、妇幼保健机构医疗质量管理

《妇幼保健机构管理办法》中明确规定："各级妇幼保健机构是由政府举办，不以营利为目的，具有公共卫生性质的公益性事业单位，是为妇女儿童提供公共卫生和基本医疗服务的专业机构。"即妇幼保健机构有两大功能任务，一是履行妇幼卫生的公共职能，二是开展妇女儿童医疗保健服务。因此，与其他医疗机构不同，妇幼保健机构质量管理也同时包括对院外群体的保健服务质量和对院内个体的医疗保健服务质量两个方面。

妇幼保健机构等级评审、绩效考核是卫生健康行政部门对妇幼保健机构履行监管责任的主要手段，机构质量与安全管理都是其核心内容。第一周期妇幼保健机构评审（以下简称机构评审）起始于 1994 年，1995 年卫生部印发了《妇幼保健机构评审实施规范》和《三级妇幼保健机构等级评审细则》，标志着妇幼保健机构质量管理活动制度化。2016 年，国家卫生计生委在总结以往妇幼保健机构评审和日常管理经验的基础上，印发了三级与二级妇幼保健院评审标准及实施细则（2016 年版），为政府部门加强行业监管与第二周期评审工作提供依据，为妇幼保健机构质量提升的发展方向提供重要指导。2020年，国家卫生健康委印发《妇幼保健机构绩效考核办法》及操作考核手册，主要围绕辖区管理、运营效率、服务提供、满意度评价、持续发展五方面内容，共56项指标，其中质量安全指标占到一定比例。

近年来，在机构评审和绩效考核的带动下，妇幼保健机构的质量安全管理意识和管理水平明显提高，但是，整体而言，与综合医疗机构相比，妇幼保健机构质量安全管理仍然较为滞后，存在诸多薄弱环节，如院内质量管理组织、制度机制尚不健全，资源配置不足，质量管理人员数量和能力均较为欠缺等，尚需不断改进。同时，妇幼保健机构在临床专科的质量管理方面主要参照综合医院的管理要求，妇幼保健专科特色不甚明显。因此，建立健全具有妇幼特色的医疗质量管理体系，进一步提高妇幼保健机构医疗保健质量管理水平是现阶段需要优先考虑的重要任务。

参考文献

[1] 彭韩伶，陈少贤．医疗质量综合评价的综述［J］．中国卫生质量管理，2006，13（6）：32-33.DOI：10.3969/j.issn.1006-7515.2006.06.012.

[2] 王吉善．患者安全是医疗质量的核心［J］．中国卫生质量管理，2008，15（1）：10-12.DOI：10.3969/j.issn.1006-7515.2008.01.003.

[3] 黄祖瑚．医疗安全与病人安全文化［J］．江苏卫生事业管理，2007（4）：1-3.

[4] HENDEE W R. To err is human：building a safer health system［J］. Journal of Vascular and Interventional Radiology，2001，12（1）：112-113.DOI：https：//doi.org/10.1016/S1051-0443（01）70072-3.

[5] 刘彤，周鹭，王俊，等．患者安全："零伤害"道路的思考与建议［J］．中国医院管理，2023，43（3）：55-58.

[6] 霍添琪，尹畅．我国医疗安全（不良）事件管理现状分析及思考［J］．中国卫生质量管理，2021，28（3）：41-43.

[7] 冯思琪．中医医院医疗质量管理体系研究［D］．武汉：湖北中医药大学，2021.DOI：10.27134/d.cnki.ghbzc.2021.000359.

[8] GLASSOP L. The road to quality：turning effort into reward［J］. Prentice Hall Australia Pty Ltd，1995（1）：1-180.

[9] TALIB F，RAHMAN Z. Best practices of total quality management implementation in health care settings［J］.Health Marketing Quarterly，2011，28（3）：232-252.

[10] 陈培元．国外医疗服务质量管理研究简介［J］．中国医院管理，1988（5）：32-35.

[11] 朱慧．我国医疗质量管理体系建设研究［D］．南京：东南大学，2013.

[12] NICKLIN W.Enabling quality improvement within primary healthcare through the CCHSA accreditation program［J］. Healthcare Papers，2008，8（2）：48-53.

[13] 马丽平．中外医院评审研究与实践［M］．北京：人民军医出版社，2014.

[14] 刘庭芳，马丽平．医院评审与认证［M］．北京：中国协和医科大学出版社，2022.

[15] 甘雪琼，赵明刚，郭燕红，等．英国的医疗质量监管体系及启示［J］．中国医疗管理科学，2015（5）：43-47.

[16] 黄卓泳．美国医院医疗费用支付、医院质量管理及对我国医改的启示［J］．中华医学图书情报杂志，2015，24（9）：27-30.

[17] SHAW C D. Evaluating accreditation［J］. International Journal for Quality in Health Care，2003，15（6）：455-456.

[18] 闫婧．依据国际质量标准建立和完善医院质量管理体系［J］．医学信息（上旬刊），2011，24（2）：557-558.

[19] 孙佳璐，马旭东．我国医疗质量管理与控制体系的建立与发展［J］．中国医院管理，2021，41（12）：47-49.

[20] 国家卫生健康委．关于开展全面提升医疗质量行动（2023—2025年）的通知［EB/OL］.（2023-06-20）［2023-06-23］. http：//www.nhc.gov.cn/yzygj/s3585/202305/cfe6b26bce624b9f894cef021a363f3e.shtml.

[21] 王立波．医疗质量管理与控制研究［D］．长春：吉林大学，2005.

[22] 王正洪，刘理. 完善质量管理体系，提高医疗质量［J］. 解放军医院管理杂志，1998，5（4）：348-349.

[23] 颜磊．基于全面质量管理（TQM）理念的医院质量管理体系构建与实施效果评价［D］．衡阳：南华大学，2018.

[24] 马丽平．基于标准的医疗质量管理评价体系研究［J］．中国医院管理，2023，43（9）：10-12，18.

[25] 魏影，岳玺中，毛静馥．新一轮医院评审标准的解读与建议［J］．中国医院管理，2012，32（7）：13-14.

[26] 马丽平 . 中外医院评审 [M]. 2 版 . 北京：清华大学出版社，2019.

[27] 国家卫生健康委 . 医疗机构日间医疗质量管理暂行规定 [J]. 中国实用乡村医生杂志，2023，30（4）：1-2，4.

[28] 国家卫生健康委 . 医疗机构门诊质量管理暂行规定 [J]. 中国实用乡村医生杂志，2022，29（10）：1-3.

[29] 郑明慧，姚岚 . 我国医疗质量管理研究热点及趋势可视化分析 [J]. 中国医院，2023，27（10）：38-40.DOI：10.19660/j.issn.1671-0592.2023.10.10.

[30] 郭燕红 . 加强科学管理构建优质高效的医疗服务体系——在中国质量协会医疗与健康分会成立仪式上的讲话 [J]. 中国质量，2019（8）：14-15.DOI：10.16434/j.cnki.zgzl.2019.08.003.

[31] GBD 2016 Healthcare Access and Quality Collaborators. Measuring performance on the healthcare access and quality index for 195 countries and territories and selected subnational locations：a systematic analysis from the global burden of disease study 2016 [J].Lancet，2018，391：2236-2271.

[32] 张骞峰，李小民，刘萍，等 . 基于等级医院评审标准的医院质量安全管理长效机制 [J]. 江苏卫生事业管理，2017，28（6）：45-47.DOI：10.3969/j.issn.1005-7803.2017.06.015.

[33] 王晨晨，罗荣，黄爱群，等 . 妇幼保健机构评审对我国二级妇幼保健院服务改善的影响分析 [J]. 中华医院管理杂志，2021，37（9）：772-775.DOI：10.3760/cma.j.cn111325-20210318-00239.

[34] 何致敏，罗荣，金曦，等 . 我国妇幼保健院评审标准研究 [J]. 中国妇幼卫生杂志，2018，9（4）：5-9.

[35] 吕栩再，罗先琼，李诗韵，等 . 妇幼保健机构在等级评审准备中的常见问题解析与对策 [J]. 中国妇幼卫生杂志，2022，13（1）：71-74.DOI：10.19757/j.cnki.issn1674-7763.2022.01.015.

[36] 国家卫生健康委办公厅 . 国家卫生健康委办公厅关于印发妇幼保健机构绩效考核办法的通知：国卫办妇幼发〔2020〕7 号 [EB/OL].（2020-07-17）[2020-11-30]. http://www.nhc.gov.cn/fys/s3581/202007/08dcc75ecc48455d8126830a248d9ec4.shtml.

[37] 刘瑶，罗荣，胡焕青，等 . 妇幼保健机构质量安全管理现状分析 [J]. 中国妇幼健康研究，2018，29（2）：196-199.

第二章　质量管理体系管理

本章内容是对机构内质量管理体系的建设与规范管理，包括对院科两级质量管理组织、各专业质量管理委员会和各科室质量管理小组的管理，及对机构内规范性文件管理，含两节共4张检查表。主要依据《医疗质量管理办法》、三级和二级妇幼保健院评审标准及实施细则（2016年版）、GB/T 19001—2016 /ISO 9001：2015《质量管理体系》等法规政策文件和标准等制订质量管理体系检查表，用于妇幼保健机构职能科室、业务科室进行日常的督查和自查。

第一节　质量管理组织运行管理

本节含3张检查表，质量管理组织中决策、控制和执行三个层级分别对应各专业质量管理委员会、职能部门与业务科室三个层面的工作质量检查（表2-1、表2-2、表2-3）。具体内容包括对各级各类质量管理委员会的基本要求、职责履行和会议召开等运行情况进行检查；对职能部门的基本要求和履职情况进行检查；对业务科室的基本要求、质量管理及一些共性方面的检查，对各科室特有的专业性检查内容见后续章节。

表2-1　质量管理委员会运行检查表（通用）

检查项目	具体要求	检查方法
委员会组织管理	1. 有委员会工作制度或章程，并及时修订 2. 委员会人员组成应符合相关法律法规或部门规章要求 3. 委员会工作制度或章程中明确了委员会职责、委员职责 4. 委员会职责体现相关法律或部门规章的要求 5. 明确了各委员会常设机构及其职责。常设机构设在职能部门，具体负责日常管理工作 6. 明确运行程序，规定开会频次，开会频次符合相应文件要求 7. 医疗保健质量与安全管理委员会每月召开主题会议	【文件查阅】 1. 委员会工作制度、委员会职责、委员职责、常设机构要求等文件 2. 委员会人员名单，核查委员会组成是否符合要求，人员变动后名单是否及时更新
职责履行	1. 按照国家医疗质量管理的有关要求，制订本机构相关管理制度并组织实施 2. 制订本委员会管理制度、质量持续改进计划及年度工作计划，并组织实施 3. 组织开展本机构委员会所涉及事项的监测、预警、分析、考核、评估以及反馈工作，定期发布本机构相关管理委员会的管理信息	【记录查看】 1. 年度工作计划及落实情况 2. 连续三次委员会的工作记录，是否体现PDCA过程 【文件查阅】有数据和案例体现改进效果或形成的新制度、规范、流程、举措等

（续表）

检查项目	具体要求	检查方法
	4. 对发现的问题进行分析、反馈，并督查整改落实情况 5. 建立对本机构医务人员进行委员会管理相关法律、法规、规章制度、技术规范的培训制度，制订培训计划并监督实施 6. 有数据或案例体现改进效果或形成新制度、规范、流程、举措等 7. 委员会的工作体现了 PDCA 过程	【员工访谈】 1. 抽查委员对年度工作计划的知晓情况 2. 访谈相关员工，核实 PDCA 过程，核查结果的真实性
委员会会议管理	1. 依工作制度规定的频次召开会议 2. 开会前发会议通知 3. 会议有签到表 4. 每次会议不低于总数 2/3 的委员出席方可召开，主任委员必须参会 5. 每次会议均对上一次会议所分派任务或需要改进问题的完成情况进行汇报 6. 会议对目前存在的主要问题有分析并提出改进措施 7. 会议对下个阶段的工作有重点安排 8. 会议的决议和建议方案应经全体委员过半数通过 9. 对会上提出改进措施和重点工作有任务分派，任务分派需明确责任部门、责任人和完成时限，对上次任务没有完成的继续分派 10. 会议过程有记录，会议结束后及时形成会议纪要	【记录查看】查看委员会会议资料，检查会议召开过程是否符合要求 【员工访谈】访谈委员，考核其对会议内容的知晓情况
常设机构工作要求	1. 会前收集委员会所负责工作中存在的问题，提出初步改进措施，提交委员会讨论 2. 与主任委员确定开会日期与会议内容，形成会议日程，并提前发放给各委员 3. 准备会议室、签到表、会议资料等相关物品 4. 会议期间做好会议记录 5. 会议后将会议通知、会议签到表、会议内容（文档、PPT、影像资料等）、会议照片、会议纪要整理成册（夹） 6. 对委员会分派任务的完成情况进行追踪，填写追踪记录	【记录查看】查看会前准备资料、会议纪要、任务分派表、追踪记录等资料 【员工访谈】访谈工作人员对会议准备工作的知晓情况

表 2-2　职能部门履职检查表（通用）

检查项目	具体要求	检查方法
部门管理	1. 有部门职责、部门内岗位职责 2. 人员分工明确，相互配合工作 3. 及时传达院级会议内容 4. 定期对员工进行法律法规及机构规章制度的培训 5. 服从院内工作安排	【文件查阅】查阅部门和岗位职责文件 【员工访谈】 1. 员工对自身岗位职责掌握情况 2. 日常工作是否按分工进行 3. 员工对本部门涉及的法律法规和机构规章制度的知晓情况
职责履行	1. 根据机构总体目标和本部门职责，制订并实施本专业领域的质量与安全管理年度工作计划与考核方案 2. 本部门职责范围 / 专业领域的院级制度文件应及时更新，并培训全院员工 3. 至少每月对职能范围内的科室进行一次指导、检查工作，并记录 4. 每季度对职能范围内的科室进行考核和评价一次，并有记录 5. 分析检查及考核评价结果；存在的问题反馈给相关科室，并进行整改 6. 在规定时限内对职能范围内的科室整改情况进行检查，评价整改是否符合要求 7. 每季度对检查情况进行分析，形成季度质量报告 8. 运用质量管理工具分析质量管理指标 9. 对于涉及多部门管理的问题，及时组织多部门协调解决 10. 工作有半年小结和年度总结 11. 作为某个质量管理委员会常设机构的职能科室，按要求履行相关职责	【文件查阅】 1. 年度工作计划与考核方案 2. 职责范围内的院级文件及时更新 【记录查看】 1. 对全院员工的培训记录 2. 对业务科室的指导、检查工作和问题改进记录 3. 季度质量报告或评价记录 4. 半年小结、年度总结或科室针对问题的质量改进记录 5. 作为委员会常设机构履职过程记录等资料
资料管理	1. 按管理事项建立资料档案，可以是电子化档案 2. 按时间进行资料管理汇编	【记录查看】查看整理后的归档资料

表 2-3　科室质量与安全管理小组履职检查表（通用）

检查项目	具体要求	检查方法
组织管理	1. 各科室建立质量与安全管理小组 2. 质量与安全管理小组人员构成合理，分工明确 3. 有并落实质量与安全管理小组工作制度和岗位职责	【文件查阅】 1. 质量与安全管理小组制度、职责 2. 人员名单、组成与分工

（续表）

检查项目	具体要求	检查方法
日常质量管理	1. 贯彻执行医疗质量管理相关的法律、法规、规章、规范性文件和本院及本科室医疗质量管理制度 2. 根据机构总体目标、职责分工和上年度主要质量问题，制订并组织实施本科室相应的质量与安全管理年度工作计划 3. 根据本机构质量指标与科室特点，制订本科室的质量与安全管理指标，报机构质量管理部门备案，并每年进行更新 4. 根据科室质量指标，制订科室质量与安全检查表，每月自查，有记录 5. 定期对本科室医疗质量进行分析和评估，对医疗质量薄弱环节提出整改措施并组织实施 6. 运用质量管理工具对自查结果、质量指标进行分析，发现问题和原因 7. 科室质量与安全管理小组每月至少召开一次会议，讨论科室内质量问题，提出改进措施，及时改进 8. 在规定时限对整改情况进行检查，评价整改情况是否符合要求 9. 每月组织召开一次科室全体人员参加的质量会议，会议流程符合 PDCA 10. 质量会议有签到表、会议内容、会议照片、会议纪要等 11. 每季度对科室质量管理情况进行总结，形成季度质量报告 12. 对本科室医务人员进行医疗质量管理相关法律、法规、规章制度、技术规范、标准、诊疗常规及指南的培训和宣传教育，有记录 13. 有半年小结和年度总结	【文件查阅】 1. 科室质量与安全管理年度工作计划 2. 科室质量指标及更新情况 【记录查看】 1. 科室质量会议资料 2. 年度工作计划落实情况 3. 科室每月的自查资料 4. 季度质量报告 5. 半年小结与年度总结，是否运用质量管理工具分析问题 6. 连续 3 个月的科室质量会议资料，判断是否符合 PDCA 要求 【员工访谈】抽查员工对科室质量会议内容的知晓情况
投诉管理	1. 落实首诉负责制 2. 投诉的接待及处理符合规定，有记录 3. 对科室内投诉进行原因分析，对存在的问题进行整改	【记录查看】查看投诉记录，追踪投诉效果
不良事件报告	1. 按要求及时上报不良事件 2. 强制上报不良事件，不能瞒报、漏报、迟报 3. 运用质量管理工具分析不良事件，追踪整改措施落实情况 4. 每百名出院患者不良事件上报≥ 2.5 例	【记录查看】查看不良事件管理系统 【员工访谈】抽查员工对不良事件报告制度的掌握情况

（续表）

检查项目	具体要求	检查方法
应急管理	1. 科室有应急管理文件汇编，包括应急预案与应急处置 2. 制订应急预案和应急处置流程，人员分工到岗位 3. 有培训，有演练，各预案每半年至少演练一次，演练后有总结、改进 4. 人员知晓应急预案及应急处置流程	【文件查阅】查阅科室应急预案 【记录查看】查阅培训及演练资料 【员工访谈】抽查员工对应急预案与应急处置流程的知晓情况
培训考核	1. 落实科室的年度业务学习和技能培训计划，包含“三基三严”内容 2. 定期组织科室培训，培训内容包括本机构发布的制度文件、诊疗规范、质量管理工具等	【记录查看】查看培训及考核资料 【员工操作】抽查医务人员“三基”内容掌握情况，如心肺复苏、病历书写
资料管理	1. 按管理事项建立科室资料档案，可建立电子化档案 2. 按时间顺序进行资料整理汇编	【记录查看】查看整理后的归档资料

第二节　规范性文件管理

本节内容是对机构内规范性文件的管理，含1张检查表（表2-4）。质量管理体系文件是进行日常管理与日常业务工作开展的基础，写我所做、做我所写，做过留痕。规范性文件包含院级文件与科室文件，院级文件主要是职能部门面向全院的管理文件，是依据卫生健康行政部门的要求与机构管理要求所制订的制度、规范、流程与记录表格；科室文件主要是依据院级文件要求及业务工作所制订的本科室的管理制度、职责、诊疗常规、临床路径、操作规程、记录等。机构对规范性文件的格式要有统一规定，对其的制订、审核、批准、发布、修订、更新、作废等有明确的管理要求；规范性文件要及时更新，保证与实际工作相符并能满足实际工作需要。

表2-4　规范性文件检查表（通用）

检查项目	具体要求	检查方法
文件格式	1. 本机构有质量管理体系文件的编写规范或标准，明确规定机构质量管理体系文件撰写要求和格式 2. 各科室依据本机构文件编写规范制订本科室管理文件；文件格式、体例和编号等符合要求 3. 规范文件每修订一次均变更版本号	【文件查阅】 1. 本机构质量管理体系文件编写规范 2. 抽查文件，查看格式是否符合要求 3. 抽查修订过的文件，版本号的变更是否符合要求
文件内容	1. 文件内容符合法律法规、部门规章、行业规范 2. 文件内容符合实际情况 3. 文件内容满足工作需要 4. 文件之间逻辑关系正确	【文件查阅】 1. 抽查文件是否符合要求 2. 文件每年是否有更新及更新的理由

（续表）

检查项目	具体要求	检查方法
	5. 文件涉及各个交接环节，交接方的职责和工作内容清晰 6. 文件内容规范、易懂、明确、无歧义 7. 诊疗规范、操作规程等文件准确，表格方便填写 8. 文件需按照相关要求及时修订 9. 每年对文件进行审查，审查文件是否符合现行要求，是否需要更新	3. 若近 1 年内卫生健康行政部门发布新文件，本机构相关文件是否有相应的更新 【员工访谈】访谈员工诊疗规范和操作规程是否能指导实际工作，表格是否方便填写 【记录查看】查看科室内文件审查记录
文件管理	1. 本机构有文件的管理制度或程序，各类管理规章、制度、规范、标准 / 指南等文件的制订、审核、批准、发布、修订、更新、作废等流程有明确规定 2. 由两个以上科室同时执行的管理规范，由相关职能部门制订 3. 全院执行统一标准的诊疗规范 4. 涉及多个科室的事项，由主要科室牵头起草，相关科室讨论会签 5. 文件按机构的管理制度或程序进行审批 6. 文件在执行前需按照要求培训或学习 7. 机构运行文件均为现行有效的文件，没有作废的文件 8. 文件修改时，需要说明文件修改和更新的原因，以及修改和更新的主要内容 9. 文件修改、更新后要按文件制订流程重新经过审批 10. 文件修改、更新后需重新培训或学习，然后才执行 11. 作废文件需审批 12. 作废后的文件需及时从工作现场撤离 13. 作废的文件需要加盖作废标识，并保留一份存档，其余可销毁	【文件查阅】 1. 质量管理体系文件管理制度或程序 2. 查看跨科室管理文件的制订部门 3. 抽查科室内文件，同一疾病不同科室是否用同一诊疗规范 4. 作废文件的审批流程 5. 作废文件是否有标识 【员工访谈】 1. 抽查科室内文件，询问制订过程 2. 询问员工对机构与科室内文件在执行前、修订后的培训或学习情况 【记录查看】 1. 文件的审批过程是否符合机构的管理要求 2. 文件修改记录页及修订文件的审批记录 3. 文件执行前、修改后的培训记录 【现场检查】查看工作区域是否有作废的文件

参考文献

[1] 国家卫生计生委 . 三级妇幼保健院评审标准实施细则（2016 年版）[Z] .2016.

[2] 中华人民共和国全国人民代表大会 . 中华人民共和国全国人民代表大会议事规则 [Z] .

[3] 中华人民共和国国家质量监督检验检疫总局，中国国家标准化管理委员会 . 质量管理体系——要求：GB/T 19001—2016/ISO 9001：2015.2016.

[4] 国家卫生计生委 . 医疗质量管理办法 [Z] .2016.

第三章　医疗保健技术临床应用管理

依据《中华人民共和国基本医疗卫生与健康促进法》第四十四条，国家对医疗卫生技术的临床应用进行分类管理，对技术难度大、医疗风险高，服务能力、人员专业技术要求较高的医疗卫生技术实行严格管理。2018 年，国家卫生健康委员会发布《医疗技术临床应用管理办法》，规定医疗卫生机构开展医疗技术服务，应当与其技术能力相适应，遵循科学、安全、规范、有效、经济的原则，并符合伦理。本章含 22 张检查表。第一节（通用医疗技术临床应用管理）是从机构层面对医疗技术、新技术和限制类技术临床应用的管理要求，以及从临床科室层面对医疗技术临床应用管理的共性要求，含 4 张检查表；第二节至第五节包含对 3 项常用限制类技术、7 项母婴保健技术、4 项常用内镜技术、4 项常用介入技术临床应用的质量与安全管理，含 18 张检查表，供各级机构在医疗技术临床管理中使用。

第一节　通用医疗技术临床应用管理

本节主要是关于医疗技术管理的共性和基础性内容，包括从机构层面对医疗技术临床应用、新技术临床应用、限制类技术临床应用的管理检查表 3 张（表 3-1、表 3-2、表 3-3），以及从科室层面对医疗技术临床应用的日常管理检查表 1 张（表 3-4）。例如：机构层面的“医疗技术临床应用质量与安全检查表”从机构、人员、技术基本要求，以及技术审批、技术论证评估、技术伦理审核、技术分级分类管理、人员技术授权管理、技术培训、风险预警机制和损害处置预案、质量与安全管理、科研项目审批及管理、高风险技术审批及管理等方面提出具体的管理要点和检查方法；科室层面的“临床科室医疗技术临床应用质量与安全检查表”从科室建立医疗技术与手术档案、技术规范、技术准入审查、人员分级授权管理、技术培训考核、风险预警及处置预案、知情同意、动态质量与安全管理与成效追踪、人员知晓等方面提出具体管理要求和检查方法。

表 3-1　医疗技术临床应用质量与安全检查表（机构层面管理）

检查项目	具体要求	检查方法
机构基本要求	1. 开展相关医疗技术的设备、设施功能完好，符合要求 2. 开展相关医疗技术的药品符合要求	【文件查阅】 1. 本机构设施设备目录等材料 2. 本机构药品目录等材料
人员基本要求	开展相关医疗技术的人员具备相应资质、权限、技能要求	【文件查阅】查阅本机构人员注册执业范围等材料
技术基本要求	本机构开展医疗技术临床应用与诊疗科目一致	【文件查阅】 1. 本机构执业许可证 2. 本机构开展医疗技术服务项目清单 3. 本机构经卫生健康行政部门核准的医疗技术项目清单与审批材料

（续表）

检查项目	具体要求	检查方法
		【病案检查】对本机构特定归档病案进行检查 【现场检查】检查机构和科室的标识标牌，核查与诊疗科目、技术服务项目清单符合程度
技术审批及管理组织	1. 在医疗质量管理委员会下常设医疗技术临床应用管理专门组织 2. 医疗技术临床应用管理专门组织由医务、质量管理、药学、护理、院感、设备等部门负责人和具有高级专业技术职称的临床、管理、伦理等相关专业人员组成 3. 医疗技术临床应用管理组织履行医疗技术临床应用管理职责，实行分级分类管理，有统一的审批、管理流程，有工作计划、工作记录，可追溯 4. 管理人员知晓医疗保健技术管理要求	【文件查阅】 1. 本机构医疗技术管理委员会和医疗技术管理组织人员名单、专业及职称 2. 本机构医疗技术管理委员会和负责医疗技术管理部门的相关材料 3. 本机构职能部门对医疗技术进行安全性、有效性和合理应用等方面情况的检查与评估报告 4. 抽查医务人员医疗技术档案，核查档案的内容符合有关规定 【员工访谈】抽查管理人员对医疗技术分级管理制度内容的知晓情况
技术论证评估	1. 有医疗技术临床应用论证制度、评估制度 2. 对已证明安全有效，但属本机构首次应用的医疗技术，应当组织开展技术能力和安全保障能力论证 3. 本机构首次应用的医疗技术需要通过伦理审查 4. 遵循科学、安全、规范、有效、经济、符合伦理的评估原则，评估指标量化 5. 根据评估结果及时调整本机构医疗技术临床应用管理目录、医师相关技术临床应用权限、医疗技术临床应用管理要求	【文件查阅】查阅本机构文件： 1. 医疗技术临床应用论证制度、评估制度及评估指标 2. 各类技术临床应用前论证评估相关资料 3. 首次开展的技术临床应用前论证评估相关资料 4. 医疗技术伦理审查相关资料 5. 本机构发布的医疗技术临床应用管理要求、技术目录及医师技术权限目录 【现场检查】医疗技术评估结果体现在本机构医疗技术目录及医师技术应用权限等相关管理文件中 【记录查看】查看本机构医疗技术评估记录
医疗保健技术伦理审核	1. 医学伦理委员会承担医疗保健技术伦理审核工作，无违规擅自开展医疗技术案例 2. 有医学伦理审核的回避程序 3. 相关职能部门和医学伦理委员会对医疗保健技术的实施履行全程监管	【文件查阅】查阅本机构文件： 1. 医学伦理委员会制度、职责等文件 2. 医学伦理委员会审核记录 3. 已开展的医疗技术伦理会审查通过文件

（续表）

检查项目	具体要求	检查方法
		【记录查看】 1. 核查职能部门和医学伦理委员会对技术进行审查、监管的相关工作流程与资料，并评价其对安全性、有效性和合理应用等方面监督的情况 2. 核查有无违规擅自开展医疗技术项目的行为 【员工访谈】抽查本机构医学伦理委员会的成员对相关审核工作目的、要求、程序的知晓度
技术分级分类管理制度及审批	1. 实行医疗技术分级分类管理，其他类医疗技术、限制类医疗技术、禁止类医疗技术有管理制度及相关技术规范 2. 其他类技术由本机构审核批准；限制类技术按规定向上级卫生健康行政部门备案 3. 及时发文停止已经废止和淘汰的技术	【文件查阅】 1. 本机构医疗技术管理制度 2. 本机构限制类技术的技术规范 3. 本机构对已经废止和淘汰的技术停止使用的文件 4. 本机构对其他类技术审查批准的文件 5. 卫生健康行政部门对本机构限制类技术临床应用的审批件
技术分级分类管理目录	1. 有本机构医疗技术临床应用管理目录并及时调整；目录应当包括本机构开展临床应用的所有医疗技术 2. 有手术分级目录，并根据手术开展情况定期调整 3. 手术分级管理目录纳入医院院务公开范围，接受社会监督	【文件查阅】查阅本机构医疗技术分类目录、高风险诊疗技术目录、手术分级目录 【病历 / 案检查】抽查病历、调取数据，核查手术类别是否在手术分级目录中 【现场检查】核查院务公开系统手术分级目录是否公示
人员技术授权管理	1. 有医师手术授权制度，根据医师的专业能力、临床实践、手术质量安全和培训情况，授予或者取消相应的手术级别和具体手术项目权限 2. 有动态管理制度，明确取消和增加医师手术授权的情形，并有相应调整记录；建立医师手术质量监测机制，供定期调整授权时参考、决策 3. 定期评估术者手术技术临床应用能力，包括手术技术能力、手术质量安全、围术期管理能力、医患沟通能力等，重点评估新获得四级手术权限的术者。根据评估结果动态调整手术权限，并纳入个	【文件查阅】 1. 本机构医师手术授权制度 2. 本机构医师手术动态管理制度及相关手术质量监测机制 【记录查看】 1. 手术授权调整记录 2. 抽查限制类技术临床应用病例登记本，核对诊疗病例数、适应证掌握情况、临床应用效果、并发症、合并症、不良反应、随访等情况 3. 医疗技术管理档案，其中记载其专业技术职称、专业能力及被授予的手术权限等

（续表）

检查项目	具体要求	检查方法
	人专业技术档案管理；四级手术评估周期原则上不超过 1 年 4. 有医务人员医疗技术临床应用管理档案，内容包括但不限于：准予医务人员开展的医疗技术目录、医疗质量情况、医疗技术差错事故、医疗技术培训考核情况等 5. 医疗技术临床应用管理档案纳入个人专业技术档案管理	【现场检查】核查医疗技术管理档案是否纳入个人专业技术档案管理
技术培训	1. 有医疗技术临床应用规范化培训制度，有培训大纲、培训计划和考核标准，培训内容包括但不限于对法律法规、规章规范以及专项技术的学习 2. 加强医疗技术临床应用管理人才队伍的建设和培养，进行管理学理论及方法的培训	【文件查阅】 1. 医疗技术临床应用规范化培训制度 2. 医务人员培训大纲、培训计划及考核标准 【记录查看】查看培训及考核记录 【员工访谈】抽查医务人员、管理人员对既往培训内容的掌握程度
风险预警机制和损害处置预案	1. 指定职能部门管理全院诊疗技术的应用 2. 对用于临床诊疗的技术实施评估与再评估，对可能影响到医疗保健质量和安全的条件（如技术力量、设备和设施）发生变化时，有中止实施诊疗技术的相关规定 3. 按照失效模式进行效果分析，对所开展的医疗技术或使用的抢救设备建立风险预警值 4. 职能部门制订控制医疗风险计划和检查、检测流程与操作程序，定期评价防控效果 5. 职能部门人员和医务人员知晓相关医疗技术风险处置与损害处置预案和流程	【文件查阅】 1. 医疗保健技术风险预警机制、医疗技术风险处置与损害处置预案、中止实施诊疗技术的相关规定 2. 本机构实施诊疗技术管理规定的文件 【现场检查】 1. 抽取手术科室和 ICU，核查是否按照要求建立风险预警值 2. 抽查职能部门控制风险计划，评价职能部门的防控医疗风险评价报告 【员工访谈】 1. 抽查管理人员、医务人员，对相关预案、职责、流程规定内容的知晓度 2. 抽取所开展技术，询问手术科室的科主任，是否知晓技术所能达到的诊疗效果、患者一般希望达到的效果，以及技术应用中可能出现的问题
质量与安全管理	1. 有医疗技术临床应用质量控制体系、医疗技术临床应用质量控制制度，并覆盖医疗技术临床应用的全过程 2. 有医疗技术临床应用管理规范、实施路径或操作规范	【文件查阅】 1. 本机构医疗技术临床应用质量控制制度 2. 各类医疗技术实施路径或操作规范的备案

（续表）

检查项目	具体要求	检查方法
	3. 有技术临床应用追踪管理，对医疗保健技术分级、准入、终止有动态管理，有相应的激励机制及终止淘汰机制 4. 对本机构开展的医疗技术，有院级及科室医疗技术临床应用质控指标，并定期分析和反馈，持续改进	3. 本机构完整的监管资料，包括管理部门对技术的准入、监管、评价情况等 【病案检查】抽取病案，核查医疗技术应用规范落实情况 【记录查看】查看院级、科级医疗技术质量控制指标及动态监督分析记录
科研项目审批及管理	1. 有医疗保健科研项目中使用医疗保健技术的相关管理制度与审批程序 2. 医疗保健科研项目中使用医疗保健技术应有充分的可行性与安全性论证、保障受试者安全的措施和风险处置预案 3. 医疗保健科研项目中使用医疗保健技术应由医学伦理委员会审批 4. 充分尊重受试者的知情权和选择权，签署知情同意书 5. 医疗保健技术主管部门监管职责明确，符合监管职能相关人员知晓本部门、本岗位开展的医疗保健科研项目管理制度与审批程序的管理要求 6. 有全程追踪、阶段总结和结题的效果评价，用以改进管理工作，有完整的档案资料	【文件查阅】 1. 本机构制订的临床科研医疗技术使用的相关管理制度与审批程序 2. 相关风险处置预案 【记录查看】 1. 临床科研项目中使用医疗技术的可行性与安全性论证报告 2. 科研项目中技术使用的医学伦理审批文件 3. 受试者知情同意书 【员工访谈】 1. 抽查相关管理人员对职责、制度、程序的知晓度 2. 抽查相关工作人员，对本部门、本岗位开展的临床科研项目管理制度与管理要求的知晓度 【现场核查】抽取使用了医疗技术的临床科研项目，追踪了解其审批过程及实施管理的情况，阶段总结、结题报告；并评价档案资料是否完整，调阅是否方便
高风险技术审批及管理	1. 有实施手术、麻醉与镇痛、介入、腔镜诊疗等高风险技术操作的卫生技术人员实行授权的管理制度与审批程序及具体目录 2. 对常见高危产科手术有管理与授权制度，管理重点是： （1）急危重症患者剖宫产术 （2）会阴Ⅲ度以上裂伤修补术 （3）子宫翻出复位术 （4）三胎以上剖宫产手术	【文件查阅】 1. 本机构制订的高风险技术操作授权管理办法、审批程序、管理重点 2. 本机构开展的高风险诊疗技术项目目录 3. 本机构制订的高风险技术操作资格授权考评与复评标准 4. 本机构制订的资格许可授权管理办法，明确申请、受理、考核、评估等程序的要求，以及分级管理的原则

（续表）

检查项目	具体要求	检查方法
	（5）晚期妊娠子宫破裂手术 （6）复杂性阴道 / 腹腔血肿清创缝合术 （7）中央性前置胎盘 （8）凶险性前置胎盘 （9）剖宫产子宫切除术 3. 对常见高危计划生育手术有管理与授权制度，管理重点是： （1）有内科合并症的人工流产术、引产术 （2）合并子宫畸形的人工流产术 （3）节育环嵌顿取出术 （4）人工流产后组织物残留的综合治疗 （5）有严重并发症的中期妊娠引产术 （6）节育环异位取出术 4. 有医疗技术管理委员会履行授权职责 5. 相关人员能知晓有复评和取消、降低操作权利的相关规定，有执行记录文件 6. 本机构提供多种形式，如会议、OA 系统文件、周会传达，发布高风险技术操作授权信息 7. 相关职能部门履行监管职责，根据监管情况，对授权情况实施动态管理，每 2 年 1 次再授权。授权管理资料完整	【记录查看】 1. 本机构开展高风险技术操作授权的相关资料，公布授权信息的形式 2. 医疗技术管理委员会履职的资料 3. 职能部门提供的复评和取消、降低操作权限的执行记录文件；再授权、授权动态管理资料 4. 职能部门检查、督查、整改效果评估报告 5. 高风险医疗技术项目操作人员技能考核、能力评估及资质数据库 【员工访谈】 1. 抽查相关人员对所在岗位诊疗技术资格许可 / 授权管理，高风险技术操作授权管理办法、审批程序、管理重点的知晓度 2. 抽查从事技术操作的相关人员对复评和取消、降低操作权利相关规定的知晓度 【现场核查】 1. 从职能部门检查记录中抽取更改授权的项目，评价对高风险技术操作授权与行为监管的有效性 2. 核查相关资料，数据库内的信息及时更新，抽查被授权人员的资料，定期进行了相关考核与评估

表 3-2　新技术临床应用质量与安全检查表（机构层面管理）

检查项目	具体要求	检查方法
机构基本要求	1. 新技术在本机构获批准、登记的临床诊疗科目范围内 2. 本机构具有新技术所需的医疗器械、药品 3. 本机构具有新技术所需的手术室以及其他辅助科室	【文件查阅】 1. 医疗器械、药品资质证件 2. 新技术所需的医疗器械、药品的产品资格证 3. 手术室以及其他辅助科室的设置文件
人员基本要求	1. 申报的新技术、新项目负责人应为具有中级及以上专业技术职称的本机构职工	【文件查阅】查阅新技术和新项目实施人授权材料

（续表）

检查项目	具体要求	检查方法
	2. 护理专业可放宽至聘任初级职称后从事护理工作 5 年以上者	
技术基本要求	1. 新技术符合国家相关法律法规 2. 新技术、新项目应具有科学性、先进性、安全性、实用性和效益性 3. 新技术、新项目必须获得医院批准才能实施 4. 有新技术管理制度及流程 5. 新技术、新项目在实施过程中严格按照医疗安全管理相关规定执行 6. 遵循科学、安全、规范、有效、可持续发展及医学伦理原则	【文件查阅】 1. 新技术伦理审核相关材料 2. 医院论证审批材料 3. 新技术管理制度及流程
技术审批及管理	1. 本机构有新技术新项目准入管理制度，包括立项、论证、审批等管理程序 2. 所有新技术和新项目必须通过本机构医学伦理委员会和医疗技术临床应用管理委员会审核同意后开展临床应用	【现场检查】 1. 已应用的新技术伦理审核相关材料、医院论证审批材料 2. 新技术实施是否符合技术规范
技术培训	新技术、新项目经批准实施后开展人员培训、技术引进和相关工作	【文件查阅】 1. 新技术培训制度及培训计划 2. 人员培训考核记录及合格证书
技术预案	申请诊疗新技术准入，应有保障患者安全的措施和风险处置预案	【文件查阅】查阅本机构制订的新技术应用风险处置预案
质量与安全管理	1. 相关职能部门负责全院新技术、新项目的全程管理和评价，定期组织跟踪督查，及时发现医疗技术风险和实施过程中存在的问题，并协调解决 2. 相关职能部门每季度/半年统计新技术、新项目开展情况 3. 各开展技术、项目应每季度/半年在科研管理信息系统中上报进展报告、年度总结报告，内容包括诊疗病例数、适应证掌握情况、临床应用效果、并发症、合并症、不良反应等，评估安全性、有效性 4. 不断完善新技术、新项目应用规范和流程，认真记录病例资料，随访观察疗效，定期汇总病例，总结经验，发现问题，不断改进	【文件查阅】查阅对实施新技术、新项目进行评估与再评估的资料 【现场检查】 1. 抽取本机构新技术，核查其管理、评价的资料，评估其安全、质量与安全、疗效与经济性是否达到相应的效果 2. 抽取临床正在使用或推广的新技术、新项目，评价其准入、使用人员资质是否符合有关要求 【记录查看】从职能部门督查记录中抽取案例，追踪职能部门检查程序、内容与所发现的问题，及改进措施，评价本机构对新技术使用监管上是否有效、规范

表 3-3 限制类技术临床应用质量与安全检查表（机构层面管理）

检查项目	具体要求	检查方法
机构基本要求	1. 本机构开展限制类技术与自身功能、任务和技术能力相适应 2. 本机构具有卫生健康行政部门核准登记的相关专业诊疗科目 3. 开展限制类技术相关科室的开设时间、床位数、每年开展的手术数量符合要求 4. 具有开展限制类医疗技术完整的设施设备与符合要求的辅助科室 5. 开展限制类医疗技术的医疗耗材、药品符合要求	【文件查阅】 1. 医疗机构执业许可证 2. 经卫生健康行政部门审批的医疗技术项目清单与审批材料 3. 耗材清单、药品目录、设施设备目录、病案等材料 【数据核查】核查手术量、床位数等数据，并与具体限制类技术要求量比对 【现场检查】查看辅助科室的设置情况
人员基本要求	开展相关医疗技术人员的数量、执业资质、工作经验、培训经历、职务职称符合要求	【文件查阅】 1. 相关医疗技术人员的执业证书及注册执业范围 2. 临床工作时间表 3. 技术培训证书 4. 职称职务一览表
技术基本要求	1. 开展的限制类医疗技术的操作和诊疗符合规范要求 2. 选择的治疗方案应根据患者病情、经济水平等因素综合考量	【文件查阅】查阅相关医疗技术的临床操作和诊疗指南 【现场检查】抽查病例病案，核查其诊疗流程与临床操作
技术审批及管理	1. 本机构设有由医学、法学、伦理学等领域专家组成的伦理委员会 2. 本机构具有健全的限制类技术管理制度 3. 本机构具有完整的限制类技术术后随访制度 4. 本机构具有完整的限制类技术相关药品、医疗耗材登记制度 5. 本机构有制度规定，向患者及其家属告知限制类技术的治疗目的、治疗风险、治疗后注意事项、可能发生的并发症及预防措施	【文件查阅】 1. 本机构限制类技术临床应用管理委员会和伦理委员会论证材料 2. 限制类技术管理制度及佐证材料 3. 术后随访制度及佐证材料 4. 药品、耗材登记制度相关佐证材料 【记录查看】核查药品、耗材登记表，保证可溯源 【现场检查】 1. 抽查病例，核查伦理委员会的审核记录 2. 核查患者知情同意书
技术培训	1. 申请参加培训的医师符合相关医疗技术临床应用管理规范要求 2. 相关医疗技术的培训方案、课程内容、考核方案符合相关要求	【文件查阅】查阅参加培训人员的执业证书、职称职务、培训证书等 【现场检查】 1. 抽查学员的培训证明、考核结果，

（续表）

检查项目	具体要求	检查方法
	3. 参培人员完成培训后接受考核，考核包括过程考核和结业考核 4. 参培人员在当地卫生健康行政部门认可的培训基地接受培训	现场抽查学员对相关医疗技术的知晓度，包括适应证、制订预处理方案、并发症处理、术后管理和随访等 2. 核查学员的培训记录、考试考核档案
技术预案	本机构有完整的相关医疗技术临床应用不良反应（事件）处理预案并严格遵照执行	【文件查阅】查阅本机构技术预案流程 【现场检查】抽查应急演练记录
质量与安全管理	1. 针对本机构临床应用的医疗技术，特别是限制类医疗技术项目建立定期评估制度 2. 重点评估技术的质量安全和技术能力，包括病例选择、手术成功率、严重并发症、医疗事故发生情况、术后患者管理、患者生存质量以及随访情况和病历质量等 3. 建立本机构病例信息管理系统；相关病例应当按照“开展一例，上报一例”的原则，及时、准确、完整地报送“限制类技术”开展数据信息	【文件查阅】 1. 本机构医疗技术临床应用评估制度相关文件与佐证材料 2. 本机构临床病例信息数据库 【现场检查】从职能部门督查记录中抽取案例，追踪职能部门检查程序、内容与发现的问题，及改进措施，评价本机构在相关医疗技术使用监管上是否有效、规范

表 3-4　临床科室医疗技术临床应用质量与安全检查表（科室层面管理）

检查项目	具体要求	检查方法
科室建立医疗技术与手术档案	科室有统一规范的管理台账，要求如下： （1）统一的封面和目录 （2）最新本机构技术管理相关文件 （3）科室开展的医疗保健技术目录，分非限制类技术和限制类技术两大类。手术、高风险技术、特殊有创操作、新技术等，有技术数目、技术名称，及每名专业技术人员可开展的技术目录 （4）各项技术审批件 （5）技术人员技术档案，包括个人基本情况、职称证件、年度考核记录、进修学习情况。母婴保健技术需要有母婴保健技术考核合格证复印件 （6）按时统计科室手术档案，包括手术级别、职称、例数、并发症、预防性抗菌药使用、输血量及非计划再次手术发生情况等信息 （7）其他技术相关备份资料	【文件查阅】 1. 检查台账是否符合要求 2. 相关资料，包括技术管理文件、技术目录、技术及人员授权批件、人员资质证书、技术开展情况等

（续表）

检查项目	具体要求	检查方法
技术规范	针对每项技术制订具体的技术规范、实施路径	【文件查阅】查阅技术规范相关资料
技术准入审查	1. 有技术相关参考文献资料 2. 拟开展存在重大伦理风险的医疗保健技术及首次开展的医疗保健技术需要通过医疗伦理委员会审议	【文件查阅】 1. 技术相关参考文献 2. 伦理委员会审批件备份
人员分级授权管理	1. 科室严格落实手术分级管理相关规定，有科室可开展的技术分级分类目录 2. 科室根据医师的专业能力和培训情况，授予、降低或者取消相应的技术级别和具体权限 3. 高风险技术参照医院《执业医师手术权限管理实施细则》及《麻醉医师分级授权管理规定》进行人员权限的授权及审核	【文件查阅】查阅科室留存医师授权考核记录，医院授权文件 【现场检查】抽查病历，核查开展手术 / 技术是否在医院备案范围内，医生是否授权
技术培训考核	1. 科室有各级技术培训大纲、培训计划和考核标准 2. 技术培训及考核记录、合格证书	【文件查阅】查阅培训考核相关资料
风险预警及处置预案	1. 有相关技术应急预案和演练脚本 2. 定期组织人员培训及应急预案演练，有记录	【文件查阅】 1. 应急预案脚本及演练资料 2. 相关人员培训考核资料 【员工访谈】抽查科室医护人员对相关预案、职责、流程规定的知晓度
知情同意	1. 有规范的知情同意书，尤其是高风险技术、限制类技术、新技术 2. 规范签署知情同意书，尊重患者知情选择权	【病历 / 案检查】抽取病历，重点核查高风险、限制类和新技术病历的知情同意书签署情况
动态质量与安全管理、成效追踪	1. 有医疗保健技术终止动态管理机制 2. 有完备的疗效判定标准、评估方法和质量与安全控制措施 3. 有各类技术质量与安全监测指标，包括诊疗病例数、适应证掌握情况、临床应用效果、并发症、合并症、不良反应等 4. 科室定期对高风险技术、新技术、限制性技术的安全，质量与安全，疗效经济性进行全程追踪与随访 5. 高风险技术、新技术需要定期向本机构主管职能科室报送技术应用工作报告表，做好技术再评估审核工作	【文件查阅】 1. 科室技术动态管理相关制度 2. 科室质量与安全监测管理指标体系及数据库 3. 向相关职能部门报送的资料 4. 高风险技术、新技术定期评估备案材料 【记录查看】查看定期质控分析、整改记录

（续表）

检查项目	具体要求	检查方法
人员知晓	医务人员知晓本机构医疗保健技术管理要求，申请、审批、复评和取消/降低操作权利的管理流程，与损害处置预案和处置流程	【员工访谈】根据科室规模抽考医务人员

第二节　常用限制类技术临床应用管理

本节重点从机构层面对3种限制类技术，包括异基因造血干细胞移植术、肿瘤消融治疗术、心室辅助技术临床应用的质量与安全管理提出管理要求，含3张检查表（表3-5、表3-6、表3-7）；主要从机构、人员、技术基本要求，及技术审批、技术培训、技术预案和质量管理等方面对3种技术的临床应用管理提出具体要求。

表3-5　异基因造血干细胞移植术临床应用质量与安全检查表

检查项目	具体要求	检查方法
机构基本要求	1. 本机构有卫生健康行政部门核准登记的血液内科或儿科及相关专业诊疗科目 2. 项目在辖区卫生健康行政部门备案	【文件查阅】 1. 医疗机构执业许可证 2. 使用异基因造血干细胞移植术的血液内科或儿科及相关专业诊疗科目清单 3. 项目备案材料
科室及辅助科室基本要求	1. 开展异基因造血干细胞移植技术（以下称“本技术”）的科室有百级层流病房床位4张以上，配备患者呼叫系统、心电监护仪、外周血干细胞采集机等设备 2. 本机构具有能进行质量控制和落实质量评价措施的实验室或固定协作关系的实验室，能够进行造血干细胞活性检测，有核细胞计数，$CD3^{+}$、$CD4^{+}$细胞计数和HLA组织配型，具备免疫抑制剂（环孢菌素A和他克莫司）的血药浓度监测能力。本技术所需的相关检验项目需要参加室间质量评价并合格后方可开展 3. 有病原微生物检测、血液病理学检测（形态、流式、遗传、分子）实验室，或与具备上述条件和能力并具有相关部门认可资质的实验室有固定协作关系 4. 全身放射治疗做预处理时，有放射治疗科或有固定协作关系的放射治疗科，能够实施分次或者单次全身放射治疗，能够实施放射剂量测量	【现场检查】 1. 血液内科或儿科开展异基因造血干细胞移植技术科室的设置情况 2. 辅助科室的设置和具备的能力是否符合要求

（续表）

检查项目	具体要求	检查方法
人员基本要求	1. 开展本技术的医师取得医师执业证书，执业范围为内科或儿科专业的本机构在职医师 2. 开展本技术的医师具有 10 年以上血液内科或儿科领域临床诊疗工作经验、有参加异基因造血干细胞移植技术培训经历，有异基因造血干细胞移植合并症的诊断和处理能力 3. 开展异基因造血干细胞移植治疗工作的负责人具有高级专业技术职称 4. 开展本技术的医师经过省级卫生健康行政部门备案的培训基地关于本技术相关系统的培训，具备开展本技术临床应用的能力 5. 少于 10 张百级层流病房床位的科室应当配备 3 名及以上经过本技术培训合格的执业医师，并按照护士与床位比 2∶1 配备护士 6. 大于等于 10 张百级层流病房床位的科室应当配备 5 名及以上经过本技术培训合格的执业医师，并按照护士与床位比 1.7∶1 配备护士 7. 成人血液内科开展儿童异基因造血干细胞移植技术的，本机构至少有 1 名具有高级专业技术职称的儿科医师 8. 其他相关卫生专业技术人员经过本技术相关专业系统培训，满足开展本技术临床应用所需的相关条件	【文件查阅】查阅提供相关医疗技术人员的执业证书、临床工作时间表、技术培训证书、职称职务一览表 【员工访谈】抽查技术人员的执业证书，并测试对相关医疗技术以及技术应用中可能出现的问题的知晓度
技术基本要求	有异基因造血干细胞移植技术操作规范或指南	【文件查阅】查阅相关医疗技术的临床操作和诊疗指南 【现场检查】抽查病案，核查其诊疗流程与临床操作
技术审批及管理	1. 实施异基因造血干细胞移植术前应当向患者及其家属告知治疗目的、风险、注意事项及可能发生的并发症等，并签署知情同意书 2. 建立造血干细胞来源登记制度，保证造血干细胞来源可追溯。不得通过异基因造血干细胞移植技术谋取不正当利益，不得泄露造血干细胞捐献者资料 3. 使用经国家药品监督管理局批准的异基因造血干细胞移植技术相关器材，不得重复使用与异基因造血干细胞移植技术相关的一次性医用器材 4. 造血干细胞来源合法，供移植用非血缘骨髓造血	【文件查阅】 1. 限制类技术临床应用管理委员会和伦理委员会论证材料 2. 限制类技术管理制度，术后随访制度，药品、耗材登记制度的相关佐证材料 【记录查看】 1. 抽查病历，核查伦理委员会的审核记录、患者知情同意书 2. 核查药品、耗材登记记录表，保证可溯源

（续表）

检查项目	具体要求	检查方法
	干细胞应当由中华骨髓库提供；供移植用脐带血造血干细胞应当由国家卫生健康委批准设置的脐带血造血干细胞库提供	3. 供移植用非血缘骨髓造血干细胞、供移植用脐带血造血干细胞提供记录
技术培训	1. 拟开展本技术的医师应当具有医师执业证书，具有中级及以上专业技术职称 2. 拟开展本技术的医师应接受至少6个月的系统培训。在指导医师指导下，参与异基因造血干细胞移植患者的全过程管理，包括适应证选择、供者选择、制订预处理方案、并发症处理、移植后管理和随访等，并考核合格 3. 拟开展本技术的医师，在境外接受异基因造血干细胞移植技术培训6个月以上，有境外培训机构的培训证明，并经省级卫生健康行政部门备案的培训基地考核合格后，可以视为达到规定的培训要求 4. 参培人员应在当地卫生健康行政部门认可的培训基地接受培训	【文件查阅】查阅参加培训人员的执业证书、职称职务、培训证书等材料 【员工访谈】抽查学员的培训证明、考核结果，抽查学员对相关医疗技术的知晓度，包括适应证、制订预处理方案、并发症处理、术后管理和随访等 【记录查看】查看核查部分学员的培训记录、考试考核档案
技术预案	建立完整的异基因造血干细胞移植术临床应用不良反应（事件）处理预案并严格遵照执行	【文件查阅】查阅预案、流程 【记录查看】抽查应急演练记录
质量管理	建立完整的临床数据库及严格的术后随访制度。在完成每例异基因造血干细胞移植术后，按要求保留相关病例数据信息，并按规定及时向所在地省级医疗技术临床应用信息化管理平台上报	【文件查阅】 1. 医疗技术临床应用评估制度相关文件与佐证材料 2. 临床病例信息数据库 【记录查看】从职能部门督查记录中抽取案例，追踪职能部门检查程序、内容与发现的问题，及改进措施，评价本机构在相关医疗技术使用监管上否有效、规范

表3-6　肿瘤消融治疗术临床应用质量与安全检查表

检查项目	具体要求	检查方法
机构基本要求	1. 本机构有卫生健康行政部门核准登记的、与肿瘤消融治疗技术（以下称“本技术”）相关的诊疗科目 2. 项目在辖区卫生健康行政部门备案	【文件查阅】 1. 医疗机构执业许可证 2. 使用肿瘤消融治疗技术的诊疗科目清单以及备案材料

（续表）

检查项目	具体要求	检查方法
设施设备基本要求	1. 根据需求设置肿瘤治疗床位，床位不少于 30 张 2. 有开展本技术的治疗室或手术室，并符合消毒和无菌操作条件 3. 有麻醉后监测治疗室（PACU） 4. 其他辅助科室和设备 （1）具备开展血管介入治疗的相关条件 （2）有磁共振（MRI）、计算机 X 线断层摄影（CT）或超声等设备和医学影像图像管理系统	【文件查阅】 1. 查阅开展肿瘤消融治疗技术科室的床位资料 2. 查阅开展肿瘤消融技术的治疗室与手术室以及其他辅助科室的环境场地设置标准、设施设备清单、技术人员资质证明等相关文件与备案材料 【现场检查】查看开展肿瘤消融治疗技术相关场所情况
人员基本要求	1. 至少有 2 名具备本技术临床应用能力的医师；有经过本技术相关知识和技能培训合格的、其他相关专业的技术人员 2. 开展本技术的医师 （1）取得医师执业证书，执业范围与本技术相关 （2）有 5 年以上肿瘤诊疗临床工作经验，取得 5 年以上中级及以上专业技术职称 （3）经过省级卫生健康行政部门备案的培训基地关于本技术相关系统的培训，具备本技术临床应用的能力 3. 其他相关专业技术人员经过本技术相关专业系统培训，满足开展本技术临床应用所需的相关条件	【文件查阅】 1. 开展肿瘤消融治疗技术医师的执业证书、个人工作经历、省级医疗技术培训证书、职称职务一览表 2. 相关卫生专业技术人员经过肿瘤消融治疗技术相关专业系统培训的培训证书以及考核情况 【员工访谈】抽查医师以及相关技术人员的执业证书、培训证书，并测试对肿瘤消融治疗技术以及技术应用中可能出现问题的知晓度
技术基本要求	1. 遵守本技术操作规范和诊疗指南，掌握本技术的适应证和禁忌证 2. 建立健全本技术应用后监测及随访制度，并按规定进行随访、记录	【文件查阅】查阅开展肿瘤消融治疗技术的临床操作和诊疗指南 【病案检查】抽查病例病案，核查其诊疗流程、临床操作
技术审批及管理	1. 有健全的本技术临床应用的监测及随访制度，并按规定进行随访、记录 2. 实施肿瘤消融治疗前，告知患者及其家属治疗目的、治疗风险、治疗后注意事项、可能发生的并发症及预防措施等，并签署知情同意书 3. 使用经国家药品监督管理局批准的肿瘤消融治疗相关器材，并严格按照规定的产品应用范围使用，不重复使用与肿瘤消融治疗技术相关的一次性医用器材 4. 有肿瘤消融治疗相关器材登记制度，保证器材来源可追溯	【文件查阅】 1. 本技术应用后监测和随访制度的相关文件与佐证材料 2. 开展本技术的知情同意书内容 3. 开展本技术的伦理委员会审批流程 4. 开展本技术使用的相关器材的登记制度相关文件与佐证材料 【记录查看】 1. 抽查病历，核查伦理委员会的审核记录、患者知情同意书

（续表）

检查项目	具体要求	检查方法
	5. 在应用本技术的患者住院病历的手术记录部分留存本技术治疗相关器材条形码或者其他合格证明文件	2. 核查肿瘤消融治疗相关器材登记表，保证可溯源 【病历 / 案检查】抽查病历病案，核查开展本技术后对患者的监测与随访记录，及手术记录部分留存本技术治疗相关器材条形码或者其他合格证明文件
技术培训	1. 具有医师执业证书，临床工作满 3 年 2. 接受至少 6 个月的系统培训，在指导医师指导下独立完成 25 例以上本技术操作和患者的全过程管理，包括影像学诊断培训、手术适应证的评估、手术方式的评估、可能发生的风险及应对措施、手术过程、围术期处理、术后并发症处理和随访等，并考核合格 3. 从事临床工作满 10 年，取得主治医师职称 5 年以上，近 5 年每年独立开展本技术临床应用不少于 100 例，未发生严重不良事件的，可免于培训 4. 参培人员在当地卫生健康行政部门认可的培训基地接受培训	【文件查阅】查阅参加本技术培训人员的执业证书、工作经历、职称职务、培训证书等材料 【员工访谈】抽查学员的培训证明、考核结果，抽查学员对本技术的知晓度，包括适应证、制订预处理方案、并发症处理、术后管理和随访等 【记录查看】核查部分学员的培训记录、考试考核档案
技术预案	有本技术风险评估、风险管理制度及应急预案	【文件查阅】查阅应急预案、流程 【记录查看】抽查应急演练记录
质量管理	1. 建立病例信息管理系统，在完成每例次肿瘤消融治疗后，应当按要求保留相关病例数据信息，并按规定及时向所在地省级医疗技术临床应用信息化管理平台上报 2. 本机构及开展本技术的医师按照规定定期接受本技术临床应用能力评估，包括病例选择、手术成功率、严重并发症、死亡病例、医疗不良事件发生情况、术后患者管理、患者生存质量、随访情况和病历质量等	【文件查阅】查阅本机构和医师开展本技术临床应用能力评估表 【记录查看】 1. 开展肿瘤消融治疗的临床病例信息数据库 2. 本机构及开展本技术的医师定期接受本技术临床应用能力的评估结果 3. 从职能部门督查记录中抽取案例，追踪职能部门检查程序、内容与所发现的问题，及所采取的改进措施，评价医院对相关医疗技术使用监管是否有效、规范

表 3-7　心室辅助技术临床应用质量与安全检查表

检查项目	具体要求	检查方法
机构基本要求	1. 本机构有卫生健康行政部门核准登记的心脏大血管外科和心血管内科诊疗科目 2. 项目在辖区卫生健康行政部门备案	【文件查阅】 1. 医疗机构执业许可证 2. 使用心室辅助技术诊疗科目清单以及备案材料
科室、设施设备基本要求	1. 心脏大血管外科　开展心脏大血管外科临床诊疗工作 10 年以上，床位不少于 50 张，每年完成的体外循环心脏外科手术病例不少于 1000 例，其技术水平在本省（自治区、直辖市）医疗机构中处于领先地位 2. 心血管内科　开展心血管内科临床诊疗工作 10 年以上，床位不少于 50 张，其技术水平在本省（自治区、直辖市）医疗机构中处于领先地位 3. 心脏大血管外科专用手术室 （1）符合心脏大血管外科无菌操作条件 （2）具备心脏大血管外科手术的必要设备，至少包括麻醉机、体外循环机、主动脉内球囊反搏（IABP）设备、体外膜肺氧合（ECMO）相关设备、连续心排量监护仪等 （3）有专用空气层流设施 4. 心血管造影室 （1）符合放射防护及无菌操作条件 （2）配备 800 mA、120 kV 以上的心血管造影机，具有电动操作功能、数字减影功能和“路途”功能，影像质量和放射防护条件良好；具备医学影像图像管理系统 （3）有 IABP 设备 （4）能够进行心、肺、脑抢救复苏，有氧气通道、麻醉机、呼吸机、除颤器、吸引器、无创和有创血流动力学监测系统等必要的急救设备和药品 （5）有放置导管、导丝、造影剂、栓塞剂以及其他物品、药品的存放柜，由专人负责登记、保管 （6）具备心血管介入、心电生理诊断治疗的相应设备条件和能力 5. 心血管重症监护室 （1）设置符合规范要求，达到Ⅲ级洁净辅助用房标准，床位不少于 20 张，能够满足心室辅助技术应用专业需要	【文件查阅】 1. 心脏大血管外科与心血管内科开科时长、床位数、手术数量等科室设置情况的备案材料 2. 心脏大血管外科专用手术室、心血管造影室、心血管重症监护室以及其他辅助科室的环境场地设置标准、设施设备清单、技术人员资质证明等相关文件与备案材料 【现场检查】检查心脏大血管外科专用手术室、心血管造影室、心血管重症监护室以及其他辅助科室的环境场地、设施设备

（续表）

检查项目	具体要求	检查方法
	（2）符合心脏大血管外科、心血管内科危重患者救治要求 （3）有空气层流设施、多功能监护仪、ACT（激活凝血时间）检测仪、呼吸机、连续心排量监测仪及 IABP 等设备 （4）能够开展有创监测项目和有创呼吸机治疗 （5）具有开展床旁肾替代治疗的相关设备和能力 6. 其他辅助科室和设备 （1）能够利用多普勒超声心动诊断（经胸、经食道）设备进行术中和床旁检查 （2）有磁共振（MRI）、计算机 X 线断层摄影（CT）和医学影像图像管理系统 （3）具有心力衰竭 D 期心脏功能检测、溶血和血栓检测、心肺运动试验检测的相关设备和能力	
人员基本要求	1. 有经心室辅助技术培训基地培训并考核合格的多学科的人工心脏团队（心外科医师至少 2 名，麻醉、体外循环、超声、重症监护医师至少各 1 名） 2. 开展心室辅助技术的医师 （1）取得医师执业证书，执业范围为外科、内科或儿科专业 （2）有 10 年以上心脏大血管专业领域临床诊疗工作经验，取得高级专业技术职务任职资格 5 年以上 （3）在省级卫生健康行政部门备案的培训基地接受心室辅助技术相关系统培训，具备开展心室辅助技术的能力 3. 其他相关卫生专业技术人员经过心室辅助技术相关专业系统培训，满足开展心室辅助技术临床应用所需的相关条件	【文件查阅】 1. 开展心室辅助技术的医师的执业证书、个人工作经历、省级医疗技术培训证书、职称职务一览表 2. 相关卫生专业技术人员经过心室辅助技术相关专业系统培训的培训证书以及考核情况 【员工访谈】抽查医师，测试其对心室辅助技术以及技术应用中可能出现的问题的知晓度
技术基本要求	1. 严格遵守心室辅助技术操作规范和诊疗指南，严格掌握心室辅助技术的适应证和禁忌证 2. 择期应用心室辅助装置应当由 2 名以上心脏大血管外科或者心血管内科、取得高级专业技术职称 5 年以上、具有心室辅助技术临床应用能力的专业技术人员决定，并制订合理的治疗与管理方案	【文件查阅】查阅开展心室辅助技术的临床操作和诊疗指南 【病历 / 案检查】抽查病历，核查其诊疗流程、临床操作以及主治医师资质证明
技术审批及管理	1. 实施心室辅助技术前，告知患者及其家属手术目的、手术风险、术后注意事项、可能发生的并发症及预防措施等，并签署知情同意书	【病历 / 案检查】抽查病历，核查伦理委员会的审核记录、患者知情同意书

（续表）

检查项目	具体要求	检查方法
	2. 实施心室辅助技术必须经过本机构伦理委员会批准 3. 建立健全心室辅助技术应用后监测和随访制度，并按规定进行随访、记录 4. 使用经国家药品监督管理局批准的心室辅助装置相关器材，不得重复使用与心室辅助技术相关的一次性医用器材 5. 建立心室辅助装置相关器材登记制度，保证器材来源可追溯 6. 在应用心室辅助装置患者住院病历的手术记录部分留存心室辅助装置相关器材条形码或者其他合格证明文件	【文件查阅】 1. 开展心室辅助技术病例的伦理委员会审批流程 2. 建立心室辅助技术应用后监测和随访制度的相关文件与佐证材料 3. 开展心室辅助技术使用的心室辅助装置相关器材的登记制度相关文件与佐证材料 【记录查看】 1. 抽查病历病案，核查本机构在开展心室辅助技术应用后对患者的监测与随访记录 2. 核查心室辅助装置相关器材记录登记表，保证可溯源 3. 核查手术记录部分留存心室辅助装置相关器材条形码或者其他合格证明文件
技术培训	1. 应当具有医师执业证书及高级专业技术职称 2. 应当接受至少 3 个月的系统培训，在指导医师指导下，参加心室辅助装置植入动物实验至少 1 例，并存活 30 天以上；参与 2 例以上心室辅助装置植入患者的全过程管理，包括术前诊断、植入及撤除技术、围术期管理、植入后管理和随访等，并考核合格 3. 从事临床工作满 15 年，具有主任医师专业技术职称，近 5 年独立开展心室辅助技术临床应用不少于 6 例，未发生严重不良事件的，可免于培训 4. 参培人员在当地卫生健康行政部门认可的培训基地接受培训	【文件查阅】查阅参加心室辅助技术培训人员的执业证书、职称职务、培训证书等 【员工访谈】抽查医师对相关医疗技术的知晓度，包括适应证、制订预处理方案、并发症处理、术后管理和随访等
技术预案	有心室辅助技术风险评估、风险管理制度及应急预案	【文件查阅】查阅应急预案、流程 【记录查看】抽查应急演练记录
质量管理	1. 在每次植入心室辅助装置后，应当按要求向所在地省级医疗技术临床应用信息化管理平台报送使用心室辅助装置等临床信息 2. 本机构和医师按照规定定期接受心室辅助技术临床应用能力评估，包括病例选择、手术成功率	【文件查阅】查阅心室辅助技术临床应用能力评估表 【记录查看】 1. 开展心室辅助技术的临床病例数据库

（续表）

检查项目	具体要求	检查方法
	（1年生存率大于70%）、严重并发症、死亡病例、医疗不良事件发生情况、术后患者管理、患者生存质量、随访情况（5年随访率大于90%）和病历质量等	2. 从职能部门督查记录中抽取案例，追踪职能部门检查程序、内容与发现的问题，及改进措施，评价本机构对相关医疗技术使用监管是否有效、规范 3. 本机构及医师定期接受心室辅助技术临床应用能力的评估结果

第三节　母婴保健技术临床应用管理

本节重点是母婴保健技术临床应用管理，包括母婴保健技术临床应用质量与安全管理的共性和基本要求，以及超声产前筛查技术、产前诊断技术、孕妇外周血胎儿游离DNA产前筛查与诊断技术、遗传病诊断（新生儿疾病筛查）技术、助产技术、结扎技术及终止妊娠手术技术共6种技术的临床应用质量与安全管理，共7张检查表（表3-8～表3-14）。管理内容均涵盖机构、人员、技术基本要求，技术审批、技术培训、技术预案和质量与安全管理等方面。

表3-8　母婴保健技术临床应用质量与安全检查表（通用）

检查项目	具体要求	检查方法
机构基本要求	1. 经卫生健康行政部门审查批准，取得母婴保健技术服务执业许可证 2. 开展相关技术的设备、设施功能完好，符合要求 3. 开展相关技术的药品符合要求 4. 开展相关技术的环境符合要求	【文件查阅】 1. 母婴保健技术服务执业许可证 2. 药品目录、设施设备目录等材料
人员基本要求	凡从事《中华人民共和国母婴保健法实施办法》规定的婚前医学检查、遗传病诊断、产前诊断以及施行助产技术、结扎手术、终止妊娠手术技术服务的人员，必须符合母婴保健专项技术服务基本标准的有关规定，经考核合格，取得母婴保健技术考核合格证书或者在医师执业证书上加注母婴保健技术考核合格及技术类别	【文件查阅】 1. 提供婚前医学检查等母婴保健技术服务的人员与取得母婴保健技术服务执业许可证人员一览表 2. 抽查从事母婴保健技术人员的母婴保健技术考核合格证书
技术基本要求	详见本节各技术专项检查表	—

（续表）

检查项目	具体要求	检查方法
技术审批及管理	1. 有母婴保健技术分类目录，包括相应的具有资质人员名单 2. 有完整的母婴保健技术管理档案资料 3. 有母婴保健技术论证制度、评估制度及知情告知制度 4. 遵循科学、安全、规范、有效、经济、符合伦理的评估原则，评估指标量化 5. 本机构首次应用的母婴保健技术通过伦理审查 6. 实施母婴保健技术操作前，应当告知患者及其近亲属诊疗目的、诊疗风险、术后注意事项、可能发生的并发症及预防措施等，并签署知情同意书 7. 相关职能部门有监管；根据监管结果的评价，对母婴保健技术准入、中止有动态管理	【文件查阅】 1. 母婴保健技术分类目录、资质人员名单 2. 完整的母婴保健技术管理档案资料 3. 母婴保健技术论证制度、评估制度及知情告知制度文件 4. 母婴保健技术论证及评估指标 5. 各类母婴保健技术论证评估及知情告知相关资料 【现场检查】查看职能部门提供的案例（近3年）说明；本机构对母婴保健技术准入、中止有动态管理
技术培训	1. 建立母婴保健技术培训制度，有培训大纲、培训计划和考核标准；培训内容包括但不限于对法律法规、规章规范以及专项技术的学习 2. 重视母婴保健技术管理人才队伍的建设和培养，进行管理学理论及方法的培训，提高管理水平和技能	【文件查阅】 1. 母婴保健技术临床应用规范化培训制度 2. 医务人员、管理人员培训大纲、培训计划及考核标准 3. 培训及考核记录 【现场检查】抽查医务人员、管理人员对既往培训内容的掌握程度
技术预案	1. 有各类母婴保健技术风险评估、风险管理制度及流程 2. 有各类母婴保健技术风险评估预警机制、风险处置与损害处置预案、中止实施诊疗技术的相关规定 3. 除母婴保健技术日常风险管理外，有急诊绿色通道及针对危重症孕产妇、危重症患儿等的特定风险应急预案 4. 职能部门管理人员和医务人员知晓相关医疗技术风险处置与损害处置预案和处置流程	【文件查阅】 1. 实施诊疗技术管理规定的文件 2. 对职能部门和医务人员进行培训的资料 【员工访谈】询问管理人员、医务人员，测试其对相关预案、职责、流程规定内容的知晓度 【现场检查】抽取已制订的应急预案现场演练，核查相关规定是否得到落实，处置是否合理
质量与安全管理	1. 根据本机构开展的母婴保健技术、国家和省级管理要求，制订院级及科室医疗技术临床应用质控指标 2. 建立母婴保健技术质量控制体系，有母婴保健技	【文件查阅】 1. 母婴保健技术质量控制制度 2. 院级、科级母婴保健技术质量控制指标

（续表）

检查项目	具体要求	检查方法
	术实施路径或操作规范、质量管理指标，并定期分析和反馈，持续改进	3. 完整的监管资料，各级质控组织履职情况 【现场检查】 1. 科室及职能部门对母婴保健技术应用相关质量管理指标运行情况的动态监督分析 2. 各类母婴保健技术实施路径或操作规范

表 3-9　超声产前筛查技术临床应用质量与安全检查表

检查项目	具体要求	检查方法
机构基本要求	1. 本机构设有妇产、超声、检验等科室，具有超声产前筛查的专业能力 2. 超声产前筛查室面积≥ 12 m^2，具有彩色多普勒超声诊断仪以及超声工作站（图文管理和声像存储系统），及其他相应的设施设备，并设立相对独立的候诊区、宣教区 3. 与产前诊断机构建立转诊、会诊关系，双方签订转诊、会诊协议	【文件查阅】 1. 医疗机构执业许可证、母婴保健技术服务执业许可证 2. 开设超声相关科室设置情况的证明材料，包括场地设置、设施设备、辅助科室等 3. 转诊、会诊协议
人员基本要求	1. 配备至少 2 名从事超声产前筛查的临床医师，其中 1 名具有中级及以上技术职称及 2 年以上妇产科超声检查工作经验 2. 从事超声产前筛查的临床医师应当取得执业医师资格，并符合以下条件： （1）大专以上学历或中级及以上技术职称，且具有 2 年以上妇产科超声检查工作经验 （2）掌握胎儿系统超声筛查要求的正常图像，且具有常见严重胎儿结构异常超声图像的识别能力 3. 从事超声筛查的卫生专业技术人员必须经过省级卫生健康行政部门组织的产前筛查技术专业培训，并考试合格	【文件查阅】 1. 超声产前筛查医师执业资格证、职称职务和临床工作记录 2. 技术人员专业技术培训证书
技术基本要求	有本机构超声产前筛查规范和流程，并符合国家及省级相关技术规范、技术指南要求	【文件查阅】查阅超声产前筛查规范
技术审批及管理	本机构有完整设备管理制度，标本管理与生物安全制度，转诊、会诊制度，患者知情同意制度，追踪随	【文件查阅】查阅制度相关文件与作证材料

（续表）

检查项目	具体要求	检查方法
	访制度，信息管理与安全制度等	【现场检查】 1. 抽查知情同意书 2. 抽查设备的登记管理记录 3. 抽查病例，核查随访记录结果
技术培训	超声产前筛查人员接受上级医疗机构或者有合作关系的产前诊断机构的人员培训与技术指导	【文件查阅】查阅超声筛查人员接受培训的人员名单目录与培训证书
技术预案	有产前超声技术风险评估、风险管理制度，及应急预案，并定期演练	【文件查阅】查阅技术预案流程 【现场检查】抽查应急演练记录
质量与安全管理	1. 建立科室质量与安全控制工作小组，按照要求开展质量与安全控制［见科室质量与安全管理小组履职检查表（通用）（表 2-3）］ 2. 接受有合作关系的产前诊断机构及卫生健康行政部门的质量与安全控制与评估，并达到相应要求	【文件查阅】查阅本机构接受有合作关系的产前诊断机构及卫生健康行政部门的质量与安全控制与评估记录与结果 【现场检查】抽查病例，核查质量与安全控制流程与改进结果

表 3-10　产前诊断技术临床应用质量与安全检查表

检查内容	具体要求	检查方法
机构基本要求	1. 本机构开设妇产科诊疗科目，有母婴保健技术服务执业许可证 2. 具有与开展产前诊断工作相适应的技术条件和设备，鼓励设置远程会诊系统 3. 符合《开展产前诊断技术医疗保健机构的基本条件》及相关技术规范	【文件查阅】 1. 医疗机构执业许可证、母婴保健技术服务执业许可证 2. 本机构用于产前诊断的房屋及设施、设备目录等资料 【现场检查】检查用于产前诊断的场所实际功能划分布局、设施设备情况
人员基本要求	1. 人员符合《从事产前诊断卫生专业技术人员的基本条件》 2. 从事临床工作的人员应取得执业医师资格 3. 从事医技和辅助工作的人员应取得相应卫生专业技术职称 4. 从事产前诊断的卫生专业技术人员必须经过系统的产前诊断技术专业培训，通过省级卫生健康行政部门考核，获得母婴保健技术服务相应资格证明 5. 从事辅助性产前诊断技术的人员应当在获得母婴保健技术服务相应资格证明的人员指导下开展工作	【文件查阅】 1. 执业医师证书和母婴保健技术考核合格证书 2. 本机构提供的人员资质清单及培训考核合格记录

（续表）

检查内容	具体要求	检查方法
	6. 按《产前诊断技术管理办法》中对人员能力的要求配置相应技术人员 7. 从事产前诊断的各类卫生专业技术人员经省级卫生健康行政部门批准，取得从事产前诊断的母婴保健技术考核合格证书	
技术基本要求	1. 对一般孕妇实施产前筛查以及应用产前诊断技术时坚持知情选择 2. 孕妇有下列情形之一的，经治医师应当建议其进行产前诊断： （1）羊水过多或者过少 （2）胎儿发育异常或者胎儿有可疑畸形 （3）孕早期时接触过可能导致胎儿先天缺陷的物质 （4）有遗传病家族史或者曾经分娩过先天性严重缺陷婴儿 （5）年龄超过 35 周岁 3. 既往生育过严重遗传性疾病或者严重缺陷患儿的女性再次妊娠前，医务人员应给予咨询和指导，经治医师根据咨询结果提出医学建议 4. 为孕妇进行早孕检查或产前检查时，遇到特殊孕妇，应当提供咨询服务，并以书面形式如实告知孕妇或其家属，建议孕妇进行产前诊断 5. 孕妇自行提出进行产前诊断的，经治医师可根据其情况提供医学咨询，由孕妇决定是否实施产前诊断技术 6. 出具的产前诊断报告，应当由 2 名以上经资格认定的执业医师签发 7. 对于产前诊断技术及诊断结果，经治医师应向孕妇或家属告知技术的安全性、有效性和风险性，使孕妇或家属理解技术可能存在的风险和结果的不确定性 8. 在发现胎儿异常的情况下，经治医师必须将继续妊娠和终止妊娠可能出现的结果以及进一步处理意见，以书面形式明确告知孕妇，由孕妇夫妻双方自行选择处理方案，并签署知情同意书；若孕妇缺乏认知能力，由其近亲属代为选择；涉及伦理问题的，应当交由医学伦理委员会讨论 9. 对经产前诊断后终止妊娠娩出的胎儿，在征得其家属同意后，进行尸体病理学解剖及相关的遗传学检查	【文件查阅】 1. 实施产前诊断患者知情同意资料 2. 产前诊断技术档案管理和追踪观察制度 【现场检查】 1. 核查既往出具的产前诊断报告人员资质及规范性 2. 核查产前诊断技术相关规定执行情况

（续表）

检查内容	具体要求	检查方法
	10. 不得擅自进行胎儿的性别鉴定。对怀疑胎儿可能为伴性遗传病，需要进行性别鉴定的，由省、自治区、直辖市人民政府卫生健康行政部门指定的医疗机构按照有关规定进行鉴定 11. 建立健全技术档案管理和追踪观察制度	
技术审批及管理	1. 根据院级资质授权统一规定开展资质授权工作，对从事产前诊断的医生进行定期评估，并建立个人技术考评档案 2. 产前诊断技术实施前符合伦理学要求，通过伦理学审查 3. 建立健全各项规章制度，包括产前诊断流程、设备管理制度、标本管理与生物安全制度、多学科转（会）诊制度、患者知情同意制度、追踪随访制度、质量与安全控制及信息管理制度等	【文件查阅】 1. 人员授权评估文件，个人技术考评档案 2. 技术评估审查文件 3. 已制订的产前诊断技术应用制度及流程
技术培训	1. 建立产前诊断技术培训计划，并组织实施 2. 定期组织疑难、误诊的病例讨论会，并分析其原因，总结经验教训，提出改进措施	【文件查阅】 1. 技术培训计划及培训考核记录 2. 疑难病例讨论记录 【员工访谈】抽查人员对产前诊断技术的掌握情况
技术预案	有产前诊断技术风险评估、风险管理制度，及应急预案	【文件查阅】查阅技术预案流程 【现场检查】抽查应急演练记录
质量与安全管理	1. 建立院内质量与安全控制工作小组，按照要求开展质量与安全控制［见科室质量与安全管理小组履职检查表（通用）（表 2-3）］ 2. 接受同级以上卫生健康行政部门的质量与安全控制与评估，并达到相应要求 3. 负责本辖区产前筛查机构的质量与安全控制工作 4. 产前诊断质量与安全控制包括以下内容： （1）确保各项相关工作依法依规开展 （2）确保按照各类技术规范要求有序开展各项工作。遗传病咨询、产前咨询、产前筛查与产前诊断实验室检测、超声产前筛查与超声产前诊断等应当符合相关技术规范、技术指南要求 （3）按照有关要求开展实验室室内质量与安全控制工作和室间质量与安全评价工作，并达到合格标准 （4）开展孕妇外周血胎儿游离 DNA 产前筛查与诊断相应检测项目，接受国家卫生健康委临床检验中心组织的室间质量与安全评价	【文件查阅】 1. 产前诊断质量与安全控制制度 2. 质量与安全控制内容及既往质量与安全控制记录（含辖区产前筛查机构质控） 3. 国家室间质评合格证书 【病案检查】抽查病历，核查产前诊断技术实施质量与安全记录

表 3-11　孕妇外周血胎儿游离 DNA 产前筛查与诊断技术临床应用质量与安全检查表

检查项目	具体要求	检查方法
机构基本要求	1. 本机构获得产前诊断技术类母婴保健技术服务执业许可证，有产前筛查或产前诊断资质 2. 本机构具备临床基因扩增检验实验室资质，严格遵守《医疗机构临床实验室管理办法》《医疗机构临床基因扩增检验实验室管理办法》等相关规定，相应检验项目接受国家卫生健康委临床检验中心组织的室间质量评价 3. 在具有细胞遗传学实验诊断设备的基础上，同时具有开展孕妇外周血胎儿游离 DNA 产前筛查与诊断相应的主要设备，包括 DNA 提取设备、PCR 仪、高通量基因测序仪或其他分子检测设备等；设备的种类、数量应当与实际开展检测项目及检测量相匹配 4. 设备、试剂和数据分析软件应当符合《医疗器械监督管理条例》和《医疗器械注册管理办法》等相关规定，经过食品药品监督管理部门批准注册	【文件查阅】 1. 医疗机构执业许可证、母婴保健技术服务执业许可证的资质范围 2. 临床基因扩增检验实验室资质，室间质量评价证书 3. 本机构用于孕妇外周血胎儿游离 DNA 产前筛查与诊断技术的房屋及设施、设备、试剂目录等材料 【现场检查】 1. 用于孕妇外周血胎儿游离 DNA 产前筛查与诊断技术的场所实际功能划分布局 2. 各功能区设施、设备配备情况
人员基本要求	1. 从事孕妇外周血胎儿游离 DNA 产前筛查与诊断工作的专业技术人员应当按照《产前诊断技术管理办法》要求取得相应资质 2. 从事孕妇外周血胎儿游离 DNA 产前检测的实验室人员应当经过省级以上卫生健康行政部门组织的临床基因扩增检验技术培训，并获得培训合格证书	【文件查阅】 1. 执业医师资格证和母婴保健技术考核合格证 2. 本机构人员资质清单及培训考核合格记录、证书
技术基本要求	1. 目标疾病：根据目前技术发展水平，孕妇外周血胎儿游离 DNA 产前筛查与诊断的目标疾病为 3 种常见胎儿染色体非整倍体异常，即 21- 三体综合征、18- 三体综合征、13- 三体综合征 2. 适宜时间：孕妇外周血胎儿游离 DNA 检测适宜孕周为 12 ＋ 0 ～ 22 ＋ 6 周 3. 适用人群 （1）血清学筛查显示胎儿常见染色体非整倍体风险值介于高风险切割值与 1/1000 之间的孕妇 （2）有介入性产前诊断禁忌证者（如先兆流产、发热、出血倾向、慢性病原体感染活动期、孕妇 Rh 阴性血型等） （3）孕 20 ＋ 6 周以上，错过血清学筛查最佳时间，但要求评估 21- 三体综合征、18- 三体综合征、13- 三体综合征风险者	【文件查阅】 1. 实施孕妇外周血胎儿游离 DNA 产前筛查与诊断技术患者适应证及知情同意资料 2. 孕妇外周血胎儿游离 DNA 产前筛查与诊断技术各环节制度流程档案 【现场检查】核查实施孕妇外周血胎儿游离 DNA 产前筛查与诊断技术患者的处置规范性

（续表）

检查项目	具体要求	检查方法
	4. 慎用人群：有下列情形的孕妇进行检测时，检测准确性有一定程度的下降，检出效果尚不明确；或按有关规定应建议其进行产前诊断的情形包括： （1）早、中孕期产前筛查高风险 （2）预产期年龄≥ 35 岁 （3）重度肥胖（体重指数＞ 40 kg/m^2） （4）通过体外受精、胚胎移植方式受孕 （5）有染色体异常胎儿分娩史，但除外夫妇染色体异常的情形 （6）双胎及多胎妊娠 （7）医师认为可能影响结果准确性的其他情形 5. 不适用人群：有下列情形的孕妇进行检测时，可能严重影响结果准确性，包括： （1）孕周＜ 12 ＋ 0 周 （2）夫妇一方有明确染色体异常 （3）1 年内接受过异体输血、移植手术、异体细胞治疗等 （4）胎儿超声检查提示有结构异常，须进行产前诊断 （5）有基因遗传病家族史或提示胎儿罹患基因病高风险 （6）孕期合并恶性肿瘤 （7）医师认为有明显影响结果准确性的其他情形。除外上述不适用情形的，孕妇或其家属在充分知情同意的情况下，可选择孕妇外周血胎儿游离 DNA 产前检测 6. 技术执行有标准流程制度，包括检测前咨询及知情同意、检测信息采集、标本采集及运转、临床报告的出具发放、检测后咨询及处置、妊娠结局随访、标本与资料信息的保存等服务环节，以及标本的接收、信息记录要求、血浆 DNA 的提取、文库构建、DNA 序列分析、数据分析与结果判断、检测结果的出具、检测数据的存储与安全等检验环节	
技术审批及管理	1. 根据院级资质授权统一规定开展资质授权工作，对从事孕妇外周血胎儿游离 DNA 产前筛查与诊断的医师进行定期评估，并建立个人技术考评档案 2. 技术实施前符合伦理学要求，通过伦理学审查，符合知情告知原则	【文件查阅】 1. 人员授权评估文件，个人技术考评档案 2. 技术评估审查文件 3. 产前诊断技术应用制度及流程

（续表）

检查项目	具体要求	检查方法
	3. 建立健全各项规章制度，包括技术服务流程与检测技术流程等	
技术培训	1. 建立孕妇外周血胎儿游离 DNA 产前筛查与诊断技术培训计划，并组织实施 2. 定期组织科室人员对疑难、误诊的病例进行讨论，并分析原因，总结经验教训，提出改进措施 3. 定期指派工作人员参加专业培训、进修学习等各种学术活动，不断提高医务人员的业务水平	【文件查阅】 1. 技术培训计划及培训考核记录 2. 疑难病例讨论记录 【员工访谈】抽查人员对孕妇外周血胎儿游离 DNA 产前筛查与诊断技术的掌握情况
技术预案	1. 有矛盾纠纷排查和风险防控预警机制 2. 有完善的风险防范措施及应急预案	【文件查阅】 1. 技术风险评估预警机制相关文件 2. 人员进行培训的资料 【现场检查】抽取应急预案现场演练，核查相关规定是否得到落实，处置是否合理
质量与安全管理	1. 建立院内质量与安全控制工作小组，按照要求开展质量与安全控制工作［见科室质量与安全管理小组履职检查表（通用）（表 2-3）］ 2. 确保各项相关工作依法依规开展 3. 确保按照各类技术规范要求有序开展各项工作 4. 接受国家卫生健康委临床检验中心组织的室间质量评价 5. 加强信息安全管理，严格保护孕妇隐私 6. 建立质量与安全管理指标集，用于日常质量与安全管理，如检出率、假阳性率、阳性预测值、检测失败率等	【文件查阅】 1. 质量与安全控制制度、质控内容及既往质控记录 2. 国家室间质评合格证书 【现场检查】 1. 抽查病历，核查孕妇外周血胎儿游离 DNA 产前筛查与诊断实施质量与安全记录 2. 调取质量与安全管理指标数据，核查技术管理实施质量与安全记录

表 3-12　遗传病诊断（新生儿疾病筛查）技术临床应用质量与安全检查表

检查项目	具体要求	检查方法
机构基本要求	1. 具有与所开展工作相适应的卫生专业技术人员，具有与所开展工作相适应的技术和设备 2. 符合《医疗机构临床实验室管理办法》的规定 3. 符合《新生儿疾病筛查技术规范》的要求	【文件查阅】 1. 医疗机构执业许可证、母婴保健技术服务执业许可证 2. 本机构用于新生儿疾病筛查的房屋及设施、设备目录等材料

（续表）

检查项目	具体要求	检查方法
人员基本要求	1. 从事新生儿疾病筛查工作的医护人员应有执业医师资格证或执业护士资格证 2. 采血人员须经过省级筛查中心或筛查分中心培训，并取得合格证书	【文件查阅】 1. 执业医师资格证、执业护士资格证和母婴保健技术考核合格证 2. 人员资质清单及培训考核合格记录
技术基本要求	1. 新生儿疾病筛查病种包括先天性甲状腺功能减低症、苯丙酮尿症等新生儿遗传代谢病和听力障碍。新生儿遗传代谢病筛查程序包括血片采集、送检、实验室检测、阳性病例确诊和治疗 2. 新生儿听力筛查程序包括初筛、复筛、阳性病例确诊和治疗 3. 新生儿筛查实验室检测须在省级卫生健康行政部门批准的省级筛查中心或筛查分中心进行	【文件查阅】 1. 新生儿疾病筛查技术内容资料 2. 本机构新生儿疾病筛查实验室检测资质
技术审批及管理	1. 根据院级资质授权统一规定开展资质授权工作，对从事新生儿疾病筛查服务的医师进行定期评估，并建立个人技术考评档案 2. 新生儿疾病筛查遵循自愿和知情选择的原则。在实施新生儿疾病筛查前，应当将新生儿疾病筛查的项目、条件、方式、灵敏度和费用等情况如实告知新生儿的监护人，并取得签字同意 3. 发现新生儿患有遗传代谢病和听力障碍的，应当及时告知其监护人，并提出治疗和随诊建议	【文件查阅】 1. 新生儿疾病筛查技术授权文件及个人技术考评档案 2. 新生儿疾病筛查知情告知制度及记录
技术培训	1. 建立新生儿疾病筛查技术培训计划，并组织实施 2. 定期组织科室人员对疑难、误诊的病例进行讨论，并分析原因，提出改进措施	【文件查阅】 1. 技术培训计划及培训考核记录 2. 疑难病例讨论记录 3. 人员外出培训进修记录 【员工访谈】抽查人员对新生儿疾病筛查技术的掌握情况
技术预案	有新生儿疾病筛查技术风险评估、风险管理制度及应急预案	【文件查阅】查阅技术预案 【现场检查】抽查应急演练记录
质量与安全管理	1. 建立院内质量与安全控制工作小组，按照要求开展质量与安全控制［见科室质量与安全管理小组履职检查表（通用）（表 2-3）］ 2. 采用多途径多形式宣传教育，保障筛查工作实施 3. 实验室检查采用分析前、分析中、分析后质量与安全控制，保障检测结果的准确性	【文件查阅】 1. 新生儿疾病筛查质量控制制度 2. 质量与安全控制内容及既往质量与安全控制记录 【现场检查】核查新生儿疾病筛查各项制度流程的落实情况

（续表）

检查项目	具体要求	检查方法
	4. 建立追踪随访制度、可疑病例召回制度，保障新生儿疾病筛查质量 5. 承担辖区管理工作，对辖区从事新生儿疾病筛查工作的医疗机构和人员进行督导检查 6. 有新生儿疾病筛查质量与安全控制指标集，定期分析质控数据	

表 3-13　助产技术临床应用质量与安全检查表

检查项目	具体要求	检查方法
机构基本要求	1. 取得医疗机构执业许可证 2. 设有妇产科诊疗科目 3. 具有与所开展技术相适应的卫生专业技术人员 4. 具有与所开展技术相适应的技术条件和设备 5. 符合开展助产技术服务的医疗保健机构的基本条件	【文件查阅】查阅医疗机构执业许可证、母婴保健技术服务执业许可证 【现场检查】检查提供助产服务的房屋及设施、设备
人员基本要求	1. 取得执业医师（执业助理医师）、注册护士（或助产士）资格 2. 符合从事助产技术服务的卫生专业技术人员的基本条件 3. 通过助产技术专业知识和技能培训和考核	【文件查阅】 1. 执业医师资格证、执业护士资格证、母婴保健技术考核合格证 2. 人员资质清单及培训考核合格记录
技术基本要求	1. 助产技术包括正常产程的处理、会阴切开缝合术、胎头吸引术、产钳术、内倒转术、臀位牵引术、剖宫产术以及相关必要的技术 2. 产前检查时，对孕妇和家属进行有关安全分娩知识的宣传，提供咨询服务，鼓励自然分娩 3 加强对高危孕产妇的筛查、诊治及随访工作 4. 需实施特殊必需的助产技术时，经治医师应告知孕产妇及其家属技术的安全性、有效性和风险性，使其理解技术可能存在的风险和结果的不确定性，并由孕妇或委托其家属签署知情同意书。遇突发紧急状态时，医务人员应以抢救孕产妇和新生儿生命为原则，进行相应的救治工作 5. 建立健全产科各项工作制度和业务操作规范 6. 施行助产技术时，该严格按照相应的职责、技术规程操作，保证受术者的安全	【文件查阅】 1. 各类助产技术操作规范 2. 各类助产技术管理制度及流程 3. 助产技术内容资料，包括高危孕产妇筛查、诊治、转诊、随访等资料

（续表）

检查项目	具体要求	检查方法
	7. 加强分娩过程中产科与儿科的配合工作；抢救危重新生儿时应由儿科医师进产房负责抢救，助产人员协助 8. 建立孕产妇和围产儿的急救和转诊制度，建立健全转诊网络制度，加强转运途中的抢救和处理工作，减少孕产妇和围产儿的死亡和并发症发生	
技术审批及管理	1. 遵循手术分级管理制度要求 2. 对助产士及医师均有各级别手术及操作权限限制，并进行技术授权及动态能力评估 3. 实施技术知情同意制度	【文件查阅】 1. 助产士及医师技术分级考评档案 2. 手术分级目录 3. 动态评估授权文件 4. 助产技术知情告知制度及文件 【现场检查】调取病历，核查已开展的助产技术人员资质情况
技术培训	1. 建立助产技术服务培训计划，并组织实施 2. 定期组织疑难、误诊病例讨论会，分析原因，总结经验教训，提出改进措施	【文件查阅】 1. 技术培训计划及培训考核记录 2. 疑难病例讨论记录 【员工访谈】抽查人员对助产技术的掌握情况
技术预案	1. 建立产时突发事件的应对措施，建立孕产妇抢救应急处置预案；针对不同情况有明确的抢救流程，定期演练 2. 建立孕产妇抢救快速反应团队，定期演练	【现场检查】抽取应急预案，现场演练，核查相关规定是否得到落实，处置是否合理
质量与安全管理	1. 从事助产技术的人员应当严格遵守有关临床诊疗技术规范和各项工作制度 2. 建立产科质量与安全自我评估制度，定期组织医务人员查阅接诊记录、转诊记录、查房记录、产科抢救记录及病例讨论记录等，进行自我评估 3. 建立和完善出生医学证明信息管理系统 4. 严格执行国家孕产妇和围产儿死亡报告、调查和评审相关制度	【文件查阅】 1. 助产技术质量与安全控制制度 2. 质量与安全控制内容、质量与安全控制指标 3. 产科并发症、院感发生率等监测指标情况 4. 既往质量与安全控制记录 【现场检查】核查助产技术各项制度流程的落实情况

表 3-14　结扎技术及终止妊娠手术技术临床应用质量与安全检查表

检查项目	具体要求	检查方法
机构基本要求	机构取得母婴保健技术服务执业许可证	【文件查阅】查阅医疗机构执业许可证、母婴保健技术服务执业许可证
设施、设备基本要求	1. 终止妊娠手术室房屋 （1）手术室应独立规范，设置在门诊或病房 （2）手术室的面积与其任务相适应 （3）除手术间外，设缓冲间（更衣、换鞋），并有涮手、敷料准备、污物处理等区域 （4）设观察室和观察床 2. 终止妊娠手术设备 （1）设手术床、器械台、器械敷料柜、负压吸引器、冲洗设备、照明灯等 （2）紫外线灯、常用消毒药品或制剂 （3）必备的抢救设施及备用物品［血压计、体温计、听诊器、注射器、输液器、氧气袋（瓶）、抢救药品］ （4）手术包 3. 结扎手术在综合手术室进行，综合手术室的设施符合卫生健康行政部门颁发的标准 4. 其他必备设施： （1）转送疑难、急重症患者的应急条件（交通工具、电话等） （2）供血、配血、输血设备 （3）供氧、抢救监护条件 （4）有效消毒设施（高压灭菌锅等） （5）有关检验等辅助设施	【现场检查】检查用于结扎技术及终止妊娠手术技术的房屋及设施、设备目录等材料
人员基本要求	1. 从事终止妊娠手术、结扎手术的医师应接受有关专业的技术培训，经卫生健康行政部门考核合格，并取得母婴保健技术考核合格证 2. 具有国家认可的中专及以上医学专业学历，已获得医师及以上技术职称，并具有 3 年以上妇产科或外科临床经验	【文件查阅】 1. 执业医师资格证、执业护士资格证、母婴保健技术考核合格证 2. 人员资质清单及培训考核合格记录
技术审批及管理	1. 实施人工终止妊娠手术前，登记、查验受术者身份证明信息，并及时将手术实施情况通报当地区县级卫生健康行政部门 2. 终止妊娠的药品，仅限于在获准施行终止妊娠手术的机构的医师指导和监护下使用 3. 经批准实施人工终止妊娠手术的机构应当建立真	【记录查看】 1. 终止妊娠手术患者登记记录 2. 终止妊娠药品采购记录、使用登记记录 【病案检查】 1. 终止妊娠药品使用合理性

（续表）

检查项目	具体要求	检查方法
	实、完整的终止妊娠药品购进记录，并为终止妊娠药品使用者建立完整档案 4. 符合法定生育条件，除下列情形外，不得实施选择性别人工终止妊娠手术： （1）胎儿患严重遗传性疾病的 （2）胎儿有严重缺陷的 （3）因患严重疾病，继续妊娠可能危及孕妇生命安全或者严重危害孕妇健康的 （4）法律法规规定或医学上认为确有必要终止妊娠的其他情形	2. 抽查终止妊娠病历资料，核实技术实施是否符合要求
技术培训	1. 建立终止妊娠手术、结扎手术培训计划，并组织实施 2. 定期组织疑难、误诊的病例讨论会，并分析其原因，总结经验教训，提出改进措施	【文件查阅】查阅技术培训计划及培训考核记录 【员工访谈】抽查人员对终止妊娠手术、结扎手术的掌握情况
技术预案	有结扎及终止妊娠技术风险评估、风险管理制度及应急预案	【文件查阅】查阅技术预案流程 【现场检查】抽查应急演练记录
质量与安全管理	1. 建立院内质量与安全控制工作小组，按照要求开展质量与安全控制［见科室质量与安全管理小组履职检查表（通用）（表 2-3）］ 2. 有终止妊娠手术、结扎手术质量与安全控制指标集，定期分析质控数据	【文件查阅】查阅终止妊娠手术、结扎手术质量与安全管理记录 【现场检查】核查终止妊娠手术、结扎手术各项制度流程的落实情况

第四节　常用内镜诊疗技术临床应用管理

本节对 4 类常用内镜技术，包括妇科内镜诊疗技术、儿科呼吸内镜诊疗技术、儿科消化内镜技术、小儿外科内镜技术临床应用的质量与安全管理，共 4 张检查表（表 3-15 ～表 3-18），均从机构、设施设备、人员、技术基本要求，技术审批、技术培训、技术预案和质量管理等方面提出具体要求。

表 3-15　妇科内镜诊疗技术临床应用质量与安全检查表

检查项目	具体要求	检查方法
机构基本要求	1. 本机构有卫生健康行政部门核准登记的与开展妇科内镜诊疗技术相适应的诊疗科目 2. 拟开展按照四级手术管理的妇科内镜诊疗技术的机构，具备满足危重患者救治要求的麻醉和重症监护专业	【文件查阅】 1. 医疗机构执业许可证 2. 与妇科内镜诊疗技术相适应的相关专业诊疗科目清单以及卫生健康行政部门备案材料

（续表）

检查项目	具体要求	检查方法
	3. 开展妇科系统肿瘤相关妇科内镜诊疗技术的机构，还应当具备卫生健康行政部门核准登记的肿瘤科与放射治疗专业的诊疗科目	3. 妇科内镜技术的门诊检查室、手术室以及其他辅助科室的环境场地设置标准、设施设备清单、技术人员资质证明等相关文件与备案材料
科室、设施设备基本要求	1. 有开展妇科内镜诊疗技术的门诊检查室、手术室等相关场所和设备 2. 门诊检查室基本要求 （1）检查室的设置应当满足服务需求，保障诊疗质量和操作安全 （2）检查室能够保证内镜操作者及助手有充分的操作空间 （3）检查室必须设置护士站，有专科护士进行患者登记、分诊及管理工作；专科护士人数应与诊疗量相适应 （4）设有观察室，其规模应与检查室的规模相适应；设有观察床位及床旁吸氧装置 （5）设有抢救室，规模应与检查室的规模相适应；室内应配置必要的监护设备、给氧系统、吸引系统、急救呼叫系统、急救设备及相应抢救药品，并有相应的医护人员 （6）检查室内的物品与设施均须参照相关的标准和规范，包括通风、水、电、吸引、氧气、电脑接口、急救设备、清洗消毒、药品、贮存柜等 （7）检查室须符合消防安全、电力保障等相关要求 3. 手术室基本要求 （1）妇科内镜手术室应包括术前准备室、手术操作室、术后观察室等 （2）配备满足开展妇科内镜诊疗工作需要的内镜设备和相关器械 （3）配备心电监护仪（含血氧饱和度监测功能）、除颤仪、简易呼吸机等急救设备和相应的急救药品；急救设备保证功能状态 （4）手术室须符合消防安全、电力保障等相关要求 4. 拟开展妇科内镜日间手术的，还应当具有日间手术室；日间手术室配置同手术室要求 5. 有内镜清洗消毒灭菌设施，医院感染管理符合要求 6. 具备开展妇科内镜诊疗技术相关的辅助科室及设备	【现场检查】检查妇科内镜技术的门诊检查室、手术室以及其他辅助科室的环境场地、设施设备情况

（续表）

检查项目	具体要求	检查方法
	7. 设有麻醉科及手术相关专业科室或专业医师，有满足妇科内镜手术麻醉必需的设备、设施，具备妇科内镜麻醉技术临床应用能力以及并发症综合处理和抢救能力 8. 拟开展按照四级手术管理的妇科内镜诊疗技术的机构有妇科病房	
人员基本要求	1. 本机构至少有 2 名经过系统培训、具备妇科内镜诊疗技术临床应用能力的执业医师；有经过妇科内镜诊疗技术相关知识和技能培训并考核合格的相关专业技术人员 2. 设有麻醉科及手术相关专业科室或专业医师 3. 开展妇科内镜诊疗技术的医师应当同时具备以下条件： （1）执业范围为与开展妇科内镜诊疗技术相适应的临床专业 （2）有 3 年以上妇科诊疗经验，目前从事妇科诊疗工作，累计参与完成妇科手术不少于 50 例 （3）经过妇科内镜诊疗技术相关系统培训并考核合格 4. 拟独立开展按照四级手术管理的妇科内镜手术的医师，在满足上述条件的基础上，还应满足以下条件： （1）具备高级专业技术职称，累计独立完成妇科内镜手术不少于 500 例；其中完成按照三级手术管理的妇科内镜手术不少于 300 例 （2）经过符合要求的培训基地系统培训并考核合格，具有开展相关技术临床应用的能力 5. 其他相关卫生专业技术人员经过妇科内镜诊疗技术相关专业系统培训并考核合格，具有开展妇科内镜诊疗技术临床应用的相关能力	【文件查阅】查阅相关医疗技术人员的执业证书、临床工作经历、技术培训证书、职称职务一览表 【现场核查】抽查医师的执业医师资格证，并测试对妇科内镜技术以及技术应用中可能出现的问题的知晓度
技术基本要求	1. 依据妇科疾病诊疗行业标准、规范，妇科内镜诊疗技术行业标准、操作规范和诊疗指南，建立本机构诊疗规范、操作指南，明确妇科内镜手术的适应证和禁忌证，并严格执行 2. 拟开展按照四级手术管理的妇科内镜诊疗技术的机构，近 5 年累计完成妇科内镜手术不少于 2000 例，其中完成按照三级手术管理的妇科内镜手术不少于 1000 例	【文件查阅】查阅开展妇科内镜诊疗所遵循的技术行业标准、操作规范和诊疗指南、治疗方案 【现场检查】抽查病历病案，核查其诊疗流程、临床操作以及主治医师资质证明

（续表）

检查项目	具体要求	检查方法
	3. 实施按照四级手术管理的妇科内镜诊疗手术须由具有高级专业技术职称的本机构执业医师决定；术者由符合本规范要求的医师担任，并负责制订合理的治疗与管理方案	
技术审批及管理	1. 按照《医疗技术临床应用管理办法》和手术分级管理的相关规定，参考《按照四级手术管理的妇科内镜诊疗技术参考目录》和《按照三级手术管理的妇科内镜诊疗技术参考目录》制订本机构手术分级管理目录 2. 实施妇科内镜诊疗技术前，向患者及其近亲属告知手术目的、手术风险、术后注意事项、可能发生的并发症及预防措施等，并签署知情同意书 3. 建立妇科内镜术后随访制度，按规定进行随访、记录，并按照卫生健康行政部门要求报告相关病例信息 4. 使用经国家药品监督管理部门批准的妇科内镜诊疗技术相关器械，不违规重复使用一次性医用器械 5. 建立妇科内镜诊疗技术相关器械登记制度，保证器械来源可追溯	【文件查阅】 1. 本机构手术分级目录 2. 院务公开系统手术分级目录是否公示 3. 妇科内镜技术伦理委员会审批流程 4. 妇科内镜技术相关的院感制度 5. 妇科内镜技术临床应用前论证评估相关资料 6. 开展妇科内镜病例的知情同意书内容 7. 妇科内镜应用后监测和随访制度相关文件与佐证材料 8. 开展妇科内镜诊疗使用的相关器材的登记制度相关文件与佐证材料 【现场检查】 1. 抽查病历、调取数据，核查手术类别是否在手术分级目录中 2. 抽查病历，核查伦理委员会的审核记录、患者知情同意书 3. 核查妇科内镜诊疗相关器材登记记录表，保证可溯源 4. 抽查病例病案，核查开展妇科内镜诊疗技术后对患者的监测与随访记录
技术培训	1. 拟从事按照四级手术管理的妇科内镜诊疗技术工作的医师具有高级专业技术职称，按要求接受培训 2. 应当接受至少 6 个月的系统培训并考核合格；在指导医师的指导下，参与完成培训基地按照四级手术管理的妇科内镜手术不少于 50 例 3. 在指导医师的指导下，参与不少于 60 例患者的全过程管理工作，包括术前评估、诊断性检查结	【文件查阅】查阅参加妇科内镜诊疗技术培训人员的执业证书、职称职务、工作经历、培训证书等材料 【现场检查】抽查医师对妇科内镜技术的知晓度，包括适应证、制订预处理方案、并发症处理、术后管理和随访等

（续表）

检查项目	具体要求	检查方法
	果解释、与其他学科共同会诊、妇科内镜诊疗技术操作、操作过程记录、围术期处理、重症监护治疗和术后随访等 4. 在境外接受妇科内镜诊疗技术培训，取得境外培训机构的培训证明并在省级卫生健康行政部门备案的培训基地考核合格后，可以视为达到规定的培训要求 5. 从事临床工作满 12 年，取得高级专业技术职称，累计独立完成妇科内镜手术不少于 500 例；其中独立完成按照四级手术管理的妇科内镜手术不少于 100 例，未发生严重不良事件的，可免于培训 6. 参培人员在当地卫生健康行政部门认可的培训基地接受培训	
技术预案	有妇科内镜技术风险评估、风险管理制度及应急预案	【文件查阅】查阅应急预案、流程 【现场检查】抽查应急演练记录
质量管理	1. 本机构和医师按照规定接受妇科内镜诊疗技术的临床应用能力评估，评估内容包括手术适应证、中转开腹手术率、严重并发症发生率、非计划性再手术率、灌流介质过量吸收（TURP 综合征）发生率、空气栓塞发生率、死亡率、医疗不良事件发生情况等 2. 按照有关医院感染的规定，加强医院感染的预防与控制，同时注重加强医务人员个人防护 3. 首次在本机构临床应用本技术，按规定进行医院感染风险评估	【文件查阅】 1. 开展妇科内镜诊疗技术的临床病例信息数据库 2. 妇科内镜诊疗技术临床应用能力评估表 3. 妇科内镜诊疗技术相关院感制度落实的管理记录 【现场检查】 1. 从职能部门的监督记录中，抽取案例追踪职能部门的检查程序、内容与发现的问题，及改进措施，评价本机构在相关医疗技术使用监管上是否有效、规范 2. 核查本机构及医师定期接受妇科内镜诊疗技术临床应用能力的评估结果 3. 核查针对妇科内镜诊疗技术开展的院感演练活动记录

表 3-16　儿科呼吸内镜诊疗技术临床应用质量与安全检查表

检查项目	具体要求	检查方法
机构基本要求	1. 具有卫生健康行政部门核准登记的与开展儿科呼吸内镜诊疗技术相适应的诊疗科目 2. 拟开展按照四级手术管理的儿科呼吸内镜诊疗技术的机构，具备满足危重患者救治要求的麻醉和重症监护专业 3. 开展儿科呼吸系统肿瘤相关儿科呼吸内镜诊疗技术的机构，还应当具备卫生健康行政部门核准登记的肿瘤科、介入放射学专业或放射治疗专业的诊疗科目	【文件查阅】 1. 医疗机构执业许可证 2. 开展与儿科呼吸内镜相适应的诊疗科目清单以及卫生健康行政部门备案材料
科室、设施设备基本要求	1. 有开展儿科呼吸系统疾病诊疗工作的科室及重症医学科、麻醉科（有儿科麻醉人员）、胸外科、耳鼻咽喉科等相关科室 2. 有开展儿科呼吸内镜诊疗技术的术前准备室（区域）、诊疗室、麻醉恢复室、内镜清洗消毒室、储镜室（区）等相关场所和设备 3. 术前准备室（区域）的人员配置应能满足患者术前准备工作要求；需要配备吸氧、负压吸引系统 4. 诊疗室 （1）操作间数量设置应满足服务需求，保障诊疗质量和操作安全 （2）每个操作间的面积原则上不小于 20 m^2，保证操作者有充分的操作空间 （3）配置移动推车或吊塔，能集成内镜主机、显示器，可灵活地移动到医师操作所需的任意位置 （4）操作间内的物品与设施均须参照相关的标准和规范 5. 麻醉恢复室：房间不小于 20 m^2，配置必要的监护设备、给氧系统、吸引系统、急救呼叫系统、急救设备及相应的医护人员 6. 内镜清洗消毒室：配置相匹配的清洗消毒设备，手工清洗消毒操作需要配备四个槽：初洗酶洗槽、消毒槽、终末漂洗槽及阳性槽；无阳性槽时，内镜清洗消毒机可替代单独配备洗消机，需要同时配备初洗酶洗槽 7. 储镜室（区）配备内镜与附件储存柜	【现场检查】儿科呼吸内镜技术的治疗室与手术室以及其他辅助科室的环境场地设置标准、设施设备清单、技术人员资质证明等相关文件与备案材料
人员基本要求	1. 有经过系统培训、具备儿科呼吸内镜诊疗技术临床应用能力的执业医师 2. 有经过儿科呼吸内镜诊疗技术相关知识和技能培训并考核合格的其他相关专业技术人员	【文件查阅】查阅相关医疗技术人员的执业证书、临床工作经历、技术培训证书、职称职务一览表

（续表）

检查项目	具体要求	检查方法
	3. 医师应当同时具备以下条件： （1）执业范围为与开展儿科呼吸内镜诊疗工作相适应的临床专业 （2）有3年以上儿科呼吸系统疾病诊疗工作经验，目前从事儿科呼吸系统疾病诊疗工作 （3）经过儿科呼吸内镜诊疗技术相关系统培训并考核合格，具有开展儿科呼吸内镜诊疗技术的能力 4. 拟独立开展按照四级手术管理的儿科呼吸内镜诊疗技术的医师，在满足上述条件的基础上，还应满足以下条件： （1）开展儿科呼吸系统疾病诊疗工作不少于5年，取得主治医师及以上专业技术职务任职资格，累计独立完成按照三级手术管理的儿科呼吸内镜诊疗操作不少于200例 （2）经过符合要求的儿科呼吸内镜诊疗技术培训基地的系统培训，并考核合格 5. 其他相关卫生专业技术人员经过儿科呼吸内镜诊疗技术相关专业系统培训并考核合格，具有开展儿科呼吸内镜诊疗技术临床应用的相关能力	【员工访谈】抽查医师的医师执业证，并测试对儿科呼吸内镜技术以及技术应用中可能出现的问题的知晓度
技术基本要求	1. 严格遵守儿科呼吸系统疾病诊疗行业标准、规范，儿科呼吸内镜诊疗技术行业标准、操作规范和诊疗指南；严格掌握儿科呼吸内镜诊疗技术的适应证和禁忌证 2. 拟开展按照四级手术管理的儿科呼吸内镜诊疗技术的医师，近5年内累计完成儿科呼吸内镜诊疗操作不少于1000例，其中按照三级手术管理的儿科呼吸内镜诊疗操作不少于200例 3. 实施儿科呼吸内镜诊疗技术应当由本机构执业医师决定；实施按照四级手术管理的儿科呼吸内镜诊疗技术由取得高级专业技术职称的本机构执业医师决定；术者由符合要求经过培训的医师担任，并制订合理的治疗与管理方案	【文件查阅】查阅开展儿科呼吸内镜诊疗技术所遵循的行业标准、操作规范和诊疗指南、治疗方案 【现场检查】 1. 调取近5年儿科呼吸内镜诊疗病例数及按照三级手术管理的儿科呼吸内镜诊疗病例数 2. 抽查病例病案，核查其诊疗流程、临床操作以及主治医师资质证明
技术审批及管理	1. 按照《医疗技术临床应用管理办法》和手术分级管理的相关规定，参考《按照四级手术管理的儿科呼吸内镜诊疗技术参考目录》和《按照三级手术管理的儿科呼吸内镜诊疗技术参考目录》制订本机构手术分级管理目录	【文件查阅】 1. 本机构手术分级目录 2. 院务公开系统公示的手术分级目录 3. 开展儿科内镜技术的伦理委

（续表）

检查项目	具体要求	检查方法
	2. 本机构首次临床应用本技术，按规定进行医院感染风险评估 3. 实施儿科呼吸内镜诊疗操作前，应当向患者及其近亲属告知诊疗目的、诊疗风险、术后注意事项、可能发生的并发症及预防措施等，并签署知情同意书 4. 加强儿科呼吸内镜诊疗质量管理，建立健全术后随访制度，按规定进行随访、记录，并按照卫生健康行政部门要求报告相关病例信息 5. 使用经国家药品监督管理部门批准的儿科呼吸内镜诊疗相关器械，不得违规重复使用一次性医用器械。建立儿科呼吸内镜诊疗技术相关器械登记制度，保证器械来源可追溯	员会审批流程 4. 建立儿科呼吸内镜应用后监测和随访制度的相关文件 5. 开展儿科呼吸内镜诊疗使用的相关器材的登记制度相关文件 【病案检查】 1. 抽查病历、调取数据，核查手术类别是否在手术分级目录中 2. 抽查病历，核查伦理委员会的审核记录、患者知情同意书 【现场检查】 1. 儿科内镜技术临床应用前论证评估相关资料 2. 核查在开展儿科呼吸内镜诊疗技术后对患者的监测与随访记录 3. 核查儿科呼吸内镜诊疗相关器材登记记录表，保证可溯源
技术培训	1. 具有中级及以上专业技术职称，按要求接受培训 2. 应当接受至少 6 个月的系统培训，在指导医师指导下，参与完成培训基地按照四级手术管理的儿科呼吸内镜诊疗操作不少于 50 例，并考核合格 3. 在指导医师的指导下，参与不少于 80 例患者全过程的管理，包括术前评估、诊断性检查结果解释、与其他学科共同会诊、儿科呼吸内镜诊疗操作、操作过程记录、围术期处理、重症监护治疗和术后随访等 4. 在境外接受儿科呼吸内镜诊疗技术培训的时间不少于 3 个月，有境外培训机构的培训证明并在省级卫生健康行政部门备案的培训基地考核合格后，可以视为达到规定的培训要求 5. 从事临床工作满 5 年，取得中级及以上专业技术职称，近 3 年独立开展儿科呼吸内镜诊疗技术临床应用不少于 300 例，其中独立完成的按照四级内镜手术管理的儿科呼吸内镜诊疗操作不少于 100 例；未发生严重不良事件的，可免于培训 6. 参培人员在当地卫生健康行政部门认可的培训基地接受培训	【文件查阅】查阅参加儿科呼吸内镜诊疗技术培训人员的执业证书、职称职务、工作经历、培训证书等材料 【员工访谈】抽查医师对相关医疗技术的知晓度，包括适应证、制订预处理方案、并发症处理、术后管理和随访等

（续表）

检查项目	具体要求	检查方法
技术预案	有儿科呼吸内镜技术风险评估、风险管理制度及应急预案	【文件查阅】查阅技术应急预案、流程 【现场检查】抽查应急演练记录
质量管理	1. 本机构和医师按照规定接受儿科呼吸内镜诊疗技术的临床应用能力评估，评估内容包括适应证、明确诊断率、手术成功率、严重并发症、围术期死亡率、医疗不良事件发生率、术后患者管理、随访情况、非计划二次手术率和病历质量等 2. 按照有关医院感染的规定，加强医院感染预防与控制，同时注重加强医务人员个人防护	【记录查看】 1. 开展儿科呼吸内镜诊疗技术的临床病例信息数据库 2. 儿科呼吸内镜诊疗技术临床应用能力评估表 3. 核查本机构及医师定期接受儿科呼吸内镜诊疗技术临床应用能力的评估结果 4. 相关院感制度落实的管理记录 5. 针对儿科呼吸内镜诊疗技术开展的院感演练活动记录 【现场检查】从职能部门监督检查记录中抽取案例，追踪职能部门的检查程序、内容与发现的问题，及改进措施，评价本机构在相关医疗技术使用监管上是否有效、规范

表 3-17　儿科消化内镜技术临床应用质量与安全检查表

检查项目	具体要求	检查方法
机构基本要求	1. 开展儿科消化内镜诊疗技术应当与本机构功能、任务和技术能力相适应；具有卫生健康行政部门核准登记的相关专业诊疗科目 2. 拟开展按照四级手术管理的儿科消化内镜诊疗技术的机构，有儿科消化内科专业，具备满足危重患者救治要求的麻醉和重症监护专业 3. 开展儿科消化系统肿瘤相关儿科消化内镜诊疗技术的医疗机构，还应当具备卫生健康行政部门核准登记的肿瘤科与放射治疗专业的诊疗科目	【文件查阅】 1. 医疗机构执业许可证 2. 开展与儿科消化内镜相适应的诊疗科目清单以及卫生健康行政部门备案材料
科室设备基本要求	1. 有开展儿科消化内镜诊疗技术的术前准备室（区域）、诊疗室、麻醉恢复室、内镜清洗消毒室等相关场所和设备 2. 儿科应有消化专业团队及单独的儿科病房，床位不少于 30 张	【文件查阅】查阅儿科消化内镜技术的治疗室与手术室以及其他辅助科室的环境场地设置标准、设施设备清单、技术人员资质证明等相关文件与备案材料

（续表）

检查项目	具体要求	检查方法
	3. 术前准备室（区域）的人员配置应能满足患者术前准备需要 4. 诊疗室 （1）操作间数量设置应满足服务需求，保障诊疗质量和操作安全 （2）每个操作间的面积原则上不小于 20 m^2（房间内安放基本设备后，要保证检查床有 360° 自由旋转的空间），保证内镜操作者有充分的操作空间 （3）消化内镜可采取集成的移动推车或吊塔，能集成内镜主机、显示器、心电监护仪、高频电发生器、医疗气体管道、电器信号线及网线、各种引流瓶及气体接口，可灵活地移动到医师操作所需的任意位置 （4）操作间内的物品与设施均须参照相关的标准和规范，包括通风、水、电、吸引、氧气、电脑接口、急救设备、清洗消毒、药品、贮存柜等；操作间应设有独立的通风系统 （5）诊疗室应配备监护仪、除颤仪及抢救车，保证相关设备组件运转正常，储备充足 （6）儿科消化内镜诊疗室必须配备麻醉机 （7）诊疗室须符合消防安全、电力保障等相关要求 5. 麻醉恢复室 （1）麻醉恢复室的规模应与内镜诊疗室的规模相适应 （2）麻醉恢复室应配置必要的监护设备、给氧系统、吸引系统、急救呼叫系统、急救设备及相应的医护人员，保障患者安全 6. 内镜清洗消毒室 （1）消化内镜诊疗室应设独立的清洗消毒区，配置相匹配的清洗消毒设备，包括全自动和（或）人工内镜洗消机器、附件清洗用的超声清洗机器、测漏装置、干燥装置等 （2）清洗消毒区域应接近内镜诊疗室，便于内镜转运；上、下消化道内镜的洗消设备要分开设置 （3）根据医院感染管理的要求，必须设置独立的污物处理间 （4）内镜器械储存区温度、相对湿度等符合行业标准	【现场检查】检查儿科消化内镜技术的治疗室与手术室以及其他辅助科室的环境场地设置

（续表）

检查项目	具体要求	检查方法
人员基本要求	1. 有至少 2 名经过系统培训、具备儿科消化内镜诊疗技术临床应用能力的本机构执业医师 2. 有经过儿科消化内镜诊疗技术相关知识和技能培训并考核合格的其他相关专业技术人员 3. 医师应当同时具备以下条件： （1）执业范围为与开展的儿科消化内镜诊疗相适应的临床专业 （2）有 5 年以上儿科消化系统疾病诊疗工作经验，目前从事儿科消化系统疾病诊疗相关工作 （3）经过儿科消化内镜诊疗技术相关系统培训并考核合格，具有开展儿科消化内镜诊疗技术的能力 4. 拟独立开展按照四级手术管理的儿科消化内镜诊疗技术的医师，在满足上述条件的基础上，还应满足以下条件： （1）取得主治医师及以上专业技术职称 （2）累计独立完成儿科消化内镜诊疗操作不少于 250 例；其中完成按照三级手术管理的儿科消化内镜诊疗操作不少于 50 例 （3）经过符合要求的培训基地系统培训并考核合格，具有开展四级儿科消化内镜诊疗技术的能力 5. 其他相关卫生专业技术人员经过儿科消化内镜诊疗技术相关专业系统培训，具有开展消化内镜诊疗技术临床应用的相关能力	【记录查看】查看相关医疗技术人员的执业证书、临床工作经历、技术培训证书、职称职务 【员工访谈】抽查医师的医师执业证，并测试其对儿科消化内镜技术以及技术应用中可能出现的问题的知晓度
技术基本要求	1. 严格遵守儿科消化系统疾病诊疗行业标准、规范，儿科消化内镜诊疗技术行业标准、操作规范和诊疗指南；严格掌握儿科消化内镜诊疗技术的适应证和禁忌证 2. 实施儿科消化内镜诊疗技术应当由本机构执业医师决定。实施按照四级手术管理的儿科消化内镜诊疗技术由取得高级职称的执业医师决定，术者由符合本规范要求的医师担任，并制订合理的治疗与管理方案 3. 拟开展按照四级手术管理的儿科消化内镜诊疗技术的机构有儿科消化内科专业，近 5 年累计完成儿科消化内镜诊疗病例不少于 2500 例，其中按照三级手术管理的儿科消化内镜诊疗病例不少于 400 例	【现场检查】 1. 开展儿科消化内镜诊疗所遵循的技术行业标准、操作规范和诊疗指南、治疗方案 2. 调取近 5 年儿科消化内镜诊疗病例数及按照三级手术管理的儿科消化内镜诊疗病例数 【病案检查】抽查病案，核查其诊疗流程、临床操作以及主治医师资质证明

（续表）

检查项目	具体要求	检查方法
技术审批及管理	1. 按照《医疗技术临床应用管理办法》和手术分级管理的相关规定，参考《按照四级手术管理的儿科消化内镜诊疗技术参考目录》和《按照三级手术管理的儿科消化内镜诊疗技术参考目录》制订本机构手术分级管理目录 2. 首次在本机构临床应用本技术，按规定进行医院感染风险评估 3. 实施儿科消化内镜诊疗操作前，应当告知患者及其近亲属诊疗目的、诊疗风险、术后注意事项、可能发生的并发症及预防措施等，并签署知情同意书 4. 加强儿科消化内镜诊疗质量管理，建立健全术后随访制度，按规定进行随访、记录，并按照卫生健康行政部门要求报告相关病例信息 5. 使用经国家药品监督管理部门批准的儿科消化内镜诊疗相关器械，不得违规重复使用一次性医用器械；建立儿科消化内镜诊疗技术相关器械登记制度，保证器械来源可追溯	【文件查阅】 1. 本机构手术分级目录 2. 院务公开系统公示的手术分级目录 3. 开展儿科内镜技术伦理委员会审批流程 4. 儿科内镜技术临床应用前论证评估相关资料 【病案检查】 1. 抽查病历、调取数据，核查手术类别是否在手术分级目录中 2. 抽查病例，核查伦理委员会的审核记录、患者知情同意书 3. 建立儿科消化内镜应用后监测和随访制度的相关文件 4. 开展儿科消化内镜诊疗使用的相关器材的登记制度相关文件 【记录查看】 1. 核查开展儿科消化内镜诊疗技术后对患者的监测与随访记录 2. 核查儿科消化内镜诊疗相关器材登记记录表，保证可溯源
技术培训	1. 具有中级及以上专业技术职称的医师，按要求接受培训 2. 应当接受至少 6 个月的系统培训，在指导医师指导下参与完成儿科消化内镜诊疗技术不少于 60 例，其中培训基地按照四级手术管理的儿科消化内镜诊疗技术不少于 20 例，并考核合格 3. 在指导医师指导下，参与不少于 100 例患者全过程的管理，包括术前评估、诊断性检查结果解释、与其他学科共同会诊、儿科消化内镜诊疗操作、操作过程记录、围术期处理、重症监护治疗和手术后随访等 4. 在境外接受儿科消化内镜诊疗技术培训的时间不少于 6 个月，有境外培训机构的培训证明并在省级卫生健康行政部门备案的培训基地考核合格后，可以视为达到规定的培训要求	【文件查阅】查阅参加儿科消化内镜诊疗技术培训人员的执业证书、职称职务、工作经历、培训证书等材料 【员工访谈】抽查医生对相关医疗技术的知晓度，包括适应证、制订预处理方案、并发症处理、术后管理和随访等

（续表）

检查项目	具体要求	检查方法
	5. 从事临床工作满8年，具有主治医师职称5年以上，近5年独立开展儿科消化内镜诊疗技术临床应用不少于200例，其中独立完成按照四级手术管理的儿科消化内镜诊疗操作不少于50例，未发生严重不良事件的可免于培训	
技术预案	有儿科消化内镜技术风险评估、风险管理制度及应急预案	【文件查阅】查阅应急预案、流程 【记录查看】抽查应急演练记录
质量管理	1. 本机构和医师按照规定接受儿科消化内镜诊疗技术的临床应用能力评估，评估内容包括病例选择、手术成功率、严重并发症、死亡病例、医疗不良事件发生情况、术后患者管理、随访情况和病历质量等 2. 应当按照有关医院感染的规定，加强医院感染预防与控制，同时注重加强医务人员个人防护	【记录查看】 1. 开展儿科消化内镜诊疗技术的临床病例信息数据库 2. 儿科消化内镜诊疗技术临床应用能力评估表 3. 本机构及医师定期接受儿科消化内镜诊疗技术临床应用能力的评估结果 【现场检查】从职能部门督查记录中抽取案例，追踪职能部门检查程序、内容与发现的问题，及改进措施，评价本机构在相关医疗技术使用监管上是否有效、规范 【文件查阅】查阅儿科内镜技术相关院感制度与备案材料

表3-18　小儿外科内镜技术临床应用质量与安全检查表

检查项目	具体要求	检查方法
机构基本要求	1. 开展小儿外科内镜诊疗技术应当与本机构功能、任务和技术能力相适应，具有卫生健康行政部门核准登记的与开展小儿外科内镜诊疗技术相适应的诊疗科目 2. 拟开展按照四级手术管理的小儿外科内镜诊疗技术的机构，具备满足危重患者救治要求的麻醉和重症监护专业 3. 开展小儿外科系统肿瘤相关小儿外科内镜诊疗技术的机构，还应具备卫生健康行政部门核准登记的肿瘤科诊疗科目	【文件查阅】 1. 医疗机构执业许可证 2. 开展与小儿外科内镜诊疗技术相适应的诊疗科目清单以及卫生健康行政部门备案材料

（续表）

检查项目	具体要求	检查方法
科室、设施设备基本要求	1. 小儿外科科室或专业组床位不少于 10 张 2. 有开展小儿外科内镜诊疗技术的术前准备室、专业手术室、麻醉恢复室、内镜清洗消毒室、重症监护室等相关场所和小儿外科专用的内镜手术设备 3. 拟开展小儿外科内镜日间手术的，还应当具有日间手术室，日间手术室配置同手术室要求 4. 术前准备室的人员配置应能满足患者术前准备需要 5. 手术室 （1）手术室具备开展常规小儿外科手术的设备和条件 （2）手术室面积原则上不小于 20 m^2（房间内安放基本设备后，要保证手术床和显示器有自由移动空间），保证内镜操作者有充分的操作空间 （3）内镜系统应配置儿科专用高清腔镜主机、显示器、医疗气体管道，并配置儿科专用的手术器械和图像储存器，便于儿童精细手术操作、收集总结资料、转播和教学 （4）手术室内的物品与设施均须参照相关的标准和规范，包括通风、水、电、吸引、氧气、电脑接口、急救设备、清洗消毒、药品、贮存柜等；手术室应设有独立的通风系统 （5）手术室应配备监护仪、除颤仪及抢救车，保证相关设备组件运转正常，储备充足 （6）手术室须符合消防安全、电力保障等相关要求 6. 麻醉恢复室 （1）麻醉恢复室的规模应与手术间的规模相适应 （2）麻醉恢复室应配置必要的监护设备、给氧系统、吸引系统、急救呼叫系统、急救设备及相应的医护人员 7. 设置独立的内镜清洗消毒室，配置必备的清洗消毒设备，医院感染管理符合要求	【文件查阅】查阅小儿外科内镜诊疗技术的治疗室与手术室以及其他辅助科室的环境场地设置标准、设施设备清单、技术人员资质证明等相关文件与备案材料 【现场检查】检查小儿外科内镜诊疗技术的治疗室与手术室以及其他辅助科室的环境场地设备、设施
人员基本要求	1. 有至少 2 名经过系统培训、具备小儿外科内镜诊疗技术临床应用能力的本机构执业医师；有经过小儿外科内镜诊疗技术相关知识和技能培训并考核合格的其他相关专业技术人员 2. 医师应当同时具备以下条件： （1）执业范围为外科或儿科专业 （2）有 3 年以上小儿外科诊疗工作经验，目前从	【记录查看】查看相关医疗技术人员的执业证书、临床工作经历、技术培训证书、职称职务 【员工访谈】抽查医师的医师执业证，并测试其对小儿外科内镜诊疗技术以及技术应用中可能出现的问题的知晓度

（续表）

检查项目	具体要求	检查方法
	事小儿外科诊疗工作，取得主治医师及以上专业技术职称，累计参与完成小儿外科内镜诊疗操作不少于100例 （3）经过小儿外科内镜诊疗技术相关系统培训并考核合格，具有开展小儿外科内镜诊疗技术的能力 3. 拟独立开展按照四级手术管理的小儿外科内镜诊疗技术的医师，还应满足以下条件： （1）开展小儿外科诊疗工作不少于10年，取得高级专业技术职称，累计独立完成按照三级手术管理的小儿外科内镜诊疗操作不少于100例 （2）经过符合要求的培训基地系统培训并考核合格，具有开展相关技术临床应用的能力 4. 其他相关卫生专业技术人员经过小儿外科内镜诊疗技术相关专业系统培训，具有开展小儿外科内镜诊疗技术临床应用的相关能力	
技术基本要求	1. 严格遵守小儿外科疾病诊疗行业标准、规范，小儿外科内镜诊疗技术行业标准、操作规范和诊疗指南；严格掌握小儿外科内镜诊疗技术的适应证和禁忌证 2. 实施小儿外科内镜诊疗技术应当由本机构执业医师决定，实施按照四级手术管理的小儿外科内镜诊疗技术由具有高级专业技术职称的本机构执业医师决定，术者由符合要求的医师担任，并制订合理的治疗与管理方案 3. 小儿外科科室或专业组每年收治小儿外科患者不少于300例，每年完成小儿外科手术不少于200例 4. 拟开展按照四级手术管理的小儿外科内镜诊疗技术的医疗机构，近5年累计完成小儿外科内镜诊疗操作不少于1000例，其中完成按照三级手术管理的小儿外科内镜诊疗操作不少于200例	【记录查看】查看开展小儿外科内镜诊疗技术所遵循的技术行业标准、操作规范和诊疗指南、治疗方案 【病案检查】抽查病案，核查其诊疗流程、临床操作以及主治医师资质证明 【数据核查】调取近5年小儿外科内镜诊疗技术病例数及按照三级手术管理的小儿外科内镜诊疗病例数
技术审批及管理	1. 按照《医疗技术临床应用管理办法》和手术分级管理的相关规定，参考《按照四级手术管理的小儿外科内镜诊疗技术参考目录》和《按照三级手术管理的小儿外科内镜诊疗技术参考目录》制订本机构手术分级管理目录 2. 首次临床应用本技术的机构应当进行医院感染风	【文件查阅】 1. 本机构手术分级目录 2. 院务公开系统公示的手术分级目录 3. 开展小儿外科内镜诊疗技术的伦理委员会审批流程

（续表）

检查项目	具体要求	检查方法
	险评估 3. 实施小儿外科内镜手术前，应当向患者及其近亲属告知手术目的、手术风险、术后注意事项、可能发生的并发症及预防措施等，并签署知情同意书 4. 加强小儿外科内镜诊疗质量管理，建立健全术后随访制度，按规定进行随访、记录，并按照卫生健康行政部门要求报告相关病例信息 5. 使用经国家药品监督管理部门批准的小儿外科内镜诊疗相关器械，不得违规重复使用一次性医用器械。建立小儿外科内镜诊疗技术相关器械登记制度，保证器械来源可追溯	4. 建立小儿外科内镜诊疗技术应用后监测和随访制度的相关文件 5. 开展小儿外科内镜诊疗技术使用的相关器材的登记制度相关文件 【病案检查】 1. 抽查病历、调取数据，核查手术类别是否在手术分级目录中 2. 抽查病例，核查伦理委员会的审核记录、患者知情同意书 【记录查看】 1. 小儿外科内镜诊疗技术临床应用前论证评估相关资料 2. 核查本机构在开展小儿外科内镜诊疗技术后对患者的监测与随访记录 3. 核查小儿外科内镜诊疗技术相关器材登记记录表，保证可溯源
技术培训	1. 具有高级专业技术职称，拟从事按照四级手术管理的小儿外科内镜诊疗技术的医师，按要求接受培训 2. 应当接受至少 6 个月的系统培训；在指导医师指导下，参与完成按照四级手术管理的小儿外科内镜诊疗不少于 20 例，并考核合格 3. 在指导医师指导下，参与不少于 40 例患者全过程的管理，包括术前评估、诊断性检查结果解释、与其他学科共同会诊、小儿外科内镜诊疗操作、操作过程记录、围术期处理、重症监护治疗和术后随访等 4. 在境外接受小儿外科内镜诊疗技术培训的时间不少于 3 个月，有境外培训机构的培训证明并在省级卫生健康行政部门备案的培训基地考核合格后，可以视为达到规定的培训要求	【文件查阅】查阅参加小儿外科内镜诊疗技术培训人员的执业证书、职称职务、工作经历、培训证书等材料 【员工访谈】抽查 3 位医师，现场询问，了解其对相关医疗技术的知晓度，包括适应证、制订预处理方案、并发症处理、术后管理和随访等

（续表）

检查项目	具体要求	检查方法
	5. 从事临床工作满 10 年，取得高级专业技术职称，近 5 年独立开展按照四级手术管理的小儿外科内镜诊疗技术临床应用不少 100 例，未发生严重不良事件的，可免于培训	
技术预案	有小儿外科内镜诊疗技术风险评估、风险管理制度及应急预案	【文件查阅】查阅应急预案、流程 【记录查看】抽查应急演练记录
质量管理	1. 本机构和医师按照规定接受小儿外科内镜诊疗技术的临床应用能力评估，评估内容包括病例选择、手术成功率、严重并发症、死亡病例、医疗不良事件发生情况、术后患者管理、随访情况和病历质量等 2. 按照有关医院感染的规定，加强医院感染预防与控制，同时注重加强医务人员个人防护	【记录查看】 1. 开展小儿外科内镜诊疗技术的临床病例信息数据库 2. 小儿外科内镜诊疗技术临床应用能力评估表 3. 核查本机构及医师定期接受小儿外科内镜诊疗技术临床应用能力的评估结果 【现场检查】从职能部门督查记录中抽取案例，追踪职能部门检查程序、内容与发现的问题，及改进措施，评价本机构在相关医疗技术使用监管上是否有效、规范 【文件查阅】查阅小儿外科内镜诊疗技术相关院感制度文件与备案材料

第五节　常用介入技术管理

本节对 4 种常用介入技术，包括神经血管介入诊疗技术、外周血管介入诊疗技术、心血管疾病介入诊疗技术、综合介入诊疗技术临床应用质量与安全管理，共 4 张检查表（表 3-19 ～表 3-22），从机构、设施设备、人员、技术基本要求，技术审批、技术培训、技术预案和质量管理等方面提出具体要求。

表 3-19　神经血管介入诊疗技术临床应用质量与安全检查表

检查项目	具体要求	检查方法
机构基本要求	1. 开展神经血管介入诊疗技术应当与本机构功能、任务和技术能力相适应 2. 具有卫生健康行政部门核准登记的神经内科、神经外科和医学影像科的诊疗科目	【文件查阅】 1. 医疗机构执业许可证 2. 开展与神经血管介入诊疗技术相适应的诊疗科目清单以及卫生健康行政部门备案材料

（续表）

检查项目	具体要求	检查方法
科室、设施设备基本要求	1. 有与开展神经血管介入诊疗技术相关的辅助科室和设备 2. 神经外科床位不少于 30 张 3. 介入手术室 （1）符合放射防护及无菌操作条件 （2）配备数字减影血管造影机，并具有“路途”功能，影像质量和放射防护条件良好；具备医学影像图像管理系统 （3）具备气管插管和全身麻醉条件，能够进行心、肺、脑抢救复苏，具备供氧系统、麻醉机、除颤器、吸引器、血氧监测仪等必要的急救设备和药品 （4）具备存放导管、导丝、造影剂、栓塞剂以及其他物品、药品的存放柜，有专人负责登记保管 4. 重症监护室 （1）设置符合相关规范要求，病床不少于 6 张，能够满足神经血管介入诊疗技术临床应用的需要 （2）配备呼吸机和多功能监护仪等设备，符合神经专业危重患者救治要求 （3）有院内安全转运重症患者的措施和设备 （4）具备经过专业培训的、有 2 年以上重症监护工作经验的专职医师和护士 5. 其他辅助科室和设备 （1）能够利用多普勒超声诊断设备进行常规和床旁脑血管检查 （2）有磁共振（MRI）、计算机 X 线断层摄影（CT）和医学影像图像管理系统	【文件查阅】查阅神经血管介入诊疗技术的相关辅助科室的环境场地设置标准、设施设备清单、技术人员资质证明等相关文件与备案材料 【现场检查】检查相关辅助科室的环境场地、设施设备
人员基本要求	1. 有至少 2 名具备神经血管介入诊疗技术临床应用能力的本机构执业医师，有经过神经血管介入诊疗技术相关知识和技能培训并考核合格的其他专业技术人员 2. 开展神经血管介入诊疗技术的医师，应当同时具备以下条件： （1）执业范围为外科、内科或医学影像科 （2）有 3 年以上相关专业临床诊疗工作经验，具有主治医师及以上专业技术职务任职资格 （3）经过神经血管介入诊疗技术相关系统培训并考核合格	【记录查看】查看相关医疗技术人员的执业证书、临床工作经历、技术培训证书、职称职务 【员工访谈】抽查医师的医师执业证，并测试其对神经血管介入诊疗技术以及技术应用中可能出现的问题的知晓度

（续表）

检查项目	具体要求	检查方法
	3. 拟独立开展按照四级手术管理的神经血管介入诊疗技术（见《按照四级手术管理的神经血管介入诊疗技术参考目录》）的医师，还应满足以下条件： （1）从事相关临床专业诊疗工作不少于10年，累计独立完成神经血管介入诊疗操作不少于400例，其中完成按照三级手术管理的神经血管介入诊疗操作不少于100例 （2）经过符合要求的神经血管介入技术培训基地系统培训，具有开展相关技术的能力 4. 其他相关卫生专业技术人员经过神经血管介入诊疗技术相关专业系统培训，具有开展神经血管诊疗技术临床应用的相关能力	
技术基本要求	1. 严格遵守神经血管介入诊疗技术操作规范和诊疗指南，严格掌握神经血管介入诊疗技术的适应证和禁忌证 2. 实施神经血管介入诊疗技术应当由本机构执业医师决定，实施按照三级及以上手术管理的神经血管介入诊疗技术应当由具有高级专业技术职称的本机构执业医师决定，术者由符合本规范要求的医师担任；术前应当制订手术方案和患者管理方案，明确预防并发症的措施 3. 神经外科具备显微神经外科手术条件，能够独立开展脑室外引流、颅内血肿清除、动脉瘤夹闭等开颅手术	【文件查阅】查阅开展神经血管介入诊疗所遵循的技术行业标准、操作规范和诊疗指南、治疗方案 【病案检查】抽查病案，核查其诊疗流程、临床操作以及主治医师资质证明
技术审批及管理	1. 医疗机构应当根据《医疗技术临床应用管理办法》和手术分级管理的有关规定，参考《按照四级手术管理的神经血管介入诊疗技术参考目录》和《按照三级手术管理的神经血管介入诊疗技术参考目录》制订本机构的手术分级管理目录 2. 实施神经血管介入诊疗技术前，应当告知患者及其近亲属手术目的、手术风险、术后注意事项、可能发生的并发症及预防措施等，并签署知情同意书 3. 加强神经血管介入诊疗质量管理，建立健全术后随访制度，按规范进行随访、记录，并按照卫生健康行政部门的要求报告相关病例信息	【文件查阅】 1. 本机构手术分级目录 2. 院务公开系统公示的手术分级目录 3. 开展神经血管介入诊疗技术的伦理委员会审批流程 4. 建立神经血管介入诊疗技术应用后监测和随访制度的相关文件 5. 开展神经血管介入诊疗使用的相关器材的登记制度相关文件

（续表）

检查项目	具体要求	检查方法
	4. 使用经国家药品监督管理部门审批的神经血管介入诊疗器械，不得违规重复使用一次性医用器械；建立神经血管介入诊疗器械登记制度，保证器械来源可追溯，在患者住院病历中留存介入诊疗器械条形码或者其他合格证明文件	【病案检查】 1. 抽查病历、调取数据，核查手术类别是否在手术分级目录中 2. 抽查病例，核查伦理委员会的审核记录、患者知情同意书 【记录查看】 1. 神经血管介入诊疗技术临床应用前论证评估相关资料 2. 核查在开展神经血管介入诊疗技术后对患者的监测与随访记录 3. 核查神经血管介入诊疗相关器材登记记录表，保证可溯源
技术培训	1. 具有中级及以上专业技术职称的医师，按要求接受培训 2. 应当接受至少 12 个月的系统培训并考核合格。在指导医师指导下，作为术者或第一助手完成不少于 100 例诊断性脑与脊髓血管造影检查；参加不少于 50 例培训基地按照四级手术管理的神经血管介入诊疗技术诊疗患者的全过程管理，包括专科病历书写、术前评估、围术期处理和术后随访等 3. 在境外接受相关技术系统培训的时间不少于 12 个月，有境外培训机构的培训证明，并在省级卫生健康行政部门备案的培训基地考核合格后，可视为达到规定的培训要求 4. 连续从事神经血管介入诊疗临床工作满 10 年，具有高级专业技术职称；近 5 年累计独立完成神经血管介入诊疗病例不少于 500 例；其中独立开展按照四级手术管理的神经血管介入诊疗技术不少于 150 例，未发生严重不良事件的，可免于培训	【文件查阅】查阅参加神经血管介入诊疗技术培训人员的执业证书、职称职务、工作经历、培训证书等材料 【员工访谈】抽查医师对相关医疗技术的知晓度，包括适应证、制订预处理方案、并发症处理、术后管理和随访等
技术预案	有神经血管介入诊疗技术风险评估、风险管理制度及应急预案	【文件查阅】查阅应急预案、流程 【记录查看】抽查应急演练记录

（续表）

检查项目	具体要求	检查方法
质量管理	1. 本机构和医师按照规定接受神经血管介入诊疗技术临床应用能力评估，评估内容包括病例选择、手术成功率、严重并发症、死亡病例、医疗不良事件发生情况、术后患者管理、随访情况和病历质量等 2. 应当按照有关医院感染和放射防护管理的规定，加强医院感染预防与控制，同时注重加强医务人员个人防护	【记录查看】 1. 开展神经血管介入诊疗技术的临床病例信息数据库 2. 神经血管介入诊疗技术临床应用能力评估表 3. 核查本机构及医师定期接受神经血管介入诊疗技术临床应用能力的评估结果 【现场检查】从职能部门督查记录中抽取案例，追踪职能部门检查程序、内容与发现的问题，及改进措施，评价本机构在相关医疗技术使用监管上是否有效、规范 【文件查阅】查阅神经血管介入诊疗技术相关院感制度文件与备案材料

表 3-20 外周血管介入诊疗技术临床应用质量与安全检查表

检查项目	具体要求	检查方法
机构基本要求	1. 开展外周血管介入诊疗技术应当与本机构功能、任务和技术能力相适应 2. 具有卫生健康行政部门核准登记的医学影像科、普通外科或心脏大血管外科的诊疗科目	【文件查阅】 1. 医疗机构执业许可证 2. 开展与外周血管介入诊疗技术相适应的诊疗科目清单以及卫生健康行政部门备案材料
科室、设施设备基本要求	1. 有与开展外周血管介入诊疗技术相关的辅助科室和设备 2. 介入手术室 （1）符合放射防护及无菌操作条件 （2）配备具有数字减影功能的血管造影机、心电监护等设备 （3）有存放导管、导丝、造影剂、栓塞剂以及其他物品、药品的存放柜，由专人负责登记保管	【文件查阅】查阅外周血管介入诊疗技术的相关辅助科室的环境场地设置标准、设施设备清单、技术人员资质证明等相关文件与备案材料 【现场检查】查看相关辅助科室的环境场地、设施设备

（续表）

检查项目	具体要求	检查方法
	（4）开展三级及以上手术的介入手术室，数字减影血管造影机具有“路途”功能，影像质量和放射防护条件良好；具备医学影像图像管理系统，具备气管插管和全身麻醉条件，能够进行心、肺、脑抢救复苏；具备供氧系统、麻醉机、除颤器、吸引器、血氧监测仪等必要的急救设备和药品 3. 重症监护室：病床不少于 6 张，每张病床净使用面积不少于 15 m^2；配备多功能监护仪和呼吸机等设备；能够开展有创颅压监测项目和有创呼吸机治疗；有院内安全转运重症患者的措施和设备 4. 医学影像科能够利用多普勒超声诊断设备进行常规和床旁血管检查，具备计算机 X 线断层摄影（CT）或磁共振（MRI），以及医学影像图像传输、存储与管理系统	
人员基本要求	1. 有至少 2 名具备外周血管介入诊疗技术临床应用能力的本机构执业医师 2. 拟开展按照三级及以上外周血管介入诊疗技术的医师，至少 1 名具有高级专业技术职称，有经过外周血管介入诊疗相关知识和技能培训并考核合格的其他相关技术人员 3. 开展外周血管介入诊疗技术的医师，应当同时具备以下条件： （1）执业范围为外科、医学影像学和放射治疗专业或其他与开展外周血管介入诊疗技术相适应的临床专业 （2）有 3 年以上相关临床专业诊疗工作经验，具有中级及以上专业技术职称 （3）经过外周血管介入诊疗技术相关系统培训并考核合格 4. 拟独立开展按照四级手术管理的外周血管介入诊疗技术的医师，还应当满足以下条件： （1）从事相关临床专业诊疗工作不少于 10 年，具有高级专业技术职称，累计独立完成外周血管介入诊疗操作不少于 800 例；其中完成按照三级手术管理的外周血管介入诊疗操作不少于 200 例 （2）经过符合要求的外周血管介入技术培训基地系统培训并考核合格	【记录查看】查看相关医疗技术人员的执业证书、临床工作经历、技术培训证书、职称职务一览表 【员工访谈】抽查医师的医师执业证，并测试其对神经血管介入诊疗技术以及技术应用中可能出现的问题的知晓度

（续表）

检查项目	具体要求	检查方法
	5. 其他相关卫生专业技术人员经过外周血管介入诊疗技术相关专业系统培训，具有开展外周血管介入诊疗技术临床应用的相关能力	
技术基本要求	1. 严格遵守外周血管介入诊疗技术操作规范和诊疗指南，严格掌握外周血管介入诊疗技术的适应证和禁忌证 2. 实施外周血管介入诊疗技术应当由本机构执业医师决定，实施按照三级及以上手术管理的外周血管介入诊疗技术应当由具有高级专业技术职称的医师决定，术者由符合本规范要求的医师担任，术前应当制订手术方案和患者管理方案，明确预防并发症的措施	【记录查看】查看开展外周血管介入诊疗技术所遵循的技术行业标准、操作规范和诊疗指南、治疗方案 【病案检查】抽查病案，核查其诊疗流程、临床操作以及主治医师资质证明
技术审批及管理	1. 本机构应当根据《医疗技术临床应用管理办法》和手术分级管理的有关规定，参考《按照四级手术管理的外周血管介入诊疗技术参考目录》和《按照三级手术管理的外周血管介入诊疗技术参考目录》，制订本机构的手术分级管理目录 2. 实施外周血管介入诊疗技术前，应当告知患者及其近亲属手术目的、手术风险、术后注意事项、可能发生的并发症及预防措施等，并签署知情同意书 3. 加强外周血管介入诊疗质量管理，建立健全术后随访制度，按规范进行随访、记录，并按照卫生健康行政部门的要求报告相关病例信息 4. 使用经国家药品监督管理部门审批的外周血管介入诊疗器械，不得违规重复使用一次性医用器械；建立外周血管介入诊疗器械登记制度，保证器械来源可追溯，在患者住院病历中留存介入诊疗器械条形码或者其他合格证明文件	【文件查阅】 1. 本机构手术分级目录 2. 院务公开系统公示的手术分级目录 3. 开展外周血管介入诊疗技术的伦理委员会审批流程 4. 建立外周血管介入诊疗技术应用后监测和随访制度的相关文件 5. 开展外周血管介入诊疗技术使用的相关器材的登记制度相关文件 【病案检查】 1. 抽查病历、调取数据，核查手术类别是否在手术分级目录中 2. 抽查病历，核查伦理委员会的审核记录、患者知情同意书 【记录查看】 1. 外周血管介入诊疗技术临床应用前论证评估相关资料 2. 核查在开展外周血管介入诊疗技术后对患者的监测与随访记录 3. 核查外周血管介入诊疗技术相关器材登记记录表，保证可溯源

（续表）

检查项目	具体要求	检查方法
技术培训	1. 具有高级专业技术职称，按要求接受培训 2. 应当接受至少 6 个月的系统培训，在指导医师指导下参加不少于 50 例培训基地按照四级手术管理的外周血管介入诊疗技术的操作过程，参与不少于 30 例培训基地按照四级手术管理的外周血管介入诊疗技术诊疗患者的全过程管理，包括专科病历书写、术前评估、围术期处理和术后随访等 3. 在境外接受相关技术系统培训至少 6 个月，有境外培训机构的培训证明，并经在省级卫生健康行政部门备案的培训基地考核合格后，可视为达到规定的培训要求 4. 连续从事外周血管介入诊疗临床工作满 8 年，具有中级及以上专业技术职称，近 5 年累计独立完成外周血管介入诊疗病例不少于 500 例；其中独立开展按照四级手术管理的外周血管介入诊疗技术不少于 100 例，未发生严重不良事件的，可免于培训	【文件查阅】查阅参加外周血管介入诊疗技术培训人员的执业证书、职称职务、工作经历、培训证书等材料 【员工访谈】抽查医生对相关医疗技术的知晓度，包括适应证、制订预处理方案、并发症处理、术后管理和随访等
技术预案	有外周血管介入诊疗技术风险评估、风险管理制度及应急预案	【文件查阅】查阅应急预案、流程 【记录查看】抽查应急演练记录
质量管理	1. 本机构和医师按照规定接受外周血管介入诊疗技术的临床应用能力评估，评估内容包括病例选择、手术成功率、严重并发症、死亡病例、医疗不良事件发生情况、术后患者管理、随访情况和病历质量等 2. 应当按照有关医院感染和放射防护管理的规定，加强医院感染预防与控制，同时注重加强医务人员个人防护	【记录查看】 1. 开展外周血管介入诊疗技术的临床病例信息数据库 2. 外周血管介入诊疗技术临床应用能力评估表 3. 核查本机构及医师定期接受外周血管介入诊疗技术临床应用能力的评估结果 【现场检查】从职能部门督查记录中抽取案例，追踪职能部门检查程序、内容与发现的问题，及改进措施，评价本机构在相关医疗技术使用监管上是否有效、规范 【文件查阅】查阅本技术相关院感制度文件与备案材料

表 3-21　心血管疾病介入诊疗技术临床应用质量与安全检查表

检查项目	具体要求	检查方法
机构基本要求	1. 开展心血管疾病介入诊疗技术应当与本机构功能、任务和技术能力相适应 2. 有卫生健康行政部门核准登记的心血管内科或心脏大血管外科等与开展心血管疾病介入诊疗技术相适应的诊疗科目	【文件查阅】 1. 医疗机构执业许可证 2. 开展与心血管疾病介入诊疗技术相适应的诊疗科目清单以及卫生健康行政部门备案材料
科室、设施设备基本要求	1. 有与开展心血管疾病介入诊疗技术相关的辅助科室和设备 2. 心血管内科能规范开展心血管内科临床诊疗工作，床位不少于 40 张 3. 心血管外科或者心胸外科能规范开展心血管外科或者心胸外科临床诊疗工作，床位不少于 20 张 4. 介入手术室 （1）符合放射防护及无菌操作条件 （2）配备符合心血管介入诊疗功能要求的心血管造影机，影像质量和放射防护条件良好；具备医学影像图像管理系统 （3）有主动脉内球囊反搏（IABP）设备 （4）能够进行心、肺、脑抢救复苏，有氧气通道、麻醉机、除颤器、吸引器等必要的急救设备和药品 （5）有相应的器械耗材和药品的管理设施、管理人员、管理制度 （6）开展心内电生理检查和心律失常介入治疗还应配备符合相应手术要求的多导电生理记录仪 5. 重症监护室 （1）设置符合规范要求，病床不少于 6 张，每张病床净使用面积不少于 15 m^2 （2）符合心血管内科或心脏大血管外科等相关科室危重患者救治要求 （3）有呼吸机和多功能监护仪等设备 （4）能够开展有创监测项目和有创呼吸机治疗 6. 其他辅助科室和设备 （1）能够利用多普勒超声心动诊断设备进行常规检查和无创性心血管成像与血流动力学检查 （2）有计算机 X 线断层摄影（CT）和医学影像图像管理系统	【文件查阅】查阅心血管疾病介入诊疗技术的相关辅助科室的环境场地设置标准、设施设备清单、技术人员资质证明等相关文件与备案材料 【现场检查】查看相关辅助科室的环境场地设置、设施设备

（续表）

检查项目	具体要求	检查方法
人员基本要求	1. 有至少 2 名具备心血管疾病介入诊疗技术临床应用能力的本机构执业医师，有经过心血管疾病介入诊疗技术相关知识和技能培训并考核合格的其他相关专业技术人员 2. 开展心血管疾病介入诊疗技术的医师，应当同时具备以下条件： （1）执业范围为内科、外科、儿科或其他与开展心血管介入诊疗技术相适应的临床专业 （2）有 3 年以上相关临床专业诊疗工作经验，具有中级及以上专业技术职称 （3）经过心血管疾病介入诊疗技术相关系统培训并考核合格 3. 拟独立开展按照四级手术管理的心血管疾病介入诊疗技术的医师，在满足上述条件的基础上，还应满足以下条件： （1）从事心血管疾病介入诊疗工作不少于 5 年，累计独立完成心血管疾病介入诊疗操作不少于 200 例；其中完成按照三级手术管理的心血管疾病介入诊疗操作不少于 50 例 （2）经过符合要求的心血管疾病介入诊疗技术培训基地系统培训并考核合格 4. 其他相关卫生专业技术人员经过心血管疾病介入诊疗技术相关专业系统培训，具有开展心血管疾病诊疗技术临床应用的相关能力	【记录查看】查看相关医疗技术人员的执业证书、临床工作经历、技术培训证书、职称职务一览表 【员工访谈】抽查医师的医师执业证，并测试其对心血管疾病介入诊疗技术以及技术应用中可能出现的问题的知晓度
技术基本要求	1. 严格遵守心血管疾病介入诊疗技术操作规范和诊疗指南，严格掌握心血管疾病介入诊疗技术的适应证和禁忌证 2. 实施心血管疾病介入诊疗技术应当由本机构执业的医师决定，实施按照三级及以上手术管理的心血管疾病介入诊疗技术应当由高年资主治医师（5 年以上）及以上专业技术职称的本机构执业医师决定，术者由符合本规范要求的医师担任；术前应当制订手术方案和患者管理方案，明确预防并发症的措施	【记录查看】查看开展心血管疾病介入诊疗技术所遵循的技术行业标准、操作规范和诊疗指南、治疗方案 【病案检查】抽查病案，核查其诊疗流程、临床操作以及主治医师资质证明
技术审批及管理	1. 根据《医疗技术临床应用管理办法》和手术分级管理的有关规定，参考《按照四级手术管理的心血管疾病介入诊疗技术参考目录》和《按照三级手术管理的心血管疾病介入诊疗技术参考目录》制订本机构的手术分级管理目录	【文件查阅】 1. 本机构手术分级目录 2. 院务公开系统公示的手术分级目录 3. 开展心血管疾病介入诊疗技

（续表）

检查项目	具体要求	检查方法
	2. 术者应当于术前告知患者及其近亲属手术目的、手术风险、术后注意事项、可能发生的并发症及预防措施等，并签署知情同意书 3. 加强心血管疾病介入诊疗技术质量管理，建立健全术后随访制度，按规范进行随访、记录，并按照卫生健康行政部门的要求报告相关病例信息 4. 使用经国家药品监督管理部门审批的心血管疾病介入诊疗器械，不得违规重复使用一次性医用器械；建立心血管疾病介入诊疗器械登记制度，保证器械来源可追溯，在患者住院病历中留存介入诊疗器械条形码或者其他合格证明文件	术的伦理委员会审批流程 4. 建立心血管疾病介入诊疗技术应用后监测和随访制度的相关文件 5. 开展心血管疾病介入诊疗技术使用的相关器材的登记制度相关文件 【病案检查】 1. 抽查病历、调取数据，核查手术类别是否在手术分级目录中 2. 抽查病历，核查伦理委员会的审核记录、患者知情同意书 【记录查看】 1. 心血管疾病介入诊疗技术临床应用前论证评估相关资料 2. 核查在开展心血管疾病介入诊疗技术后对患者的监测与随访记录 3. 核查心血管疾病介入诊疗技术相关器材登记记录表，保证可溯源
技术培训	1. 具有中级及以上专业技术职称，按要求接受培训 2. 接受至少 6 个月的系统培训并考核合格，在指导医师指导下，按以下标准参与完成相关介入诊疗技术操作及患者全程管理： （1）拟开展冠心病介入治疗技术的医师，参与完成不少于 50 例冠状动脉造影操作及不少于 25 例冠心病介入治疗患者的管理 （2）拟开展导管消融治疗技术的医师，参与完成不少于 20 例导管消融治疗病例的操作及患者管理 （3）拟开展起搏器治疗技术的医师，参与完成不少于 10 例起搏器治疗病例的操作及患者管理 （4）拟开展先天性心脏病介入治疗技术的医师，独立完成不少于 15 例诊断性心导管检查、心血管造影病例，参与完成不少于 10 例先天性心脏病介入治疗病例的操作及患者管理	【文件查阅】查阅参加心血管疾病介入诊疗技术培训人员的执业证书、职称职务、工作经历、培训证书等材料 【员工访谈】抽查医师对相关医疗技术的知晓度，包括适应证、制订预处理方案、并发症处理、术后管理和随访等

（续表）

检查项目	具体要求	检查方法
	3. 在境外接受心血管疾病介入诊疗技术培训的时间不少于6个月，有境外培训机构的培训证明，并经在省级卫生健康行政部门备案的培训基地考核合格后，可视为达到规定的培训要求	
技术预案	有心血管疾病介入诊疗技术风险评估、风险管理制度及应急预案	【文件查阅】查阅应急预案 【记录查看】抽查应急演练记录
质量管理	1. 本机构医师按照规定接受心血管疾病介入诊疗技术的临床应用能力评估，评估内容包括病例选择、手术成功率、严重并发症、死亡病例、医疗不良事件发生情况、术后患者管理、随访情况和病历质量等 2. 按照有关医院感染和放射防护管理的规定，加强医院感染预防与控制，同时注重加强医务人员个人防护	【记录查看】 1. 开展心血管疾病介入诊疗技术的临床病例信息数据库 2. 心血管疾病介入诊疗技术临床应用能力评估表 3. 核查本机构及医师定期接受心血管疾病介入诊疗技术临床应用能力的评估结果 【现场检查】从职能部门督查记录中抽取案例，追踪职能部门检查程序、内容与发现的问题，及改进措施，评价本机构在相关医疗技术使用监管上是否有效、规范 【文件查阅】查阅相关医院感染制度文件与备案材料

表 3-22　综合介入诊疗技术临床应用质量与安全检查表

检查项目	具体要求	检查方法
机构基本要求	1. 开展综合介入诊疗技术应当与本机构功能、任务和技术能力相适应 2. 具有卫生健康行政部门核准登记的医学影像科或其他与开展的综合介入诊疗技术相适应的诊疗科目	【文件查阅】 1. 医疗机构执业许可证 2. 开展与综合介入诊疗技术相适应的诊疗科目清单以及卫生健康行政部门备案材料
科室、设施设备基本要求	1. 有与介入诊疗技术相关的辅助科室和设备；拟开展三级及以上综合介入诊疗技术的机构，需具备开展按照三级及以上综合介入诊疗技术的介入手术室、重症监护室、医学影像科、麻醉科、手术室和其他相关科室、设备和技术能力	【文件查阅】查阅综合介入诊疗技术的相关辅助科室的环境场地设置标准、设施设备清单、技术人员资质证明等相关文件与备案材料

（续表）

检查项目	具体要求	检查方法
	2. 介入手术室 （1）符合放射防护及无菌操作条件 （2）配备有数字减影功能的血管造影机，配备心电监护等设备 （3）有存放导管、导丝、造影剂、栓塞剂以及其他物品、药品的存放柜，由专人负责登记保管 （4）拟开展三级及以上综合介入诊疗技术的介入手术室，数字减影血管造影机具有“路途”功能，影像质量和放射防护条件良好；具备医学影像图像管理系统；具备气管插管和全身麻醉条件，能够进行心、肺、脑抢救复苏；具备供氧系统、麻醉机、除颤器、吸引器、血氧监测仪等必要的急救设备和药品 3. 重症监护室设置符合相关规范要求，病床不少于6张，每张病床净使用面积不少于15 m^2；配备多功能监护仪和呼吸机等设备；能够开展有创呼吸机治疗；有院内安全转运重症患者的措施和设备；具备经过专业培训的、有5年以上重症监护工作经验的专职医师和护士，能够满足按照三级及以上手术管理的综合介入诊疗技术临床应用需要 4. 医学影像科利用多普勒超声诊断设备进行常规和床旁血管检查，具备计算机X线断层摄影（CT）或磁共振（MRI）以及医学影像图像传输、存储与管理系统	【现场检查】检查相关辅助科室的环境场地设置标准、设施设备
人员基本要求	1. 有至少2名具备综合介入诊疗技术临床应用能力的本机构执业医师 2. 拟开展三级及以上综合介入诊疗技术的机构，在具备综合介入诊疗技术临床应用能力的本机构执业医师中，至少1名具有高级专业技术职称，有经过综合介入诊疗相关知识和技能培训并考核合格的其他相关技术人员 3. 开展综合介入诊疗技术的医师应当同时具备以下条件： （1）执业范围为医学影像学和放射治疗专业或与开展综合介入诊疗技术相适应的临床专业 （2）有3年以上相关临床专业诊疗工作经验，具有中级及以上专业技术职称 （3）经过综合介入诊疗技术相关系统培训并考核合格	【记录查看】查看相关医疗技术人员的执业证书、临床工作经历、技术培训证书、职称职务一览表 【员工访谈】抽查医师的医师执业证，并测试其对综合介入诊疗技术以及技术应用中可能出现的问题的知晓度

（续表）

检查项目	具体要求	检查方法
	4. 拟独立开展按照四级手术管理的综合介入诊疗技术（见《按照四级手术管理的综合介入诊疗技术参考目录》）的医师，在满足上述条件的基础上，还应当满足以下条件： （1）从事综合介入诊疗工作不少于5年，具有高级专业技术职称，累计独立完成综合介入诊疗技术不少于500例；其中完成按照三级手术管理的综合介入诊疗技术不少于200例 （2）经过符合要求的综合介入技术培训基地系统培训并考核合格 5. 其他相关卫生专业技术人员经过综合介入诊疗技术相关专业系统培训，具有开展综合介入诊疗技术临床应用的相关能力	
技术基本要求	1. 严格遵守综合介入诊疗技术操作规范和诊疗指南，严格掌握综合介入诊疗技术的适应证和禁忌证 2. 实施综合介入诊疗技术应当由本机构执业医师决定，实施按照三级及以上手术管理的综合介入诊疗技术应当由具有高级专业技术职称的本机构执业医师决定，术者由符合本规范要求的医师担任；术前应当制订手术方案和患者管理方案，明确预防并发症的措施	【记录查看】查看开展综合介入诊疗技术所遵循的技术行业标准、操作规范和诊疗指南、治疗方案 【病案检查】抽查病案，核查其诊疗流程、临床操作以及主治医师资质证明
技术审批及管理	1. 应当根据《医疗技术临床应用管理办法》和手术分级管理的有关规定，参考《按照四级手术管理的心血管疾病介入诊疗技术参考目录》和《按照三级手术管理的心血管疾病介入诊疗技术参考目录》制订本机构的手术分级管理目录 2. 实施综合介入诊疗技术前，应当告知患者及其近亲属手术目的、手术风险、术后注意事项、可能发生的并发症及预防措施等，并签署知情同意书 3. 加强综合介入诊疗质量管理，建立健全术后随访制度，按规范进行随访、记录，并按照卫生健康行政部门的要求报告相关病例信息 4. 使用经国家药品监督管理部门审批的综合介入诊疗器械，不得违规重复使用一次性医用器械；建立综合介入诊疗器械登记制度，保证器械来源可追溯，在患者住院病历中留存介入诊疗器械条形码或者其他合格证明文件	【文件查阅】 1. 本机构手术分级目录 2. 院务公开系统公示的手术分级目录 3. 开展综合介入诊疗技术的伦理委员会审批流程 4. 建立综合介入诊疗技术应用后监测和随访制度的相关文件 5. 开展综合介入诊疗技术使用的相关器材的登记制度相关文件 【病案检查】 1. 抽查病历、调取数据，核查手术类别是否在手术分级目录中 2. 抽查病历，核查伦理委员会的审核记录、患者知情同意书 【记录查看】 1. 综合介入诊疗技术临床应用前论证评估相关资料

（续表）

检查项目	具体要求	检查方法
		2. 核查在开展综合介入诊疗技术后对患者的监测与随访记录 3. 核查综合介入诊疗技术相关器材登记记录表，保证可溯源
技术培训	1. 具有中级及以上专业技术职称，按要求接受培训 2. 接受至少 6 个月的系统培训并考核合格，在指导医师指导下参加不少于 50 例按照四级手术管理的综合介入诊疗技术的操作过程，参与不少于 30 例按照四级手术管理的综合介入诊疗技术诊疗患者的全过程管理，包括专科病历书写、术前评价、围术期处理和手术后随访等 3. 在境外接受相关技术系统培训的时间不少于 6 个月，有境外培训机构的培训证明，并经在省级卫生健康行政部门备案的培训基地考核合格后，可视为达到规定的培训要求 4. 连续从事综合介入诊疗临床工作满 8 年，具有中级以上专业技术职称，近 5 年累计独立完成综合介入诊疗病例不少于 500 例，其中独立开展按照四级手术管理的综合介入诊疗技术不少于 100 例，未发生严重不良事件的，可免于培训	【文件查阅】查阅参加综合介入诊疗技术培训人员的执业证书、职称职务、工作经历、培训证书等材料 【员工访谈】抽查医生对相关医疗技术的知晓度，包括适应证、制订预处理方案、并发症处理、术后管理和随访等
技术预案	有综合介入诊疗技术风险评估、风险管理制度及应急预案	【文件查阅】查阅应急预案、流程 【记录查看】抽查应急演练记录
质量管理	1. 本机构和医师按照规定接受综合介入诊疗技术的临床应用能力评估，评估内容包括病例选择、手术成功率、严重并发症、死亡病例、医疗不良事件发生情况、术后患者管理、随访情况和病历质量等 2. 按照有关医院感染和放射防护管理的规定，加强医院感染预防与控制，同时注重加强医务人员个人防护	【记录查看】 1. 开展综合介入诊疗技术的临床病例信息数据库 2. 综合介入诊疗技术临床应用能力评估表 3. 核查本机构及医师定期接受综合介入诊疗技术临床应用能力的评估结果 【现场检查】从职能部门监查记录中抽取案例，追踪职能部门检查程序、内容与发现的问题，及改进措施，评价医院在相关医疗技术使用监管上是否有效、规范 【文件查阅】查阅设立的综合介入诊疗技术相关院感制度文件与备案材料

参考文献

[1] 国家卫生计生委 . 国家卫生计生委办公厅关于印发三级和二级妇幼保健院评审标准实施细则（2016 年版）的通知 [Z] .2016.

[2] 国家卫生健康委 . 国家卫生健康委办公厅关于印发《三级医院评审标准（2022 年版）》及其实施细则的通知 [Z] .2022.

[3] 国家卫生健康委 . 医疗技术临床应用管理办法 [Z] .2018.

[4] 国家卫生健康委 . 国家卫生健康委办公厅关于印发国家限制类技术目录和临床应用管理规范（2022 年版）的通知 [Z] .2022.

[5] 卫生部 . 母婴保健专项技术服务基本标准 [Z] .1995.

[6] 卫生部 . 母婴保健专项技术服务许可及人员资格管理办法 [Z] .1995.

[7] 国家卫生健康委 . 国家卫生健康委关于修改和废止《母婴保健专项技术服务许可及人员资格管理办法》等 3 件部门规章的决定 [Z] .2021.

[8] 中华人民共和国国务院 . 中华人民共和国母婴保健法实施办法 [Z] .2001.

[9] 国家卫生健康委 . 国家卫生健康委办公厅关于进一步加强母婴保健专项技术服务管理的通知 [Z] .2021.

[10] 国家卫生健康委 . 关于印发开展产前筛查技术医疗机构基本标准和开展产前诊断技术医疗机构基本标准的通知 [Z] .2019.

第四章　保健服务质量与安全管理

本章含4节，26张检查表。第一节为辖区群体保健服务质量与安全管理；第二节至第四节为院内个体保健服务质量与安全管理。依据《三级妇幼保健院评审标准实施细则（2016年版）》《二级妇幼保健院评审标准实施细则（2016年版）》《妇幼保健机构绩效考核办法》《妇幼保健专科建设和管理指南（试行）》等国家指南、标准以及国家发布的各项保健工作技术规范，对妇幼保健机构辖区公共卫生履职重点以及妇幼保健个体服务质量与安全管理重点内容提出具体要求，为持续改进妇幼保健服务质量提供考核标准及参考依据。

第一节　辖区群体保健服务质量与安全管理

本节主要针对妇幼保健机构的辖区群体保健服务质量与安全管理，含7张检查表；内容涵盖辖区管理、公共卫生项目管理、群体筛查、妇幼信息管理、健康教育、出生医学证明管理、托育托幼机构卫生保健管理7个方面（表4-1～表4-7）。重点考核内容是组织管理、群体保健人员配备、妇幼健康服务网络建设、人员培训、质量控制、妇幼信息、健康教育、出生医学证明管理等。

表4-1　辖区管理质量检查表

检查项目	具体要求	检查方法
辖区管理组织	1. 设立辖区妇幼保健质量与安全管理委员会 2. 保健部作为辖区业务管理职能部门，配备主任和干事，承担组织、协调、管理、监督、考核、评价等职能 3. 设立孕产群体保健、妇女群体保健、儿童群体保健、妇幼信息管理、健康教育等科室，负责辖区业务管理具体工作，并配备专职的群体保健人员	【文件查阅】 1. 委员会设置与管理相关文件 2. 保健部、群体保健科室设置与管理相关文件 【记录查看】 1. 委员会相关工作记录 2. 保健部组织、协调、管理、监督、考核、评价等工作记录 3. 群体保健科室工作记录 【员工访谈】询问保健部、群体保健人员本科室及本人的工作职责
群体保健人员配备及保障	1. 群体保健人员数量与工作量相符 2. 群体保健人员与其所在岗位资质要求相符 3. 群体保健人员每周从事群体保健工作的时间不少于3天	【员工访谈】访谈群体保健人员工作负荷情况 【文件查阅】 1. 群体保健人员名单和资质情况 2. 群体保健人员考勤表及排班情况表

（续表）

检查项目	具体要求	检查方法
辖区妇幼健康服务网络管理	1. 各群体保健科室均与妇幼健康服务网络中的机构（科室、成员）建立了沟通联系工作机制，可利用网络顺畅开展辖区相关工作，并定期召开辖区工作联席会议等 2. 对辖区危重孕产妇和新生儿急危重症转诊网络进行管理，建立日常管理机制，相关科室掌握救治转诊网络的运行数据、存在的问题等	【文件查阅】 1. 网络机构和人员名单、建立的相应工作群等 2. 转诊网络运行数据及分析报告 【记录查看】查看召开辖区工作联席会议资料等 【员工访谈】 1. 访谈各群体保健科室负责人，了解辖区网络运转、利用网络开展工作情况 2. 询问相应负责人转诊网络的建设与运行情况
辖区质量管理与持续改进	1. 几大业务部内日常质量分析会中均包含辖区管理质量及改进的相关内容 2. 几大业务部主任了解本业务部辖区业务管理的相关内容和要求 3. 各群体保健科室组织制订本专业辖区妇幼健康重点工作质量评价标准，并上报保健部 4. 各群体保健科室组织相关科室与专家开展本专业辖区妇幼健康重点工作质量评价 5. 保健部对辖区妇幼健康质量评价工作开展情况进行监督管理 6. 定期分析辖区妇女儿童健康状况、妇幼健康服务状况、妇幼健康管理状况，每年撰写分析报告并上报辖区妇幼健康行政部门	【文件查阅】 1. 辖区妇幼健康重点工作质量评价标准 2. 分析报告，评估报告质量 【记录查看】 1. 各业务部质量分析会相关资料 2. 开展质量评价相关资料 3. 保健部履行监管的佐证资料 【员工访谈】 1. 访谈业务部负责人辖区业务管理质量指标情况 2. 询问保健部负责人对辖区妇幼健康质量评价进行监管的形式和措施
辖区业务培训	1. 群体保健科室组织制订妇幼健康辖区培训年度计划 2. 各群体保健科室根据工作需求定期组织开展辖区业务培训 3. 保健部对责任业务科室的辖区培训工作进行监督管理	【文件查阅】查阅辖区培训年度计划 【记录查看】 1. 开展培训登记表及相应培训资料 2. 保健部履行监管的佐证资料 【员工访谈】询问保健部负责人如何履行监管
质量监测指标	1. 辖区业务指导卫技人员参与率（%）＝卫生技术人员参与辖区基层指导的人天数 / 全院卫生技术人员总数 ×100% 目标值：逐步提高 2. 辖区妇幼保健人员培训覆盖率（%）＝本机构组织培训或参与培训的辖区妇幼保健人员	【记录查看】 1. 查看指标分子、分母数据采集的原始登记或信息系统采集路径 2. 核实按年度统计的辖区业务指导卫技人员参与率指标数据的准确性，并查看相关佐证材料

（续表）

检查项目	具体要求	检查方法
	总人次数/（辖区取得母婴保健技术服务资质的人员数＋乡镇和村级妇幼保健专干人数）×100% 目标值：逐步提高	

表 4-2　公共卫生项目管理质量检查表

（以单个项目为单元进行检查）

检查项目	具体要求	检查方法
项目组织管理	1. 项目有明确的牵头科室、项目负责人，并由专人管理 2. 项目牵头科室负责整个项目的组织实施与管理 3. 有明确的项目人员工作职责，并有效落实 4. 项目管理人员了解项目工作方案和技术规范的要求、项目实施情况	【文件查阅】查看相关资料，核实项目牵头科室、项目负责人、实施人员及人员职责等 【记录查看】查看项目实施记录资料等 【员工访谈】抽查项目管理人员项目相关工作要求、工作流程、实施情况等
项目业务培训	1. 针对项目实施过程中存在的问题开展培训；培训资料保存完整、整理成册 2. 项目管理人员及时参与上级组织的项目工作会议及培训	【记录查看】 1. 开展项目业务培训资料 2. 参与上级组织的项目会议及培训的登记及记录
项目质量管理	1. 制订项目工作质量评价标准 2. 定期组织相关专家开展项目工作基层技术指导与质量评价，针对重点地区、重点问题进行重点质控督导，有督导报告 3. 定期分析项目进展及存在的问题，并针对问题采取改进措施 4. 发现项目实施过程中存在较大/重大问题或安全隐患，应将其作为项目不良事件及时上报并跟进处理；院内能解决的院内解决，院内无法解决的上报卫生健康行政部门 5. 项目牵头科室每月的质量分析点评会中包含项目质量分析的相关内容	【文件查阅】查看项目工作质量评价标准 【记录查看】 1. 项目工作基层技术指导与质量评价相关资料 2. 项目进展、存在问题的定期分析情况 3. 项目不良事件上报情况 4. 项目牵头科室每月质量分析点评会内容及相关记录
项目管理部门协作	1. 建立了临床人员参与项目工作的机制 2. 临床人员积极参与项目工作，包括项目方案与技术规范制订、业务培训授课、基层技术指导、项目重大活动、义诊咨询等	【文件查阅】查阅项目管理文件 【员工访谈】访谈询问项目负责人临床人员参与项目工作的情况 【记录查看】查看临床人员参与项目工作的登记本、相关佐证材料等

（续表）

检查项目	具体要求	检查方法
项目经费管理	1. 制订院内妇幼公共卫生项目专项资金管理办法 2. 所有妇幼公共卫生项目专项资金，均纳入本机构财务部门统一管理，“分类管理，单独核算，专款专用，严格审批” 3. 项目经费有预算、项目经费使用有登记，项目经费有专人专管	【文件查阅】查阅本机构妇幼公共卫生项目经费管理文件 【现场检查】查看医院财务部门妇幼公共卫生项目专项资金单独核算情况 【记录查看】查看项目预算表、项目经费登记表等经费使用资料 【员工访谈】询问项目经费管理人员经费执行情况
项目信息管理	1. 项目牵头科室及项目管理人员了解项目相关信息数据情况 2. 项目牵头科室与信息管理科等相关科室联合，定期对项目相关报表数据进行审核、汇总；对项目信息数据质量进行核查与质控，保障数据准确性 3. 按要求完成项目相关报表数据的分析、上报等工作	【员工访谈】 1. 询问项目管理人员项目重点指标数据情况 2. 询问项目管理人员与信息管理科等科室进行项目数据的审核、质控等情况 【记录查看】查阅项目相关报表及数据资料 【文件查阅】查看对项目数据进行定期分析、上报的情况
项目健康教育	1. 依托本机构的微信公众号、新媒体平台和传统媒体，开展多种形式的项目健康教育工作，如文章、图片、案例、视频等 2. 项目健康教育与宣传内容应包括项目相关科普知识的宣传及项目惠民政策的宣传	【记录查看】查阅项目相关宣传与健康教育的资料和记录 【员工访谈】询问项目管理人员开展了哪些项目宣传和健康教育工作
项目档案管理	1. 按项目规范纸质资料和电子资料的归档 2. 归档资料须包括：项目的相关工作方案和技术规范、项目培训全套资料、项目下基层技术指导与督导全套资料、项目调研全套资料、项目季度 / 半年 / 年度总结分析报告等	【文件查阅】查阅项目的电子归档资料和纸质归档资料
质量监测指标	定期评估项目的相关指标是否达到国家和地区政策文件要求的情况，包括是否达到项目工作方案和技术规范指标要求、综合性文件要求（如“两纲”“健康中国”等）、年度工作指标要求等，并向卫生健康行政部门提出政策建议	【员工访谈】询问项目管理人员国家及省级相关政策文件对项目相关指标有哪些要求 【数据核查】查阅相关信息系统、个案信息、报表等，并与国家及省级政策文件要求的指标情况进行对比 【文件查阅】查看体现项目目标评估结果及分析、政策建议的相关资料

表 4-3　群体筛查质量与安全检查表

（以单项群体筛查工作为单元进行检查）

检查项目	具体要求	检查方法
筛查网络管理	1. 管理辖区群体筛查服务网络，掌握辖区群体筛查机构及人员名单，与筛查网络中的医疗机构建立良好的沟通协作机制，网络运行通畅 2. 主管筛查工作的科室牵头组建群体筛查项目工作小组，明确专人负责，并建立日常管理工作机制和流程 3. 负责群体筛查的工作人员熟悉国家及本省群体筛查工作相关要求（技术要求、指标要求）	【文件查阅】查阅辖区群体筛查机构名单及联系方式 【员工访谈】 1. 核查群体筛查工作负责人利用网络开展工作以及网络畅通情况 2. 询问群体筛查工作负责人群体筛查工作的日常管理情况 3. 询问群体筛查工作人员国家及本省群体筛查工作要求
筛查人员技术培训	1. 对群体筛查技术人员进行筛查技术培训并考核 2. 从事筛查的技术人员须持证上岗 3. 群体筛查技术人员按要求接受上级部门组织的业务培训	【文件查阅】 1. 组织的群体筛查技术人员技术培训与考核的资料 2. 群体筛查技术人员名单、资质等 3. 群体筛查技术人员参加上级业务培训记录及相关资料
筛查阳性对象管理	1. 建立辖区群体筛查阳性病例的复诊、确诊、转诊的流程和机制 2. 掌握辖区筛查数据，每年对筛查数据及工作进行总结分析并形成分析报告，发现问题提出改进措施 3. 有规范的筛查知情同意书，筛查对象按要求签署知情同意书	【文件查阅】 1. 辖区群体筛查阳性病例管理相关文件 2. 辖区群体筛查工作总结分析报告 【员工访谈】询问相关工作人员群体筛查阳性病例管理内容和流程 【病历检查】 1. 抽查本机构筛查阳性病例复诊、确诊资料 2. 抽查筛查对象知情同意书签署情况
筛查工作质量控制	1. 开展群体筛查技术服务的机构具备开展相应筛查工作的资质 2. 定期开展辖区群体筛查的质量控制工作，有质控方案；质控覆盖各相关机构 3. 本机构群体筛查实验室项目室间质评合格 4. 本机构筛查个案数据的存储和管理符合国家、本省及本机构信息安全管理要求	【文件查阅】查阅机构的相关资质证书及文件 【记录查看】 1. 辖区群体筛查质控工作开展情况登记表及相应质控资料 2. 本单位群体筛查实验室项目参与室间质评情况及结果 【现场检查】查看群体筛查数据存储和信息管理安全措施落实情况

（续表）

检查项目	具体要求	检查方法
质量与安全监测指标	1. 筛查率（如产前筛查率、新生儿遗传代谢病筛查率、新生儿听力障碍筛查率等） 目标值：达到国家及本地区相关工作要求 2. 筛查目标人群覆盖率（如新生儿先天性心脏病筛查目标人群覆盖率等） 目标值：达到国家及本地区相关工作要求 3. 本机构群体筛查确诊病例管理率 目标值：≥ 95%	【员工访谈】询问筛查工作负责人国家及本地区相关政策文件对筛查相关指标有哪些要求 【数据核查】 1. 相关信息系统、个案信息、报表等，并按国家及省级政策文件要求的指标情况进行 2. 本机构确诊病例管理率数据 【病历检查】抽查本机构群体筛查确诊病例，核实其管理情况

表 4-4　妇幼信息管理质量与安全检查表

检查项目	具体要求	检查方法
组织管理	1. 有妇幼信息管理科，有专门的办公场地、信息资料室，人员配备满足要求 2. 科主任具备相关专业高级技术职称，从事信息管理相关工作年限 5 年以上 3. 有辖区内妇幼保健机构群体保健信息管理人员和辖区母婴保健技术服务机构内信息管理人员备案名单和联系方式	【现场查看】查看单位科室设置、场地与人员设置文件 【文件查阅】查阅备案名单
信息管理工作制度	1. 建立并落实辖区妇幼信息季度例会制度，及数据审核、上报与归口管理制度 2. 建立并落实数据库管理制度、网络安全监管制度、密码管理制度、数字证书和电子印章使用管理制度 3. 建立并落实涉密数据保密制度、涉密数据人员保密与脱密制度、密码管理制度 4. 建立并落实信息提供、发布和上网保密审查制度，及信息资料管理制度	【文件查阅】查阅工作制度等文件 【现场查看】查看相应制度落实情况
数据审核与上报	有数据报表接收、审核、上报、反馈等相关登记	【记录查看】查看相关记录是否完善
质量控制	1. 根据上级业务主管部门或卫生健康行政部门的工作要求，对各类报表数据进行质量控制与评估 2. 省级每年至少开展 1 次线下质控，地市级每年至少开展 2 次线下质控；县区级每季度至少开展 1 次线下质控。质控范围覆盖各类国家级和省级报表	【文件查阅】查看质控文件、质控过程资料、质控反馈资料、质控总结与通报等

（续表）

检查项目	具体要求	检查方法
	3. 质控人员构成合理，至少包括妇幼信息科人员、相关临床专业人员、辖区管理职能部门人员	
数据分析及上报	1. 每季度开展数据统计分析，形成正式报告 2. 每季度数据分析报告上报上级卫生健康行政部门 3. 每年度数据分析报告定期下发或公布	【现场查看】查看季度/年度分析报告及下发/公布记录
技术培训	1. 每年至少开展1次培训，省级培训应覆盖所有地市级，地市级培训应覆盖下属所有县区；有条件的可以直接培训乡镇级及辖区内助产机构的相关人员 2. 培训档案保存完整：至少包括正式发文、学员回执、培训日程安排、签到表、课件资料、班前班后问卷、培训照片、培训班总结等	【文件查阅】查看培训档案 【员工访谈】访谈员工，了解培训情况
信息资料管理	按制度落实信息资料的整理、分类、归档和归口管理；按要求进行纸质资料和电子版资料的登记、存储、备份，及网络直报系统数据的存储和备份等	【现场查看】查看相关登记本和近5年历史资料保管情况
质量与安全监测指标	1. 孕产妇死亡漏报率（%）＝孕产妇漏报死亡数/（上报死亡数＋漏报死亡数）×100% 目标值：≤15% 2. 5岁以下儿童死亡漏报率（%）＝5岁以下儿童漏报死亡数/（上报死亡数＋漏报死亡数）×100% 目标值：≤10% 3. 活产漏报率（%）＝漏报活产数/（上报活产数＋漏报活产数）×100% 目标值：≤5% 4. 出生缺陷漏报率（%）＝漏报出生缺陷数/（上报出生缺陷数＋漏报出生缺陷数）×100% 目标值：＜1% 5. 孕产妇死亡、5岁以下儿童死亡、活产、出生缺陷漏报率均低于国家标准	【数据核查】查阅数据采集路径及原始记录等资料，核实数据 【文件查阅】查看近3年质控报告

表4-5　健康教育管理质量检查表

检查项目	具体要求	检查方法
组织管理	1. 有健康教育科，有专人负责妇幼健康教育与健康促进工作 2. 人员岗位职责明确并落实	【文件查阅】 1. 部门设置文件 2. 健康教育科工作制度及职责

（续表）

检查项目	具体要求	检查方法
	3. 健康教育科主任具有相关专业中级及以上职称，有5年以上健康教育工作经验 4. 有科室工作制度并落实，包括但不限于健康教育材料开发管理制度、健康教育质量管理制度、健康教育业务培训及考核制度、科普文章投稿审核管理制度、健康教育学校工作制度、辖区妇幼健康教育管理工作制度等	【员工访谈】访谈相关工作人员
能力建设	健康教育人员每年参与健康教育相关知识与技能培训不得少于1次	【员工访谈】询问相关工作人员
健康教育活动的开展	1. 通过多种形式定期开展健康教育，如孕妇学校、父母学校、电视、广播、报刊、互联网、微信、抖音、短视频平台等 2. 开展卫生主题日活动，每年不少于2次，并进行宣传和总结	【记录查看】查看健康教育工作计划、年度总结和健康教育活动记录
健康教育学校管理	1. 落实健康教育学校（孕妇学校、父母学校/家长学校等）工作制度 2. 配备必需的教学设备设施，不限于电脑、影像播放设备和教具模型等 3. 配备专职或兼职讲师，并建立师资教学档案 4. 有授课计划并执行，将孕期营养与体重管理、心理问题识别与防控、预防出生缺陷、预防三病母婴传播（艾滋病、梅毒、乙肝）、促进自然分娩、母乳喂养、孕产期高危征与高危儿的自我识别、育儿知识、耳及听力保健等纳入孕妇学校常规教学内容中 5. 孕妇学校开设线上、线下课程，每月不少于4期，定期对教学质量进行评估 6. 父母学校/家长学校应包括婴幼儿养育照护指导等课程，每月不少于1期	【现场检查】查看健康教育学校场地及教学设施 【记录查看】 1. 教学档案 2. 健康教育学校对外公布的课表 【数据核查】抽查每月相关知识的知晓率、服务对象满意度调查相关资料
健康教育材料开发	1. 制作妇幼健康教育材料，包括宣传画、宣传折页、展板、科普视频等，健康教育材料具有普及性、科学性、实用性等特点 2. 健康教育材料内容覆盖孕产保健、儿童保健、妇女保健及生殖保健服务 3. 根据当地妇女儿童的健康需求与特点，制作有针对性的专题健康教育材料	【现场检查】 1. 查阅健康教育材料 2. 抽查健康教育材料，内容普及性和科学性等 【患者访谈】抽取就诊对象，询问其对健康教育材料的理解

（续表）

检查项目	具体要求	检查方法
辖区妇幼健康教育管理	1. 建立辖区内以妇幼健康服务网络为依托的妇幼健康教育工作网 2. 落实辖区妇幼健康教育管理工作制度 3. 为辖区培养妇幼健康教育人员，包括组织开展辖区业务培训、科研，接受基层人员参观学习及进修等 4. 定期组织开展辖区内健康教育与健康促进活动 5. 定期对辖区妇幼健康教育工作进行指导、质量评价，提出改进意见，并督促整改（每年至少 1 次）	【文件查阅】查看辖区妇幼健康教育工作相关人员联系表，并抽查联系人 【记录查看】 1. 接受人员进修、基层指导记录 2. 辖区开展健康教育与健康促进活动资料 3. 健康教育相关工作记录
质量与安全监测指标	1. 三级机构中以本机构建立的微信公众号（其他新媒体平台）发表的科普作品数量不少于 50 个，作品阅读量前 50 名的作品平均阅读量大于 1 万 2. 二级及以下机构考核本机构开展的健康教育活动覆盖指数，建立指标并持续完善 3. 母乳喂养核心知识知晓率（%）＝知晓人数 / 被调查的总人数 ×100% 目标值：＞ 70% 4. 本机构进行产前检查的孕妇促进自然分娩的知晓率（%）＝知晓人数 / 被调查的总人数 ×100% 目标值：＞ 60%	【现场检查】 1. 查看本机构公众号的科普文章数及阅读量 2. 现场抽样问卷调查 【记录查看】查阅健康教育活动受益人数资料

表 4-6　出生医学证明管理质量检查表

检查项目	具体要求	检查方法
组织管理	1. 成立出生医学证明管理领导小组，有备案表、承诺书 2. 依据国家和省级文件要求制订并落实本级出生医学证明管理实施方案（含停办、取消资质机构的管理） 3. 如有委托管理，需有卫生健康行政部门签订的委托书，并明确职责 4. 办证现场公示办证流程和要求 5. 产科提供办理出生医学证明告知书，履行申领告知义务	【文件查阅】 1. 领导小组人员备案表、承诺书 2. 管理方案等资料 3. 卫生健康行政部门委托书等资料 【患者访谈】询问产妇或家属，了解告知情况
培训与督导	1. 定期组织培训和督导（每年至少 1 次） 2. 培训、督导档案齐全，至少包含培训通知、签到表、课表、课件、培训考核表；督导通知、督导结果通报、落实整改反馈等资料	【记录查看】查阅培训、督导档案资料

（续表）

检查项目	具体要求	检查方法
空白证件管理	1. 空白证件与印章分开存放，分别由专人管理 2. 落实空白证件季度派发申领制度，有出入库登记本，有审核 3. 空白证件按序号发放，无跳号	【现场检查】 1. 查看空白证件与印章存放处 2. 核查出生医学证明签发机构及印章备案表上人员分工 【记录查看】核查申领单、出入库登记本、审核人签字
签发管理	1. 有首次签发、换发、补发、机构外签发登记本，分类登记，日期、编号签名完整 2. 首次签发、换发：由签发机构账号签发 3. 补发：由管理部门账号签发 4. 机构外签发：由委托机构管理账号签发 5. 签发材料有审核机制 6. 签发材料要齐全： （1）机构外签发材料中有亲子鉴定证明原件 （2）补发材料中有公安户籍部门出具的是否上户的证明 （3）换发材料中有收回的原证 （4）首次签发材料中有新生儿父母亲的有效身份证件及领证人的有效身份证件复印件 （5）领证人非母亲本人的必须有母亲的授权委托书	【记录查看】 1. 查看各类签发登记本 2. 抽查首次签发、换发、补发、机构外签发材料 【现场检查】 1. 登录系统，查看签发情况 2. 查看签发审核情况
废证管理	1. 有废证登记本与废证交接双签名；废证三联有“作废”标记 2. 地市在每年一季度销毁上年度废证并上报 3. 废证销毁过程有纪检监察部门参与，存档资料含废证清单、参与者签名表、销毁现场照片等 4. 无废证遗失情况	【记录查看】 1. 查看废证登记本，抽查当年纸质废证，并与系统信息比对 2. 查看废证销毁存档资料 3. 查看废证登记本、废证销毁清单，核查有无废证件遗失情况
档案信息管理	1. 有季度配发表、废证统计表、年度使用情况统计表等出生医学证明相关报表，报表数据与信息系统数据一致，报送及时、正确 2. 辖区签发机构信息动态管理 3. 资料分类归档，入纸质档案盒，有条件的实行电子化归档，库房符合永久保存条件 4. 出生医学证明管理系统数据与纸质证件信息一致	【数据核查】核查报表接收与上报记录，数据符合逻辑；调阅系统数据，核查相关数据是否与纸质报表一致 【文件查阅】查看辖区备案表、印章交接销毁登记，有报上级管理部门与同级公安部门材料

（续表）

检查项目	具体要求	检查方法
		【现场查看】查看库房，通风良好，有防火、防潮、防盗、防虫措施；查看档案盒，有永久保存标志 【记录查看】抽查纸质证件存根内容与系统信息核对是否一致
真伪鉴定	有真伪鉴定流程，鉴定资料保存完整	【记录查看】查阅留存资料
质量与安全监测指标	1. 机构当年出生首签率（%）＝机构当年出生首签数 / 机构当年出生人数 ×100% 目标值：＞ 95% 2. 废证率（%）＝当年废证数 / 当年签发数 ×100% 目标值：＜ 1%	【数据核查】 1. 调阅当年机构出生人数和机构当年出生首签数 2. 调阅废证数和签发数

表 4-7　托育托幼机构卫生保健管理质量与安全检查表

检查项目	具体要求	检查方法
组织管理	1. 依据国家和省级文件要求规范建立本辖区托育、托幼机构卫生保健管理制度 2. 有专人负责辖区托育、托幼机构卫生保健管理工作，有明确的岗位职责并有效落实 3. 项目管理人员了解托育、托幼机构卫生保健管理相关工作规范，了解托育、托幼机构卫生保健管理工作情况 4. 制订年度工作计划，并落实	【文件查阅】查阅制度文件及负责科室项目管理人员名单 【员工访谈】访谈项目管理人员相关工作要求、按计划开展工作情况等
业务培训	1. 举办辖区托育、托幼机构卫生保健人员培训（每年至少 1 次） 2. 培训档案保存完整，有通知、学员签到簿、课程表、课件讲义、资料、问卷、照片和培训分析总结资料等 3. 培训内容有针对性：结合质控督导结果，对辖区托育、托幼机构卫生保健工作存在的薄弱环节进行有针对性的培训 4. 项目管理人员及时参与上级组织的业务培训与项目工作会议	【记录查看】查看托育、托幼机构业务培训资料及项目管理人员参加上级组织的业务培训与项目工作会议的相关记录 【员工访谈】抽查托幼、托育机构卫生保健人员对培训知识的掌握情况

（续表）

检查项目	具体要求	检查方法
质量管理与督导	1. 制订托育、托幼机构卫生保健工作质量评价标准 2. 定期开展业务指导和督导（每年不少于 2 次） 3. 指导内容包括托育、托幼机构膳食营养，体格锻炼，健康检查，卫生消毒，疾病预防，预防意外伤害，健康教育等 4. 定期开展工作质量分析，针对辖区托育、托幼机构卫生保健工作中的问题提出改进建议和具体措施，持续改进工作质量	【文件查阅】查看托育、托幼机构卫生保健工作质量评价标准 【记录查看】查看科室业务指导、督导等资料及项目质量分析相关记录及报告等
信息管理	1. 按要求完成托育、托幼机构相关报表数据的收集、上报和分析等工作 2. 掌握辖区内托育、托幼机构卫生保健状况，有辖区阶段性托幼机构卫生保健工作分析总结	【记录查看】 1. 卫生保健工作相关报表及数据资料 2. 卫生保健工作分析总结等资料
资料管理	1. 本辖区托育、托幼机构卫生保健管理的纸质资料和电子资料按规范要求归档 2. 归档资料包括相关工作标准和规范、业务培训全套资料、业务指导与督导全套资料、项目年度总结分析报告等	【记录查看】查阅卫生保健工作相关报表及卫生保健工作分析总结等资料
质量与安全监测指标	1. 培训覆盖率（%）＝辖区每年接受 1 次及以上业务培训的托育、托幼机构卫生保健人员 / 辖区应该接受业务培训的托育、托幼机构卫生保健人员 ×100% 目标值：逐步提高 2. 督导覆盖率（%）＝近 3 年接受卫生保健工作综合评估的托育、托幼机构数 / 辖区托育、托幼机构总数 ×100% 目标值：逐步提高	【数据核查】对质量监测指标进行复核，追溯信息收集渠道

第二节　孕产期保健服务质量与安全管理

本节含 5 张检查表，内容涵盖婚前保健、孕前保健、孕期保健、产前筛查及产前诊断、产后保健 5 个方面（表 4-8 ～表 4-12），重点考核从事婚前、孕前、孕期、产前筛查以及产后保健工作的人员资质、设备设施、制度职责规范、医疗服务行为和质量安全管理。要求完善基础登记，强调各期的服务规范、服务流程与重点人群的专案管理，关注健康教育的实施，明确质量管理小组的质量管理及监测指标，并定期进行分析，把握各期保健工作重点。

表 4-8　婚前保健质量与安全检查表

检查项目	具体要求	检查方法
人员配置	1. 从事婚前保健工作的人员必须取得执业医师证书和母婴保健技术考核合格证书 2. 专科应当至少配备 3 名执业医师，包括女婚检医师、男婚检医师、主检医师；至少配备 1 名执业护士 3. 主检医师必须取得主治医师及以上的专业技术职称，相关从业人员定期参加专业培训并接受考核 4. 专科负责人应当具有 5 年以上妇产科或妇女保健等相关专业工作经验，具备高级专业技术职称	【文件查阅】查阅人员资质证书及人员技术档案等资料 【记录查看】 1. 婚前医学检查表和婚前医学检查证明签署医师是否符合 2. 相关人员的培训资料
房屋、设备设施	1. 设有专用的女婚检室、男婚检室、咨询室 / 健康教育室、资料室，且布局合理，能做到保护个人隐私 2. 女婚检室需配置检查床、听诊器、血压计、体重秤、视力表、色谱仪、叩诊槌、妇科检查床、器械桌、妇科检查器械、化验用品等 3. 男婚检室需配置检查床、听诊器、血压计、体重秤、视力表、色谱仪、叩诊槌、器械桌、睾丸和阴茎测量用具、化验用品等 4. 咨询室需配置挂图、男女生殖器模型、宣传材料、宣教设备、避孕药具、资料柜等 5. 机构内需配有包括 B 型超声诊断仪、心电图仪、X 线摄像机等辅助检查设备，开展血尿常规、血生化、免疫学等检测项目（能开展艾滋病、梅毒和乙肝检测项目）	【现场检查】 1. 本科室的设备设施、环境、标识标牌 2. 本机构的相关设备设施
职责、制度、规范	1. 有科室人员岗位职责并落实，包括主检、男婚检、女婚检、咨询、健康教育、资料管理、随访等岗位职责 2. 有科室管理制度并落实，包括但不限于专科工作制度、质量控制制度、健康教育制度、婚前卫生咨询制度、主检医师审核制度、疑难病例讨论制度及婚前医学检查证明专用章管理制度、设备管理制度、转会诊制度、信息资料管理制度、统计工作制度等 3. 落实医疗质量安全核心制度，至少包括查对制度、首诊负责制度、会诊制度、危急值报告制度、病历管理制度、疑难病例讨论制度、信息安全管理制度等 4. 有婚前保健诊疗规范，包括但不限于专科门诊服务流程、女婚前医学检查常规、男婚前医学检查常规、影响婚育常见疾病筛查常规、常见问题咨询指导常规、主要设备操作规范等，应定期更新并严格执行	【文件查阅】查阅科室职责、制度、规范等文书资料 【员工访谈】抽查员工对岗位职责、制度、诊疗规范的掌握情况 【现场检查】查看员工诊疗行为符合规范情况 【记录查看】查看科室工作记录，核实职责、制度落实情况 【核心制度检查】见第七章

（续表）

检查项目	具体要求	检查方法
服务过程质量与安全管理	1. 按照诊疗规范开展医学检查，内容包括但不限于病史询问、体格检查、妇科检查、辅助检查及特殊检查 2. 女性做阴道检查，须征得本人或家属同意后进行 3. 医学检查疾病诊断规范，无误诊 / 漏诊 4. 根据检查结果出具医学意见，并向本人说明情况，进行指导。医学意见及指导符合国家工作规范要求 5. 婚检检出疾病如严重遗传病、主要传染病、有关精神病、严重影响婚育的其他重要脏器疾病，有登记、有随访，有明确指导意见；不能确诊的，有转诊建议及落实情况 6. 婚前医学检查表填写完整，无缺漏项，必检项目完整无缺漏，特殊情况有告知，有服务对象意见签署，无虚假内容 7. 提供多种形式的婚前卫生指导和健康教育咨询，内容包括性保健和性教育、新婚避孕知识及计划生育指导、孕前保健知识、遗传病的基本知识、影响婚育的有关疾病的基本知识、其他生殖健康知识 8. 婚前医学证明证章由专人管理，使用规范，相关资料按照国家规定的年限妥善保存 9. 有规范的服务记录表单，包括但不限于门诊登记表、女婚前医学检查表、男婚前医学检查表、婚前医学检查证明、婚前医学检查证明存根、相关登记册（检查登记、疾病检出、咨询指导、转会诊及反馈记录、转介登记表、随访登记等）。资料保存完整，保存年限符合国家规定	【病历检查】 1. 查阅婚前医学检查表：查看病史记录、体格检查，辅助检查是否符合要求 2. 查阅婚前医学检查表及婚前医学检查证明：了解诊断及婚前医学检查意见是否符合要求 3. 查阅影响婚育疾病个案资料，了解诊断及指导意见是否符合规范以及落实情况 【记录查看】 1. 婚前医学检查相关知识宣教资料、视频等 2. 科室的各项工作记录表单 【员工操作】查看婚前卫生指导和咨询服务 【现场检查】查看证章管理情况
质量与安全监测指标	1. 疾病诊断准确率（%）＝诊断正确人数 / 婚前医学诊断人数 ×100% 目标值：逐步提高 2. 医学指导意见的准确率（%）＝医学指导意见正确人数 / 给予医学指导意见的人数 ×100% 目标值：逐步提高 3. 疾病检出率（%）＝检出疾病的人数 / 婚前医学检查人数 ×100% 目标值：监测对比 4. 随访率（%）=实际随访人数 / 应随访人数 ×100% 目标值：逐步提高 5. 满意度（%）＝调查满意人数 / 接受调查总人数 ×100% 目标值：逐步提高	【数据核查】对质量监测指标进行复核，追溯信息收集渠道 【记录查看】查阅分析报告、整改报告以及落实情况

表 4-9　孕前保健质量与安全检查表

检查项目	具体要求	检查方法
人员配置	1. 从事孕前保健工作的人员必须取得执业医师证书和母婴保健技术考核合格证书，人员定期参加专业培训并接受考核 2. 专科至少配备 3 名执业医师，其中至少 1 名外科（泌尿外科）医师；至少配备 1 名执业护士 3. 从事风险评估、高风险人群优生咨询指导的人员必须取得主治医师及以上专业技术职称 4. 专科负责人应当具有 5 年以上妇产科或妇女保健等相关专业工作经验，具备高级专业技术职称	【文件查阅】查看人员资质证书及人员技术档案等资料 【记录查看】查看相关人员的培训资料
设备设施	1. 科室设置诊室、女性检查室、男性检查室、咨询室和健康教育室。各区域布局合理，流程便捷，并有良好的私密性 2. 诊室 / 检查室需要配置体重秤、血压计、妇科检查床及相关检查设备、男科检查床及相关检查设备、健康教育设备、营养和心理评估软件等 3. 机构内需要配置心电图仪、B 型超声诊断仪、阴道镜；开展宫颈细胞学、血尿常规、血型及配血、血生化、血糖、免疫学、内分泌、生殖道分泌物、精液常规等检测项目	【现场检查】检查科室的设备设施、环境、标识标牌
职责、制度、规范	1. 有科室人员岗位职责并落实，包括男性检查、女性检查、健康评估与咨询指导、健康教育、随访等岗位职责 2. 有科室管理制度并落实，包括但不限于专科工作制度、质量控制制度、疑难病例讨论制度、健康教育制度、设备管理制度、转会诊制度、随访制度、培训工作制度、信息资料管理制度、统计工作制度等 3. 落实医疗质量安全核心制度，至少包括查对制度、首诊负责制度、会诊制度、危急值报告制度、病历管理制度、疑难病例讨论制度、信息安全管理制度等 4. 有孕前保健诊疗或操作规范，包括但不限于妇科检查技术常规、男科检查技术常规、健康评估与咨询指导常规、主要疾病筛查和诊疗常规、孕前保健服务工作规范、免费孕前优生健康检查项目工作技术服务规范、主要设备操作规范等，并定期更新，严格执行	【文件查阅】查阅职责、制度、规范等文书资料 【员工访谈】抽查员工对岗位职责、制度、诊疗规范的掌握情况 【现场检查】查看员工诊疗行为符合规范情况 【记录查看】查看科室工作记录，核实职责、制度落实情况 【核心制度检查】见第七章

（续表）

检查项目	具体要求	检查方法
服务过程质量与安全管理	1. 按照诊疗规范开展孕前保健服务，包括宣传教育、孕前医学检查、孕前风险评估、咨询指导、转会诊和追踪随访等 2. 孕前医学检查需要包含但不限于病史询问、体格检查、临床实验室检验、影像学检查等，在知情同意的基础上开展个性化指导，结合实际开展生育力评估工作 3. 识别和评估风险因素，开展科学备孕指导、妊娠风险提示工作 4. 针对不同孕前风险人群提供个性化指导，必要时转介；对高风险人群进行专案管理 5. 对异常情况及时追踪结果，开展早孕和妊娠结局随访工作，有随访记录 6. 充分利用各种媒体，提供有针对性的健康教育服务，内容包含生理和心理保健知识、生育基本知识、孕前及孕期运动方式、饮食营养和环境因素对生育的影响、出生缺陷及遗传性疾病的防治等 7. 有规范的服务记录表单，包括但不限于门诊登记表、孕前保健检查表（男性、女性）、知情同意书、健康评估表、孕前医学检查登记册（包括检查登记、咨询指导、疾病检出、转会诊及反馈、随访登记）、转介登记、早孕随访记录表、妊娠结局记录表和出生缺陷儿登记表等，并按照国家规定的年限妥善保存	【病历检查】 1. 抽查孕前优生健康检查记录表/健康评估/病历，查看服务提供是否符合要求 2. 抽查孕前优生健康检查记录表/病历，查看检查项目是否符合要求 【记录查看】 1. 早孕随访记录表、妊娠结局记录表和出生缺陷儿登记表等 2. 孕前优生检查相关知识宣教资料、视频等 3. 查看科室的各项工作记录表单 【员工操作】抽查员工完成1次健康教育和咨询服务
质量与安全监测指标	1. 高风险人群专案管理率（%）＝实际高风险专案管理数/检出高风险人数 ×100% 目标值：逐步提高 2. 疾病检出率（%）＝检出疾病的人数/孕前优生健康检查人数 ×100% 目标值：监测比较 3. 随访率（%）＝实际随访人数/应随访人数 ×100%（至少含检出疾病、转诊、早孕、妊娠结局随访，也可分别计算单项随访率） 目标值：逐步提高或＞95% 4. 满意度（%）＝调查满意人数/接受调查总人数 ×100% 目标值：逐步提高或＞95%	【数据核查】对质量监测指标进行复核，追溯信息收集渠道 【记录查看】查阅指标分析报告、整改报告以及落实情况

表 4-10　孕期保健质量与安全检查表

检查项目	具体要求	检查方法
人员配置	1. 人员必须取得相应的执业资格和母婴保健技术考核合格证，定期参加专业培训并接受考核 2. 提供高危妊娠诊治服务的医师应具有诊治高危妊娠的能力、从事本专业 5 年以上工作经验、中级及以上专业技术职称 3. 专科负责人应当具有 10 年以上的妇产科工作经验，具备高级专业技术职称	【文件查阅】查看人员资质证书及人员技术档案等资料 【记录查看】查看相关人员的培训资料
设备设施	1. 孕期保健门诊区域布局合理、标识清晰、流程便捷，并有良好的私密性 2. 门诊应设置诊室、检查室、咨询室、胎心监护室、超声检查室、孕妇学校 3. 门诊需要配置成人体重秤、血压计、骨盆测量仪、检查床、食物模型或图谱、食物量具、膳食营养分析软件、多普勒胎心仪、胎儿监护仪、B 型超声诊断仪、脐血流监护仪、便携式血糖检测仪等 4. 孕妇学校需要配置电脑、影像播放设备、相应的健康教育宣传资料及教具模型等 5. 本机构需要配置开展血尿常规、血型及配血、凝血功能、血生化、免疫学、内分泌、遗传学、影像学等检测项目的相关设备，及新生儿听力筛查设备；有条件的应当配备医学遗传学检测等设备	【现场检查】 1. 检查门诊设置、环境、标识标牌 2. 检查科室的设备设施、本机构的相关设备
职责、制度、规范	1. 有科室人员岗位职责并落实，包括诊疗（产前检查、咨询）、营养指导、心理评估、高危门诊、护理、孕妇学校、健康管理等岗位职责 2. 有科室管理制度并落实，包括但不限于专科工作制度、质量控制制度、高危孕产妇管理制度、疑难病例讨论制度、危重症抢救制度、爱婴医院管理制度、孕妇学校管理制度、设备管理制度、院内及辖区转会诊制度、随访制度、培训工作制度、基层指导工作制度、信息资料管理制度、统计工作制度等 3. 落实医疗质量安全核心制度，至少包括查对制度、首诊负责制度、会诊制度、危急值报告制度、病历管理制度、抗菌药物分级管理制度、疑难病例讨论制度、急危重症患者抢救制度、新技术和新项目准入制度、信息安全管理制度等 4. 有孕期保健服务诊疗规范，定期更新并严格执行，包括但不限于孕产期主要疾病诊疗常规、高危妊娠管理常规、急救流程和预案、孕产妇危重症诊疗常规、主要设备操作规范等	【文件查阅】职责、制度、规范等文书资料 【员工访谈】抽查员工对岗位职责、制度、诊疗规范的掌握情况 【现场检查】查看员工诊疗行为符合规范情况 【记录查看】查看科室工作记录，核实职责、制度落实情况 【核心制度检查】见第七章

（续表）

检查项目	具体要求	检查方法
服务过程质量与安全管理	1. 按照诊疗规范开展孕期保健服务，内容包括健康教育与咨询指导、全身体格检查、产科检查、筛查高危因素、提供不同时期保健指导、辅助检查及跟踪随访，并能提供规范要求的所有服务项目 2. 提供不同时期保健指导，包括孕期检查内容和结果解释，孕期营养、运动、心理、卫生指导，疾病预防和识别，分娩及产后指导等 3. 筛查危险因素，对高危孕妇进行妊娠风险评估的五色分级管理，并进行动态评估和调整，实行专案管理和随访 4. 监测、治疗妊娠合并症及并发症，包括并不限于妊娠高血压疾病、双胎/多胎妊娠、胎儿生长受限、ICP、妊娠合并心脏病、消化系统疾病、泌尿系统疾病、血液系统疾病、内分泌系统疾病、外科疾病、性传播疾病/艾滋病等，必要时转诊并标识 5. 科室有规范的服务记录表单，包括但不限于门诊登记表、孕产期（母子）保健手册、专案管理档案、知情同意书、辅助检查申请及报告单、转会诊与反馈登记表、转介登记表、随访登记表	【病历检查】查阅住院病历、孕产妇保健手册/母子健康手册，审核孕期保健情况；查看治疗是否规范，随访情况 【记录查看】查看高危孕产妇登记表、转诊登记表等科室的各项工作记录表单
质量与安全监测指标	1. 妊娠风险评估率（%）=落实妊娠风险评估产妇数/住院分娩活产数×100% 目标值：≥90% 2. 妊娠风险评估准确率（%）=妊娠风险评估准确的产妇数/抽查已落实妊娠风险评估的产妇数×100% 目标值：≥95% 3. 高危专案管理率（%）=高危专案管理孕产妇数/应进行专案管理的孕产妇数×100% 目标值：≥90% 4. 孕产期（母子）保健手册使用率（%）=保健手册规范使用数/应建立母子健康手册数×100% 目标值：≥90% 5. 满意度（%）=调查满意人数/接受调查总人数×100% 目标值：逐步提高	【数据核查】对质量监测指标进行复核，追溯信息收集渠道 【记录查看】查阅分析报告、整改报告以及落实情况

表 4-11 产前筛查及产前诊断质量与安全检查表

检查项目	具体要求	检查方法
人员、设备设施配置	见表 3-10 产前诊断技术临床应用质量与安全检查表	
职责、制度、规范	1. 有科室人员岗位职责并落实 2. 有科室工作制度并落实，包括但不限于档案管理制度、设备管理制度、标本管理与生物安全制度、多学科转会诊制度、患者知情同意制度、追踪随访制度、质量控制及信息管理与安全制度等 3. 落实医疗质量安全核心制度，至少包括查对制度、首诊负责制度、会诊制度、危急值报告制度、病历管理制度、疑难病例讨论制度、急危重症患者抢救制度、新技术和新项目准入制度、信息安全管理制度等 4. 有产前筛查和产前诊断的诊疗或操作规范，包括但不限于外周血细胞培养与染色体制备操作规范、羊水细胞培养与染色体制备操作规范、聚合酶链式反应（PCR）操作规范、羊膜腔穿刺术操作规范、绒毛活检术操作规范、脐血管穿刺术操作规范、超声产前检查操作规范等，并定期更新、严格执行	【文件查阅】查阅职责、制度、规范等文书资料 【员工访谈】抽查员工对岗位职责、制度、诊疗规范的掌握情况 【现场检查】查看员工诊疗行为符合规范情况 【记录查看】查看科室工作记录，核实职责、制度落实情况 【核心制度检查】见第七章
医学伦理及知情同意	1. 注意保护服务对象的隐私，相关检查项目必须在医师指导下由服务对象知情同意后进行选择，有规范的知情同意书 2. 知情告知和处理意见符合国家的相关要求	【病历检查】查阅病历及知情告知等资料
服务过程质量与安全管理	1. 将出生缺陷综合防治相关知识纳入孕妇学校、家长学校，对孕妇提供无创产前筛查、羊水穿刺等健康教育 2. 产前筛查机构病历信息填写完整（包括年龄、体重、末次月经、遗传病家族史等），能够提供不同风险人群的遗传咨询 3. 产前诊断机构做好产前诊断门诊病历质控（病史、体格检查、辅助检查、家族史等），实施介入性产前诊断手术，在特殊检查前具备遗传咨询、知情同意、检测后咨询，及风险的告知能力 4. 对于筛查高风险人群建立专案，进行诊断、干预评估、转诊和追踪随访，有记录，有专人负责 5. 产前筛查机构与产前诊断技术服务机构建立转会诊关系，落实产前筛查阳性病例的后续诊断工作，专人负责对产前筛查阳性孕妇进行随访，有记录有分析	【病案检查】 1. 抽查产前筛查高风险病例，核查管理落实情况，审核风险评估是否正确、高危专案管理是否规范 2. 抽查产前诊断病例，核查管理落实情况，审核病例的完整性及报告签发的及时性、高危专案管理是否规范 【现场检查】查看血清生化产前筛查实验室，细胞遗传、分子遗传实验室的布局、室内质控及室间质评等情况

（续表）

检查项目	具体要求	检查方法
	6. 对特殊病例和疑难病例组织多学科联合会诊或转介，定期临床随访，记录完整 7. 有规范的服务记录表单，包括但不限于门诊登记表、产前筛查申请表、产前诊断登记表、产前筛查个案表、专案管理档案、转诊单、知情同意书、随访表单、转介登记表等	【记录查看】查看转介、疑难病例讨论、随访、培训、满意度调查等资料
档案管理	1. 病历档案：对在本机构进行产前筛查或诊断的孕妇建立病历档案 2. 资料保存由专人负责，严禁无关人员查阅资料	【病案检查】查看相关档案存储、登记等管理情况
实验室信息管理	1. 实验室信息管理：筛查结果的原始数据和血清样本必须保存至少 1 年 2. 落实信息安全管理制度	【现场检查】查看原始数据、血清样本存储、登记等管理情况
辖区网络管理	1. 对辖区内的产前筛查机构开展人员培训、技术指导和质量控制工作 2. 统计和分析辖区产前筛查、产前诊断有关信息，尤其是确诊阳性病例的有关数据，按要求定期报送卫生健康行政部门	【记录查看】 1. 对辖区人员进行培训、技术指导的相关资料 2. 辖区产前筛查、诊断相关数据统计、上报资料
质量与安全监测指标	1. 产前筛查率（%）＝筛查人数 / 孕妇总数 ×100% 目标值：逐步提高，到 2027 年，≥ 90% 2. 筛查高风险孕妇产前诊断率（%）＝筛查高风险行产前诊断人数 / 筛查高风险人数 ×100% 目标值：逐步提高，到 2027 年，≥ 80% 3. 产前筛查高风险随访率（%）＝产前筛查胎儿为目标疾病高风险且经随访获得妊娠结局的孕妇数 / 同期产前筛查胎儿为目标疾病高风险的孕妇总数 ×100% 目标值：≥ 95% 4. 产前诊断随访率（%）＝接受产前诊断且经随访获得妊娠结局的孕妇数 / 同期接受产前诊断的孕妇总数 ×100% 目标值：≥ 95%	【记录查看】查阅监测指标和月工作登记报表 【数据核查】对质量监测指标进行复核，追溯信息收集渠道

表 4-12　产后保健质量与安全检查表

检查项目	具体要求	检查方法
人员配置	1. 从事产后保健的人员必须取得执业医师证书、执业护士证书和母婴保健技术考核合格证，人员定期参加专业培训并接受考核 2. 专科至少配备 2 名执业医师，至少配备 5 名执业护士 3. 从事高风险产妇管理的人员必须取得中级及以上医师专业技术职称 4. 专科负责人应当具有 5 年以上妇产科或妇女保健等相关专业工作经验，具备高级专业技术职称	【文件查阅】查看人员资质证书及人员技术档案等资料 【记录查看】查看相关人员的培训资料
设备设施	基本设备：盆底功能筛查及康复设备、产后康复综合治疗仪、按摩通乳仪、生物反馈治疗仪 相关设备：骨密度检测仪、B 型超声诊断仪、母乳成分分析仪等，及血、尿常规，血生化等检测设备	【现场检查】检查本机构、本科室设备设施
职责、制度、规范	1. 有科室人员岗位职责并落实 2. 有科室工作制度并落实，包括但不限于医护工作制度、安全管理制度、仪器设备的日常维护管理制度、重点人群专案管理制度、产后随访制度、转介制度等 3. 落实医疗质量安全核心制度，至少包括查对制度、首诊负责制度、会诊制度、危急值报告制度、病历管理制度、抗菌药物分级管理制度、疑难病例讨论制度、急危重症患者抢救制度、新技术和新项目准入制度、信息安全管理制度等 4. 有产后保健诊疗或操作规范，包括但不限于产后 42 天门诊诊疗规范、产后康复治疗效果评定标准与规范等，并定期更新、严格执行	【文件查阅】查阅职责、制度、规范等文书资料 【员工访谈】抽查员工对岗位职责、制度、诊疗规范的掌握情况 【现场检查】查看员工诊疗行为符合规范情况 【核心制度检查】见第七章
医学伦理及知情同意	1. 注意保护服务对象隐私 2. 相关检查项目必须在医师指导下由服务对象知情同意后进行选择，有规范的知情同意书 3. 知情告知和处理意见符合国家的相关要求	【病历检查】查阅病历及知情告知等资料
服务过程质量与安全管理	1. 按照诊疗规范提供产后保健服务，门诊病历质量符合要求，包括病史、体格检查、妇科检查、心理筛查、抑郁心理指导（有无及时转介心理卫生科）、营养评估（有无及时转介营养科）、盆底功能评估、其他辅助检查、诊断等方面	【现场检查】 1. 查看母乳喂养门诊设施配备 2. 查看康复治疗过程，追踪整改效果

（续表）

检查项目	具体要求	检查方法
	2. 提供产后保健健康教育与咨询指导，包括产妇营养及体重管理，产后抑郁筛查及指导，产褥期卫生、运动、避孕方法及婴幼儿喂养指导 3. 产后保健的重点人群建立专案，有专人负责，进行诊断、干预评估、转诊和追踪随访 4. 按照产后康复治疗效果评定的标准与规范，对康复治疗效果、舒适程度、并发症等方面进行评估，发现问题及时整改，将产后康复知识宣教纳入孕妇学校、家长学校授课内容，开展家庭康复指导 5. 根据需求提供转介服务，有转介工作登记 6. 有规范的服务记录表单，包括但不限于：门诊登记本、孕产期保健手册、知情同意书、转会诊与反馈登记表、随访登记表、转介登记表等，各类记录应当及时、完整、准确、规范，资料定期归档整理	【病历检查】抽查病例，询问相关人员效果评定标准与程序 【病案检查】查看重点人群的专案，核查是否有诊断、干预评估和追踪随访的记录 【记录查看】查看转介服务登记 【员工访谈】询问孕妇学校、家长学校授课情况，家庭康复指导情况
质量与安全监测指标	1. 满意度（%）＝调查满意人数 / 接受调查总人数 ×100% 目标值：＞ 95% 2. 治疗有效率（%）＝治疗有效人数 / 治疗总人数 ×100% 目标值：逐步提高 3. 门诊转介率（%）＝转介人数 / 门诊总人数 ×100% 目标值：监测比较 4. 随访率（%）＝实际随访人数 / 应随访人数 ×100% 目标值：＞ 95%	【记录查看】查阅监测指标和月工作登记报表 【现场检查】追溯整改措施落实情况

第三节　妇女保健服务质量与安全管理

本节主要对妇女身体和心理保健服务提出具体要求，共 5 张检查表，内容涵盖青少年保健、更年期和老年期保健、妇女心理保健、妇女营养保健、中医妇女保健 5 个方面（表 4-13 ～表 4-17）。重点考核妇女保健工作人员的资质、设备设施、制度职责规范、医疗服务行为和质量安全管理、医学伦理及知情同意等内容。要求完善基础登记，强调各项保健的服务内容、工作重点、服务规范、服务流程，强调重点人群的专案管理，关注健康教育的实施，明确妇女保健服务质量管理指标，并定期监测分析，持续改进服务质量。

表 4-13　青少年保健质量与安全检查表

检查项目	具体要求	检查方法
人员配置	1. 从事青少年保健工作的人员均具备相应的执业资质，并具备青少年保健专业知识和技能，定期进行专业技术培训 2. 专科应当至少配备 2 名执业医师、1 名执业护士 3. 专科负责人应当具有 5 年以上妇幼保健相关领域的工作经验，具备高级专业技术职称	【文件查阅】查看人员资质证书及人员技术档案等资料 【记录查看】查看相关人员的培训资料
设备设施	1. 门诊设置诊室、咨询室、检查室、健康教育室、接待处、独立候诊区；房间内有隔离屏障，区域设置能保护青少年隐私 2. 门诊需配备血压计、体温计、身高体重计、皮褶厚度计、检查床及男性检查相关设备、妇科检查床及相关检查设备、女性生殖器模型、男性生殖器模型、播放宣传资料等，并开设 24 小时咨询热线电话或新媒体服务 3. 本机构需配备骨密度检测仪、肺功能检测仪、营养分析软件、沙盘设备、心理评估软件等，能开展血尿常规、血生化、内分泌、免疫学、生殖道分泌物、常规细胞学等检测项目	【现场检查】 1. 检查门诊设备设施、环境、标识标牌 2. 咨询电话设置及服务情况 3 本机构相关设备设施
职责、制度、规范	1. 有科室人员岗位职责并落实，包括男性检查、女性检查、心理咨询、营养咨询、健康教育、随访等岗位职责 2. 有科室管理制度并落实，包括但不限于专科工作制度、质量控制制度、疑难病例讨论制度、健康教育制度、保密制度、设备管理制度、转会诊制度、随访制度、培训工作制度、基层指导工作制度、信息资料管理制度、统计工作制度等 3. 落实医疗质量安全核心制度，至少包括查对制度、首诊负责制度、会诊制度、危急值报告制度、病历管理制度、抗菌药物分级管理制度、疑难病例讨论制度、急危重症患者抢救制度、新技术和新项目准入制度、信息安全管理制度等 4. 有青少年保健诊疗规范，包括但不限于男性检查常规、女性检查常规、营养及心理相关疾病的筛查和评估常规、常见问题和疾病的诊疗常规、常见问题咨询指导常规、主要设备操作规范等，并定期更新、严格执行	【文件查阅】查阅职责、制度、规范等文书资料 【员工访谈】抽查员工对岗位职责、制度、诊疗规范的掌握情况 【现场检查】查看员工诊疗行为符合规范情况 【记录查看】查看科室工作记录，核实职责、制度落实情况 【核心制度检查】见第七章

（续表）

检查项目	具体要求	检查方法
医学伦理及知情同意	1. 注意保护服务对象的隐私 2. 男性医师对女性患者检查时应有女性医务人员或女性家属陪同 3. 相关检查项目必须在医师指导下由服务对象（18 岁以下者由监护人）知情同意后进行选择，有规范的知情同意书 4. 知情告知和处理意见符合国家的相关要求	【病历检查】查阅病历及知情告知等资料
服务过程质量与安全管理	1. 对青少年提供健康咨询与指导，包括一般生长发育和营养、性发育、心理发育和心理卫生、常见生殖系统疾病防治、预防非意愿妊娠等咨询指导，为青少年提供终止非意愿妊娠转介服务 2. 对青少年进行常见问题和疾病筛查，包括生长发育异常、营养性疾病、性与生殖健康相关疾病、常见心理问题等，为检查出异常情况的青少年提供咨询指导、诊治、转诊及随访 3. 对青少年进行体质发育评估与指导，为青少年体质发育常见问题提供咨询指导、诊治及转诊 4. 对重点疾病［生长发育异常、肥胖、青春期多囊卵巢综合征（PCOS）、性发育异常、青少年妇科肿瘤等］进行专案管理并定期随访 5. 检查项目及药品必须在医师指导下由服务对象和监护人知情选择；特殊药物如促性腺激素释放激素激动剂（GnRHa）、生长激素，须由有相应资质的医生开具，并有 GnRHa 治疗、生长激素治疗规范的知情同意书 6. 围绕青少年健康教育核心信息，利用多种渠道开展健康教育活动，包括生长发育、心理、营养、运动、性与生殖健康等内容 7. 有规范的服务记录表单，包括但不限于门诊登记表、咨询登记本、门诊个案表（特殊病历 / 疑难病例）、知情同意书、辅助检查申请单及报告单、转会诊与反馈登记表、随访登记表、转介登记表等	【病历检查】抽查病历，查看： 1. 健康指导内容是否符合规范 2. 疾病筛查、诊断、治疗等是否符合规范 3. 评估和指导等是否符合规范 4. 知情同意等是否符合规范 【记录查看】 1. 转诊登记表 2. 管理和随访是否符合规范 3. 专案管理登记表 4. 宣教资料、视频等 5. 科室的各项工作记录表单 【员工操作】现场抽查科室人员，完成 1 次健康教育和咨询服务
质量与安全监测指标	1. 重点疾病管理率（%）＝实际重点疾病管理数 / 检出重点疾病数 ×100% 目标值：逐步提高 2. 重点疾病随访率（%）＝实际随访重点疾病人数 / 应随访重点疾病人数 ×100% 目标值：逐步提高	【数据核查】对质量监测指标进行复核，追溯信息收集渠道 【记录查看】查阅分析报告、整改报告以及落实情况

（续表）

检查项目	具体要求	检查方法
	3. 门诊转介率（%）＝转介人数 / 门诊总人数 ×100% 目标值：监测比较 4. 满意度（%）＝调查满意人数 / 接受调查总人数 ×100% 目标值：逐步提高	

表 4-14　更年期和老年期保健质量与安全检查表

检查项目	具体要求	检查方法
人员配置	1. 专科人员需具备妇产科和妇女保健的专业知识和技能，并定期进行相关知识和技术培训 2. 专科应当至少配备 3 名执业医师、2 名执业护士 3. 专科负责人应当具有 8 年以上妇产科或妇女保健工作经验，具备高级专业技术职称	【文件查阅】查看人员资质证书及人员技术档案等资料 【记录查看】查看相关人员的培训资料
设备设施	1. 专科门诊应设置诊室、检查室、心理测查室、功能检查室，且布局合理，标识清晰，流程便捷，有良好的私密性 2. 门诊需配备体重秤、血压计、妇科检查床及相关检查设备、双能 X 线骨密度检查设备、盆底功能康复设备、围绝经期综合征筛查相关量表、营养和心理评估软件等 3. 医院需配备心电图仪、B 型超声诊断仪、阴道镜、乳腺 X 线摄影系统，能开展血常规、尿常规、血生化、生殖道分泌物、宫颈细胞学、内分泌等检测项目	【现场检查】 1. 门诊设置、环境、标识标牌 2. 本机构、本科室设备设施
职责、制度、规范	1. 有科室人员岗位职责并落实，包括诊疗、咨询与健康教育、健康管理、随访等岗位职责 2. 有科室管理制度并落实，包括但不限于专科工作制度、质量控制制度、疑难病例讨论制度、健康教育制度、健康管理制度、设备管理制度、转会诊制度、基层指导工作制度、培训工作制度、信息资料管理制度、统计工作制度等 3. 落实医疗质量安全核心制度，至少包括查对制度、首诊负责制度、会诊制度、危急值报告制度、病历管理制度、抗菌药物分级管理制度、疑难病例讨论制度、急危重症患者抢救制度、新技术和新项目准入制度、信息安全管理制度等	【文件查阅】查阅职责、制度、规范等文书资料 【员工访谈】抽查员工对岗位职责、制度、诊疗规范的掌握情况 【现场检查】查看员工诊疗行为符合规范情况 【记录查看】查看科室工作记录，核实职责、制度落实情况 【核心制度检查】见第七章

（续表）

检查项目	具体要求	检查方法
	4. 有更年期、老年期保健诊疗规范，并定期更新、严格执行：包括但不限于更年期、老年期主要疾病筛查和诊疗常规、绝经激素补充治疗流程及常规、盆底功能筛查和诊疗常规、营养评估与干预常规、运动评估与干预常规、主要设备操作规范等	
医学伦理及知情同意	1. 注意保护服务对象的隐私 2. 相关检查项目必须在医师指导下由服务对象知情同意后进行选择，有规范的知情同意书 3. 知情告知和处理意见符合国家的相关要求	【病历检查】查阅病历及知情告知等资料
服务过程质量与安全管理	1. 提供更年期、老年期相关的医学检查，内容包括一般体格检查、更年期综合征、宫颈癌、乳腺癌、高血压、高血脂、糖尿病、冠心病、骨质疏松、焦虑和抑郁等疾病的筛查 2. 提供健康状况综合评估，并进行有针对性的医学建议，包括饮食与营养指导、心理健康指导和心理咨询、运动与体重管理、性生活及性健康防护指导，给予个体化的干预措施和效果评价，必要时可进行相关专科转诊治疗或多学科协作诊疗 3. 对性激素缺乏引起临床症状或疾病且没有禁忌证的女性提供规范的性激素治疗，并进行专案管理和定期随访 4. 围绕更年期妇女健康教育核心信息，利用多种渠道开展健康教育活动，包括更年期症状及女性常见良恶性疾病的识别，更年期妇女的自我保健方法，更年期、老年期慢性疾病的预防及诊治原则，心理、营养、运动和性保健指导 5. 有规范的服务记录表单，包括但不限于门诊登记表、筛查个案表、住院病历、知情同意书、转会诊与反馈登记表、转介登记表、随访登记表	【病历检查】抽查病历，查看以下内容： 1. 疾病筛查、诊断、治疗等是否符合规范 2. 健康评估是否符合规范，疑难病例转会诊是否及时 3. 性激素补充治疗的患者，用药、专案管理、随访是否规范 【员工操作】抽查科室人员，完成 1 次健康教育和咨询服务 【记录查看】 1. 更年期相关知识宣教资料、视频等 2. 科室的各项工作记录表单
质量与安全监测指标	1. MHT 患者专案管理率（%）＝ MHT 管理患者数 / MHT 患者数 ×100% 目标值：逐步提高 2. 随访率（%）＝实际随访人数 / 应随访人数 ×100% 目标值：逐步提高 3. 更年期保健核心信息知晓率（%）＝知晓人数 / 被调查的总人数 ×100% 目标值：逐步提高	【数据核查】对质量监测指标进行复核，追溯信息收集渠道 【记录查看】查阅分析报告、整改报告以及落实情况

（续表）

检查项目	具体要求	检查方法
	4. 门诊转介率（%）＝转介人数 / 门诊总人数 ×100% 目标值：监测比较 5. 满意度（%）＝调查满意人数 / 接受调查总人数 ×100% 目标值：逐步提高	

表 4-15　妇女心理保健质量与安全检查表

检查项目	具体要求	检查方法
人员配置	1. 从事妇女心理保健工作的专业技术人员应取得相应的任职资格，具备妇女心理保健的知识与技能 （1）提供心理疾病的诊断、用药治疗方案需具备精神卫生执业资格或其他类别医生获得精神卫生执业许可 （2）从事心理疾病治疗工作的人员需获得心理治疗师资格证 （3）从事心理问题咨询工作的人员需获得心理咨询师证书 （4）从事心理筛查及保健指导工作的人员，需在开展女性心理卫生的专科，如精神卫生专科医院进修培训 6 个月以上，取得进修或培训结业证 2. 从事妇女心理保健工作的卫生技术人员在任职期间均需定期进行专业技术培训	【文件查阅】查看人员资质证书及人员技术档案等资料 【记录查看】查看相关人员的培训资料
设施设备	1. 门诊应当设置心理评估室、心理咨询室，有条件的可设置团体心理辅导室、心理治疗室 2. 设备配置应当与其功能相适应，应当配备心理测评工具、沙盘等基本设备	【现场检查】 1. 门诊设置、环境、标识标牌 2. 科室设备设施
职责、制度、规范	1. 有科室人员岗位职责并落实，包括心理医师岗位职责、心理咨询师岗位职责、心理评估岗位职责、健康教育随访岗位职责等 2. 有科室工作制度并落实，包括心理门诊工作制度、心理测量工作制度、心理咨询保密制度与保密例外制度、心理咨询管理制度、团体心理辅导管理制度、转会诊制度、随访制度等 3. 落实医疗质量安全核心制度，至少包括查对制度、首诊负责制度、会诊制度、危急值报告制度、病历管理制度、疑难病例讨论制度、新技术和新项目准入制度、信息安全管理制度等	【文件查阅】查阅职责、制度、规范等文书资料 【员工访谈】抽查员工对岗位职责、制度、规范的掌握情况 【现场检查】查看员工诊疗行为符合规范情况 【记录查看】查看科室工作记录，核实职责、制度落实情况 【核心制度检查】见第七章

（续表）

检查项目	具体要求	检查方法
	4. 有妇女心理保健诊疗或操作规范，并定期更新、严格执行，包括但不限于常见女性精神心理疾病诊疗规范、沙盘治疗操作规范、生物反馈治疗操作规范、音乐放松治疗规范等	
医学伦理及知情同意	1. 机构及人员应有相关资质方可开展进一步心理咨询/治疗及药物治疗 2. 心理咨询/治疗、自杀风险告知、特殊人群用药等均需签署知情同意书 3. 有规范的知情同意书，规范知情告知和处理意见符合国家的相关要求	【现场检查】现场抽查心理咨询/治疗、特殊人群用药、针对严重抑郁伴自杀风险患者治疗等病例的告知及知情同意情况
服务过程质量与安全管理	1. 按照本机构诊疗规范提供妇女心理保健服务，提供全生命周期女性的心理健康咨询与指导，包括儿童青少年期、备孕期、围产期、更年期、老年期女性心理健康咨询与指导 2. 对常见女性心理问题服务对象提供咨询指导、诊治、转诊及随访 3. 专人保存、管理重点疾病如“围产期抑郁症”专案，按时进行随访并记录随访结果 4. 对家属进行健康教育与告知，并有记录 5. 告知心理治疗和药物治疗的局限性和注意事项 6. 有转介登记及统计管理：本机构根据所能够提供的医疗保健服务制订转诊制度，并进行登记及统计管理。如产后量表评分≥9分，必要时请精神科会诊。轻度抑郁发作可以首选心理治疗，必要时考虑药物治疗；中度以上需要药物治疗或联合药物治疗；重度抑郁发作并伴有精神病性症状、生活不能自理或出现自杀及伤婴想法及行为，需转诊至精神专科医院 7. 多渠道、多形式开展针对妇女心理保健的健康教育活动，包括孕产期心理保健、更年期心理保健等内容，对重点人群提供个性化的心理健康教育服务，保存活动相关资料 8. 有规范的服务登记表单，包括但不限于门诊登记表、咨询登记本、门诊个案表（特殊病例疑难病例）、知情同意书、辅助检查申请单及报告单、转会诊表、转介登记表、随访登记表等	【记录查看】 1. 查看健康教育资料及病历记录、知情同意书、专案管理及随访本 2. 查阅健康教育相关资料、科普宣教（地点、开展人员、次数、受众人数）及健康教育宣传册 3. 现场查看服务登记表单

（续表）

检查项目	具体要求	检查方法
质量与安全监测指标	1. 孕期心理问题筛查率（%）＝筛查人数 / 孕期初诊人数 ×100% 目标值：逐步提高 2. 产后抑郁筛查率（%）＝筛查人数 / 产后保健初诊人数 ×100% 目标值：逐步提高 3. 更年期心理问题筛查率（%）＝筛查人数 / 更年期保健初诊人数 目标值：逐步提高 4. 门诊转介率（%）＝转介人数 / 门诊总人数 ×100% 目标值：监测比较 5. 满意度（%）＝调查满意人数 / 接受调查总人数 ×100% 目标值：逐步提高	【记录查看】抽查心理筛查资料、登记及统计资料、随访资料、专案管理资料 【文件查阅】查阅相关制度、转介相关制度流程及统计

表 4-16　妇女营养保健质量与安全检查表

检查项目	具体要求	检查方法
人员配置	1. 从事妇女营养专业的工作人员必须取得执业医师资格证或护士执业证 2. 从事妇女营养专业的工作人员应具备妇女营养专业知识和技能，定期进行专业技术培训	【文件查阅】查看人员资质证书及人员技术档案等资料 【记录查看】查看相关人员的培训资料
设备设施	1. 专科门诊应设置诊室。诊室布局合理，标识清晰，流程便捷 2. 门诊需配备身高体重秤、软尺、血压计、皮褶厚度计、食物量具、食物图谱、食物模型及展柜、便携式血糖检测仪、膳食营养分析软件、营养宣传展板等	【现场检查】检查门诊设置、环境、标识标牌
职责、制度、规范	1. 有科室人员岗位职责并落实 2. 有科室工作制度并落实，包括但不限于会诊制度、门诊工作制度、转介制度、营养筛查及评估工作制度等 3. 有妇女营养保健诊疗或操作规范，并定期更新、严格执行，包括但不限于转介制度、双向转诊等规范 4. 落实医疗质量安全核心制度，至少包括查对制度、首诊负责制度、会诊制度、危急值报告制度、病历管理制度、疑难病例讨论制度、新技术和新项目准入制度、信息安全管理制度等 5. 有规范的服务记录表单，包括但不限于营养风险筛查表、营养评估表等	【文件查阅】查阅职责、制度、规范等文书资料 【员工访谈】抽查员工对岗位职责、制度、诊疗规范的掌握情况 【现场检查】查看员工诊疗行为符合规范情况 【记录查看】查看科室工作记录，核实职责、制度落实情况 【核心制度检查】见第七章

（续表）

检查项目	具体要求	检查方法
服务过程中质量与安全管理	1. 为青春期、孕产期及更年期和老年期等特殊生理时期的女性，提供营养宣教、健康咨询与指导 2. 为青春期、孕产期及更年期和老年期等特殊生理时期的女性，开展营养风险筛查 3. 为筛查出存在营养风险的女性提供咨询指导、诊断、转诊及随访 4. 对孕期重点疾病（妊娠期糖尿病、妊娠期高血压疾病、妊娠期代谢综合征、贫血、双胎及多胎、胎儿宫内发育迟缓等）患者进行专案管理，并定期随访 5. 围绕妇女营养健康教育核心信息，利用多种渠道开展健康教育活动 6. 有规范的服务记录表单，包括但不限于门诊登记表、膳食调查及营养评估表、营养干预个案登记表、转诊与反馈登记表、转介登记表、随访登记表等	【病历检查】抽查病历，查看： 1. 宣教是否符合规范 2. 查看疾病筛查、诊断、治疗等是否符合规范 3. 管理和随访是否符合规范 【记录查看】 1. 专案管理登记表 2. 查阅宣教资料等 3. 科室的各项工作记录表单
质量与安全监测指标	1. 住院患者营养风险筛查率（%）＝完成营养风险筛查住院患者数 / 同期住院患者总数 ×100% 目标值：≥ 40% 或逐步提高 2. 门诊转介率（%）＝转介人数 / 门诊总人数 ×100% 目标值：监测比较 3. 满意度（%）＝调查满意人数 / 接受调查总人数 ×100% 目标值：逐步提高	【数据核查】对质量监测指标进行复核，追溯信息收集渠道 【记录查看】查阅分析报告、整改报告以及落实情况

表 4-17　中医妇女保健质量与安全检查表

检查项目	具体要求	检查方法
人员配置	1. 设立科主任、护士长、医师、护士等岗位，根据科室岗位设置，对不同岗位人员的资质和岗位职责提出要求并执行 2. 专科应当至少配备 3 名中医执业医师，根据需要配备相应的执业护士 3. 有条件的机构可开设病房，按照医疗机构相关标准配备相应的医务人员 4. 执业医师需具备中医和妇产科疾病诊治和妇女保健的专业知识和技能，专科所有人员均应当定期接受中医妇科和妇女保健相关知识和技能培训	【文件查阅】查看人员资质证书及人员技术档案等资料 【记录查看】查看相关人员的培训资料

（续表）

检查项目	具体要求	检查方法
设备设施	1. 专科门诊应设置中医特色诊室、中医特色治疗室 2. 门诊需配备妇科检查床及相关检查设备、针疗设备、罐疗设备、灸疗设备、针灸床、推拿床、熏蒸洗设备等	【现场检查】 1. 门诊设置、环境、标识标牌 2. 门诊设备设施
职责、制度、规范	1. 有科室人员岗位职责 2. 有科室工作制度并督促落实，包括门诊工作制度、治疗室工作制度、转介制度、治疗师职责等制度 3. 落实医疗质量安全核心制度，至少包括查对制度、首诊负责制度、会诊制度、危急值报告制度、病历管理制度、疑难病例讨论制度、急危重症患者抢救制度、新技术和新项目准入制度、信息安全管理制度等 4. 有中医妇科诊疗或操作规范，包括中医辨证、中医治疗、咨询与健康教育、随访等诊疗规范或外敷、灌肠、针灸、穴位贴敷、埋线等操作规范，并定期更新，严格执行 5. 有规范的服务记录表单，包括门诊病历、转会诊与反馈登记表、随访登记表等	【文件查阅】查阅职责、制度、规范等文书资料 【员工访谈】抽查员工对岗位职责、制度、诊疗规范的掌握情况 【现场检查】查看员工诊疗行为符合规范情况 【记录查看】查看科室工作记录，核实职责、制度落实情况 【核心制度检查】见第七章
医学伦理与知情同意	1. 注意保护服务对象的隐私，相关检查项目必须在医师指导下由服务对象知情同意后进行选择，有规范的知情同意书 2. 医师应向患者说明病情和医疗保健措施，解释治疗过程中涉及的有毒性的中药及有风险的中医传统治疗及替代医疗方案等情况 3. 有风险的适宜技术，应在治疗前充分告知患者相关风险，并签署知情同意书	【病历检查】抽查病历和知情同意书等资料
服务过程质量与安全管理	1. 根据本机构诊疗或操作规范开展中医妇科诊疗服务，定期对主要病种和重点病种的诊疗方案实施情况进行分析、总结和评估，及时修订、优化诊疗方案 2. 门诊医师采集病史，进行中医望闻问切、四诊辨证、体质辨识；医师评估分类，确定中医治疗方案，进行辨证中医饮片内服或中医特色治疗，并对治愈者随访 3. 规范提供中医预防保健服务，服务流程合理，以中医理论为指导，提供针对人体健康状态动态辨识、评估、干预等中医预防保健服务，如青春期保健、孕前调理、助孕保胎、产后调治及更年期保健等	【病案检查】现场跟踪结合抽查病案，查看诊疗服务是否符合诊疗规范要求 【记录查看】查看科室的各项工作记录表单 【员工操作】抽查科室人员操作是否规范

（续表）

检查项目	具体要求	检查方法
	4. 中医治疗过程中可能出现锐器伤、烫伤、机械损伤，甚至火灾，应加强安全管理，有预防措施并落实 5. 有规范的服务记录表单，包括门诊登记表、转会诊与反馈登记表、随访登记表、转介登记表；资料定期归档整理 6. 开展辨证施护，建立具有中医特色的专科护理常规，对中医特色护理进行评价并制订改进措施	
转介、转诊、会诊 情况	1. 有中医诊疗科室与其他科室的双向转介服务流程，为患者提供多方位的医疗保健服务，有转介服务记录 2. 通过科间会诊和多学科会诊，开展疑难危急重症的病情评估，制订适宜的诊疗方案 3. 通过科间协作和转介服务，把中医药服务拓展到其他医疗保健科室，并进行转介管理及统计	【文件查阅】查看医院和科室发布的转介服务流程 【记录查看】 1. 科室间的转介服务记录 2. 为其他科室提供会诊记录
质量与安全监测指标	1. 门诊中医药诊疗人次占比（%）＝中医科室门诊人次数 / 门诊总人次数 ×100% 目标值：≥ 5% 或逐步提高 2. 门诊转介率（%）＝转介人数 / 门诊总人数 ×100% 目标值：≥ 5% 或逐步提高 3. 住院转介率（%）＝转介人数 / 住院总人数 ×100% 目标值：≥ 5% 或逐步提高	【数据核查】对质量监测指标进行复核，追溯信息收集渠道 【记录查看】查阅分析报告、整改报告以及落实情况

第四节　儿童保健服务质量与安全管理

本节含 9 张检查表，内容涵盖儿童生长发育、儿童心理保健、高危儿管理、儿童眼保健、儿童口腔保健、儿童耳及听力保健、儿童康复、中医儿童保健、新生儿疾病筛查 9 个方面（表 4-18 ～表 4-26）。重点考核儿童保健工作的人员资质、设备设施、各项职责制度规范、医疗服务行为和质量安全管理、医学伦理及知情同意、档案管理、质量与安全监测指标等内容。要求完善基础登记，强调各项保健的服务内容、工作重点、服务规范、服务流程，强调重点人群的专案管理，关注健康教育的实施，明确儿童保健服务质量管理指标，定期监测分析，持续改进质量。

表 4-18　儿童生长发育质量与安全检查表

检查项目	具体要求	检查方法
人员配置	1. 专科至少配备 3 名医师和 1 名护士，执业医师均有 1 年以上专科诊治经验，其中至少 1 名医师具备高级技术职称 2. 专科负责人应当具有 3 年以上儿科或儿童保健工作经验，由具备高级专业技术职称的执业医师担任 3. 所有人员应定期接受儿童生长发育、儿童内分泌相关知识和技能培训	【文件查阅】查看人员资质证书及人员技术档案等资料 【记录查看】查看相关人员的培训资料
设备设施	1. 专科门诊应当设置诊室、体格测量室；专科门诊应当相对独立分区，与感染性门诊分隔 2. 科室配置基本设备，包括儿童检查床、杠杆式或电子儿童体重秤、卧式量床、身高测量仪、儿童血压计、无伸缩性软尺、体格生长评估工具、骨龄评估工具（图谱 / 标准 / 软件）、X 线观片灯等 3. 本机构配备骨密度检测仪、微量元素检测仪、骨龄检测设备、膳食营养分析相关设备等	【现场检查】 1. 门诊设置、环境、标识标牌 2. 门诊设备设施
职责、制度、规范	1. 有人员岗位职责，包括体格检查、诊疗、健康教育、随访等岗位职责 2. 有科室工作制度并落实，包括但不限于专科工作制度、质量控制制度、健康教育制度、疑难病例讨论制度、设备管理制度、院内及辖区转会诊制度、随访制度、培训工作制度、基层指导工作制度、信息资料管理制度、统计工作制度等 3. 落实医疗质量安全核心制度，至少包括查对制度、首诊负责制度、会诊制度、危急值报告制度、病历管理制度、疑难病例讨论制度、新技术和新项目准入制度、信息安全管理制度等 4. 有儿童生长发育诊疗或操作规范，并定期更新，严格执行，包括但不限于儿童体格测量和评估常规、儿童体格生长偏离诊疗常规、儿童体格生长常见问题咨询指导常规、主要设备操作规范等	【文件查阅】查阅职责、制度、规范等文书资料 【员工访谈】抽查员工对岗位职责、制度、诊疗规范的掌握情况 【现场检查】查看员工诊疗行为符合规范情况 【核心制度检查】见第七章
医学伦理与知情同意	1. 就诊儿童的知情选择权和决定权由其法定监护人代为行使，尊重就诊儿童监护人的知情同意权 2. 特殊检查治疗应及时向监护人或授权委托人说明风险等，并取得书面同意；知情同意书规范	【病历检查】查阅病历及知情告知等资料

（续表）

检查项目	具体要求	检查方法
服务过程质量与安全管理	1. 依据本机构儿童保健诊疗或操作规范开展诊疗服务，病历记录完整（病史、体格检查、专科检查等内容），辅助检查完善，无误诊或漏诊，治疗符合诊疗规范 2. 发现生长发育曲线异常、矮身材、性早熟等异常儿童，应将其转诊至有资质的儿童保健科及儿童内分泌科 3. 重视疾病的鉴别诊断、不良反应及并发症处理（包括激发试验过程中出现不良反应的处理） 4. 对于不能明确诊断或者处理的服务对象需进行多学科诊疗（MDT）或规范转诊及随访 5. 开展儿童青少年生长发育健康教育活动，内容包括但不限于科学管理儿童生长发育、性早熟知识科普、正确认识矮身材、生长发育疾病的防治等 6. 有规范的服务记录表单，包括但不限于门诊登记表、生长发育测量评估表、知情同意书、转会诊与反馈登记表、转介登记表、专案管理档案等	【病历检查】查看病史询问、体格检查、辅助检查，诊治内容是否符合要求 【记录查看】 1. 转诊记录、MDT 讨论记录、随访记录 2. 健康教育相关知识科普文章、视频、宣传册等资料 3. 服务记录表单
质量与安全监测指标	1. 儿童生长发育干预率（%）＝实际干预人数 / 应干预人数 ×100% 目标值：90% 2. 门诊转介率（%）＝转介人数 / 门诊总人数 ×100% 目标值：监测比较 3. 满意度（%）＝调查满意人数 / 接受调查总人数 ×100% 目标值：逐步提高	【数据核查】对指标进行复核，追溯信息收集渠道 【记录查看】查阅分析、整改报告

表 4-19　儿童心理保健质量与安全检查表

检查项目	具体要求	检查方法
人员配置	1. 提供诊断及治疗的医师应具备儿科或精神卫生执业资质 2. 从事心理行为发育筛查及保健指导的人员，需取得相关培训证书 3. 从事儿童心理行为问题咨询与指导的人员需经过相关培训，考核合格 4. 从事心理治疗工作的人员需获得心理治疗师证书 5. 从事心理行为发育障碍疾病康复训练的人员需具备康复治疗或特殊教育资质 6. 以上人员均需在任职期间进行继续教育，定期接受儿童精神心理或发育行为相关知识和技能培训	【文件查阅】查看人员资质证书及人员技术档案等资料 【记录查看】查看相关人员的培训资料

（续表）

检查项目	具体要求	检查方法
设备设施	1. 专科门诊应当设置候诊区、心理诊室、心理行为发育及智力测试室、心理咨询室、康复治疗或心理行为治疗室等；专科门诊应当相对独立分区，与感染性门诊分隔 2. 配备基本设备：包括标准化的智力测验或发育评估工具、儿童心理行为评估量表；生物反馈治疗仪、沙盘游戏设备等心理行为干预设备 3. 本机构配备其他相关设备，如脑电图仪、核磁共振及相关检测设备等	【现场检查】查看本机构、本科室设施设备
职责、制度、规范	1. 有相关的制度，包括儿童心理卫生专科工作制度、儿童神经心理评估室工作制度、心理疾病重点人群专案管理制度、儿童心理保健服务转介工作制度等 2. 有相关的职责，包括测验与评估、心理咨询、干预训练、健康教育、随访等岗位职责 3. 落实医疗质量安全核心制度，至少包括查对制度、首诊负责制度、会诊制度、危急值报告制度、病历管理制度、疑难病例讨论制度、新技术和新项目准入制度、信息安全管理制度等 4. 有儿童心理保健诊疗或操作规范，包括儿童心理行为筛查常规（含高危儿）、常见儿童心理行为偏离和异常诊疗常规、主要设备操作规范等，并定期更新，严格执行	【文件查阅】查阅职责、制度、规范等文书资料 【员工访谈】抽查员工对岗位职责、制度、诊疗规范的掌握情况 【现场检查】查看员工诊疗行为符合规范情况 【记录查看】查看科室工作记录，核实职责、制度落实情况 【核心制度检查】见第七章
医学伦理与知情同意	1. 就诊儿童的知情选择权和决定权由其法定监护人代为行使，尊重就诊儿童监护人的知情同意权 2. 对心理行为发育偏离的儿童进行干预训练前，严格履行告知义务，并由监护人或授权委托人签署知情同意书；知情同意书规范	【病历检查】查阅病历及知情告知等资料 【患者访谈】询问儿童监护人，是否知晓并同意所做的项目内容
服务过程质量安全管理	1. 按照诊疗规范开展儿童心理保健工作 2. 儿童心理行为病史采集过程应重点询问现病史、孕产史、出生史、既往史、生长发育史、家族史及养育环境、既往评估结果、诊疗经过等 3. 为所有儿童提供心理行为发育评估与指导，早期识别儿童心理行为发育偏异 4. 在每次儿童健康体检时，为家长提供科学的儿童心理保健预见性指导 5. 对孤独症谱系障碍、注意缺陷多动障碍、全面发育迟缓 / 智力障碍、语言发育迟缓、儿童语言障碍等重点人群建立专案管理并追踪随访	【病历检查】查看病历中现病史、体格检查、辅助检查、诊疗计划是否符合要求 【病案检查】查看儿童心理卫生档案、康复训练档案等原始记录保存情况 【现场检查】现场核查预警征等儿童心理评估工具的应用情况 【记录查看】 1. 儿童心理行为发育健康教

（续表）

检查项目	具体要求	检查方法
	6. 对于不能明确诊断或者处理的服务对象进行规范转诊并随访，并有记录 7. 提供儿童一般心理行为发育问题的处理、常见心理行为发育障碍的识别与诊疗原则、儿童心理保健预见性指导等健康教育内容 8. 多渠道、多形式开展儿童心理保健的健康教育活动 9. 有规范的服务记录表单，包括门诊登记表、心理行为发育测量评估表、知情同意书、转会诊与反馈登记表、转介登记表、专案管理档案等 10. 原始记录完整，按照国家规定的年限妥善保存	育相关科普文章、视频、宣传折页、课件等资料 2. 转诊、随访、各项登记表等
质量与安全监测指标	1. 注意缺陷多动障碍（ADHD）管理率（%）＝ADHD管理例数/同期在本机构确诊的ADHD总例数×100% 目标值：逐步提高 2. 孤独症谱系障碍（ASD）管理率（%）＝ASD管理例数/同期在本机构确诊的ASD总例数×100% 目标值：逐步提高 3. 智力发育障碍管理率（%）＝智力发育障碍管理例数/同期在本机构确诊的智力发育障碍总例数×100% 目标值：逐步提高 4. 门诊转介率（%）＝转介人数/门诊总人数×100% 目标值：监测比较 5. 满意度（%）＝调查满意人数/接受调查总人数×100% 目标值：逐步提高	【数据核查】对质量监测指标进行复核，追溯信息收集渠道 【记录查看】查阅分析报告、整改报告以及落实情况

表 4-20　高危儿管理质量与安全检查表

检查项目	具体要求	检查方法
人员配置	1. 从事高危儿童保健的工作人员应具有医师执业资格 2. 从事高危儿发育筛查、诊断和早期干预工作的人员应接受省级卫生健康行政部门或具有相应资质的培训机构、组织的相关技术培训，并考核合格	【文件查阅】查看人员资质证书及人员技术档案等资料 【记录查看】查看相关人员的培训资料
设备、设施	1. 配备儿童检查床、体重计、卧式量床 2. 配备其他各项检查项目设备，包括20项运动神经检查设备、贝利婴幼儿发展量表检查设备、丹佛发育筛查检查设备、新生儿行为测定检查设备、皮博迪图片词汇测验（PPVT）检查设备、韦氏智力测试检查设备、0～6岁儿童神经心理发育量表检查设备、ss语言发育迟缓测试检查设备、Peabody运动发育量表检查设备	【现场检查】查看门诊设施设备情况

（续表）

检查项目	具体要求	检查方法
职责、制度、规范	1. 有相关制度、规范，包括但不限于高危儿转介制度、高危儿转诊制度、高危儿随访制度、高危儿疑难病例讨论制度、高危儿管理质量控制制度，高危儿信息管理制度、高危儿管理工作规范、高危儿体格生长偏离诊疗常规等，并定期更新，严格执行 2. 落实医疗质量安全核心制度，至少包括查对制度、首诊负责制度、会诊制度、危急值报告制度、病历管理制度、抗菌药物分级管理制度、疑难病例讨论制度、急危重症患者抢救制度、新技术和新项目准入制度、信息安全管理制度等	【文件查阅】查阅职责、制度、规范等文书资料 【员工访谈】抽查员工对岗位职责、制度、诊疗规范的掌握情况 【现场检查】查看员工诊疗行为符合规范情况 【核心制度检查】见第七章
医学伦理与知情同意	1. 就诊儿童的知情选择权和决定权由其法定监护人代为行使，尊重就诊儿童监护人的知情同意权 2. 检查项目和干预治疗项目必须在医师的指导下做好知情同意；对于有创伤的检查或治疗，应在充分告知的情况下，由监护人或授权委托人签署知情同意书；知情同意书规范	【患者访谈】询问儿童监护人，是否知晓并同意所做的项目内容 【病历检查】查阅病历及知情告知等资料
服务过程质量与安全管理	1. 按照诊疗规范开展高危儿保健服务，包括儿童筛查评估、早期发育监测、早期干预及早期发育促进咨询指导等 2. 高危儿专案管理：0～3岁常规体检中发现异常的儿童，应纳入高危儿管理 3. 高危儿童连续两次评估未见异常，可纳入0～3岁常规儿童保健管理 4. 高危儿病史应记录高危因素、评估结果、干预措施、干预效果等 5. 专案管理中发现生长发育等方面存在偏异或异常的儿童，连续干预2个月症状加重或无改善者，需及时转诊到上级医疗保健机构或康复科进行诊断和干预 6. 有规范的服务记录表单，包括但不限于20项运动神经检查、贝利婴幼儿发展量表、丹佛发育筛查、新生儿行为测定、PPVT图片词汇测试、韦氏智力测试、0～6岁儿童神经心理发育量表、ss语言发育迟缓测试、Peabody运动发育量表、门诊登记表、知情同意书、转会诊与反馈登记表、转介登记表、专案管理档案等 7. 通过各种方式，如孕妇学校讲座、健康讲座、科普文章、宣传折页、义诊等进行高危儿童知识的普及和宣传，包括高危儿的喂养、高危儿的护理、高危儿的预防接种、高危儿的发育监测等	【现场检查】 1. 现场查看是否开展了高危儿保健服务 2. 查看是否有规范的服务记录表单 【病案检查】 1. 现场抽查高危儿病案 2. 现场抽查病案和转诊记录 【记录查看】查看相关知识科普文章、视频、宣传册的发放情况

（续表）

检查项目	具体要求	检查方法
质量与安全监测指标	1. 随访率（%）＝实际随访人数 / 应随访人数 ×100% 目标值：≥ 95% 2. 满意度（%）＝调查满意人数 / 接受调查总人数 ×100% 目标值：逐步提高 3. 门诊转介率（%）＝转介人数 / 门诊总人数 ×100% 目标值：监测比较 4. 高危儿管理率（%）＝实际高危儿专案管理数 / 就诊高危儿数 ×100% 目标值：≥ 90%	【数据核查】对质量监测指标进行复核，追溯信息收集渠道 【记录查看】查阅分析报告、整改报告以及落实情况

表 4-21　儿童眼保健质量与安全检查表

检查项目	具体要求	检查方法
人员配置	1. 从事儿童眼保健服务工作的人员应具备相应的执业资质，具备儿童眼保健专业知识和技能，定期参加专业技术培训并考核合格 2. 专科应至少配备 2 名眼科执业医师、2 名执业护士、1 名验光师 3. 专科负责人应当具有 5 年以上眼科或儿童眼保健工作经验，具备高级专业技术职称	【文件查阅】查看人员资质证书及人员技术档案等资料 【记录查看】查看相关人员的培训资料
房屋、设备设施	1. 有独立的儿童眼保健室、验光室、检查室、视觉训练室；专科门诊应当相对独立分区，与感染性门诊分隔 2. 配置国际标准视力表或对数视力表灯箱、儿童图形视力表灯箱、检影镜、镜片箱、全自动电脑验光仪、角膜曲率仪、焦度计、小儿屈光筛查仪、色盲检查图谱、点状视力检测仪、条栅视力卡、同视机、Titmus 立体检查系统、直接检眼镜、双目间接眼底镜、台式眼压计、三棱镜组、免散瞳眼底照相仪、立体视觉检测图、眼位板、裂隙灯、弱视矫治设备等基本设备	【现场检查】查看科室设施、设备情况
职责、制度、规范	1. 有儿童眼保健诊疗制度，包括多学科合作制度、转诊制度，有院感防控管理制度 2. 落实医疗质量安全核心制度，至少包括查对制度、首诊负责制度、会诊制度、危急值报告制度、病历管理制度、抗菌药物分级管理制度、疑难病例讨论制度、急危重症患者抢救制度、新技术和新项目准入制度、信息安全管理制度等	【文件查阅】查阅职责、制度、规范等文书资料 【员工访谈】抽查员工对岗位职责、制度、诊疗规范的掌握情况 【现场检查】查看员工诊疗行为符合规范情况

（续表）

检查项目	具体要求	检查方法
	3. 有儿童眼及视力筛查常规、常见儿童眼病及视力异常诊疗常规、主要设备操作规范；有儿童眼保健服务流程，并定期更新，严格执行	【核心制度检查】见第七章
医学伦理与知情同意	1. 就诊儿童的知情选择权和决定权由其法定监护人代为行使，尊重就诊儿童监护人的知情同意权 2. 医师应向就诊儿童法定监护人解释检查结果并给予指导和处理意见 3. 行特殊检查 / 治疗前，由监护人或授权委托人知情选择并签署知情同意书，知情同意书规范	【病历检查】查阅病历及知情告知等资料 【患者访谈】询问儿童监护人，是否知晓并同意所做的项目内容
服务过程质量安全管理	1. 按照诊疗规范开展服务，在新生儿期、婴儿期、幼儿期、学龄前期进行阶段性眼病筛查 2. 结合检查结果给予家长儿童眼保健的健康指导，引导家庭主动接受眼保健服务 3. 开展早产儿视网膜病变筛查服务，没有筛查能力的机构可转诊至具备条件的上级医疗机构 4. 开展新生儿常规眼保健服务 5. 建立儿童眼健康档案，提供个性化、针对性强的近视防控干预措施 6. 筛查异常儿童或疑难病例，无法处理时，转诊至具备条件的上级医院，及时进行随访并记录随访结果 7. 建立儿童眼保健及视力检查记录、早产儿视网膜病变筛查记录、疑难病例随访记录、儿童眼保健转诊记录 8. 通过多种方式为不同年龄段儿童及家长普及健康用眼和儿童近视防控知识，如孕妇学校、电视、广播、报刊、互联网、发放宣传资料等 9. 有规范的服务记录表单，包括门诊登记表、筛查登记表、知情同意书、转会诊与反馈登记表、随访登记表、转介记录表，做好档案分类管理工作	【记录查看】 1. 儿童眼保健及视力检查记录、早产儿视网膜病变筛查记录，记录完整、规范 2. 疑难病例随访档案 3. 健康教育的形式、内容及频次记录资料 【现场检查】查看工作人员诊疗行为是否符合规范
质量与安全监测指标	1. 异常转诊率（%）＝异常转诊人次数 / 异常人数 ×100% 目标值：逐步提高 2. 门诊转介率（%）＝转介人数 / 门诊总人数 ×100% 目标值：监测比较 3. 6 岁儿童视力不良检出率（%）＝ 6 岁儿童视力不良检出人数 /6 岁儿童检查人数 ×100% 目标值：逐步降低 4. 新生儿眼病初筛率（%）＝新生儿眼病筛查人数 / 机构活产人数 ×100% 目标值：≥ 90%	【数据核查】对质量监测指标进行复核，追溯信息收集渠道 【记录查看】查阅分析报告、整改报告以及落实情况

表 4-22 儿童口腔保健质量与安全检查表

检查项目	具体要求	检查方法
人员配置	从事儿童口腔保健工作的人员必须取得口腔执业医师证书、口腔执业助理医师证书或护士执业证书，应当接受儿童口腔保健专业技术培训，并取得培训合格证书	【文件查阅】查看人员资质证书及人员技术档案等资料 【记录查看】查看相关人员的培训资料
设备设施	1. 设置诊室 / 检查室、器械准备间；专科门诊应当相对独立分区，与感染性门诊分隔 2. 科室配置基本设备：包括牙科综合治疗椅、超声波洁牙机、光固化灯、镇痛设备、儿童口腔预防保健示教用品、口腔牙科 X 线机等 3. 本机构配置相关设备：包括口腔器械消毒设备等	【现场检查】查看设施、设备情况
职责、制度、规范	1. 有科室人员基本岗位职责，包括诊疗、咨询指导、健康教育、随访等 2. 有科室工作制度并督促落实，包括专科工作制度、质量控制制度、疑难病例讨论制度、健康教育制度、设备管理制度、院内及辖区转会诊制度、随访制度、培训工作制度、基层指导工作制度、信息资料管理制度、统计工作制度等 3. 落实医疗质量安全核心制度，至少包括查对制度、首诊负责制度、会诊制度、危急值报告制度、病历管理制度、抗菌药物分级管理制度、疑难病例讨论制度、急危重症患者抢救制度、新技术和新项目准入制度、信息安全管理制度等 4. 有儿童口腔保健诊疗或操作规范，包括儿童口腔保健指导技术规范、儿童口腔卫生宣教指导规范等，并定期更新，严格执行	【文件查阅】查阅职责、制度、规范等文书资料 【员工访谈】抽查员工对岗位职责、制度、诊疗规范的掌握情况 【现场检查】查看员工诊疗行为符合规范情况 【记录查看】查看科室工作记录，核实职责、制度落实情况 【核心制度检查】见第七章
医学伦理与知情同意	1. 就诊儿童的知情选择权和决定权由其法定监护人代为行使，尊重就诊儿童监护人的知情同意权 2. 医师应向就诊儿童法定监护人解释检查结果并给予指导和处理意见 3. 行儿童口腔操作治疗前，如氟防龋治疗、窝沟封闭、舌系带修整、龋齿治疗、牙拔除术等，由监护人或授权委托人知情选择并签署知情同意书；知情同意书规范	【病历检查】查阅病历及知情告知等资料 【患者访谈】询问儿童监护人，是否知晓并同意所做的项目内容
服务过程质量安全管理	1. 在不同年龄阶段进行儿童口腔保健指导和口腔疾病筛查及诊治 2. 病史采集和风险评估：问诊喂养习惯、进食习惯、口腔护理习惯及口腔不良习惯等	【现场检查】 1. 查看人员操作是否符合操作规范 2. 健康教育的形式、内容

（续表）

检查项目	具体要求	检查方法
	3. 口腔疾病筛查：进行面部、牙齿牙列、口腔黏膜、舌系带、龋齿检查 4. 结合病史、风险评估及疾病筛查结果，指导家长进行个性化口腔保健和处理 5. 风险预防：医护团队制订并掌握治疗操作中发生误吸误呛窒息、过敏反应等风险预案 6. 建立转诊机制。对异常情况及时转诊 7. 建立儿童口腔疾病筛查记录，儿童口腔疑难病例转诊、转介、随访记录；儿童口腔疾病诊治预约随访记录 8. 有规范的服务记录表单，包括门诊登记表、口腔卫生记录单，儿童龋齿筛查记录单，儿童早期反颌矫治记录单、知情同意书、转会诊与反馈登记表等 9. 通过多种方式为不同年龄段儿童及家长普及儿童口腔保健知识，如孕妇学校、电视、广播、报刊、互联网、发放宣传资料等；内容包括喂养指导、饮食习惯、牙齿萌出情况、口腔清洁方法、不良口腔习惯、氟化物防龋、窝沟封闭防龋、口腔定期检查等	【文件查阅】查阅宣教材料、孕妇学校教案 【记录查看】 1. 筛查、转诊、随访等记录 2. 各种服务记录表单
质量与安全监测指标	1. 患龋率（%）=患龋病人数 / 受检人数 ×100% 目标值：逐步降低 2. 门诊转介率（%）=转介人数 / 门诊总人数 ×100% 目标值：监测比较	【数据核查】对质量监测指标进行复核，追溯信息收集渠道 【记录查看】查阅分析报告、整改报告以及落实情况

表 4-23　儿童耳及听力保健质量与安全检查表

检查项目	具体要求	检查方法
人员配置	至少 2 人或 2 人以上经过省级及以上卫生健康行政部门组织的新生儿听力筛查等耳及听力保健的相关知识和技能培训并取得技术合格证书；证书在有效期内	【文件查阅】查看人员资质证书及人员技术档案等资料 【记录查看】查看相关人员的培训资料
设施设备	1. 设置诊室、综合用房，符合国家标准的隔声室（含隔声屏蔽室 1 间） 2. 配置儿童检查床、额镜、鼻镜、耳镜、筛查型耳声发射仪和（或）自动听性脑干反应（AABR）仪、计算机等基本设备	【现场检查】查看是否有相关的设施设备

（续表）

检查项目	具体要求	检查方法
职责、制度、规范	1. 有听力筛查技术人员、听力筛查质控人员、听力筛查管理人员岗位职责并落实 2. 有科室工作制度并落实，包括新生儿听力筛查制度、儿童耳及听力保健制度、阳性病例管理制度、随访制度、听力诊断制度、仪器管理制度、培训制度等 3. 落实医疗质量安全核心制度，至少包括查对制度、首诊负责制度、会诊制度、危急值报告制度、病历管理制度、抗菌药物分级管理制度、疑难病例讨论制度、急危重症患者抢救制度、新技术和新项目准入制度、信息安全管理制度等 4. 有儿童耳及听力保健诊疗或操作规范，并定期更新，严格执行，包括新生儿听力筛查技术［耳声发射（OAE）/ 自动听性脑干反应（AABR）］操作规范、听力筛查流程、儿童耳及听力保健接诊流程、其他听力检查（声导抗等）操作规范	【文件查阅】查阅职责、制度、规范等文书资料 【员工访谈】抽查员工对岗位职责、制度、诊疗规范的掌握情况 【现场检查】查看员工诊疗行为符合规范情况 【记录查看】查看科室工作记录，核实职责、制度落实情况 【核心制度检查】见第七章
医学伦理及知情同意	1. 就诊儿童的知情选择权和决定权由其法定监护人代为行使，尊重就诊儿童监护人的知情同意权 2. 实施新生儿筛查、特殊检查、手术等相关诊治前，及时向监护人或授权委托人说明必要性、风险、替代医疗方案等，并有相关记录及结果解释说明	【病历检查】查阅病历及知情告知等资料 【患者访谈】询问儿童监护人，是否知晓并同意所做的项目内容
服务过程质量安全管理	1. 按本机构诊疗和操作规范开展新生儿听力筛查，包括初筛、复筛，查询复筛阳性患儿诊断及干预是否在规定的时间内开展 2. 规范使用筛查仪器，NICU 新生儿采用 AABR 进行听力筛查 3. 筛查场地通风良好、安静，环境噪声≤ 45 dB（A），远离电磁场 4. 对筛查阳性病例进行个案管理，与听力障碍诊治中心建立联系，按要求进行随访并记录随访结果，特别是听力筛查未通过及确诊为感音神经性耳聋的病例 5. 有规范的服务记录表单，包括门诊登记表、新生儿听力筛查报告单及登记表、复筛未通过儿童登记表、知情同意书、转诊单、转介记录表、随访登记、确诊病例个案单、听力筛查季报表等	【现场检查】抽查随访对象，检查追踪随访的时间节点是否落实 【病历检查】查看阳性病例耳聋的个案管理资料 【记录查看】查看随访登记，与听力障碍诊治中心之间的衔接

（续表）

检查项目	具体要求	检查方法
质量与安全监测指标	1. 初筛率（筛查率）(%) =实际初筛数 / 活产数 ×100% 目标值：> 95% 2. 初筛未通过率（阳性率）(%) =初筛未通过数 / 实际初筛数 ×100% 目标值：< 15% 3. 复筛率（%）=实际复筛人数 / 初筛未通过人数 ×100% 目标值：> 90% 4. 复筛阳性转诊率（%）=转诊至诊断机构人数 / 复筛阳性人数 ×100% 目标值：> 90% 5. 门诊转介率（%）=转介人数 / 门诊总人数 ×100% 目标值：监测比较	【数据核查】对质量监测指标进行复核，追溯信息收集渠道 【记录查看】查阅分析报告、整改报告以及落实情况

表 4-24　儿童康复质量与安全检查表

检查项目	具体要求	检查方法
人员配置	从事儿童康复专业工作的技术人员均具备相应的执业资质，并具备儿童康复专业知识和技能	【文件查阅】查看人员资质证书及人员技术档案等资料
职责、制度、规范	1. 有科室人员岗位职责并落实 2. 有科室工作制度并落实，包括但不限于门诊工作制度、安全管理制度、保护患者隐私制度、重点人群专案管理制度、转介制度等 3. 有儿童康复诊疗或操作规范，包括但不限于小儿脑瘫诊疗规范、智力发育障碍等诊疗规范、主要设备操作规范，并定期更新，严格执行 4. 落实医疗质量安全核心制度，至少包括查对制度、首诊负责制度、会诊制度、危急值报告制度、病历管理制度、抗菌药物分级管理制度、疑难病例讨论制度、急危重症患者抢救制度、新技术和新项目准入制度、信息安全管理制度等	【文件查阅】查阅职责、制度、规范等文书资料 【员工访谈】抽查员工对岗位职责、制度、诊疗规范的掌握情况 【现场检查】查看员工诊疗行为符合规范情况 【记录查看】查看科室工作记录，核实职责、制度落实情况 【核心制度检查】见第七章
设备设施	1. 门诊应当设置诊室、功能测评室、运动治疗室、作业治疗室、言语治疗室、物理因子治疗室、传统康复治疗室等 2. 配备儿心量表、Peabody、粗大运动功能测试量表（GMFM）、精细运动能力评定表（FMFM）等评估工具	【现场检查】检查设施设备配备情况

（续表）

检查项目	具体要求	检查方法
	3. 配备运动治疗、作业治疗、语言治疗、物理因子、传统康复等类型的康复设备	
医学伦理与知情同意	1. 就诊儿童的知情选择权和决定权由其法定监护人代为行使，尊重就诊儿童监护人的知情同意权 2. 特殊检查、特殊治疗、特殊药品（如水合氯醛）等必须在医师指导下由监护人或授权委托人知情选择，知情告知和处理意见符合国家医学伦理的相关要求 3. 将国际功能、残疾和健康分类（ICF）理念融入康复治疗过程中，重视“权利为本”“儿童为本”的人文关怀理念，体现“全人发展”的服务理念	【病历检查】查阅病历及知情告知等资料 【患者访谈】询问儿童监护人，是否知晓并同意所做的项目内容
服务过程质量安全管理	1. 根据诊疗或操作规范开展儿童康复诊疗服务 2. 门诊医师采集病史、评估病情及预后、开具检查检验及结果判读，并充分告知，做好健康宣教 3. 重视疾病的鉴别诊断及并发症处理，根据患儿病史及临床特点，做好常规检查及必要的特殊检查 4. 根据患儿病史及临床特点做好康复评定工作，制订完善的康复训练计划，并拟定近期目标和远期目标，定期对每一位患儿康复治疗与训练效果进行系统的效果评估，提高康复治疗效果 5. 建立重点人群专案，提供诊断、干预评估、转诊和追踪随访，有记录 6. 根据患儿病史及临床特点，预估患儿康复治疗过程中可能存在的风险，制订并落实应急预案，做好预防措施 7. 做好院感防控工作，保持治疗区域空气清新，定期消毒 8. 为康复治疗的儿童家长提供个性化的康复治疗健康教育服务；将康复治疗知识纳入孕妇学校、家长学校等的教学内容 9. 有规范的服务记录表单，包括但不限于门诊登记表、专案管理档案、知情同意书、康复治疗记录、转介记录表等	【病案检查】抽查病案，查看诊疗服务是否符合诊疗规范要求 【文件查阅】 1. 康复效果评定标准和流程文件 2. 重点人群专案、应急预案及实施记录 【记录查看】现场查阅学校教案，儿童康复相关科普文章、视频、宣传册等资料 【现场检查】检查院感防控措施落实情况
家庭康复指导	1. 充分告知家庭康复的重要性和必要性 2. 制订家庭康复训练计划，患儿在家人的协助下主动进行功能训练 3. 指导家长辅助器具的适配和正确使用方法、日常生活能力训练方法等	【记录查看】查阅家庭康复指导相关资料和记录 【患者访谈】现场询问患儿家长对患儿家庭康复方法的掌握情况

（续表）

检查项目	具体要求	检查方法
	4. 指导家长患儿正确的肢体功能位摆放及维持性训练方法 5. 指导家长加强患儿日常生活的作业训练 6. 针对运动不稳定的患儿，指导家长家庭康复中需要注意的安全问题，防止出现意外	
质量与安全监测指标	转诊率（%）＝转诊人数 / 就诊人数 ×100% 目标值：逐步提高	【数据核查】对指标进行复核，追溯信息收集渠道

表 4-25 中医儿童保健质量与安全检查表

检查项目	具体要求	检查方法
人员配置	1. 配备中医执业医师，根据需要配备相应执业护士；执业医师中中医类别执业医师的比例不低于 70% 2. 有条件的机构可开设病房，按照医疗机构相关标准配备相关的医务人员 3. 执业医师应当具备中医和儿童常见病症的诊疗、儿童保健相关专业知识和技能 4. 专科所有人员均应当定期接受中医儿科和儿童保健相关知识和技能培训	【文件查阅】查看人员资质证书及人员技术档案等资料 【记录查看】查看相关人员的培训资料
职责、制度、规范	1. 有科室人员岗位职责，基本岗位职责包括体格检查、诊疗、健康教育、随访等 2. 有科室工作制度并落实，包括但不限于专科工作制度、质量控制制度、健康教育制度、设备管理制度、院内及辖区转会诊制度、转介制度和流程、随访制度等 3. 有常见儿童疾病诊疗常规，包括小儿推拿、小儿针刺、小儿灸疗、中药穴位贴敷、中药熏洗、刮痧、拔罐、耳压等常用操作规范等 4. 落实医疗质量安全核心制度，至少包括查对制度、首诊负责制度、会诊制度、危急值报告制度、病历管理制度、抗菌药物分级管理制度、疑难病例讨论制度、急危重症患者抢救制度、新技术和新项目准入制度、信息安全管理制度等	【文件查阅】查阅职责、制度、规范等文书资料 【员工访谈】抽查员工对岗位职责、制度、诊疗规范的掌握情况 【现场检查】查看员工诊疗行为符合规范情况 【记录查看】查看科室工作记录，核实职责、制度落实情况 【核心制度检查】见第七章

（续表）

检查项目	具体要求	检查方法
设备设施	1. 专科门诊应当设置诊室、中医特色治疗室 2. 专科设备配置应当与其功能相适应，应当配置中药离子导入设备、电磁波治疗仪、熏蒸（洗）设备、针疗设备、灸疗设备、罐疗设备、针灸床、推拿床等基本设备；有条件的机构可配备频谱治疗仪、脉冲磁治疗仪等	【现场检查】检查门诊设置、环境、标识、门诊设备设施
医学伦理和知情同意情况	1. 注意保护服务对象的隐私，相关检查项目必须在医师指导下由服务对象知情同意后进行选择，有规范的知情同意书 2. 医师应向监护人说明病情和医疗保健措施，解释治疗过程中涉及的有毒性的中药及有风险的中医传统治疗及替代医疗方案等情况 3. 有风险的适宜技术，应在治疗前充分告知相关风险，由监护人或授权委托人签署知情同意书	【病历检查】查阅病历及知情告知等资料 【患者访谈】询问儿童监护人，是否知晓风险，并同意所做的项目内容
服务过程质量与安全管理	1. 根据诊疗或操作规范开展中医儿科诊疗服务 2. 门诊医师采集病史，进行中医望闻问切、四诊辨证、体质辨识，医师评估分类确定中医治疗方案，进行辨证中医饮片内服或中医特色治疗，对治愈者随访 3. 强调中医治未病内容，中医儿童保健体现中医特色 4. 中医治疗过程中可能出现锐器伤、烫伤、机械损伤，甚至火灾，应加强安全管理，有预防措施并落实 5. 有规范的服务记录表单，包括门诊登记表、转会诊与反馈登记表、随访登记表、转介登记表等	【员工访谈】抽查医务人员对制度、规范知晓情况 【员工操作】查看操作规范 【病案检查】跟踪结合抽查病案，查看诊疗服务是否符合诊疗规范要求
转介、转诊情况	1. 落实中医与西医科室的会诊、转诊相关制度 2. 为儿童提供多方位的医疗保健服务，有转介服务记录 3. 中医儿科医师参加西医儿科查房 4. 通过科间会诊和多学科会诊，开展疑难危急重症的病情评估，制订适宜的诊疗方案 5. 通过科间协作和转介服务，把中医药服务拓展到其他医疗保健科室	【记录查看】 1. 查看转介服务记录 2. 中医儿科医师参加西医儿科查房记录 3. 为其他科室提供会诊记录
质量与安全监测指标	1. 门诊中医药诊疗人次占比（%）＝中医科室门诊人次数 / 门诊总人次数 ×100% 目标值：≥ 5% 或逐步提高 2. 门诊转介率（%）＝转介人数 / 门诊总人数 ×100% 目标值：≥ 5% 或逐步提高 3. 住院转介率（%）＝转介人数 / 住院总人数 ×100% 目标值：≥ 5% 或逐步提高	【数据核查】对质量监测指标进行复核，追溯信息收集渠道 【记录查看】查阅分析报告、整改报告以及落实情况

表 4-26　新生儿疾病筛查质量与安全检查表

检查项目	具体要求	检查方法
人员配置	1. 开展新生儿疾病筛查的机构取得母婴保健技术服务执业许可证，经当地卫生健康行政部门批准成立新生儿疾病筛查中心 2. 开展新生儿疾病筛查的助产机构应配备采血人员。采血人员具备医学相关中专以上学历，从事临床工作 2 年以上，定期接受新生儿遗传代谢病筛查相关知识和技能的培训并取得技术合格证书 3. 新生儿疾病筛查实验室负责人具备高级专业技术职称；实验室技术人员具备检验技师以上技术职称，定期接受新生儿遗传代谢病筛查相关知识和技能的培训并取得技术合格证书 4. 新生儿疾病筛查专科门诊至少配备 1 ～ 2 名执业医师，并具有中级以上儿科临床专业技术职称；至少配备 1 ～ 2 名执业护士，开展阳性召回工作；以上人员均应定期接受新生儿遗传代谢病筛查相关知识和技能的培训	【文件查阅】查看人员资质证书及人员技术档案等资料 【记录查看】相关人员的培训资料
设备设施	1. 开展新生儿疾病筛查的助产机构应设置采血室，采血室应明亮、通风、标识清楚、温湿度适宜（温度室温、相对湿度＜ 50%），便于新生儿采血和血卡晾干 2. 新生儿疾病筛查实验室至少应配备实验用房 2 间（使用面积至少应在 40 m^2 以上）、综合用房 2 间（使用面积至少应在 20 m^2 以上）、血库储存室或冷库 1 间 3. 新生儿筛查实验室应配备酶标仪或荧光分析仪等检测设备，根据开展的筛查项目增加实验室设备 4. 新生儿筛查召回办公室应配备电话、电脑，便于对外联络 5. 新生儿筛查专科门诊应明亮、通风、温暖，配备儿童检查床及相关检查设备	【现场检查】检查科室、实验室的设备设施，环境，标识标牌
职责、制度、规范	1. 有并落实科室新生儿疾病筛查工作制度、操作规范和人员岗位职责 2. 新生儿疾病筛查工作制度应包括新生儿疾病筛查宣教制度、采血制度、召回制度、确诊和转诊制度、确诊病例随访制度、不良事件上报制度等 3. 落实医疗质量安全核心制度，至少包括查对制度、首诊负责制度、会诊制度、危急值报告制度、病历管理制度、疑难病例讨论制度、新技术和新项目准入制度、信息安全管理制度等	【文件查阅】查阅职责、制度、规范等文书资料 【员工访谈】抽查员工对岗位职责、制度、诊疗规范的掌握情况 【现场检查】查看员工诊疗行为符合规范情况 【记录查看】查看科室工作记录，核实职责、制度落实情况

（续表）

检查项目	具体要求	检查方法
	4. 新生儿疾病筛查规范应包括新生儿疾病筛查采血规范、实验室检测技术规范、阳性可疑患儿召回规范、患儿追踪随访规范、仪器设备操作规范等 5. 有规范的服务记录表单，包括门诊登记表、知情同意书、采血信息登记表、筛查个案表、筛查结果报告单、阳性患儿召回记录表、转会诊与反馈登记表、阳性患儿档案（含治疗记录和随访表）等	【核心制度检查】见第七章
医学伦理和知情同意情况	1. 采血人员在采血前向监护人进行健康宣教和知情告知，获得监护人知情同意并签署新生儿疾病筛查知情同意书 2. 采血前宣教和知情告知应包括但不限于以下内容：新生儿筛查的重要性、筛查的病种、采血方式、检测机构、结果获知途径、筛查费用、筛查局限性 7 个方面 3. 在已普遍开展，具备筛查相关技术规范和（或）专家共识的病种之外新增的新生儿疾病筛查项目，应经伦理委员会审批通过	【文件查阅】现场查阅知情同意书模板 【现场检查】现场查看人员操作情况
服务过程质量与安全管理	1. 新生儿疾病筛查采血时间要求：新生儿出生 48 小时～7 天，充分哺乳后采血；早产儿或合并其他疾病新生儿采血时间不迟于生后 20 天 2. 新生儿疾病筛查血卡信息应正确完整，字迹清晰易辨认，不使用容易混淆的机构简称；完整的采血卡信息应包括但不限于：母亲姓名、婴儿性别、婴儿出生日期、胎龄、出生体重、分娩机构、筛查项目、采血时间、监护人电话、采血员姓名 10 项内容 3. 按照新生儿遗传代谢病筛查血片采集技术规范要求进行采血操作 4. 滤纸血斑质量要求：至少 3 个血斑，且每个血斑直径大于 8 mm；血滴自然渗透，滤纸正反面血斑一致，无污染；无渗血环 5. 滤纸血斑室温晾干后当日递送，不能当日递送则应存放于 2～8 ℃冰箱中，最迟 5 个工作日内需递送到筛查中心 6. 完成检测的血斑样本置于塑料袋（箱）内，温度 2～8℃，湿度低于 30% 的条件下存放 5 年，有条件者标本可－20 ℃低温长期保存	【记录查看】 1. 采血卡片填写记录 2. 样本递送记录 3. 阳性召回记录 4. 阳性病例诊疗和随访记录 5. 会议记录、整改记录 【现场检查】 1. 采血操作过程 2. 抽样检查血斑质量 3. 滤纸血斑晾干情况 4. 样本储存情况 5. 质量问题整改落实情况 6. 健康教育内容

（续表）

检查项目	具体要求	检查方法
	7. 筛查阳性应在 1 个工作日内通知召回并记录 8. 可疑阳性病例应在 1 个月内诊断干预，不断推进先天性甲状腺功能减低症（简称甲低）、苯丙酮尿症实现 2 周内诊断和治疗的工作 9. 确诊病例长期监管，持续随访，减少和避免失访 10. 建立新生儿疾病筛查不良事件报告制度；新生儿筛查不良事件包括但不限于：新生儿监护人拒绝采血、某机构新生儿筛查血斑 / 血卡批量性不合格、新生儿疾病筛查中心样本检测批量性异常、筛查阳性多次召回失败、确诊病例监护人拒绝治疗等 11. 开展新生儿筛查的机构应设置便于阅览的新生儿筛查健康教育宣传栏 / 海报 / 电子屏，利用网络和媒体，依托孕妇学校开展广泛的新生儿筛查健康教育；健康教育内容应与国家 / 本省技术管理规范一致，避免内容陈旧	
质量与安全监测指标	1. 新生儿疾病筛查率（%）＝新生儿筛查人数 / 活产数 ×100% 目标值：≥ 98% 或逐步提高 2. 初筛阳性召回率（%）＝初筛阳性召回数 / 初筛阳性数 ×100% 目标值：≥ 95% 或逐步提高 3. 先天性甲低、苯丙酮尿症 2 周内诊断率（%）＝ 2 周内诊断的人数 / 确诊人数 ×100% 目标值：≥ 95% 或逐步提高 4. 先天性甲低、苯丙酮尿症 2 周内治疗率（%）＝ 2 周内治疗的人数 / 确诊人数 ×100% 目标值：≥ 95% 或逐步提高 5. 其他遗传代谢病 4 周内诊断率（%）＝ 4 周内诊断的人数 / 确诊人数 ×100% 目标值：≥ 95% 或逐步提高 6. 其他遗传代谢病 4 周内治疗率（%）＝ 4 周内治疗的人数 / 确诊人数 ×100% 目标值：≥ 95% 或逐步提高 7. 1 年随访率（%）＝实际随访人数 / 应随访人数 ×100% 目标值：≥ 95% 或逐步提高 8. 3 年随访率（%）＝实际随访人数 / 应随访人数 ×100% 目标值：≥ 95% 或逐步提高	【数据核查】对质量监测指标进行复核，追溯信息收集渠道 【记录查看】查阅分析报告、整改报告以及落实情况

参考文献

[1] 国家卫生计生委 . 国家卫生计生委办公厅关于印发三级和二级妇幼保健院评审标准实施细则（2016 年版）的通知［Z］.2016.

[2] 国家卫生健康委 . 国家卫生健康委办公厅关于印发妇幼保健机构绩效考核办法的通知［Z］.2020.

[3] 国家卫生计生委 . 国家卫生计生委妇幼司关于印发妇幼保健专科建设和管理指南（试行）的通知［Z］.2016.

[4] 国家卫生健康委 . 全国妇幼健康监测工作手册 2021 版［Z］.2021.

[5] 卫生部 . 出生医学证明管理工作指导手册［Z］.2012.

[6] 卫生部 . 卫生部关于进一步加强出生医学证明管理的通知［Z］.2009.

[7] 国家卫生计生委 . 国家卫生和计划生育委员会、公安部关于启用和规范管理新版《出生医学证明》的通知［Z］.2013.

[8] 国家卫生计生委 . 国家卫生计生委办公厅关于进一步加强出生医学证明管理的通知［Z］.2015.

[9] 卫生部 . 婚前保健工作规范（修订）［Z］.2002.

[10] 国家卫生健康委 . 国家卫生健康委关于开展国家婚前保健特色专科和孕前保健特色建设的通知［Z］.2022.

[11] 卫生部 . 孕前保健服务工作规范（试行）［Z］.2007.

[12] 国家人口计生委 . 国家免费孕前优生健康检查项目试点工作技术服务规范（试行）［Z］.2010.

[13] 中华医学会 . 孕前和孕期保健指南（2018）［Z］.2018.

[14] 卫生部 . 孕产期保健工作管理办法和孕产期保健工作规范［Z］.2011.

[15] 国家卫生健康委 . 关于印发孕产妇妊娠风险评估与管理工作规范等通知［Z］.2017.

[16] 国家卫生健康委 . 国家卫生健康委关于印发开展产前筛查技术医疗机构基本标准和开展产前诊断技术医疗机构基本标准的通知［Z］.2019.

[17] 国家卫生健康委 . 国家卫生健康委办公厅关于印发出生缺陷防治能力提升计划（2023—2027 年）的通知［Z］.2023.

[18] 罗荣，金曦 . 妇幼保健质量与安全管理（孕产期保健）［M］. 北京：人民卫生出版社，2015

[19] 中华预防医学会妇女保健分会 . 产后保健服务指南［J］. 中国妇幼健康研究，2021，32（6）：767-781.DOI：10.3969/j.issn.1673-5293.2021.06.001.

[20] 罗荣，金曦 . 妇幼保健质量与安全管理（妇女保健）［M］. 北京：北京大学出版社，2020.

[21] 国家卫生健康委 . 国家卫生健康委关于开展国家更年期保健特色专科建设的通知［Z］.2019.

[22] 中华医学会妇产科学分会绝经学组 . 中国绝经管理与绝经激素治疗指南 2023 版［J］. 中华妇产科杂志,2023,58(1):4-21.

[23] 国家卫生健康委 . 国家卫生健康委办公厅关于印发超声诊断等 5 个专业医疗质量控制指标（2022 年版）的通知［Z］.2022.

[24] 国家卫生健康委 . 国家卫生健康委医政医管局关于印发 2021 年质控工作改进目标的函［Z］.2021.

[25] 国家卫生健康委 . 国家卫生健康委办公厅关于印发临床营养科建设与管理指南（试行）的通知［Z］.2022.

[26] 国家卫生健康委 . 国家临床营养专业医疗质量控制中心关于印发“提高患者入院 24 小时内营养风险筛查率”核心策略的函［Z］.2021.

[27] 国家中医药管理局 . 国家中医药管理局关于印发中医医院妇科建设与管理等 11 个科室指南（试行）的通知［Z］.2010.

[28] 国家卫生健康委 . 妇幼保健机构绩效考核操作手册（2022 年版）［Z］.2022.

[29] 卫生部 . 全国儿童保健工作规范（试行）［Z］.2009.

[30] 卫生部 . 儿童心理保健工作规范［Z］.2013.

[31] 国家卫生健康委 . 国家卫生健康委办公厅关于印发 0 ～ 6 岁儿童眼保健及视力检查服务规范（试行）的通知［Z］.2021.

[32] 罗荣，金曦 . 妇幼保健质量与安全管理（儿童保健）［M］. 北京：人民卫生出版社，2019.

[33] 卫生部 . 新生儿疾病筛查技术规范（2010 版）［Z］.2010.

[34] 湖南省卫生计生委 . 湖南省卫生计生委妇幼处关于印发《湖南省新生儿听力筛查工作规范》的通知［Z］.2015.

[35] 卫生部 . 新生儿疾病筛查技术规范（2010 年版）［Z］.2010.

第五章　临床服务质量与安全管理

本章含 3 节 22 张检查表，包括妇幼保健机构内主要临床业务科室质量与安全管理、手术相关质量与安全管理及医技辅助科室质量与安全管理。为方便机构自查、职能部门质控和临床科室对照执行，将临床服务质量管理按照结构质量、过程质量、结果质量三个层面呈现。主要依据三级和二级妇幼保健院评审标准及实施细则（2016 年版）、妇幼保健机构医用设备配备标准、相关学科建设与管理指南、相关专业质量控制指标等政策文件，指引妇幼保健机构规范化、标准化建设，夯实结构质量；强化环节和行为管理，提高过程质量；以质量指标改善为导向，改善服务质量，提升服务水平。

第一节　临床业务科室质量与安全管理

本节含 10 张检查表，涵盖妇幼保健机构主要临床业务科室，包括急诊科（室）、产科（含产科病房）、产房、危重孕产妇救治中心、新生儿病房（含 NICU）、儿童重症监护室（PICU）、成人重症监护室（MICU）、临床营养科、中医科、健康体检科 10 个科室的质量与安全管理，从人员设施设备配置、制度职责规范建立、应急流程演练、各专业关键环节质量管理、质量与安全监测指标等提出具体要求（表 5-1 ～表 5-10）。

表 5-1　急诊科（室）质量与安全检查表

检查项目	具体要求	检查方法
人员配置	1. 急诊医师具有 3 年以上临床工作经验 2. 急诊医师全部经过急诊专业培训、考核合格，达到急诊医师技术和技能要求 3. 急诊医师具备独立抢救常见急危重症患者的能力，包括但不限于：熟练掌握心肺复苏、气管插管、深静脉穿刺、动脉穿刺、心电复律、呼吸机使用、血液净化及创伤急救等基本技能；熟练掌握高级心肺复苏、气管插管、深静脉穿刺、动脉穿刺、呼吸机使用等技能 4. 急诊护理人员接受急诊专业理论与技术培训并考核 5. 护理部对特殊护理专业人员进行资质备案与授权 6. 急诊科固定医师比例不少于在岗医师的 75%，固定护士比例不少于在岗护士的 75% 7. 急诊监护室、留观室由专职护理人员负责，单独排班	【文件查阅】 1. 急诊医师资质材料 2. 特殊护理人员资质授权等资料 3. 监护室、留观室护理人员排班表 【记录查看】查看相关人员的培训资料 【员工操作】抽查医务人员对急危重症抢救技术的掌握能力 【现场检查】核实固定在岗护士人数

（续表）

检查项目	具体要求	检查方法
设备、药品	1. 按照《急诊科建设与管理指南（试行）》要求制订本院急诊配置设备、药品清单并落实 2. 急救用设备至少包括但不限于：心电图机、除颤仪、心脏复苏机、简易呼吸器、心电监护仪、负压吸引器（有中心负压吸引可不配备）、给氧设备（中心供氧的急诊科可配备便携式氧气瓶） 3. 急救设备处于功能状态，由专人保养维护，有保养记录 4. 有急救设备应急调配机制，明确调配方案、调配科室 5. 保证急救药品齐全，满足需求；药品在有效期内，由专人管理 6. 特殊药品和毒麻药品按照相关规定严格管理 7. 急救药品至少包括：①心肺复苏药物；②血管活性药、利尿及脱水药；③抗心律失常药；④镇静药；⑤解热镇痛药；⑥止血药；⑦子宫收缩和宫缩抑制药物；⑧常见中毒的解毒药、平喘药、纠正水电解质酸碱失衡类药、各种静脉补液液体	【文件查阅】 1. 设备、药品配置清单 2. 设备调配文件 3. 特殊药品管理规定 【现场检查】 1. 药品种类和数量、有效期、专人管理及登记是否符合要求 2. 设备种类和数量、是否处于功能状态 【记录查看】查看设备保养记录 【员工访谈】询问医务人员急救设备调配是否顺畅
房屋设施	1. 急诊科应设在本机构内便于患者迅速到达的区域，并邻近大型影像学检查等急诊医疗依赖较强的部门 2. 规范急救标识：如急救时，各类抢救人员位置地标、抢救车位置标识、除颤仪位置标识等 3. 重要的危重病例急救流程上墙，包括但不限于：过敏性休克诊治流程、心肺复苏生命支持流程、成人心脏骤停抢救流程、低血容量休克诊治流程、急性喉梗阻抢救流程、哮喘重度发作处理流程 4. 急诊科入口应当通畅，设有无障碍通道，方便轮椅、平车出入，并设有救护车通道和专用停靠处	【现场检查】 1. 急诊科布局、标识标牌、流程图 2. 抢救通道通畅情况
职责、制度、规范	1. 有科室人员岗位职责并落实 2. 健全并执行科室管理制度，包括急诊留观管理制度、优先住院的制度和流程、医患沟通制度等 3. 有并严格执行相关诊疗技术规范、操作规程，包括但不限于：心脏骤停、异位妊娠、卵巢囊肿破裂或蒂扭转、子宫破裂、子痫、产前出血、晚期产后出血等诊疗规范；心肺复苏、后穹窿穿刺、腹腔穿刺等操作规程，定期更新 4. 落实医疗质量安全核心制度，包括首诊负责制、急会诊制度、疑难病历讨论制度、急危重患者抢救制度、危急值报告制度等	【文件查阅】查阅科室岗位职责及管理制度 【员工访谈】抽查员工对其岗位职责、制度等的掌握情况 【现场检查】检查职责、制度、规范落实情况 【核心制度检查】见第七章

（续表）

检查项目	具体要求	检查方法
危重病例抢救应急预案	1. 有危重病例抢救应急预案，包括但不限于妇产科出血、异位妊娠、卵巢囊肿破裂或蒂扭转、子宫破裂、子痫、前置胎盘出血、产后出血、儿童惊厥、心力衰竭等，并根据实际情况不断更新 2. 至少每季度进行一次危重病例抢救应急预案的演练，有演练及持续改进记录	【文件查阅】查阅应急预案，检查更新情况 【记录查看】应急预案演练及持续改进记录资料
院前急救与院内急救衔接	1. 有规范的急救病例登记、交接记录 2. 接受转诊急救病例，与院前急救部门沟通及时、记录完整，有完整的转院急危重症患者的病情与资料交接	【记录查看】查看急救登记、沟通记录、患者交接记录
急诊分诊管理	1. 根据病情危险程度分 4 级进行管理，即 1 级濒危患者、2 级危重患者、3 级急症患者、4 级非急症患者 2. 急诊分区管理，有患者分诊体系，能够按照患者的主诉、生命体征进行分区管理：红区为濒危患者、危重患者，黄区为急症患者，绿区为非急症患者 3. 急诊登记资料完整，体现患者的就诊时间、来源、急救全过程、诊断、去向、时限等，做到可追溯	【现场检查】检查分级、分区管理情况 【记录查看】查阅急诊登记资料，追溯检查患者的就诊时间、来源、急救全过程、诊断、去向、时限等
急救绿色通道管理	1. 有本院急诊绿色通道管理制度和疾病或病种名单和管理要求 2. 有明显的急救绿色通道标志（地标和箭头做好人流和物流的通道） 3. 急救绿色通道通畅，落实急救流程、服务时限和连续服务措施 4. 相关部门的支持配合，包括检验科、医学影像科、药剂室、收费室等 5. 严格执行首诊负责制。首诊医师负责询问病史、查体、开展抢救、向上级医师或科主任报告、组织会诊、完成各种医疗文书，必要时与护士共同护送患者进行检查或转送等任务 6. 各科室值班人员（包括医师、护士、医技、药剂、后勤维修保障人员等）应保持通信畅通，接到急会诊或其他紧急请求后，必须于 10 分钟内到达急诊科或请求地点 7. 需要进行各项急诊辅助检查的急危重症患者，必须由护理人员陪同，必要时与医师共同护送；准备必要的抢救设施和药品，边抢救、边检查 8. 进入绿色通道的患者应先抢救后付费	【文件查阅】查阅绿色通道疾病或病种名单、绿色通道管理文件 【记录查看】查看应急演练记录 【现场检查】 1. 绿色通道通畅、流程、时限、连续服务措施落实情况 2. 先抢救后付费落实情况 3. 急诊辅助检查项目按时完成情况

（续表）

检查项目	具体要求	检查方法
医患沟通	1. 落实医患沟通制度：急诊沟通内容包括但不限于目前病情、初步诊断、目前的处理及治疗、下一步诊治方案、随访时间等 2. 有规范的知情同意书，知情告知合理、充分，知情同意书时间写到分钟	【文件查阅】抽查病历，查看医患沟通落实情况 【患者访谈】询问患者，沟通告知是否合理、充分
急诊转诊管理	1. 急诊转诊畅通，病情评估及时、急会诊在时限内完成、病情沟通充分、专人护送转运 2. 转诊前，根据病史、生命体征、体格检查、影像学检查、实验室检查等综合评估病情 3. 转诊病例保证转诊交接清单登记完整	【员工访谈】抽查医务人员急诊转诊流程 【记录查看】 1. 交接清单登记 2. 病历中病情评估记录
急诊多学科诊疗管理	1. 建立急诊多学科诊疗的制度和流程 2. 相关科室参与多学科诊疗时间及时，人员职称符合要求 3. 会诊记录完善	【文件查阅】查阅制度和流程 【记录查看】查看多学科会诊记录
急诊留观管理	1. 留观病历书写及时完整。质控要点： （1）严格出入留观室的指征，解除留观患者应书写病例小结，并做好随访要求 （2）留观病历每 24 小时不得少于 2 次记录，急、危、重症病例根据病情随时记录 （3）交接班、会诊、转诊、收入院、转院均应有病程记录 （4）病历能体现留观期间上级医师查房制度的执行情况 2. 落实急诊留观管理、急诊急救一体化管理制度和优先住院的制度和流程 3. 急诊留观原则上不超过 72 小时	【记录查看】抽查病历，核查质控要点书写情况 【现场检查】查看患者留观情况，制度落实、留观时限是否符合要求
急诊病历管理	急诊病历质控要点： （1）准确记录就诊时间，具体到分钟 （2）主诉重点突出，简明扼要；现病史内容与主诉相关相符，能反映本次疾病的演变及诊治过程 （3）重点突出必要的鉴别诊断，诊断名称规范等 （4）其余部分按门诊病历书写质量评价标准	【记录查看】抽查病历，核查质控要点
质量与安全监测指标	1. 急诊科医患比（%）＝急诊科医师总数 / 同期急诊科接诊患者总人次 ×10 000 ‱ 目标值：监测比较 2. 急诊科护患比（%）＝急诊科护士总数 / 同期急诊科	【数据核查】对质量监测指标进行复核，复核数据比例不少于科室上报数据的 20%，追溯信息收集渠道

（续表）

检查项目	具体要求	检查方法
	接诊患者总人次 ×10 000 ‰ 目标值：监测比较 3. 抢救室滞留时间（中位数）＝ $X_{(n+1)/2}$，n 为奇数；（$X_{n/2}$+$X_{n/2+1}$）/2，n 为偶数 目标值：监测比较 4. 心肺复苏（CPR）质量监测率（%）＝进行 CPR 质量监测的患者例数 / 同期 CPR 患者总例数 ×100% 目标值：监测比较 5. 急救物品完好率（%）＝急救物品完好数 / 急救物品总数 ×100% 目标值：100% 6. 重大突发事件医疗抢救演练次数 目标值：≥ 1 次 / 年 7. 急诊留观时间超过 72 小时的患者比例（%）＝急诊留观时间超过 72 小时患者人数 / 急诊患者人数 ×100% 目标值：＜ 10% 8. 急危重症现场医疗监护或抢救措施实施率（%）＝实施现场医疗监护或抢救措施的危急重症患者数 / 急危重症患者总数 ×100% 目标值：≥ 98%	【记录查看】查阅指标分析报告、整改报告以及落实情况

表 5-2　产科（含产科病房）质量与安全检查表

检查项目	具体要求	检查方法
人员配备	1. 由具有高级专业技术职称的医师担任科主任 2. 产科病房配置充足的医师、护士，满足工作需求 3. 助产技术人员取得母婴保健技术考核合格证	【文件查阅】 1. 助产技术人员考核合格证书 2. 科室人员名单、排班表
危重症救治室设置	1. 有危重症救治室，抢救床位数至少为产科床位数的 5% 2. 危重症救治室配置的设备、药品能满足对危重孕产妇的救治。需要至少配备以下设备，但不限于：床旁监护系统 / 床、便携式监护仪、呼吸机 / 床（或便携式呼吸机）、输液泵和微量注射泵 / 床、心电图机、除颤仪、心肺复苏抢救装备车（车上备有喉镜、气管导管、各种管道接头、急救药品以及其他抢救用具等）等 3. 设备处于功能状态，有维护监测记录，并有明确标识	【现场检查】 1. 查看产房产程中所需物品、药品、抢救流程图等 2. 每台急救设备均有保养登记本，设专人每天检查设备并记录设备功能状态 【员工访谈】抽查医护人员对药品及急救设备位置及性能的掌握情况

（续表）

检查项目	具体要求	检查方法
职责、制度、规范	1. 有科室人员岗位职责并落实 2. 健全并执行科室管理制度，包括孕妇预约分娩制度、医患沟通制度、高危孕产妇管理制度、孕妇分娩风险评估制度等 3. 健全并落实相关诊疗技术规范、操作规程，包括但不限于：剖宫产、子宫破裂、子痫、产前出血、晚期产后出血等诊疗规范；心肺复苏、新生儿窒息复苏等操作规程，并定期更新 4. 落实医疗质量安全核心制度，包括首诊负责制、急会诊制度、疑难病历讨论制度、急危重患者抢救制度、危急值报告制度等	【文件查阅】查阅科室岗位职责及管理制度 【员工访谈】抽查员工对其岗位职责、制度等的掌握情况 【现场检查】检查职责、制度、规范落实情况 【核心制度检查】见第七章
产程管理相关诊疗规范	1. 有产前检查及分娩的处理技术规范，包含： （1）高危妊娠的筛查、诊断、处理 （2）妊娠高血压疾病的诊断及处理 （3）产科急危重症的早期识别 （4）各种催产、引产术的技术、方法和并发症的处理 （5）正确绘制产程图 （6）难产的识别、紧急处理 （7）产程中母婴监测技术：阴道检查、生命体征的检查、胎心监护、羊水异常的识别等 （8）软产道损伤的处理技术 （9）产科出血的预防、诊断、鉴别诊断、正确测量及估计出血量的方法、处理 （10）心肺复苏技术 （11）消毒和隔离技术 （12）健康教育和咨询指导技术 （13）母乳喂养适宜技术 （14）新生儿危险因素识别、紧急处理，新生儿复苏技术（包括气管插管） （15）预防艾滋病、乙肝和梅毒母婴传播技术 2. 有各种孕产妇急危重症、高危妊娠和高危新生儿的诊疗规范，及急危重症的抢救流程 3. 有分娩镇痛技术规范 4. 产程干预医学指征、流程与操作规程，有促进自然分娩措施 5. 有缩宫素的使用规范和阴道助产技术的操作规程，如产钳助产、吸引器助产、臀牵引等 6. 有产程中所需物品、药品、抢救流程图和急救设备的管理制度	【文件查阅】查阅制度、规范、流程等文件 【员工访谈】抽查医务人员对技术规范、理论知识、心肺复苏技能、本岗位履职要求的掌握情况 【病历检查】抽查产科病历，了解母婴再评估/诊断、诊疗方案落实情况

（续表）

检查项目	具体要求	检查方法
	7. 有差错事故防范措施，发生后有报告、检查、处理的流程和规定	
选择合理分娩方式的相关制度和规范	1. 有明确的阴道助产医学指征及技术操作规范 2. 有人工破膜及缩宫素引产和缩宫产的管理流程，并严格执行 3. 有阴道分娩转行剖宫产手术前评估管理规定，对阴道分娩转剖宫产的医学指征有明确的书面规定 4. 有阴道分娩转剖宫产知情告知制度 5. 有实行急诊剖宫产分级管理制度及审批流程 6. 有控制剖宫产的相关保障制度与工作流程	【病案检查】抽查归档病历，核查阴道助产医学指征及技术操作规范落实情况 【员工访谈】抽查助产人员对本岗位的履职要求的知晓情况
产科危重病种管理相关制度和诊疗流程	1. 有危重症救治的各项制度、岗位职责和相关技术规范、操作规程，有危重孕产妇抢救工作流程和急救应急预案 2. 有定期全员心肺复苏技能考核与评价制度与程序 3. 有储备的药品、一次性医用耗材的管理和使用规范与流程，有记录 4. 有产科危重病种管理的工作制度、诊疗流程 5. 有分娩时要求具备新生儿复苏能力的医护人员在场的制度；有新生儿抢救制度和新生儿复苏流程；有新生儿科中级及以上职称的医师进入产房协助处理高危妊娠分娩和实施新生儿复苏的程序 6. 有各项诊疗规范和技术操作常规，处理能力与本院功能、任务相一致	【文件查阅】查阅危重症救治的工作制度、规范、诊疗流程等文件 【记录查看】查看既往培训资料 【员工访谈】抽查医师对制度、规范、流程的掌握情况 【现场检查】抽考医护人员新生儿心肺复苏技术
产程管理	1. 医务人员熟练掌握产前检查及正常分娩的处理技术、各种难产诊疗技术，知晓本岗位的履职要求，严格执行产科诊疗规范、指南及临床路径，规范诊疗工作 2. 分娩前由医师和助产人员按照制度、程序进行母婴再评估 / 诊断，其结果应记录在病历上 3. 高危评分、头盆评分及宫颈评分有记录 4. 医师熟练掌握产程干预指征 5. 开展陪伴分娩和分娩镇痛技术，并有记录 6. 产妇基本了解自己接受了哪些产程干预及原因	【员工访谈】抽查医务人员对理论知识、本岗位的履职要求的知晓情况 【病历检查】 1. 核查高危评分、头盆评分及宫颈评分记录 2. 核查母婴再评估 / 诊断、诊疗方案落实情况
剖宫产管理	1. 落实急诊剖宫产分级管理制度及审批流程 2. 根据危重程度对急诊剖宫产进行分级，记录在病历中 3. 相关医师知晓并遵循控制剖宫产的相关保障制度与工作流程 4. 落实术前、术中、术后护理保障措施，提供多种形式的术前、术中、术后的健康教育服务	【记录查看】查看医院统计报表，了解剖宫产质量指标的实际情况 【病案检查】抽查归档病历 1. 核查各种质量指标落实情况

（续表）

检查项目	具体要求	检查方法
	5. 对剖宫产过程质量指标进行自查，发现问题提出并落实整改措施。近3年非医学需要剖宫产率逐年下降	2. 核查急诊剖宫产分级及从决定行剖宫产术至胎儿娩出时间（DDI）落实情况 【现场检查】查看分娩现场是否有高级职称的新生儿医师 【员工访谈】抽查产科人员对剖宫产相关制度与工作流程的知晓情况
危重症管理	1. 相关人员具有识别严重产科并发症与合并症的能力，并知晓相关岗位职责 2. 危重孕产妇紧急救治的绿色通道畅通 3. 定期对危重孕产妇抢救工作流程和急救应急预案的实施效果进行评估，对存在的问题进行整改，有记录 4. 定期检查新生儿复苏记录，评价对紧急事件处理的反应性；对问题进行整改，有记录 5. 医护人员能够熟练、正确使用各种抢救设备，熟练掌握心肺复苏指南的操作技能，知晓各项抢救流程 6. 对入住危重症救治室的患者实行疾病严重程度评估，评估率达到100% 7. 对产后大出血、羊水栓塞、深静脉栓塞等产后危重抢救流程定期有演练，有记录	【记录查看】查看既往抢救演练记录 【病案检查】抽查归档病历，核查病程记录 【现场检查】 1. 抽查医护人员正确使用急救设备情况 2. 追踪病例，了解急诊剖宫产绿色通道是否畅通
质量与安全监测指标	1. 剖宫产率（%）＝剖宫产分娩产妇人数/同期分娩产妇总人数×100% 目标值：≤50%，逐步降低 2. 初产妇（妊娠≥28周初次分娩的产妇，既往无28周及以上孕周分娩史）剖宫产率（%）＝初产妇剖宫产人数/同期初产妇总人数×100% 目标值：≤40%，逐步降低 3. 阴道分娩（不含术中转剖宫产产妇人数）椎管内麻醉使用率（%）＝阴道分娩产妇实施椎管内麻醉人数/同期阴道分娩产妇总人数×100% 目标值：逐步提升 4. 早产［孕周在28～（36＋6）周内分娩］率（%）＝早产产妇人数/同期分娩产妇总人数×100% 目标值：逐步降低	【数据核查】对质量监测指标进行复核，复核数据比例不少于科室上报数据的20%；追溯信息收集渠道 【记录查看】查阅指标分析报告、整改报告以及落实情况

（续表）

检查项目	具体要求	检查方法
	5. 早期早产［孕周在 28 ～（33 ＋ 6）周内分娩］率（%）＝早期早产产妇人数 / 同期分娩产妇总人数 ×100% 目标值：逐步降低 6. 巨大儿（出生体重≥ 4000 g）发生率（%）＝巨大儿人数 / 同期活产数 ×100% 目标值：逐步降低 7. 严重产后出血（分娩 24 h 内出血量≥ 1000 ml）发生率（%）＝严重产后出血产妇人数 / 同期分娩产妇总人数 ×100% 目标值：逐步降低 8. 严重产后出血患者输血率（%）＝严重产后出血输血治疗人数 / 同期严重产后出血患者总数 ×100% 目标值：100% 9. 孕产妇死亡活产比（1/10 万）＝（孕产妇死亡人数 / 同期活产数）×（100 000/10 万） 目标值：逐步降低 10. 妊娠相关子宫切除率（1/10 万）＝（妊娠相关子宫切除人数 / 同期分娩产妇总人数）×（100 000/10 万） 目标值：逐步降低 11. 产后或术后非计划再次手术率（1/10 万）＝（产后或术后发生非计划再次手术人数 / 同期分娩产妇总人数）×（100 000/10 万） 目标值：逐步降低 12. 足月新生儿 5 分钟 Apgar 评分＜ 7 分发生率（%）＝足月新生儿 5 分钟 Apgar 评分＜ 7 分人数 / 同期足月活产儿总数 ×100% 目标值：≤ 1% 13. 新生儿窒息发生率（%）＝新生儿发生窒息的人数 / 同期新生儿总人数 ×100% 目标值：≤ 3% 14. 阴道分娩中转剖宫产率（%）＝阴道分娩中转剖宫产人数 / 同期（阴道分娩产妇总人数＋阴道分娩中转剖宫产妇人数）×100% 目标值：≤ 8% 15. 非医学需要剖宫产率（%）＝非医学指征剖宫产分娩产妇人数 / 同期分娩产妇总人数 ×100% 目标值：≤ 10%	

表 5-3　产房质量与安全检查表

检查项目	具体要求	检查方法
人员配备	1. 由具有高级专业技术职称的医师负责产房质量管理 2. 每 2 张待产床应配 1 名助产士 3. 每张产床应配备 3 名助产士 4. 助产技术人员取得母婴保健技术考核合格证	【文件查阅】 1. 助产技术人员考核合格证书 2. 科室人员名单、排班表
人员培训考核	1. 助产技术人员有继续教育培训计划和执行记录，每年有能力与安全评价记录 2. 产房全员有心肺复苏技能考核与评价记录 3. 每年有产科医师进行产程干预指征培训的书面记录 4. 相关医护人员参加过产前检查及正常分娩的处理技术，各种难产诊疗技术，产科诊疗规范、各种孕产妇急危重症、高危妊娠和高危新生儿诊疗规范，及急危重症的抢救流程培训，且考核合格，并有记录（包括新上岗人员培训和再培训） 5. 有并落实阴道分娩转行剖宫产的医学指征、转行剖宫产手术前评估和审批制度，剖宫产知情告知制度；对相关人员每年进行再培训，有培训记录 6. 产房新上岗人员接受过新生儿复苏的培训，有培训记录，考核合格后方可上岗 7. 科室对全体助产人员每年进行 1 次新生儿复苏标准再培训并考核合格，有相应的记录 8. 对医护人员使用各种抢救设备有培训和考核 9. 工作人员有对危重症救治的各项规章制度、岗位职责和相关技术规范、操作规程等的培训	【文件查阅】查看培训考核记录、培训资料、评价记录 【员工访谈】抽查助产人员对培训内容的掌握程度 【员工操作】抽查助产人员新生儿复苏操作、抢救设备操作情况
分娩室设置	1. 产房相对独立，周围清洁无污染源 2. 分娩区总面积应在 100 m^2 以上，集中设在病区一端，远离污染源，有污染区、缓冲区、清洁区 3. 隔离产房与污物专用通道缓冲区面积不小于 20 m^2 4. 单人分娩间，每间面积不小于 25 m^2，内设独立的洗手间 5. 若设置为两张产床的分娩室，每张产床使用面积不少于 20 m^2 6. 有条件的机构可设置可陪产的独立分娩室 7. 设有独立的产科手术室，或产房有到达手术室的快速通道 8. 产房应有调温、控湿设备，温度保持在 24 ～ 26℃，湿度以 50% ～ 60% 为宜，新生儿抢救台温度在 30 ～ 32℃，各房间设足够的电源接口 9. 洗手区域水龙头采用非手触式（脚踏式、肘式、感应式），室内配备动态空气消毒装置	【现场查看】 1. 建筑布局是否符合院感要求 2. 分娩区是否符合院感要求 3. 产房、分娩区设施设备配置情况 4. 产房建筑布局

（续表）

检查项目	具体要求	检查方法
	10. 配备专门抢救包（如产后出血包括宫纱、气囊填塞器具等，子痫抢救包，羊水栓塞抢救包等）、长效宫缩剂、新生儿 T- 组合复苏器及中心静脉留置管等器材 11. 分娩室设备、急救药品管理规范，由专人负责 12. 隔离待产室和分娩室所有器械单独使用	
职责、制度、规范	1. 有科室人员岗位职责并落实，包括产房各类、各级护理人员岗位职责等 2. 健全并执行产房专科工作制度、流程，安全管理制度，及突发事件的应急处理预案等 3. 健全并落实相关疾病护理常规、危重患者护理规范和抢救预案 4. 落实护理质量安全核心制度，包括不限于分级护理制度、查对制度、交接班制度等	【文件查阅】查阅科室职责及制度 【员工访谈】抽查员工对制度及其岗位职责等的掌握情况 【现场检查】检查职责、制度、规范落实情况 【核心制度检查】见第七章
分娩风险管理和预警	1. 有分娩质量持续改进方案、分娩风险管理相关制度和规范，并严格落实 2. 有对助产人员进行能力与安全评价与再评价的制度、程序 3. 有分娩室的管理制度、各项助产管理和分娩质量管理的相关工作制度及执行记录 4. 建立分娩风险管理和预警的制度与程序 5. 有分娩风险防范的相关制度 （1）有产房的质量与安全管理制度 （2）有分娩相关的各种诊疗常规 （3）有明确的岗位职责和质量安全指标 6. 有分娩风险防范的具体措施 7. 有新生儿复苏、心肺复苏、肩难产、产后出血、子痫、羊水栓塞处理流程与措施	【文件查阅】 1. 相关制度、程序 2. 科室自查记录 3. 既往演练资料 【员工访谈】现场抽查助产人员对本岗位的风险防范与预警要求的掌握情况
分娩质量管理	1. 每例接产时必须有 2 名以上助产技术人员在场 2. 高危妊娠分娩时必须有产科医师和新生儿医师在场 3. 每次分娩，产房至少有 1 位熟练掌握新生儿气管插管技术的医护人员在场 4. 产房人员熟悉产房各项安全管理制度，并严格执行 5. 助产人员知晓本岗位的管理制度要求，熟悉本岗位的风险防范与预警要求 6. 用后的产房、产床应彻底消毒，有消毒记录 7. 艾滋病病毒感染孕产妇住院分娩的院感防控符合相关要求	【文件查阅】 1. 相关制度、流程 2. 既往培训、演练资料 【记录查看】 1. 既往自查记录 2. 科室月度质量监督评估记录 【现场检查】查看是否规范落实分娩管理制度 【员工访谈】抽查助产人员对制度、规范、流程的掌握情况

（续表）

检查项目	具体要求	检查方法
分娩方式管理	1. 阴道助产须经有资质的中级及以上专业技术职称的医师进行评估及实施 2. 严格执行人工破膜及缩宫素引产和剖宫产的管理流程 3. 有阴道分娩转剖宫产的医学指征的书面规定，并定期更新 4. 阴道分娩转行剖宫产手术前须经有资质的中级及以上专业技术职称的医师评估审批 5. 产房中阴道分娩中转剖宫产由具有高级专业技术职称的医师判定及处理 6. 执行阴道分娩转剖宫产知情告知制度 7. 定期对中转剖宫产病例的手术指征与近期并发症进行分析和总结，有记录 8. 相关人员熟知本岗位的履职要求	【病案检查】抽查归档病历： 1. 人工破膜及缩宫素引产和剖宫产的管理流程落实情况 2. 阴道分娩转行剖宫产手术前评估、产房中阴道分娩转行剖宫产评估医师资质，在病程记录中是否有体现 3. 剖宫产医学指征合格率是否达到 90% 以上 【员工访谈】抽查医务人员对本岗位的履职要求的知晓情况
质量与安全监测指标	1. 阴道助产率（%）＝实施阴道助产的产妇人数 / 同期阴道分娩产妇总人数 ×100% 目标值：2% ～ 5% 2. 会阴侧切率（%）＝实施会阴侧切的产妇人数 / 同期阴道分娩产妇总人数 ×100% 目标值：≤ 30%，逐步降低 3. 会阴侧切伤口感染率（%）＝发生会阴侧切伤口感染的产妇数 / 同期实施会阴侧切的产妇总人数 ×100% 目标值：≤ 5%，逐步降低 4. 会阴Ⅲ、Ⅳ度裂伤发生率（%）＝发生会阴Ⅲ、Ⅳ度裂伤的产妇数 / 同期阴道分娩产妇总人数 ×100% 目标值：≤ 0.2%，逐步降低 5. 阴道分娩中转剖宫产率（%）＝阴道分娩中转剖宫产妇数 / 同期（阴道分娩产妇总人数＋阴道分娩中转剖宫产妇人数）×100% 目标值：≤ 8%，逐步降低 6. 新生儿窒息发生率（%）＝出生新生儿发生窒息的人数 / 同期新生儿总人数 ×100% 目标值：≤ 3%，逐步降低 7. 母婴早接触、早吸吮率（%）＝实施早接触、早吸吮的产妇数 / 同期阴道分娩产妇总人数 ×100% 目标值：＞ 80%，逐步升高 8. 分娩镇痛（椎管内麻醉）使用率（%）＝阴道分娩产妇实施分娩镇痛人数 / 同期阴道分娩产妇总人数 ×100% 目标值：＞ 50%，逐步升高 9. 产房分娩安全核查执行率（%）＝实施了分娩安全核查的产妇数 / 同期阴道分娩产妇总人数 ×100% 目标值：100%	【数据核查】对质量监测指标进行复核，复核数据比例不少于科室上报数据的 20%，追溯信息收集渠道 【记录查看】查阅指标分析报告、整改报告以及落实情况

表 5-4　危重孕产妇救治中心质量与安全检查表

检查项目	具体要求	检查方法
产科安全管理办公室	1. 设立产科安全管理办公室，由分管院长具体负责，包括医务科、护理部、产房等负责人 2. 建立高危孕产妇救治、转诊等机制，协调相关业务科室的沟通合作 3. 建立院内多学科会诊、多学科分工协作机制，实现危重孕产妇的有效救治、快速会诊和迅速转运 4. 建立危重孕产妇救治中心基本工作制度，包括但不限于：高危妊娠管理制度、危重孕产妇管理细则、危重孕产妇转运急救流程、接受转诊和信息反馈制度、信息登记制度、医院安全管理制度、危重孕产妇医患沟通与媒体沟通制度等	【文件查阅】查阅制度、方案等文件资料 【员工访谈】抽查员工对相关制度、规范的掌握情况
产科、儿科协作机制	1. 建立产科、儿科协作的制度和流程 2. 鼓励产科与儿科共同确定分娩时机 3. 儿科医师按院内会诊时限要求准时到达 4. 确保每个分娩现场有 1 名经过新生儿复苏培训的专业人员	【文件查阅】查阅制度、流程等文件资料 【现场检查】了解产科、儿科协作情况
职责、制度、规范	1. 制订并落实各类人员岗位职责 2. 建立并执行危重孕产妇诊疗工作的基本工作制度、诊疗常规和技术规范 3. 建立并落实各项危重孕产妇救治相关规章制度、流程 4. 建立并执行妊娠风险评估、高危妊娠管理、孕产妇危重症评审、孕产妇死亡评审等制度 5. 根据危重病种，建立各疾病的抢救流程，定期培训和演练	【文件查阅】查阅制度、职责等文件资料 【员工访谈】抽查医护人员对相关职责、制度、规范的掌握情况
人员资质	1. 人员均持有执业医师资格证书或执业护士资格证书及母婴保健技术考核合格证或医师执业证书上加注母婴保健技术服务考核合格（技术类别） 2. 人员配备符合危重孕产妇救治中心建设管理指南要求	【文件查阅】查阅科室人员资质证书，人员名单、排班表
培训与考核	1. 科室开展危重孕产妇救治相关专业理论、技术、操作、法律法规的培训并考核 2. 开展相关医师基本理论知识的培训及考核，包括： （1）高危妊娠和重症医学相关理论知识 （2）掌握重要脏器和系统的相关生理、病理及病理生理学知识 （3）救治中心相关的临床药理学知识 （4）伦理学概念	【记录查看】查看科室培训及考核资料 【员工访谈】抽查医护人员对培训内容的掌握情况 【员工操作】抽查医护人员对培训内容的掌握情况

（续表）

检查项目	具体要求	检查方法
	3. 相关医师每年至少参加 1 次省级或省级以上重症医学相关继续医学教育培训项目的学习 4. 对妇产科医师开展基本理论知识的培训及考核 5. 对重症医学医师开展重症患者重要器官、系统功能监测和支持的基本理论知识的培训及考核 6. 相关医师开展孕产妇危重症诊疗和救治的基本技能的培训及考核，产科医生（或助产士）考核合格率达 100% 7. 从事重症救治工作的医师还应开展独立完成监测与支持技术的能力培训，重症医学医师考核合格率达 100%	
成立院内救治小组	1. 成立院内产科、儿科、重症医学科以及产房、妇科、急诊科、麻醉科、放射科、输血科、检验科、药学部等相关业务科室专家为成员的院内危重孕产妇救治小组 2. 制订救治小组成员的工作职责，并履行职责 3. 每季度开展至少 1 次专项技能培训和急救演练，提高快速反应、危重救治和处置能力 4. 紧急剖宫产 DDI 时限应当控制在 30 分钟以内，并逐步缩短	【文件查阅】查阅小组成立文件、职责等资料 【记录查看】查看培训、工作、演练记录 【现场检查】检查现场无脚本急救演练 【病案检查】抽查病历中紧急剖宫产时限
院外会诊	未设立内科、外科的机构与综合救治能力较强的综合医院建立转会诊协作机制	【文件查阅】查阅转诊、会诊管理文件 【记录查看】查看专家会诊记录
急救绿色通道管理	1. 结合本院具体实际，制订进入绿色通道管理的疾病名单，医务人员知晓 2. 有绿色通道工作制度、相关人员职责，并落实 3. 进入绿色通道的患者执行先诊疗后付费的规定 4. 急救绿色通道通畅，落实急救服务流程、服务时限和连续医疗服务 5. 急救通道标识清晰，与手术室、重症医学科等相连接的院内紧急救治绿色通道标识清楚明显 6. 医技科室、行政后勤科室等相关科室应无条件配合，保障急诊绿色通道通畅	【文件查阅】查阅绿色通道工作制度、人员职责等文件 【现场检查】 1. 急救通道的标识标牌 2. 现场演练，查看绿色通道落实情况
应急预案	针对产后出血、羊水栓塞、子宫破裂、妊娠期高血压、新生儿窒息等孕产妇和新生儿主要死因，制订应急预案，完善抢救程序与规范，并定期演练，有记录	【记录查看】查阅应急预案及演练记录

（续表）

检查项目	具体要求	检查方法
高危孕产妇专案管理	1. 规范妊娠危险因素筛查制度，识别高危孕产妇，对妊娠风险分级为“橙色”“红色”和“紫色”的高危孕产妇严格实行专案管理，并由产科高年资医师负责管理 2. 对“橙色”“红色”和“紫色”高危孕产妇进行随访和追踪	【记录查看】 1. 高危孕产妇专案管理登记表 2. 抽查个案追踪情况
孕产妇危重症评审	按危重孕产妇评审工作制度，每季度至少开展 1 次危重孕产妇评审工作	【文件查阅】查阅既往危重孕产妇评审资料
孕产妇死亡评审	按照孕产妇死亡评审制度，开展孕产妇死亡评审工作	【文件查阅】查阅既往孕产妇死亡评审资料
信息报送	收集危重孕产妇救治信息，并按要求及时向卫生健康行政部门报送相关信息资料	【记录查看】查看信息报送资料、记录
急救药品、设备管理	1. 建立人员、设施、设备、药品、耗材等各种管理制度，及时保障危重孕产妇救治所需的药品、耗材 2. 保持救治所需设备均处于功能状态，确保各项工作安全、有序运行	【文件查阅】查阅急救药品管理制度 【现场检查】 1. 急诊药品摆放、效期 2. 耗材品种齐全、效期 3. 设备保养记录、每日巡查记录
质量与安全监测指标	1. 急救物品完好率（%）＝急救物品完好数 / 急救物品总数 ×100% 目标值：100% 2. 疾病严重程度评估率（%）＝疾病严重程度评估人数 / 危重症孕产妇人数 ×100% 目标值：100% 3. 高危产妇管理率（%）＝高危产妇管理人数 / 高危产妇数 ×100% 目标值：≥ 95% 4. 紧急剖宫产自决定手术至胎儿娩出时间（平均 DDI）＝每例 DDI 之和 / 紧急剖宫产人数 ×100% 目标值：≤ 30 分钟并逐渐缩短 5. 危重孕产妇救治成功率（%）＝危重孕产妇救治成功例数 / 危重孕产妇例数 ×100% 目标值：逐步提高 6. 孕产妇危重症评审次数 目标值：≥ 1 次 / 每季度	【数据核查】对质量监测指标进行复核，复核数据比例不少于科室上报数据的 20%，追溯信息收集渠道 【记录查看】查阅指标分析报告、整改报告以及落实情况

表 5-5　新生儿病房（含 NICU）质量与安全检查表

检查项目	具体要求	检查方法
人员配置	1. 根据床位设置配备足够数量的医师和护士，人员梯队结构合理 2. 普通新生儿病室医师人数与床位数之比为 0.3：1 以上，护士人数与床位数之比为 0.6：1 以上 3. 新生儿重症监护室（NICU）护士与床位之比不低于 1.5：1	【文件查阅】查阅科室人员名单、排班表等资料
基础设施	1. 新生儿病房设置在相对独立的区域，与普通儿科病房分隔，不得混合 2. 无陪护病室每床净使用面积不少于 3 m^2，床间距不小于 1 m，感染区每床使用面积不少于 9.5 m^2 3. 有陪护病室的应当一患一房，净使用面积不低于 12 m^2 4. 建筑布局符合环境卫生学和医院感染防控原则，做到布局流程合理、洁污分区明确，标识正确清晰 5. 医疗区包括新生儿普通病房、隔离病房、重症监护病房、治疗室、听力筛查室等 6. 辅助区包括办公区、接待室、清洗消毒间、配奶间、婴儿洗浴室、仪器设备存放室、哺乳室等 7. 配奶间及沐浴间相关制度上墙 8. 鼓励新生儿科开设母婴同室病房，具备母乳喂养和开展袋鼠式护理的支持环境、设施设备 9. 提供家庭参与式服务的 NICU 应为家长配备洗手设施、更换隔离服及鞋套等场所，设置床旁座椅及屏风、患儿心电血氧监测设备、家长呼救设备等 10. 病房温度恒定在 24 ～ 28℃，具有防噪措施 11. 提供新生儿保健服务的科室设置哺乳区，设施设备定期消毒，规范管理 12. 三级机构 NICU 床位占新生儿病房的 20% 以上	【现场检查】查看设施、环境、标识标牌等是否符合要求
基本设备	1. 新生儿病房基本设备：婴儿培养箱台数≥ NICU 床位数的 60%；电子秤、身长测量仪；新生儿辐射抢救台；负压吸引器；喉镜（舌片齐）；复苏气囊≥每抢救单元 1 套；蓝光治疗仪≥床位数的 25%；微量血糖仪≥ 1 台；经皮黄疸测定仪≥ 1 台；氧浓度检测仪≥ 1 台；微量输液泵和注射泵≥床位数；血氧饱和度监护仪及多功能生理监护仪≥床位数的 67%；治疗呼吸机（生命支持）和高频呼吸机设备台数≥ NICU 床位数的 67%，其中高频振荡占比≥ 30%；正压呼吸治疗仪设备台数≥ NICU 床位数的 50%	【现场检查】 1. 设备配置是否符合要求 2. 每台急救设备均有保养登记本 3. 设专人每天检查并记录急救设备功能状态 【员工操作】抽查医务人员对急救设备操作的掌握情况

（续表）

检查项目	具体要求	检查方法
	2. 若为区域救治中心，尚需配备以下设备：血气分析仪≥1台；空氧混合器≥床位数的25%；T-组合复苏器≥1台；床边X线机≥1台或院内可实现床旁监测；耳声发射仪≥1台或院内可实现床旁随时检测；间接眼底镜≥1套或院内可实现床边日常检测；床旁心电图机≥1台；转运暖箱≥1台；转运车≥1台；转运呼吸机≥1台；母乳收集和储存设备≥1套；亚低温治疗仪≥1台 3. 设备齐全，定期维护，并处于功能状态 4. 医务人员熟练掌握急救设备的操作	
职责、制度、规范	1. 有科室人员岗位职责，并落实 2. 健全并落实科室工作制度，包括但不限于：入/出室管理制度、转科/院工作制度、产科和儿科合作制度、医疗设备操作与管理制度、特殊药品管理制度、婴儿沐浴流程及安全管理制度、新生儿身份识别管理制度、早产儿院内管理规范和流程、新生儿重度窒息病例讨论制度、不良事件防范与报告制度、突发事件应急处理预案、定期随访制度、探视制度、出生缺陷报告制度、死亡报告卡管理制度、死亡新生儿遗体处理制度、新生儿复苏规范和流程、危重新生儿转运工作制度和流程、爱婴医院管理规范和流程、院感防控相关制度等 3. 严格执行医疗质量与安全核心制度，包括但不限于首诊负责制度、三级查房制度、会诊制度、分级护理制度、值班和交接班制度、疑难病例讨论制度、急危重患者抢救制度、死亡病例讨论制度、查对制度、新技术和新项目准入制度、危急值报告制度、病历管理制度、抗菌药物分级管理制度、临床用血审核制度、信息安全管理制度、手术安全核查制度等 4. 有临床诊疗规范及操作规程，并严格执行，及时更新	【文件查阅】查阅科室制度等资料 【员工访谈】抽查员工对制度、流程的掌握情况 【员工操作】抽查医务人员对特定操作，如新生儿复苏的完成情况 【现场检查】核查制度、规范落实情况 【核心制度检查】见第七章
落实爱婴医院要求	1. 新生儿病房区域禁止母乳代用品及相关厂家的宣传、展示和推广活动 2. 婴儿配方奶粉的采购和使用符合有关规定 3. 配奶间管理和操作流程规范 4. 有医学指征的新生儿需要添加配方奶时，应遵循医嘱在医疗文书中记录医学指征，以及使用配方奶数量和次数	【现场检查】 1. 设备设施、环境、标识、配奶间管理是否符合要求 2. 是否有奶瓶、奶嘴等 3. 拨打核实热线电话 【记录查看】查看奶粉采购记录、人员培训记录

（续表）

检查项目	具体要求	检查方法
	5. 除有医学指征的母婴分离外，产妇和新生儿应 24 小时在一起，每天分离的时间不超过 1 小时 6. 在母婴同室内，母乳喂养的新生儿未使用过奶瓶、奶嘴或安慰奶嘴 7. 设立本机构母乳喂养咨询热线电话，保持热线畅通；建立母乳喂养咨询门诊，由专业人员接诊	【病历检查】抽查相关病历有无加奶指征、母婴分室指征 【员工访谈】抽查产科医护人员对爱婴医院规定的知晓度 【患者访谈】询问家属是否用奶瓶喂过新生儿
院感防控	1. 制订并执行感染控制及医院感染监测制度、消毒隔离制度、手卫生制度、配奶间与沐浴间管理制度等 2. 每个病房至少设置 1 套洗手设施（洗手池、非接触式水龙头、清洁剂、干手设施、洗手流程图）；每床配备速干手消毒液 3. 开展呼吸机相关性肺炎、中心静脉导管相关血流感染、新生儿坏死性小肠结肠炎等目标性监测项目，及时发现医院感染的危险因素，采取有效预防和控制措施 4. 发现有医院感染聚集性趋势时，应当立即报告并开展调查，根据调查结果采取切实可行的控制措施	【现场检查】 1. 医务人员手卫生执行或使用信息化手段观察执行情况 2. 洗手设备设施、消毒液使用效期等 【病历检查】抽查医疗文书记录 【记录查看】对调查对象的医院感染发生情况的跟踪观察记录
应急预案	针对新生儿主要死因制订危重新生儿急救预案，每季度进行团队演练，针对问题提出改进策略并落实	【文件查阅】查阅应急预案 【记录查看】查看预案演练、改进记录
新生儿安全	住院新生儿佩戴身份识别腕带，出入病房做好核查登记，出院进行身份识别并记录新生儿出入院时间	【现场检查】核查新生儿身份识别执行情况
多学科合作	1. 建立良好的新生儿、产科、儿童保健等多学科合作制度，形成运行良好的院内外转介和转诊机制 2. 高危孕妇分娩前产科、新生儿科联合查房 3. 新生儿科医师对母婴同室病房的高危孕产妇分娩的新生儿进行查房 4. 儿童保健医师参与产科、新生儿科的新生儿出院前体检、评估、咨询指导和健康教育工作等	【文件查阅】查阅科室制度、机制等文件 【记录查看】查看转诊、会诊、联合查房记录 【病历 / 案检查】抽查病历 / 案中查房记录 【患者访谈】询问出院新生儿家属医师参与情况
NICU 管理	1. 新生儿重症监护室的患者入住、出科符合指征，实行“危重程度评估” 2. 进行危重新生儿（包括新生儿死亡和出生缺陷）监测管理 3. 产科、新生儿科医生共同开展新生儿死亡或重度窒息的病例讨论，每季度至少一次	【病历检查】抽查运行病历，核查指征和评分是否符合要求 【记录查看】科室的监测记录、评审、转运、信息报送等工作记录资料

（续表）

检查项目	具体要求	检查方法
	4. 制订新生儿死亡评审制度，对本院死亡的新生儿病例进行诊疗、转诊、护理等各环节系统回顾和分析，发现管理和服务中的问题，提出针对性干预措施 5. 设立危重症新生儿转运登记本、抢救登记本、转运与反馈登记本、急危重症及死亡病例讨论记录本、住院登记本等，并按要求及时向辖区妇幼保健院或卫生健康行政部门报送相关信息资料	
质量与安全监测指标	1. 符合危重评分标准的危重患者比例（%）＝期内符合危重评分标准的危重患者人数 / 同期入院患者数 ×100% 目标值：＞ 50% 并逐步提高 2. 危重患者抢救成功率（%）＝抢救危重患者成活人数 / 同期抢救危重患者总人数 ×100% 目标值：逐步提高 3. 住院新生儿母乳喂养率（%）＝住院新生儿母乳喂养人数 / 同期住院患者总人数 ×100% 目标值：目标值≥ 60%（新生儿保健特色专科） 4. 新生儿住院患者死亡率（‰）＝住院新生儿死亡数 / 同期出院患者总人数 ×1000‰ 目标值：＜ 2‰ 5. 早产儿视网膜病在早产儿中发生率（%）＝住院早产儿发生视网膜病人数 / 同期出院早产儿总人数 ×100% 目标值：＜ 5% 6. 住院患者出院后 0 ～ 31 天非预期再住院率（%）＝住院患者出院 31 天内再入院人数 / 同期入院总人数 ×100% 目标值：逐步下降 7. 非计划气管插管拔管率（%）＝非计划气管插管拔管例数 / 同期 ICU 患者气管插管拔管总数 ×100% 目标值：逐步下降 8. ICU 气管插管拔管后 48 h 内再插管率（%）＝气管插管计划拔管后 48 h 内再插管例数 / 同期 ICU 患者气管插管拔管总例数 ×100% 目标值：逐步下降 9. 感染性休克 3 h 集束化治疗（bundle）完成率（%）＝入 ICU 诊断为感染性休克并全部完成 3 h 集束化治疗的患者数 / 同期入 ICU 诊断为感染性休克患者总数 ×100%（不包括住 ICU 期间后续新发生的感染性休克病例） 目标值：监测比较	【数据核查】对质量监测指标进行复核，复核数据比例不少于科室上报数据的 20%，追溯信息收集渠道 【记录查看】查阅指标分析报告、整改报告以及落实情况

（续表）

检查项目	具体要求	检查方法
	10. 合理用药监测指标 11. 输血管理等指标 12. 医院感染控制监测指标	见第九章专项服务质量管理 见第八章医院感染预防与控制管理

表 5-6　儿童重症监护室（PICU）质量与安全检查表

检查项目	具体要求	检查方法
人员配置	1. 配备足够数量、经过专门训练、掌握重症医学的基本理念、基础知识和基本操作技术，具备独立工作能力的医护人员 2. 医师人数与床位数之比应为 0.8∶1 以上，护士人数与床位数之比应为 2.5∶1 以上 3. 可以根据需要配备适当数量的医疗辅助人员 4. 医务人员定期进行各种抢救设备、心肺复苏等基本技术培训考核并记录	【文件查阅】查阅科室人员名单、排班表等材料 【记录检查】查看科室培训计划及每月实施记录 【员工操作】抽查医务人员对急救设备操作的掌握情况
基础设施	1. 病床数量应符合医院功能和实际收治重症患者的需要 2. 科室应位于方便患者转运、检查和治疗的区域，并接近手术室、医学影像学科、检验科和输血科（血库）等 3. 最少配备一个单间病房，使用面积不少于 18 m^2，用于收治隔离患者 4. 每床使用面积不少于 15 m^2，床间距大于 1 m 5. 每天至少应保留 1 张空床以备应急使用 6. 每床配备完善的功能设备带或功能架，提供电、氧气、压缩空气和负压吸引等功能支持 7. 每张监护病床装配电源插座 12 个以上，氧气接口 2 个以上，压缩空气接口 2 个和负压吸引接口 2 个以上 8. 三级机构全年床位使用率平均超过 85% 时，应该适度扩大规模	【现场检查】查看科室的设施、环境、标识标牌等是否符合要求 【记录检查】核查床位使用率
基本设备	1. 每床配备床旁监护系统，进行心电、血压、脉搏血氧饱和度、有创压力监测等基本生命体征监护 2. 为便于安全转运患者，至少配备 1 台便携式监护仪 3. 三级机构原则上应该每床配备 1 台呼吸机；二级机构可根据实际需要配备适当数量的呼吸机，每床配备简易呼吸器（复苏呼吸气囊）	【现场检查】 1. 科室的设备配置等是否符合要求 2. 每台急救设备均有保养登记本，设专人每天检查设备并记录急救设备功能状态

（续表）

检查项目	具体要求	检查方法
	4. 每床均应配备输液泵和微量注射泵，其中微量注射泵原则上每床4台以上；配备一定数量的肠内营养输注泵 5. 配备心电图机、血气分析仪、除颤仪、心肺复苏抢救装备车（配有喉镜、气管导管、各种管道接头、急救药品以及其他抢救用具等）、纤维支气管镜、升降温设备等 6. 三级机构须配置血液净化装置、血流动力学与氧代谢监测设备 7. 设备齐全并处于功能状态，定期维护，有记录 8. 医务人员熟练掌握急救设备的操作方法	【员工操作】抽查医务人员对急救设备使用操作的掌握情况
职责、制度、规范	1. 有科室人员岗位职责，并落实 2. 科室管理制度健全并落实，包括但不限于：入/出室管理制度、转科/院工作制度、医疗设备操作与管理制度、急救药品管理制度、特殊药品管理制度、不良事件防范与报告制度、培训和急救演练制度、突发事件应急处理预案、定期随访制度、探视制度等 3. 严格执行医疗质量安全核心制度，包括但不限于：首诊负责制度、三级查房制度、会诊制度、分级护理制度、值班和交接班制度、疑难病例讨论制度、急危重患者抢救制度、死亡病例讨论制度、查对制度、新技术和新项目准入制度、危急值报告制度、病历管理制度、抗菌药物分级管理制度、临床用血审核制度、信息安全管理制度、手术安全核查制度等 4. 有临床诊疗规范及操作规程，并严格执行，及时更新	【文件查阅】查阅科室制度等文件 【记录查看】查看科室各种讨论记录、培训记录等 【员工访谈】抽查员工对制度、流程的掌握情况 【员工操作】抽查要求员工完成特定操作的内容，如儿童心肺复苏考核等 【核心制度检查】见第七章
院感防控	1. 落实感染控制及医院感染监测制度、消毒隔离制度、手卫生制度等 2. 每个病房至少设置1套洗手设施（洗手池、非接触式水龙头、清洁剂、干手设施、洗手流程图）；每床配备速干手消毒液 3. 开展呼吸机相关性肺炎、中心静脉导管相关血流感染监测项目，及时发现医院感染的危险因素，采取有效预防和控制措施 4. 发现有医院感染聚集性趋势时，应当立即报告并开展调查；根据调查结果采取切实可行的控制措施	【文件查阅】查阅科室制度等文件 【现场检查】 1. 洗手设备设施、消毒液使用效期等 2. 医务人员手卫生执行情况 【病历/病案检查】查阅医疗文书记录 【记录查看】查阅院感管理专职人员对医院感染发生情况的跟踪记录

（续表）

检查项目	具体要求	检查方法
应急预案	有危重患儿急救预案，每年进行至少 1 次团队演练，并针对问题提出改进策略并落实	【文件查阅】查阅应急预案 【记录查看】预案演练记录、改进措施等
危重程度评估	1. 患者入住、出室符合指征 2. 实行病情“危重程度评分”，疾病严重程度评估率达 100%	【病历检查】抽查运行病历，核查指征和评分是否符合要求
质量与安全监测指标	1. 急性生理与慢性健康评分（APACHE Ⅱ评分）≥ 15 分患者收治率（入 ICU 24 h 内）（%）＝入 ICU 24 h 内 APACHE Ⅱ评分≥ 15 分患者数 / 同期 ICU 收治患者总数 ×100% 目标值：监测比较 2. 感染性休克 3 h 集束化治疗完成率（%）＝入 ICU 诊断为感染性休克并全部完成 3 h 集束化治疗的患者数 / 同期入 ICU 诊断为感染性休克患者总数（不包括住 ICU 期间后续新发生的感染性休克病例）×100% 目标值：逐步提高 3. 转出 ICU 后 48 h 内重返率（%）＝转出 ICU 后 48 h 内重返 ICU 的患者数 / 同期转出 ICU 患者总数 ×100% 目标值：逐步下降 4. 重症患者死亡率（%）＝ ICU 收治患者死亡数 / 同期 ICU 收治患者总数 ×100% 目标值：逐步下降 5. ICU 气管插管拔管后 48 h 内再插管率（%）＝气管插管计划拔管后 48 h 内再插管例数 / 同期 ICU 患者气管插管拔管总例数 ×100% 目标值：逐步下降 6. ICU 非计划气管插管拔管率（%）＝非计划气管插管拔管例数 / 同期 ICU 患者气管插管拔管总数 ×100% 目标值：逐步下降 7. 合理用药监测指标（见第九章专项服务质量管理） 8. 输血管理等指标（见第九章专项服务质量管理） 9. 医院感染控制监测指标（见第八章医院感染预防与控制管理）	【数据核查】对质量监测指标进行复核，复核数据比例不少于科室上报数据的 20%，追溯信息收集渠道 【记录查看】查阅指标分析报告、整改报告以及落实情况

表 5-7　成人重症监护室（MICU）质量与安全检查表

检查项目	具体要求	检查方法
人员配置	1. 配备足够数量，经过专门训练，掌握重症医学的基本理念、基础知识和基本操作技术，具备独立工作能力的医护人员 2. 医师人数与床位数之比应为 0.8∶1 以上，护士人数与床位数之比应为 3∶1 以上 3. 可以根据需要配备适当数量的医疗辅助人员 4. 医务人员定期进行各种抢救设备、心肺复苏等基本技术培训考核并记录	【文件查阅】查阅科室人员名单、排班表等材料 【记录查看】查看科室培训计划及每月实施记录 【员工操作】抽查医务人员对急救设备操作的掌握情况
基础设施	1. 病床数量应符合本机构医院功能和实际收治重症患者的需要 2. 科室位于方便患者转运、检查和治疗的区域，并接近手术室、医学影像学科、检验科和输血科（血库）等 3. 每天至少应保留 1 张空床以备应急使用 4. 每床使用面积不少于 15 m^2，床间距大于 1 m 5. 每个病区最少配备一个单间病房，使用面积不少于 18 m^2，用于收治隔离患者 6. 每床配备完善的功能设备带或功能架，提供电、氧气、压缩空气和负压吸引等功能支持 7. 每张监护病床装配电源插座 12 个以上、氧气接口 2 个以上、压缩空气接口 2 个和负压吸引接口 2 个以上 8. 三级机构全年床位使用率平均超过 85% 时，应该适度扩大规模	【现场检查】查看科室的设施、环境、标识标牌等是否符合要求 【记录检查】核查床位使用率
基本设备	1. 每床配备床旁监护系统，进行心电、血压、脉搏血氧饱和度、有创压力监测等基本生命体征监护 2. 为便于安全转运患者，每个重症加强治疗单元至少配备 1 台便携式监护仪 3. 三级机构原则上每床配备 1 台呼吸机；二级机构可根据实际需要配备适当数量的呼吸机，每床配备简易呼吸器（复苏呼吸气囊） 4. 每床均应配备输液泵和微量注射泵，其中微量注射泵原则上每床 4 台以上；配备一定数量的肠内营养输注泵 5. 配备心电图机、血气分析仪、除颤仪、心肺复苏抢救装备车（车上备有喉镜、气管导管、各种管道接头、急救药品以及其他抢救用具等）、纤维支气管镜、升降温设备等 6. 三级机构须配置血液净化装置、血流动力学与氧代谢监测设备 7. 设备齐全并处于功能状态，定期维护，有记录 8. 医务人员熟练掌握急救设备的操作方法	【现场检查】 1. 设备配置等是否符合要求 2. 每台急救设备均有保养登记本，设专人每天检查设备并记录设备功能状态 【员工操作】抽查医务人员对急救设备使用操作的掌握情况

（续表）

检查项目	具体要求	检查方法
职责、制度、规范	1. 有科室人员岗位职责，并落实 2. 科室管理制度健全并落实，包括但不限于：高危妊娠管理制度、危重孕产妇管理细则、危重孕产妇转运急救流程、接受转诊和信息反馈制度、危重孕产妇抢救报告制度、孕产妇危重症评审制度、孕产妇死亡评审制度、培训和急救演练制度、突发事件应急处理管理制度、抢救用血制度、急救药品管理制度、信息登记制度、危重孕产妇医患沟通制度等 3. 严格执行医疗质量安全核心制度，包括但不限于：首诊负责制度、三级查房制度、会诊制度、分级护理制度、值班和交接班制度、疑难病例讨论制度、急危重患者抢救制度、死亡病例讨论制度、查对制度、新技术和新项目准入制度、危急值报告制度、病历管理制度、抗菌药物分级管理制度、临床用血审核制度、信息安全管理制度、手术安全核查制度等 4. 有临床诊疗规范及操作规程，并严格执行，及时更新	【文件查阅】查阅科室制度等文件 【员工访谈】抽查员工对制度、流程的掌握情况 【员工操作】抽查要求员工完成特定操作的内容，如成人心肺复苏考核等 【现场检查】核查制度落实情况 【核心制度检查】见第七章
院感防控	1. 落实感染控制及医院感染监测制度、消毒隔离制度、手卫生制度等 2. 每个病房至少设置 1 套洗手设施；每床配备速干手消毒液 3. 开展呼吸机相关性肺炎、中心静脉导管相关血流感染监测项目，及时发现医院感染的危险因素，采取有效预防和控制措施 4. 发现有医院感染聚集性趋势时，应当立即报告并开展调查；根据调查结果采取切实可行的控制措施	【现场检查】 1. 院感防控制度落实情况 2. 洗手设备设施、消毒液使用效期等 3. 医务人员手卫生执行情况 【病历检查】抽查运行病历 【记录查看】查看院感管理专职人员对医院感染发生情况的跟踪观察记录
应急预案	1. 针对孕产妇主要死因，制订危重孕产妇急救预案 2. 每季度进行团队演练，针对问题提出改进策略并落实	【文件查阅】查阅应急预案 【记录查看】查看预案演练、改进等资料
危重程度评估	1. 成人重症监护室的患者入住、出科符合指征 2. 实行病情“危重程度评估”，疾病严重程度评估率达 100%	【病历检查】抽查运行病历，核查指征和评分
质量与安全监测指标	1. 急性生理与慢性健康评分（APACHE Ⅱ 评分）≥ 15 分患者收治率（入 ICU 24 h 内）（%）= 入 ICU 24 h 内，APACHE Ⅱ 评分 ≥ 15 分患者数 / 同期 ICU 收治患者总数 ×100% 目标值：监测比较	【数据核查】对质量监测指标进行复核，复核数据比例不少于科室上报数据的 20%，追溯信息收集渠道

（续表）

检查项目	具体要求	检查方法
	2. 感染性休克3 h集束化治疗完成率（%）＝入ICU诊断为感染性休克并全部完成3 h集束化治疗的患者数/同期入ICU诊断为感染性休克患者总数×100%（不包括住ICU期间后续新发生的感染性休克病例） 目标值：逐步提高 3. ICU深静脉血栓（DVT）预防率（%）＝进行深静脉血栓（DVT）预防的ICU患者数/同期ICU收治患者总数×100% 目标值：逐步提高 4. 转出ICU后48 h内重返率（%）＝转出ICU后48 h内重返ICU的患者数/同期转出ICU患者总数×100% 目标值：逐步下降 5. 重症患者死亡率（%）＝ICU收治患者病死数/同期ICU收治患者总数×100% 目标值：逐步提高 6. ICU气管插管拔管后48 h内再插管率（%）＝气管插管计划拔管后48 h内再插管例数/同期ICU患者气管插管拔管总例数×100% 目标值：逐步提高 7. ICU非计划气管插管拔管率（%）＝非计划气管插管拔管例数/同期ICU患者气管插管拔管总数×100% 目标值：逐步提高 8. 合理用药监测指标（见第九章专项服务质量管理） 9. 输血管理等指标（见第九章专项服务质量管理） 10. 医院感染控制监测指标（见第八章医院感染预防与控制管理）	【记录查看】查阅指标分析、整改报告以及落实情况

表5-8 临床营养科质量与安全检查表

检查项目	具体要求	检查方法
人员资质、技能考核	1. 医务人员具备本专业相应执业资格，执业范围与注册执业范围相符合 2. 经临床营养专业教育或培训的营养专业技术人员，可以开展营养咨询，营养筛查及评估，肠内营养配制，医疗膳食配置，肠内、肠外营养建议或处方，营养宣教等工作	【文件查阅】 1. 人员资质资料 2. 制度、规范、流程等文件 3. 人员培训、考核资料

（续表）

检查项目	具体要求	检查方法
	3. 加强医务人员营养筛查技能培训，指导其规范使用营养筛查工具，并完善相关监督考核制度；确保医务人员能够及时完成筛查工作，首诊医师是营养筛查的第一责任人 4. 经临床营养专业培训的医师，可以按照有关规定规范开展临床营养诊疗活动，其中包括但不限于：对营养失调病、营养代谢障碍等疾病的诊疗，及对其他各种疾病的营养支持等	
职责、制度、规范	1. 有科室人员岗位职责，并落实 2. 制订并落实科室工作制度，包括但不限于：医疗膳食及肠内营养制备部门相关岗位工作人员健康档案管理制度、食品原料档案管理制度、餐具消毒管理制度、食品留样管理制度和卫生检查管理制度等 3. 制订并严格执行营养评估、筛查工具及常见营养问题和疾病的诊疗规范，并及时更新	【文件查阅】查阅制度、职责等文件 【员工访谈】抽查医护人员对职责、制度、规范的掌握情况
营养筛查	1. 针对住院患者以及消化内科、肿瘤科等重点科室门诊患者开展营养筛查工作，重点筛查对象包括老年患者、手术患者、恶性肿瘤患者、入住重症监护病房的患者、近一周正常饮食摄入不足者以及其他可能发生营养不良的患者 2. 患者入院后 24 h 内进行首次营养筛查，结合入院问诊、体格检查等进行 3. 医务人员可根据患者病情变化，进行再次营养筛查；经筛查确定存在营养风险的，应当及时申请营养评估 4. 做好营养筛查记录	【病历检查】抽查营养病历，核查营养筛查、评估工作的落实情况 【记录查看】抽查营养筛查记录
营养评估	1. 临床营养专业技术人员收集患者临床资料，对经筛查发现存在营养风险的患者的营养状态进行评估 2. 应在接收到申请后 24 h 内进行营养评估。可根据患者病情变化，进行再次营养评估 3. 营养评估应综合考虑患者一般情况、膳食调查、人体测量、人体组成测定、代谢检测、生化检验、临床检查等内容 4. 做好营养评估记录	【记录查看】抽查营养评估记录 【员工访谈】抽查医务人员对营养评估、诊疗知识和技能的掌握情况
营养治疗	1. 营养治疗计划的制订和实施合理 2. 营养制剂的选择和使用符合标准 3. 患者的宣教和指导工作落实到位 4. 营养治疗过程中监控和评估及时准确 5. 治疗过程中的记录和报告完整准确	【病历检查】抽查营养病历，核查营养诊疗、落实情况

（续表）

检查项目	具体要求	检查方法
病历管理	1. 筛查出有“营养风险”的患者，病历首页的诊断须有“营养风险” 2. 临床营养科应当按照有关规定规范书写、保存病历等医疗文书，利用信息化手段提高医疗服务效率和决策水平，并加强相关诊疗信息统计分析	【病历/案检查】抽查“营养风险”患者病历，查阅首页诊断是否做好标识
质量与安全监测指标	1. 住院患者营养风险筛查率（%）=完成营养风险筛查住院患者数/同期住院患者总数×100% 目标值：逐步提高 2. 存在营养风险住院患者营养治疗率（%）=存在营养风险并接受营养治疗的住院患者数/同期存在营养风险住院患者总数×100% 目标值：逐步提高 3. 糖尿病住院患者营养评估率（%）=进行营养评估的糖尿病住院患者数/同期糖尿病住院患者总数×100% 目标值：逐步提高 4. 糖尿病住院患者营养治疗率（%）=接受营养治疗的糖尿病住院患者数/同期糖尿病住院患者总数×100% 目标值：逐步提高 5. 肠外营养治疗不良事件发生率（%）=实施肠外营养治疗不良事件发生例数/同期实施肠外营养治疗总例数×100% 目标值：逐步降低 6. 肠内营养治疗不良事件发生率（%）=实施肠内营养治疗不良事件发生例数/同期实施肠内营养治疗总例数×100% 目标值：逐步降低 7. 膳食营养治疗不良事件发生率（%）=实施膳食营养治疗不良事件发生例数/同期实施膳食营养治疗总例数×100% 目标值：逐步降低 8. 营养门诊投诉发生率（%）=营养门诊投诉发生人次数/同期营养门诊诊疗总人次数×100% 目标值：逐步降低	【数据核查】对质量监测指标进行复核，复核数据比例不少于科室上报数据的20%，追溯信息收集渠道 【记录查看】查阅指标分析报告、整改报告以及落实情况

表 5-9 中医科质量与安全检查表

检查项目	具体要求	检查方法
人员配置	1. 三级机构：中医妇科和中医儿科负责人应当具有中医类别高级专业技术职称，从事中医临床专业工作 10 年以上 2. 二级机构：中医妇科和中医儿科负责人应当具有中医类别中级及以上专业技术职称，从事相关专业工作 6 年以上 3. 中药专业技术人员占药学专业技术人员比例≥ 20% 4. 三级机构中药房负责人应有中药师高级职称 5. 二级机构中药房负责人应有中药师中级及以上职称 6. 中药饮片调剂组、中成药调剂组和库房采购组负责人应具备中药师中级及以上职称 7. 中药饮片质量验收负责人，应为具有中级及以上职称和中药饮片鉴别经验的人员，或有丰富中药饮片鉴别经验的老药工 8. 煎药室负责人应当由具备一定理论水平和实际操作经验的中药师担任 9. 主管中医病房的护士长应当系统接受过中医药知识技能岗位培训，能够指导护士开展辨证施护和运用中医护理技术 10. 煎药人员经过中药煎药相关知识和操作技能的岗位培训并考核合格	【文件查阅】 1. 医院发布的文件 2. 科室人员名单、资格证书
培训考核	1. 实施中医药人员规范化培训 2. 开展西医人员以中成药合理运用和针灸推拿等适宜技术为重点的中医药知识和技能培训 3. 将培训纳入继续教育考核项目 4. 将中医药业务开展情况纳入机构各临床科室及其管理人员年度工作考核目标	【文件查阅】查阅医院发布的文件 【记录查看】查看科室培训计划和资料 【员工访谈】抽查员工相关知识、技能的掌握情况
房屋布局	1. 中医妇科门诊设置诊室、检查室、治疗室 2. 中医儿科门诊设置诊室、中医外治室 3. 至少设有中药饮片库房、中药饮片调剂室、中成药库房、中成药调剂室、周转库、中药煎药室 4. 煎药室布局合理，设有储藏（药）、准备、煎煮、清洗等功能区域 5. 中医药服务的环境、流程、方式等方面体现中医药文化特色 6. 中医诊室原则上在孕产保健部、儿童保健部、妇女保健部门诊诊疗区域内与相关西医诊室比邻布局，倡导提供“一站式”的中西医结合医疗保健服务	【现场检查】查看科室功能分区、布局

（续表）

检查项目	具体要求	检查方法
	7. 中医临床科室可设置相对独立、集中布局的健康干预区，集中针灸、推拿、康复、理疗等服务设施、设备和器具，为妇女儿童提供针刺、灸法、拔罐、推拿、药浴、刮痧、膏方、贴敷等中医特色的健康干预服务	
设施设备	1. 基本设备有诊断床、听诊器、血压计、温度计、治疗推车、脉枕、针灸器具、火罐、电冰箱、计算机等 2. 根据专科业务工作需要，配备相应的中医诊疗设备，包括针灸治疗床、推拿治疗床、推拿治疗凳、针灸器具、火罐、中药雾化吸入设备、刮痧板、电针仪、艾灸仪、智能通络治疗仪、颈腰椎牵引设备、中药熏蒸设备等 3. 配置有效的通风、除尘、防积水和消防等设施 4. 配置中药储存、中药饮片调剂、中成药调剂、中药煎煮、临方炮制设备（器具） 5. 配备储药、冷藏、煎煮及计量、过滤等设施设备或器具	【现场检查】查看科室设施、设备等情况
职责、制度、规范	1. 有科室人员岗位职责并落实 2. 有科室管理制度并落实，包括但不限于：药品采购制度 / 药品管理制度，在职教育培训制度，中医妇科、儿科与西医妇科、儿科的会诊、转诊制度，随访制度等 3. 严格执行首诊负责制、查对制度、值班和交接班制度、三级查房制度、疑难病例讨论制度、急危重患者抢救制度、死亡病例讨论制度、病历管理制度、信息安全管理制度等医疗质量与安全核心制度 4. 有本机构中药技术操作规程和管理规范，并装订成册，方便查询使用；有常见病和重点病种的中医诊疗方案；有中药饮片、中成药、针灸、推拿等中医特色服务诊疗规范和操作规程，并执行 5. 中医纳入多学科协作诊疗，建立中医妇科、中医儿科与其他临床科室开展业务合作的有效机制	【文件查阅】查阅科室制度等文件 【现场检查】查看职责、制度、规范落实情况 【员工访谈】抽查医务人员对相关制度、规范、知识的掌握情况 【核心制度检查】见第八章
应急预案	1. 建立突发事件应急预案，出现危急突发事件时能够提供及时、安全的检查服务 2. 定期开展应急预案培训、演练，并做好记录 3. 有向临床科室发出紧急呼救与支援的机制与流程，至少每半年进行一次演练	【记录查看】查看突发事件应急预案及演练记录

（续表）

检查项目	具体要求	检查方法
服务过程中的质量与安全管理	1. 严格落实医院感染防控各项要求 2. 严格按照中医诊疗规范和流程开展工作 3. 每年对诊疗方案实施情况及中医优势病种的临床疗效进行分析、总结及评估，优化诊疗方案 4. 中药处方格式和书写符合要求，中成药（含中药注射剂、医院中药制剂）应用符合中成药临床应用指导原则 5. 处方书写规范，中成药辨证使用，用法用量正确；合理配伍，符合联合用药原则 6. 上级医师正确指导下级医师开展中医诊疗活动，临床诊疗行为规范，辨证使用中成药（含中药注射制剂、医院中药制剂），合理检查、合理诊治 7. 及时开展病例讨论，提高中医诊治急危重症、疑难病的水平 8. 严格掌握并执行中医治疗的时间要求 9. 严格执行科室操作规程，避免治疗过程中发生锐器伤、烫伤、火罐致伤、机械损伤	【病历检查】抽查医疗文书记录 【记录查看】查阅科室各种工作记录、病例讨论记录
质量与安全监测指标	1. 中医病房中医治疗率（%）＝针对主病、主证以中医进行治疗的患者人数 / 全部收治患者人数 ×100% 目标值：≥ 70% 2. 门诊中医诊疗人次占比（%）＝中医临床科室门诊诊疗人次 / 同期门诊总诊疗人次 ×100% 目标值：≥ 5%	【数据核查】对指标进行复核，追溯信息收集渠道 【记录查看】查阅指标分析报告、整改报告以及落实情况

表 5-10　健康体检科质量与安全检查表

检查项目	具体要求	检查方法
机构管理	1. 机构申请开展健康体检，应具备以下条件： （1）具有相对独立的健康体检场所及候检场所 （2）登记的诊疗科目至少包括内科、外科、妇产科、眼科、耳鼻咽喉科、口腔科、医学影像科和医学检验科 （3）至少有 2 名具有内科或外科高级专业技术职称的执业医师，每个临床检查科室至少具有 1 名中级及以上专业技术职称的执业医师 （4）至少具有 10 名注册护士 （5）具有满足健康体检需要的其他卫生技术人员 （6）具有符合开展健康体检要求的仪器设备	【文件查阅】 1. 本机构执业许可证中诊疗科目是否符合要求 2. 科室健康体检基本项目是否符合要求 3. 科室《目录》备案资料与实际开展项目是否一致 【现场检查】查看科室的设施、环境、标识标牌、信息系统、设备清单等是否符合要求

（续表）

检查项目	具体要求	检查方法
	2. 医疗机构向核发其医疗机构执业许可证的卫生健康行政部门（以下简称登记机关）申请开展健康体检 3. 根据卫生健康行政部门制订的《健康体检基本项目目录》制订本院《健康体检项目目录》(简称《目录》)，并按照《目录》开展健康体检 4. 本机构《目录》应当向登记机关备案；不设床位和床位在99张以下的机构还应向登记机关的上一级卫生健康行政部门备案	
人员配置	1. 至少2名具有内、外科高级专业技术职称的执业医师经设区的市级以上卫生健康行政部门培训并考核合格，负责审核签署健康体检报告 2. 每个临床检查科室、医技检查科室至少有1名具有中级及以上专业技术职称的执业医师 3. 至少有10名护士，其中至少有5名具有主管护师及以上专业技术职称 4. 医技人员应当具有专业技术职称，符合相关岗位的任职资格	【文件查阅】查阅科室人员名单、排班表、资格证书、培训合格证等资料
基础设施	1. 建筑总面积不少于400 m^2 2. 医疗用房面积不少于总面积的75% 3. 各检查科室应独立，每个检查室净使用面积不得小于6 m^2 4. 整体建筑设施执行国家无障碍设计相关标准，并符合消防、安全保卫、应急疏散等功能要求 5. 体检区域应当有空气调节设备，保持适宜温度和良好的通风状况 6. 各物理检查科室和辅助仪器检查项目独立设置，并有操作规范 7. 各检查室有清晰、醒目的标识导向系统	【现场检查】查看科室的设施、环境、标识标牌、信息系统、设备清单等是否符合要求
基本设备	1. 常规设备：应当配备符合开展健康体检项目要求的仪器设备，如测量尺、身高体重计、血压计、裂隙灯、显微镜、血细胞分析计数仪、尿液分析检测仪、全自动或半自动生化仪、十二导联同步心电图机、数字X光机、彩色多普勒超声诊断仪等 2. 急救设备：至少配备全导联心电图机、心脏除颤仪、简易呼吸器、负压吸引器、气管插管设备、供氧设备、抢救车及急救药品	【现场检查】查看科室的设施、环境、标识标牌、信息系统、设备清单等是否符合要求 【记录查看】查看每台急救仪器的保养登记情况，每天设备状态、急救设备功能状态记录

（续表）

检查项目	具体要求	检查方法
	3. 信息化设备：配置具备信息报送、传输和自动化办公功能的网络计算机等设备 4. 配备与功能相适应的信息管理系统，信息化建设符合国家和所在区域相关要求 5. 急救设备齐全并处于功能状态，定期维护，有记录	
职责、制度、规范	1. 有科室人员岗位职责，并落实 2. 健全科室管理制度，包括但不限于：受检者隐私保护制度、健康体检报告管理制度、疑难健康体检报告讨论制度、健康体检高危异常检查结果登记追访制度、健康体检医院感染管理制度、健康体检传染病报告制度、患者抢救与转诊制度等 3. 严格执行医疗质量安全核心制度，包括但不限于：首诊负责制度、会诊制度、急危重患者抢救制度、查对制度、危急值报告制度、病历管理制度、信息安全管理制度等	【文件查阅】查阅科室制度等文件 【记录查看】查看科室各种讨论记录、培训记录等 【员工访谈】抽查员工对相关制度、流程的掌握情况 【核心制度检查】见第七章
服务过程中的质量管理	1. 对侵入性检查、异性医务人员检查等知情告知，自动放弃项目需确认签字 2. 对受检者身份确认 3. 健康体检操作前执行查对 4. 注意受检者检中、检后的隐私保护	【现场检查】查看体检前、中、后操作是否符合要求
健康体检报告	1. 有负责签署健康体检报告的医师 2. 健康体检报告应当包括受检者一般信息、体格检查记录、实验室和医学影像学检查报告、阳性体征和异常情况的记录、健康状况描述和有关建议等 3. 每月对疑难健康体检报告进行讨论，有记录 4. 严格执行健康体检高危异常检查结果登记追访制度	【病历 / 病案检查】查阅医疗文书记录 【记录查看】查看科室的各种讨论记录、随访登记等资料
外出健康体检	1. 可在登记机关管辖区域范围内开展外出健康体检 2. 开展外出健康体检前，应当与邀请单位签订健康体检协议书 3. 协议书确定体检时间、地点、受检人数、体检的项目和流程、派出医务人员和设备的基本情况等，并明确协议双方法律责任 4. 于外出健康体检前至少 20 个工作日向登记机关进行备案	【记录查看】查看科室的工作记录、协议、备案等资料

（续表）

检查项目	具体要求	检查方法
质量与安全监测指标	1. 高级职称医师签署报告率（%）＝高级职称医师签署健康体检报告主检结论的例数 / 同期健康体检报告总数 ×100% 目标值：逐步提高 2. 健康体检问卷完成率（%）＝完成健康体检问卷人数 / 同期健康体检总人数 ×100% 目标值：100% 3. 超声医师日均负担超声健康部位数＝超声检查部位总数 /（同期超声医师岗位数 × 实际工作日） 目标值：监测比较 4. 大便标本留取率（%）＝留取大便标本的健康体检人次数 / 同期开具健康体检大便常规检查项目总人次数 ×100% 目标值：100% 5. 健康体检报告平均完成时间＝健康体检报告完成时间总和 / 同期健康体检报告总数 ×100% 目标值：逐步缩短 6. 高危异常结果通知率（%）＝完成高危异常结果通知人数 / 同期检出高危异常结果总人数 ×100% 目标值：100% 7. 重要异常结果随访率（%）＝完成重要异常结果随访人数 / 同期检出重要异常结果总人数 ×100% 目标值：100%	【数据核查】对质量监测指标进行复核，复核数据比例不少于科室上报数据的 20%，追溯信息收集渠道 【记录查看】查阅指标分析报告、整改报告以及落实情况

第二节　手术相关质量与安全管理

本节含 6 张检查表，针对手术相关科室，包括急诊手术、门诊手术、住院手术、日间医疗、麻醉手术科和内镜中心（室）6 个部门或科室，主要从围术期的检查要点，从制度落实、术前评估、术前安排、术前准备、手术安全核查、术中操作、手术完成、手术应急处置、术后随访、质量与安全监测指标等重要管理环节提出具体要求，为加强妇幼保健机构手术安全管理提供依据（表 5-11 ～表 5-16）。

表 5-11　急诊手术质量与安全检查表

检查项目	具体要求	检查方法
制度落实	1. 制订并落实急诊手术管理制度，包括但不限于：急诊手术的安全管理制度、急诊手术的申请和预约流程、术后患者管理相关制度与流程等	【文件查阅】查阅制度等文件资料 【员工访谈】抽查医护人员

（续表）

检查项目	具体要求	检查方法
	2. 落实医疗质量安全核心制度，包括：查对制度、手术安全核查制度、急会诊制度、急危重患者抢救制度、危急值报告制度等	对相关制度、流程的掌握情况 【核心制度检查】见第七章
术前评估	1. 按照要求完成手术适应证评估、手术等级评估及手术风险评估 2. 根据病史、体格检查、影像学和实验室检查等综合评估病情，严格把握手术适应证，有明确的急诊手术指征 3. 术式选择合理	【病历/案检查】抽查病历，了解术前评估情况 【员工访谈】抽查医护人员对评估要求的掌握情况
急诊手术启动	1. 门诊或急诊科急诊手术由当天值班的最高级别医师决定，并及时通知病房专科医师 2. 病房急诊手术由病房医疗组组长或科主任决定，并遵照手术分级管理制度执行 3. 是否为危及生命的急诊手术的判定，由经治医师或当日最高职称值班医师负责确定，经治医师在联系手术时应予以说明 4. 决定急诊手术后，主刀或第一助手应详细向患者和（或）家属说明病情、手术必要性、手术风险、替代治疗等情况，征得患者和（或）家属同意并签字。如患者情况特殊（如昏迷），又无家属在身边，应报医务科或总值班审批 5. 对需要施行紧急抢救手术的患者，应及时与相关科室（临床科室、手术室、麻醉科、药学部、检验科、输血科等）联系，根据病情准备必要的抢救设施和药品 6. 紧急抢救手术的患者由护士护送，必要时与医师共同护送，并与接收科室进行患者病情及病历资料的当面交接工作	【病历/案检查】抽查病历，核查急诊手术启动相关措施是否符合要求 【现场检查】 1. 举行应急演练，核查急诊手术启动流程是否顺利 2. 核查医护之间、临床科室与相关科室之间的协作配合是否顺畅 3. 急救患者护送手术室情况
绿色通道衔接	1. 药房提供 24 h 服务，接到急诊处方应优先配药发药 2. 挂号、收费窗口、入出院处提供 24 h 服务，为急诊绿色通道患者提供优先挂号、优先办理入院手续等服务 3. 对不能及时办理相关手续的急诊绿色通道患者，执行先抢救后付费制度，抢救结束后补办相关手续 4. 检验、超声、放射等医技科室提供 24 h 服务，为进入急诊绿色通道的患者提供优先检查、优先报告和先诊疗后结算服务，及时发放报告并与临床保持有效沟通，严格执行危急值报告制度	【现场检查】核查临床科室与相关科室之间的协作配合是否顺畅 【员工访谈】抽查医护人员对绿色通道管理制度与程序的掌握情况

（续表）

检查项目	具体要求	检查方法
术前准备	1. 术前谈话按照相关规定进行，向患者或其近亲属、授权委托人充分说明手术指征、手术风险与利弊、手术方式及其他可供选择的诊疗方法等，签署知情同意书，并记录于病历之中 2. 急诊手术审批按照急救管理要求，并满足实际急救要求，保障急救安全 3. 术前医嘱合理 4. 手术部位标识准确 5. 特殊器械、设备、耗材准备齐全 6. 由经治医师或手术医师、急诊科护士共同护送患者进手术室	【员工访谈】抽查医护人员对术前安排内容与程序的掌握情况 【病历/案检查】抽查病历，查看术前准备执行情况 【现场检查】 1. 核查手术标识 2. 核查器械、设备准备情况
手术安全核查	1. 进行麻醉前核查、切开皮肤前核查、患者离开手术室前核查工作，手术安全核查表填写规范 2. 术中用品核查准确（手术器械、敷料等） 3. 体位摆放核查合理	【病历检查】抽查病历，检查术中安全核查落实情况 【现场检查】检查手术安全核查工作是否规范
术中操作	1. 麻醉操作规范 2. 手术操作规范 3. 应急处理措施果断、合理	【员工操作】现场抽查医护人员术中操作情况
手术完成	1. 物品、器械清点规范 2. 离体标本规范处置、及时送检 3. 麻醉复苏及时 4. 感染手术后处置合理	【现场检查】查看器械物品核查、离体标本处置情况 【病历检查】抽查病历，了解术后处置情况
手术后患者转运	1. 有麻醉复苏室患者转入、转出标准与流程，严格管理全身麻醉患者催醒剂的使用 2. 患者在麻醉后监测治疗室（PACU）内的监护结果和处理均有记录 3. 转出的患者有评价标准（如 Steward 评分或 Aldrete 评分），评价结果记录在病历中 4. 转入 ICU 合理，符合标准，处置规范 5. 转送病房流程通畅	【文件查阅】 1. 相关制度、程序 2. 科室自查记录 3. 既往演练资料 【病历/案检查】抽查病历，检查术后患者转运落实情况
手术后处置及随访	1. 手术后医嘱必须由手术医师或由手术者授权委托的医师开具 2. 对特殊治疗、抗菌药物和麻醉镇痛药品按规定执行 3. 在术后适当时间，依照患者术后病情再评估结果，拟定术后康复，或再手术或放化疗等方案 4. 术后有风险评估，常见并发症的预防和处理落实到位 5. 做好手术并发症监测及报告 6. 出院评估完善，包括切口状况、术后恢复、肢体功能、营养状态、心理状态等	【员工访谈】抽查相关人员对术后随访要求、常见并发症处理的掌握情况 【病历/案检查】抽查病历，查看术后随访中的并发症处理、出院评估等是否完善合理

（续表）

检查项目	具体要求	检查方法
质量与安全监测指标	1. 急诊手术患者死亡率（%）＝急诊手术患者死亡总数/同期急诊手术患者总数 ×100% 急诊手术患者死亡：指急诊患者接受急诊手术，术后1周内死亡，除外与手术无关的原发疾病引起的死亡 目标值：监测比较 2. 知情同意书签署合格率（%）＝知情同意书签署合格例数/应签署知情同意书例数 ×100% 目标值：100%	【数据核查】对质量监测指标进行复核，追溯信息收集渠道 【记录查看】查阅指标分析报告、整改报告以及落实情况

表 5-12　门诊手术质量与安全检查表

检查项目	具体要求	检查方法
制度落实	1. 制订并落实门诊手术管理制度，包括但不限于：门诊手术的安全管理制度、门诊手术的申请和预约流程、术后患者管理相关制度与流程等 2. 落实医疗质量安全核心制度，包括：查对制度、手术安全核查制度、急会诊制度、急危重患者抢救制度、危急值报告制度等	【文件查阅】查阅制度等文件资料 【员工访谈】抽查员工对相关制度、规范的掌握情况 【核心制度检查】见第七章
术前评估	1. 根据病史、体格检查、影像学及实验室检查等综合评估病情，严格把握手术适应证、手术指征等 2. 有明确的手术指征 3. 按照要求完成手术适应证评估、手术等级评估 4. 术式选择合理	【病历检查】抽查病历，了解术前评估落实情况 【员工访谈】抽查医护人员对术前评估要求的掌握情况
术前安排	1. 按照要求完成手术适应证评估、手术等级评估 2. 根据病史、体格检查、影像学及实验室检查等综合评估病情，严格把握手术适应证、手术指征等 3. 术式选择合理 4. 按要求进行术前讨论，根据手术分级和患者病情，确定参加讨论人员名单及讨论内容 5. 手术前谈话按照相关规定进行，向患者或其近亲属、授权委托人充分知情告知，签署知情同意书	【病历检查】抽查病历，了解术前评估、术前讨论、知情同意落实情况 【员工访谈】抽查医护人员对术前讨论、知情同意的要求掌握情况
手术安全核查	1. 进行麻醉实施前核查、手术开始前核查、患者离开手术室前核查工作，手术安全核查表填写规范 2. 术中用品核查准确（手术器械、敷料等） 3. 体位摆放核查合理	【病历检查】抽查病历，了解术中安全核查落实情况 【员工访谈】抽查医护人员对核查知识的掌握情况

（续表）

检查项目	具体要求	检查方法
术中操作和应急处置	1. 麻醉操作规范 2. 手术操作规范 3. 有门诊手术应急预案，定期培训和演练 4. 患者发生坠床跌倒，气管插管、各种引流管脱落等不良事件，应紧急处置患者，将危害减少到最小，并报告护士长 5. 发生术后大量出血，应启动紧急处置，必要时行手术止血 6. 发生术后切口裂开，应紧急处置，必要时重新行缝合处理 7. 应急处理措施果断、合理	【员工访谈】抽查医护人员手术应急预案的掌握情况 【员工操作】抽查医护人员术中操作和应急处置能力
手术完成	1. 物品、器械清点规范 2. 离体标本规范处置，及时送检 3. 麻醉复苏及时 4. 感染手术术后处置合理	【现场检查】检查器械物品核查、离体标本处置情况 【病历检查】抽查病历，了解术后处置情况
术后处置及随访	1. 有麻醉复苏室患者转入、转出标准与流程 2. 严格管理全身麻醉患者催醒剂的使用 3. 手术后常见并发症的预防和处理落实到位 4. 做好手术并发症监测及报告工作 5. 手术医师向患者或家属交代术后注意事项 6. 根据患者病情制订随访计划，明确随访时间	【员工访谈】抽查员工对常见并发症处理流程的掌握情况 【病历检查】抽查病历，核查术后处置及随访落实情况
质量与安全监测指标	1. 知情同意书签署合格率（%）＝知情同意书签署合格例数 / 应签署知情同意书例数 ×100% 目标值：100% 2. 门诊手术患者并发症发生率（%）＝门诊手术患者并发症发生例数 / 同期门诊手术患者人数 ×100% 目标值：逐步下降	【数据核查】对指标进行复核，追溯信息收集渠道 【记录查看】查阅指标分析报告、整改报告以及落实情况

表 5-13　住院手术质量与安全检查表

检查项目	具体要求	检查方法
制度落实	1. 制订并落实住院手术管理制度，包括但不限于：手术的申请和预约流程、手术的安全管理制度、术后患者管理相关制度与流程等 2. 落实医疗质量安全核心制度，包括：查对制度、手术安全核查制度、术前讨论制度、急会诊制度、急危重患者抢救制度、危急值报告制度等	【文件查阅】查阅制度、流程等文件资料 【员工访谈】抽查医护人员对相关制度、规范的掌握情况 【核心制度检查】见第七章

（续表）

检查项目	具体要求	检查方法
术前评估	1. 按照要求完成手术适应证评估、手术等级评估及手术风险评估、手术人员能力评估，填写手术风险评估表 2. 根据病史、体格检查、影像学和实验室检查等综合评估病情，患者手术涉及多学科或存在可能影响手术的合并症时，应当邀请相关科室参与术前讨论，或事先完成相关学科会诊 3. 有明确的手术指征、严格的手术禁忌证、明确的手术方式、预期效果、手术风险及处置预案 4. 手术方案、术式选择合理，术前手术审批合规 5. 按要求进行术前讨论，根据手术分级和患者病情确定参加讨论人员名单及讨论内容，包括：患者术前病情评估的重点范围；术前准备；临床诊断、拟施行的手术方式、手术风险与利弊；明确是否需要分次完成手术等；四级手术须多学科讨论	【病历检查】抽查病历，查看术前评估中的手术审批、术前讨论以及相关学科会诊记录等
术前准备	1. 术前谈话按照相关规定进行，向患者或其近亲属、授权委托人充分说明手术指征、手术风险与利弊、手术方式、是否输血、抗生素的使用、高值耗材的使用与选择、可能的并发症及其他可供选择的诊疗方法等，签署知情同意书，记录于病历中 2. 充分告知并指导患者遵守术前注意事项，规范完成手术部位标记、禁食禁饮、药物使用等要求，采取措施减少手术应激反应 3. 对存在糖尿病、高血压、凝血功能障碍等情况的患者，严格核实术前药物应用情况，防止出现意外 4. 属于急诊手术的，应当有规范、简便的术前准备清单、流程，避免遗漏必要的术前准备内容 5. 术前访视内容完善，包括患者一般情况、简要病史、与麻醉相关的辅助检查结果、拟行手术方式、拟行麻醉方式、麻醉适应证及麻醉中需注意的问题、术前麻醉医嘱、麻醉医师签名及日期 6. 术前医嘱合理 7. 手术部位标识准确 8. 在手术开始前，对手术使用的设备、设施、耗材等进行安全核查，确保相关设备设施可用，耗材准备到位，性能符合要求 9. 特别是对污染性手术，要在合理安排手术室和手术时间的基础上，做好防护设备设施的准备，防止交叉感染	【病案检查】抽查归档病历，核查按规定落实术前安排情况 【病历检查】抽查病历，查阅手术分级授权、术前管理中的抗生素使用情况，核查麻醉术前访视、术前医嘱等 【现场检查】 1. 核查手术标识 2. 核查器械、设备准备情况 【员工访谈】现场抽考医师、护士、麻醉师对制度与程序的掌握情况 【患者访谈】询问患者对术前准备要求的知晓情况

（续表）

检查项目	具体要求	检查方法
手术安全核查	1. 麻醉实施前核查、切开皮肤前核查、患者离开手术室前以口述核对方式逐项核对相关内容，严防手术部位错误、手术用物遗落、植入物位置不当、手术步骤遗漏等问题；手术安全核查表填写规范 2. 术中用品核查准确（手术器械、敷料等） 3. 体位摆放核查合理	【病历检查】抽查病历，检查术中安全核查的落实情况 【现场检查】检查手术安全核查是否规范
术中操作	1. 麻醉操作规范 2. 手术操作规范 3. 应急处置措施果断、合理 4. 手术过程中，严密监测患者血压、心率、体温、血氧饱和度等生命体征，密切关注患者的意识状态、肌肉紧张程度、失血量、出入量等情况，及时发现有苗头的问题并予以干预 5. 注意全麻患者术中体温管理，采取术中主动保温措施，防止患者失温 6. 严格执行手术室无菌技术、各项操作流程及技术规范，规范使用抗菌药物、止血药物和耗材	【现场检查】查看麻醉操作、手术操作、无菌操作、应急处置等术中操作是否规范
手术完成	1. 物品、器械清点规范 2. 离体标本规范处置、及时送检 3. 麻醉复苏及时 4. 感染手术后处置合理	【现场检查】查看物品、器械清单，离体标本处置及麻醉复苏情况 【病历检查】抽查病历，了解术后处置情况
术后患者处置	1. 强化术后即时评估。根据既定手术方案和患者术后情况，科学选择麻醉复苏室、普通病房、重症监护室等术后观察和恢复区域 2. 转运交接时，应当与接收医师及相关医务人员面对面交接，确保转运安全和相关信息传递无误 3. 建立麻醉复苏室转入、转出标准与流程并严格落实，鼓励按患者风险程度分区管理，明确岗位职责 4. 密切关注麻醉复苏患者生命体征及意识状态变化，加强对患者引流物性状、引流量、出入量、伤口渗血等情况的观察 5. 患者在复苏室内的监护结果和处理均有记录，转出复苏室的患者有评价标准（如 Steward 评分或 Aldrete 评分），评价结果记录在病历中 6. 及时开展患者疼痛评估，规范处置危急值 7. 转入 ICU 的患者符合转入标准，处置规范	【文件查阅】 1. 相关制度、程序等文件 2. 科室自查记录 3. 既往演练资料 【病历检查】抽查病历，查看复苏记录和复苏评价记录，检查术后患者转运落实情况 【现场检查】检查术后患者转运、复苏室管理、患者恢复管理等措施落实情况 【患者访谈】询问患者术后恢复管理相关措施的落实情况

（续表）

检查项目	具体要求	检查方法
	8. 严禁将三、四级手术和全麻手术术后患者交由第三方人员独自转运 9. 四级手术患者在术后首次转运过程中应当由参与手术的医师全程陪同	
术后随访	1. 手术后医嘱必须由手术医师或由手术者授权委托的医师开具 2. 每位患者手术后的生命指标监测结果记录在病历中 3. 对特殊治疗、抗菌药物和麻醉镇痛药品按规定执行 4. 患者出院前给予出院指导，书面告知出院医嘱、出院后注意事项，并提供联系方式 5. 按病种特点和相关诊疗规范要求，确定随访时间、频次、内容和形式等 6. 对四级手术患者，原则上每年随访不少于 1 次 7. 对日间手术患者，应当在出院后 24 h 内完成首次随访 8. 相关随访情况应纳入病历资料或单独建档保存 9. 术后有风险评估，常见并发症的预防和处理措施落实到位 10. 做好手术并发症监测及报告	【员工访谈】抽查相关医护人员对术后随访要求、常见并发症处理措施的掌握情况 【病历/案检查】抽查病历，查看术后处理、术后评估、并发症处理及出院前评估情况
手术应急处置	1. 发生手术患者、手术部位错误，应立即停止手术，应紧急处置患者，将危害减少到最小 2. 患者发生坠床跌倒，气管插管、各种引流管脱落等不良事件，应紧急处置患者，将危害减少到最小，并报告护士长 3. 发生术后大量出血，应启动紧急处置，必要时行手术止血 4. 发生术后切口裂开，应紧急处置，必要时送手术室重新行缝合处理 5. 术中患者出现呼吸心搏骤停时，启动心肺复苏抢救流程 6. 在手术过程中，如果突然遇到意外停电、跳闸等紧急情况时，医务人员应采取补救措施，以保证手术顺利进行 7. 有手术应急预案，做好人员培训和定期演练	【员工访谈】抽查医护人员手术应急预案的掌握情况 【员工操作】抽查医务人员应急处置能力 【文件查阅】查阅应急处置预案 【记录查看】查看培训和演练记录
质量与安全监测指标	1. 住院患者围术期死亡率（%）＝住院患者围术期死亡人数/同期住院手术患者总人数 ×100% 说明：本指标重点关注手术当日、术后 24 h 和 48 h 的死亡情况 目标值：逐步降低	【数据核查】对质量监测指标进行复核，复核数据比例不少于科室上报数据的 20%，追溯信息收集渠道

（续表）

检查项目	具体要求	检查方法
	2. 非计划重返手术室再手术率（%）＝患者术后非计划重返手术室再次手术例数 / 同期患者手术总例数 ×100% 说明：本指标重点监控术后 48 h 内、术后 31 d 内重返手术室情况 目标值：≤ 1.8‰ 3. 手术并发症发生率（%）＝发生手术并发症的患者例次数 / 同期手术患者总例次数 ×100% 目标值：逐步降低 4. 术中主动保温率（%）＝手术麻醉期间采取主动保温措施全麻例次数 / 同期全麻总例次数 ×100% 目标值：100% 5. 手术麻醉期间低体温发生率（%）＝手术麻醉期间低体温患者数（有医疗目的的控制性降温除外）/ 同期接受体温监测的麻醉患者总数 ×100% 目标值：逐步降低 6. 住院手术患者 VTE 发生率（%）＝发生 VTE 住院手术患者数 / 同期住院手术患者总数 ×100% 目标值：逐步降低，控制在合理范围 7. Ⅰ类切口手术部位感染率（%）＝Ⅰ类切口手术部位感染人次数 / 同期Ⅰ类切口手术台次数 ×100% 目标值：逐步降低 8. 知情同意书签署合格率（%）＝知情同意书签署合格例数 / 应签署知情同意书例数 ×100% 目标值：100% 9. 手术离体组织送检率（%）＝手术离体组织送检例数 / 手术离体组织例数 ×100% 目标值：100% 10. 非计划再次手术占比（%）＝非计划再次手术台次数 / 手术台次数 ×100% 目标值：逐步降低	【记录查看】查看指标分析报告、整改报告以及落实情况

表 5-14　日间医疗质量与安全检查表

检查项目	具体要求	检查方法
组织管理	1. 在医疗质量管理委员会下设日间医疗质量管理的专门组织，由医疗管理、质量控制、护理、医保、医院感染、病案、信息等相关管理人员和具有高级专业技术职称的临床专业人员组成 2. 制订日间医疗病种及技术目录并实行动态管理	【文件查阅】 1. 日间医疗质量管理组织相关文件 2. 日间医疗病种目录及手术目录

（续表）

检查项目	具体要求	检查方法
	3. 属于新技术、新项目的日间医疗技术应经过技术管理委员会和医学伦理委员会审核同意 4. 国家限制类技术不得纳入日间医疗技术目录 5. 日间医疗病种及技术目录、医师信息等应当纳入本机构院务公开范围，定期主动向社会公开，接受社会监督 6. 组织开展本机构日间医疗质量监测、预警、分析、反馈，以及评估、考核工作，定期发布本机构日间医疗质量相关信息 7. 按照院、科两级责任制加强日间医疗服务质量管理	3. 医疗技术管理委员会和医学伦理委员会审核文件或会议纪要 4. 质量监测报告 【现场查看】查看日间医疗院务公开落实情况 【记录查看】查看日间医疗质量发布信息
人员资质管理	1. 本机构对日间医疗服务内容进行审核、授权，将医师授权情况纳入医师技术档案，并进行动态管理 2. 手术医师的手术权限与其资格、能力相符 3. 落实手术分级授权管理 4. 将日间医疗质量管理情况作为医师定期考核、晋升等的依据 5. 对医务人员进行日间医疗相关制度、机制、流程及诊疗常规等内容的培训 6. 根据实际工作情况，及时修订和完善相关人员培训计划及培训内容	【文件查阅】 1. 医师技术档案、手术权限 2. 机构相关文件 【记录查看】查看既往培训记录、培训考核总结 【员工访谈】抽查医务人员对制度、规范、培训内容的掌握情况
设备设施基本要求	配备满足日间医疗所需要的医疗资源，包括相对固定的日间手术室、麻醉复苏室、医疗床位、设备设施	【现场检查】检查日间医疗设备维护保养、检查维修记录
工作制度及管理机制	1. 制订并落实日间医疗服务相关工作制度，包括患者评估制度、随访制度、医务人员培训制度、消毒隔离制度、医患沟通制度等 2. 建立日间医疗患者、病种、技术的遴选机制和医务人员的审核授权管理机制 3. 严格执行医疗安全核心制度，至少包括：首诊负责制度、值班与交接班制度、术前讨论制度、查对制度、手术安全核查制度、手术分级管理制度、危急值报告制度、病历管理制度、抗菌药物分级管理制度、信息安全管理制度等 4. 日间医疗服务所有的病种都要纳入临床路径管理	【文件查阅】 1. 日间医疗服务相关制度、机制文件 2. 既往培训考核资料 【现场检查】检查制度落实情况，查看临床路径落实情况 【病历检查】抽查病历，核查制度落实情况 【核心制度检查】见第八章
应急预案及演练	1. 建立日间医疗应急预案管理制度，落实质量持续改进要求 2. 完善日间诊疗会诊、转诊机制 3. 制订并完善日间医疗抢救资源配置与紧急调配的机制，确保各日间医疗单元抢救设备和药品随时可用	【文件查阅】查阅日间医疗应急预案管理制度 【记录查看】查看既往演练资料及持续改进记录

（续表）

检查项目	具体要求	检查方法
	4. 至少每季度进行一次应急预案演练，有演练和持续改进记录	
日间手术病历质控	1. 每月开展病历质控工作，重点质控病案首页、24 h 出入院记录、手术记录、术后记录、知情同意签字、出院记录等 2. 有病历质控的原始记录 3. 对病历质控中发现的问题、特殊个案进行分析	【文件查阅】 1. 病历质控原始记录 2. 季度检查质控报告等
临床用药	1. 按照本院临床用药要求，合理使用并持续改进 2. 合理用药管理要求见表 9-3	【记录查看】质控报告及改进记录
医患沟通	1. 落实医患沟通制度 2. 知情同意书规范、合理，知情告知充分 3. 沟通内容包括但不限于：目前病情、初步诊断、目前的处理及治疗、下一步诊治方案、随访时间等	【病历 / 案检查】抽查病历，核查知情同意书、下一步诊疗方案及随访时间
住院前评估	1. 综合评估患者的一般状况、基础疾病、医疗风险等情况，明确患者是否适宜接受日间医疗 2. 完成患者遴选、诊疗方案制订、预约与院前宣教等工作	【病历 / 案检查】抽查门诊病历，检查患者入院前评估情况 【现场查看】查看预约及宣教记录
住院期间评估	1. 尊重患者的自主选择权和隐私权，知情同意，保护患者隐私 2. 在患者治疗前、治疗后、出院前等关键节点均进行评估，并根据患者病情变化和所接受的医疗服务调整评估内容 3. 完成手术 / 治疗前再评估、手术 / 治疗措施实施、出院前评估与宣教等 4. 对接受有创诊疗和麻醉诊疗的患者，及时评估麻醉风险、手术 / 治疗风险、麻醉恢复情况、疼痛评分等	【病案检查】抽查归档病历，核查评估相关内容
术前评估	1. 按照要求完成手术适应证评估、手术等级评估及手术风险评估、手术人员能力评估，填写手术风险评估表 2. 有明确的手术指征、严格的手术禁忌证、明确的手术方式、预期效果、手术风险及处置预案 3. 手术方案、术式选择合理，术前手术审批合规 4. 按要求进行术前讨论，根据手术分级和患者病情确定参加讨论人员名单及讨论内容	【病历 / 案检查】抽查病历，核查术前评估、手术风险评估

（续表）

检查项目	具体要求	检查方法
术前准备	1. 术前谈话按照相关规定进行，向患者或其近亲属、授权委托人充分说明手术指征、手术风险与利弊、手术方式、可能的并发症及其他可供选择的诊疗方法等，签署知情同意书，记录于病历中 2. 充分告知并指导患者遵守术前注意事项，规范完成手术部位标记、禁食禁饮、药物使用等要求，采取措施减少手术应激反应 3. 对存在糖尿病、高血压、凝血功能障碍等情况的患者，严格核实术前药物应用情况，防止出现意外 4. 术前访视内容完善，包括患者一般情况、简要病史、与麻醉相关的辅助检查结果、拟行手术方式、拟行麻醉方式、麻醉适应证及麻醉中需注意的问题、术前麻醉医嘱、麻醉医师签名及日期 5. 术前医嘱合理 6. 手术部位标识准确 7. 在手术开始前，对手术使用的设备、设施、耗材等进行安全核查，确保相关设备设施可用，耗材准备到位，性能符合要求	【病历/案检查】抽查病历，查看术前知情同意签字、术前讨论、手术审批情况 【现场检查】 1. 手术室现场查看手术标识 2. 术前医嘱是否合理 3. 术前器械、设备、耗材准备情况
手术安全核查	1. 麻醉实施前核查、切开皮肤前核查、患者离开手术室前核查及时、有效，手术安全核查表填写规范 2. 术中用品核查准确（手术器械、敷料等） 3. 体位摆放核查合理	【现场检查】现场检查手术安全核查落实情况
术中操作	1. 麻醉操作规范 2. 手术操作规范 3. 应急处理措施果断、合理	【现场检查】现场查看麻醉师、手术医师现场操作情况，无菌观念及应急处置等是否规范
手术完成	1. 物品、器械清点规范 2. 离体标本规范处置、及时送检 3. 麻醉复苏及时 4. 感染手术后处置合理	【现场检查】现场查看物品、器械的清单，离体标本处置及麻醉复苏情况
术后患者转运	1. 有麻醉复苏室患者转入、转出标准与流程，严格管理全身麻醉患者催醒剂的使用 2. 患者在复苏室内的监护结果和处理均有记录 3. 转出的患者有评价标准（如 Steward 评分或 Aldrete 评分），评价结果记录在病历中 4. 转送日间病房流程通畅，特殊情况延迟出院转普通病房	【现场检查】检查术后患者转运、复苏室管理、患者恢复管理等措施落实情况 【病历/案检查】抽查病历，查看复苏记录和复苏评价记录

（续表）

检查项目	具体要求	检查方法
术后治疗和随访	1. 相关人员知晓术后患者管理相关制度与流程 2. 手术后医嘱必须由手术医师或由手术者授权委托的医师开具 3. 每位患者手术后的生命指标监测结果记录在病历中 4. 对特殊治疗、抗菌药物和麻醉镇痛药品按国家有关规定执行 5. 在术后适当时间，依照患者术后病情再评估结果，拟定术后康复，或再手术或放化疗等方案 6. 医务人员熟悉手术后常见并发症的处理 7. 对大型手术、高危手术患者有风险评估 8. 手术后并发症的预防措施落实到位 9. 术后有风险评估，有预防“深静脉栓塞”“肺栓塞”等并发症的常规与措施，并遵循 10. 完善出院前评估，包括切口状况、术后恢复、肢体功能、营养状态、心理状态等	【员工访谈】抽查医务人员对制度与流程的掌握情况 【病历 / 案检查】抽查术后病历，查看术后处理、术后评估、并发症处理及出院前评估情况
出院后随访	1. 根据患者病情制订随访计划，明确随访时间、频次、内容和形式 2. 及时对患者进行随访，并为患者提供预约复诊途径 3. 随访记录纳入患者病案或单独建册保存 4. 日间手术患者应当在出院后 24 h 内完成首次随访	【病历 / 案检查】抽查病历，检查出院医嘱、随访计划 【查阅资料】查阅日间手术术后随访记录
非计划再次手术、0 ～ 31 天再次入院病例管理	1. 非计划再次手术发现 1 例上报 1 例，填写非计划再手术报告表 2. 0 ～ 31 天再次入院，发现 1 例上报 1 例，填写 0 ～ 31 天再次入院患者管理评价表 3. 将非计划再次手术患者、0 ～ 31 天再次入院纳入疑难病例讨论，记录放入住院病历中	【记录查看】查看相关报表及疑难病例讨论记录 【病历 / 案检查】抽取日间手术病历，核查重返病例管理记录
质量与安全监测指标	1. 日间手术占择期手术比例（%）＝日间手术台次数 / 同期出院患者择期手术总台次数 ×100% 目标值：逐步提高 2. 非计划再次手术占比（%）＝非计划再次手术人数 / 日间手术台次数 ×100% 目标值：逐步降低 3. 年度开展日间手术人次数 目标值：逐步提高 4. 日间手术分级 （1）日间手术中一级手术人次数 （2）日间手术中二级手术人次数 （3）日间手术中三级手术人次数 （4）日间手术中四级手术人次数	【数据核查】对质量监测指标进行复核，复核数据比例不少于科室上报数据的 20%，追溯信息收集渠道 【记录查看】查阅指标分析报告、整改报告以及落实情况

（续表）

检查项目	具体要求	检查方法
	目标值：监测比较 5. 日间手术中微创手术人次数 目标值：逐步提高 6. 日间手术临床路径 （1）日间手术临床路径入径人次数 （2）日间手术临床路径完成人次数 目标值：逐步提高 7. 日间手术患者延迟出院患者人次数 目标值：逐步降低 8. 出院后非计划再住院 （1）出院后7天内非计划再住院人次数 （2）出院后30天内非计划再住院人次数 目标值：逐步降低 9. 出院后非计划再就诊 （1）出院后7天内非计划再就诊人次数 （2）出院后30天内非计划再就诊人次数 目标值：逐步降低 10. 日间手术全麻患者人次数 目标值：合理范围，监测比较 11. 全麻患者入院前完成麻醉评估人次数 目标值：逐步提高 12. 日间手术患者出院后24 h内完成首次随访人次数 目标值：逐步提高 13. 日间手术患者并发症发生人次数 目标值：逐步降低 14. 日间手术取消人次数 目标值：逐步降低 15. 日间手术占择期手术比例（%）＝日间手术台次数/同期出院患者择期手术总台次数×100% 目标值：逐步提高	

表5-15　麻醉手术科质量与安全检查表

检查项目	具体要求	检查方法
人员配置	1. 三级机构麻醉医师与手术科室医师比例逐步达到1∶3 2. 二级及以下机构可根据诊疗情况合理确定比例，但不低于1∶5 3. 手术室护理人员人数与手术台比例不低于2.5∶1 4. 开展围术期工作的麻醉科护士与麻醉科医师的比例原则	【文件查阅】 1. 科室人员名单、排班表等资料 2. 科室麻醉医师分级授权文件

（续表）

检查项目	具体要求	检查方法
	上不低于 0.5∶1 5. 根据工作需要配备足够数量其他岗位的麻醉科护士，负责麻醉门诊、疼痛门诊、专科病房等护理工作 （1）诱导室护士与诱导室实际开放床位比≥ 1∶1 （2）恢复室护士与恢复室实际开放床位比≥ 1∶1 （3）手术间麻醉护士与实际开放手术台的数量比≥ 0.5∶1 （4）麻醉后监护治疗病房麻醉科护士与监护治疗病房实际开放床位比≥ 2∶1 （5）开展手术室外麻醉（无痛诊疗）、日间手术麻醉、椎管内分娩镇痛、麻醉科门诊等工作，及由麻醉科护士承担术后镇痛随访、总务管理、教学与科研等工作的医疗机构，通过测算护理工作量，按需配备麻醉科护士 6. 麻醉科门诊医师、独立实施麻醉的医师应当具备中级及以上职称 7. 实行麻醉医师分级授权管理制度，有定期能力评价与再授权的机制，建立医疗技术档案 8. 至少每半年 1 次“落实麻醉意外与并发症的预防和应急处理措施”的再培训、分娩镇痛与术后镇痛管理与治疗规范的培训和考核	【记录检查】查看科室培训计划及实施记录 【员工操作】抽查医务人员对麻醉意外与并发症处理措施的掌握情况
基础设施	1. 麻醉门诊：设独立的诊室，并建立完善的信息系统，包括门诊和住院电子病历系统、麻醉手术管理系统、医院信息系统等 2. 三级机构和有条件的二级机构应设置综合治疗室和观察室 3. 综合治疗室应配备电源、高压氧源、吸氧装置、负压吸引装置、应急照明设施 4. 麻醉后复苏室床位与手术台比不低于 1∶3	【现场检查】查看科室的设施、环境、标识标牌、信息系统等是否符合要求
基本设备	1. 每个手术操作相关麻醉单元（每个开展麻醉医疗服务的手术间或操作间为 1 个麻醉单元）配置：麻醉机、多功能监护仪、除颤仪、血压仪、简易人工呼吸器、气管插管器具、呼气末二氧化碳监测仪、体温监测及保温设备 2. 儿童和婴幼儿手术麻醉场所须配备小儿专用的气管插管装置 3. 根据手术需要配备麻醉及疼痛治疗相关设备，包括射频热凝治疗仪、彩色超声仪、体外冲击波治疗仪、神经电刺激定位仪、经皮神经电刺激仪等	【现场检查】 1. 科室的设备配置等是否符合要求 2. 每台急救设备均有保养登记本，设专人每天检查设备状态并记录急救设备功能良好率 100% 【员工操作】抽查医务人员对急救设备使用操作的掌握情况

（续表）

检查项目		具体要求	检查方法
		4. 有条件的机构应配备：心排出量监测仪、呼吸功能监测仪、肌松监测仪、麻醉深度监测仪、脑氧饱和度监测仪等监护设备，血气分析仪、出凝血功能监测仪、生化分析仪、血球压积或血红蛋白测定仪、渗透压检测仪和血糖检测仪等床旁化验检测设备，超声定位引导装置、经食道心脏超声检查设备、神经刺激器等 5. 复苏室配备呼吸机、抢救用药及必需设备等；复苏室每床配备吸氧设备，包括无创血压和血氧饱和度在内的监护设备 6. 设备齐全并处于功能状态，定期维护，有记录 7. 医务人员熟练掌握急救设备的操作方法	
职责、制度、规范		1. 有科室人员岗位职责，并落实 2. 科室管理制度健全并落实，包括但不限于：麻醉医师资格分级授权管理制度、患者麻醉前病情评估制度、麻醉风险评估制度、手术风险评估制度、术后随访制度、麻醉药品管理制度等 3. 严格执行医疗质量安全核心制度，包括但不限于：首诊负责制度、会诊制度、值班和交接班制度、疑难病例讨论制度、急危重患者抢救制度、术前讨论制度、死亡病例讨论制度、查对制度、手术安全核查制度、新技术和新项目准入制度、危急值报告制度、病历管理制度、临床用血审核制度、信息安全管理制度等 4. 有麻醉前病情评估规范，麻醉过程中的意外与并发症处理规范，麻醉意外与并发症的报告流程，分娩镇痛和术后患者的镇痛治疗管理规范与程序，术中用血的相关制度与流程，麻醉复苏室患者转入、转出标准与流程等，并定期更新、培训	【文件查阅】查阅科室制度类文件 【记录查看】查看科室各种讨论记录、培训记录等 【员工访谈】抽查员工对制度、规范的掌握情况 【员工操作】抽查要求员工完成特定操作的内容，如成人心肺复苏考核 【核心制度检查】见第七章
应急预案		有麻醉意外与常见并发症的预防和应急处理预案，并定期演练，有记录	【记录查看】应急预案演练记录、改进措施等资料
术前管理	麻醉前病情评估、麻醉前讨论	1. 麻醉前病情评估至少包括但不限于： （1）明确患者麻醉前病情评估的重点范围 （2）手术风险评估 （3）术前麻醉准备 （4）对临床诊断、拟施行的手术、麻醉方式与麻醉的风险、利弊进行综合评估 2. 麻醉前讨论：对高风险择期手术、新开展手术或麻醉方法进行麻醉前讨论 3. 麻醉术前访视：非急诊手术应在术前一天	【病历检查】抽查运行病历，核查麻醉前评估、讨论要点等是否符合要求

（续表）

检查项目		具体要求	检查方法
	麻醉风险评估	1. 由具有资质和授权的麻醉医师为每位手术患者制订麻醉计划 2. 麻醉计划记录于病历中，包括拟施行的麻醉名称、可能出现的问题与对策等 3. 根据麻醉计划进行麻醉前的各项准备	【病历检查】抽查运行病历，核查麻醉医师权限、麻醉风险评估要点是否符合要求
	履行麻醉知情同意	1. 在麻醉前应由麻醉医师向患者、近亲属或授权委托人进行知情同意 2. 向患者、近亲属或授权委托人说明，至少包括但不限于： （1）麻醉前病情评估的结果 （2）所选的麻醉方案的风险、益处 （3）术后镇痛风险、益处 （4）其他可供选择的方案 （5）本机构设定的其他内容等	【病历检查】抽查运行病历，核查是否签署麻醉知情同意书，知情同意书内容是否完善
术中管理	手术安全核查	按照规定执行手术安全核查，麻醉医师参加手术安全核查并签字达 100%	【病历检查】抽查运行病历，核查术中管理要点是否符合要求
	变更麻醉方式	按照计划实施麻醉，变更麻醉方法要有明确的理由，并获得上级医师的指导和家属或授权委托人知情同意，记录于病历 / 麻醉单中	
	病历书写规范	1. 签署麻醉知情同意书并存放在病历中 2. 按规定内容书写麻醉单，麻醉的全过程在病历 / 麻醉单上得到充分体现 3. 麻醉单及相关记录真实、准确、完整，符合规范，合格率 100%	
	意外与并发症处理	1. 麻醉医师 100% 知晓麻醉过程中的意外与并发症处理规范与流程 2. 麻醉医师在处理麻醉意外与并发症的过程中应该得到上级医师的指导 3. 有及时报告麻醉意外与并发症的流程 4. 麻醉意外与并发症处理过程记录于病历 / 麻醉单中 5. 各项麻醉意外与并发症的预防措施落实到位	
	临床用血管理	1. 有手术中用血的相关制度与流程，手术用血有严格的指征 2. 有麻醉科与输血科 / 血库（或输血管理组织）沟通的流程 3. 有手术用血前评估和用血疗效评估 4. 相关人员知晓术中用血的制度与流程，并严格执行	

（续表）

检查项目		具体要求	检查方法
术后管理	麻醉效果评定	1. 有麻醉效果评定的标准与流程，每例麻醉均有效果评定记录 2. 麻醉术后访视	【病历检查】抽查运行病历，核查麻醉术后管理要点是否符合要求
	全身麻醉后复苏管理	1. 有全身麻醉后的复苏管理措施，转出患者有评价标准（如 Steward 评分或 Aldrete 评分），实施规范的全程监测，准确记录患者进、出麻醉术后复苏室的时间（时、分） 2. 全身麻醉患者复苏的监护结果和处理均有记录 3. 全身麻醉患者 Steward 评分结果记录在病历中	
	镇痛管理	1. 麻醉医师掌握术后镇痛管理与治疗规范 2. 评价术后镇痛治疗效果有记录	
分娩镇痛		1. 麻醉医师掌握分娩镇痛与术后镇痛管理与治疗规范 2. 有明确的分娩镇痛禁忌证 3. 签署分娩镇痛知情同意书 4. 明确分娩镇痛中的监测内容 5. 麻醉医师参与分娩过程	【病历检查】抽查运行病历，核查分娩镇痛管理要点是否符合要求
质量与安全监测指标		1. 麻醉科医护比＝麻醉科护士总数 / 麻醉科医师总数 目标值：监测比较 2. 麻醉医师人均年麻醉例次数＝麻醉科年麻醉总例次数 / 同期麻醉科固定在岗医师总数 目标值：监测比较 3. 手术室外麻醉占比（%）＝单位时间内手术室外实施的麻醉例次数 / 同期麻醉总例次数 ×100% 目标值：监测比较 4. 择期手术麻醉前访视率（%）＝单位时间内择期手术患者进入手术室前完成麻醉前访视的例次数 / 同期麻醉科完成择期手术麻醉总例次数 ×100% 目标值：100% 5. 入室后手术麻醉取消率（%）＝单位时间内患者入室后麻醉开始前手术麻醉取消的例次数 / 同期入室后拟手术麻醉总例次数 ×100% 目标值：逐步下降 6. 麻醉开始后手术取消率（%）＝单位时间内麻醉开始后手术开始前手术取消的例次数 / 同期麻醉总例次数 ×100% 目标值：逐步下降 7. 全身麻醉术中体温监测率（%）＝单位时间内手术麻醉期间接受体温监测的全麻例次数 / 同期全麻总例次数 ×100% 目标值：100%	【数据核查】对质量监测指标进行复核，复核数据比例不少于科室上报数据的20%，追溯信息收集渠道 【记录查看】查阅指标分析报告、整改报告以及落实情况

（续表）

检查项目	具体要求	检查方法
	8. 术中主动保温率（%）＝单位时间内手术麻醉期间采取主动保温措施全麻例次数 / 同期全麻总例次数 ×100% 目标值：100% 9. 术中自体血输注率（%）＝单位时间内手术麻醉中接受自体血输注患者数 / 同期麻醉中接受输血治疗患者总数 ×100% 目标值：逐步提高 10. 手术中牙齿损伤发生率（‰）＝单位时间内发生术中牙齿损伤的例次数 / 同期插管全身麻醉总例次数 ×1000‰ 目标值：逐步下降 11. 麻醉期间低体温发生率（%）＝单位时间内手术麻醉期间低体温患者数（有医疗目的的控制性降温除外）/ 同期接受体温监测的麻醉患者总数 ×100% 目标值：逐步下降 12. 麻醉期间严重反流误吸发生率（1/ 万）＝单位时间内麻醉期间严重反流误吸发生例次数 / 同期麻醉科完成麻醉总例次数 ×10 000/ 万 目标值：逐步下降，监测比较 13. 计划外建立人工气道发生率（‰）＝单位时间内计划外建立人工气道的麻醉科患者数 / 同期麻醉科患者总数 ×1000‰ 目标值：逐步下降，监测比较 14. 术中心脏骤停率（1/ 万）＝单位时间内术中心脏骤停患者数 / 同期麻醉科患者总数 ×10 000/ 万 目标值：逐步下降，监测比较 15. 麻醉期间严重过敏反应发生率（1/ 万）＝单位时间内麻醉期间发生严重过敏反应的例次数 / 同期麻醉科完成麻醉总例次数 ×10 000/ 万 目标值：逐步下降 16. 全身麻醉术中知晓发生率（‰）＝单位时间内发生全身麻醉术中知晓例次数 / 同期全身麻醉总例次数 ×1000‰ 目标值：逐步下降 17. PACU 入室低体温发生率（%）＝单位时间内 PACU 入室低体温患者数 / 同期入 PACU 患者总数 ×100% 目标值：逐步下降，监测比较 18. 麻醉后 PACU 转出延迟率（‰）＝单位时间内入 PACU 超过 2 h 的患者数 / 同期入 PACU 患者总数 ×1000‰ 目标值：逐步下降	

（续表）

检查项目	具体要求	检查方法
	19. 非计划二次气管插管率（‰）＝单位时间内非计划二次气管插管患者数 / 同期术后气管插管拔出患者数 ×1000‰ 目标值：逐步下降 20. 术后镇痛满意率（%）＝单位时间内麻醉科术后镇痛随访 VAS ≤ 3 分患者数 / 同期麻醉科术后镇痛患者总数 ×100% 目标值：逐步提高 21. 非计划转入 ICU 率（‰）＝单位时间内非计划转入 ICU 的麻醉患者数 / 同期麻醉患者总数 ×1000‰ 目标值：逐步下降 22. 区域阻滞麻醉后严重神经并发症发生率（1/ 万）＝单位时间内区域阻滞麻醉后严重神经并发症发生例数 / 同期区域阻滞麻醉总例数 ×10 000/ 万 目标值：逐步下降 23. 全身麻醉气管插管拔管后声音嘶哑发生率（1/ 万）＝单位时间内全身麻醉气管插管拔管后声音嘶哑发生例次数 / 同期全身麻醉气管插管总例次数 ×10 000/ 万 目标值：逐步下降 24. 麻醉后新发昏迷发生率（1/ 万）＝单位时间内全身麻醉后新发昏迷发生例次数 / 同期非颅脑手术全身麻醉总例次数 ×10 000/ 万 目标值：逐步下降 25. 麻醉后 24 h 内患者死亡率（1/ 万）＝单位时间内麻醉后 24 h 内死亡患者数 / 同期麻醉患者总数 ×10 000/ 万 目标值：逐步下降 26. 阴道分娩椎管内麻醉使用率（%）＝阴道分娩产妇实施椎管内麻醉人数 / 同期阴道分娩产妇总人数 ×100% 目标值：逐步提高	

表 5-16　内镜中心（室）质量与安全检查表

检查项目	具体要求	检查方法
人员配置	1. 对开展相关内镜诊疗技术的相关人员实施准入管理 2. 配备具有相关专业内镜诊疗技术临床应用能力的执业医师 3. 配备经过相关专业内镜诊疗技术系统培训的、与开展内镜诊疗技术相适应的其他专业技术人员	【文件查阅】 1. 本机构发布的人员准入管理的文件 2. 科室人员名单、资格证书、排班表等

（续表）

检查项目	具体要求	检查方法
	4. 实施内镜诊疗技术应当由本机构具有相应资质的执业医师决定 5. 实施四级手术管理的内镜诊疗技术由具有高级专业技术职称的医师决定 6. 术者由符合相关技术临床应用管理规范要求的医师担任 7. 配备专人从事内镜清洗消毒工作；人员相对固定，数量与科室的工作量相匹配 8. 拟从事内镜诊疗工作的医师应当按照相应内镜诊疗技术临床应用管理规范要求接受系统培训并考核合格 9. 工作人员应定期接受岗位培训和继续教育，并有专人负责质量监测工作 10. 开展内镜诊疗的科室应定期进行人员技术评估，包括病例选择、手术成功率、严重并发症、死亡病例、医疗事故发生情况、术后患者管理、随访情况和病历质量等	【记录查看】查看科室培训记录 【员工访谈】抽查工作人员对相关知识、技能的掌握情况
房屋布局	内镜室功能布局合理，分区明确 根据开展的内镜诊疗项目设置相应的诊疗室、麻醉苏醒室等	【现场检查】查看房屋功能布局、分区
设施设备	1. 清洗消毒室独立设置，配备符合消毒规范的清洗消毒设备设施，通风良好，必要时消毒空气 2. 有清洗、消毒操作规程并张贴上墙 3. 清洗消毒流程应做到由污到洁 4. 不同系统（如呼吸、消化系统）软式内镜的清洗槽、内镜自动清洗消毒机应分开设置和使用 5. 内镜室个人防护用品（防水围裙或防水隔离衣、口罩、护目镜或防护面罩、帽子、手套、专用鞋等）配备齐全，并正确使用 6. 建立内镜诊疗器材使用登记表，器材使用应当符合国家相关规定	【现场检查】查看设施、设备、环境、标识标牌等
制度建设	1. 有科室人员岗位职责并落实 2. 有科室管理制度并落实，包括内镜诊疗技术临床应用质量管理与控制制度、设备管理制度、器械管理制度、内镜诊疗技术临床应用安全评估制度、职业安全防护制度、内镜诊疗后随访制度等 3. 应按照国家有关规定实施分级管理，并将内镜诊疗技术纳入分级管理目录要求 4. 有安全风险评估及质控反馈制度，并监督落实	【文件查阅】查阅科室制度等文件 【员工访谈】抽查医务人员对相关制度、规范的掌握情况 【现场检查】查看职责、制度、规范的落实情况 【核心制度检查】见第七章

（续表）

检查项目	具体要求	检查方法
	5. 严格执行值班和交接班制度、术前讨论制度、查对制度、手术安全核查制度、新技术和新项目准入制度、信息安全管理制度等医疗质量与安全核心制度等 6. 有各种内镜诊疗技术操作规范和诊疗指南并严格执行	
应急预案	1. 建立突发事件应急预案，出现危急突发事件时能够提供及时、安全的检查服务 2. 有向临床科室紧急呼救与支援的机制与流程，定期开展应急预案培训、演练，并做好记录	【文件查阅】查阅突发事件应急预案 【记录查看】查看科室预案演练记录
服务过程中质量安全管理	1. 严格遵守专业疾病诊疗规范、内镜诊疗技术操作规范和诊疗指南，严格掌握手术适应证和禁忌证 2. 实施内镜诊疗技术前，应当向患者或其近亲属或授权委托人告知手术目的、手术风险、术后注意事项、可能发生的并发症及预防措施等，并签署知情同意书 3. 实施内镜诊疗技术前，应当确定手术方案和预防并发症的措施，术后制订合理的治疗与管理方案 4. 开展内镜诊疗技术相关的主要专业技术人员或者关键设备、设施及其他辅助条件发生变化，不再满足相关专业内镜诊疗技术临床应用管理规范所规定的条件的，应当暂停或停止相应内镜诊疗技术的临床应用 5. 实施内镜诊疗技术应当由本机构具有相应资质的执业医师决定，术者由符合相关技术临床应用管理规范要求的医师担任 6. 严格按照相关要求加强个人防护 7. 加强内镜诊疗质量管理，及时规范出具报告，并按照要求报告相关内镜技术临床应用病例数据信息 8. 按规定进行内镜诊疗后的随访和记录	【病历检查】查看医疗文书记录 【现场检查】检查消毒操作、个人防护等是否规范
感染防控措施	具体要求见表 8-6	
质量安全监测指标	1. 危急值通报率（%）=已通报的危急值检验项目数 / 同期需要通报的危急值检验项目总数 ×100% 目标值：逐步提高 2. 危急值通报及时率（%）=危急值通报时间符合规定时间的检验项目数 / 同期需要危急值通报的检验项目总数 ×100% 目标值：逐步提高	【数据核查】对指标进行复核，追溯信息收集渠道 【记录查看】查阅指标分析报告、整改报告以及落实情况

第三节　医技辅助科室质量与安全管理

本节含6张检查表，涵盖医技辅助科室检验科，病理科，放射影像科，超声医学科，心电图、脑电图、肌电图等功能检查室，消毒供应中心（室），从人员配置、房屋布局、设施设备、制度建设、应急预案、环节质控、质量安全监测指标等方面对各科室服务过程中的质量与安全管理的重要环节提出具体要求（表5-17～表5-22）。随着现代医学的发展，医技辅助科室的功能已逐步由临床辅助向诊断和技术支持转变，在整个机构中占有越来越重要的地位，加强医技辅助科室质量与安全管理对于提高服务水平和医疗质量具有重要意义。

表5-17　检验科质量与安全检查表

检查项目	具体要求	检查方法
人员配置	1. 临床实验室专业技术人员应当具有相应的专业学历，并取得相应的专业技术职称 2. 分子生物学实验室、HIV初筛实验室检验人员经培训考核后持卫生健康行政部门核发的上岗证方可独立工作 3. 不同实验室组织有针对性的上岗、轮岗、定期培训及考核，对通过考核的人员予以适当授权	【文件查阅】查阅检验项目目录、科室人员名单、排班表等材料 【记录查看】查看科室培训计划及每月实施记录
基本设备	1. 实验室使用的仪器、试剂和耗材应当符合国家有关规定 2. 配置安全防护设施，至少包含但不限于： （1）配备洗眼器、冲淋装置及其他急救设施、耗材，并保证以上设施可正常工作 （2）设立适当的警示标识，对生物安全、防火防爆安全、化学安全等做出充分警示 （3）根据情况设置易燃、易爆物品专门的储藏室、储藏柜，由专人负责；有储存清单与使用制度，账物相符	【现场检查】检查科室的设施、环境、标识标牌、信息系统等是否符合要求
职责、制度、规范	1. 有科室人员岗位职责，并落实 2. 科室管理制度健全并落实，包括但不限于：实验室室内质控制度，实验室安全管理制度和流程，交接规范及检验回报时间控制制度，检验报告双签字制度，危险化学品的管理制度，标本溢洒处理流程，微生物菌种、毒株的管理规定与流程，实验室排放的废水、废气以及其他医疗废物的管理制度等 3. 有临床检验标本采集运输指南，临床检验项目标准操作规程和检验仪器的标准操作、维护规程，实验室医疗废弃物、废水和废气的处理流程 4. 严格执行医疗质量安全核心制度，包括但不限于：值班和交接班制度、查对制度、新技术和新项目准入制度、危急值报告制度、信息安全管理制度等	【文件查阅】查阅科室制度等文件 【记录查看】查看科室各种质控记录、培训记录等资料 【员工访谈】抽查提问员工对相关制度、流程的掌握情况 【核心制度检查】见第七章

（续表）

检查项目	具体要求	检查方法
实验室安全管理	1. 检验科应达到二级生物安全实验室标准，不得从事高致病性病原微生物实验活动 2. 如果是三级、四级实验室应当通过实验室国家认可 3. 检验科新建、改建或者扩建，应当向设区的市级人民政府卫生健康行政部门备案 4. 生物安全分区合理，至少应符合二级生物安全实验室（BSL-2）要求，有明确的实验室生物安全等级标识 5. 配置必要的生物安全防护设施 6. 实验室人员应掌握实验室技术规范、操作规程、生物安全防护知识和实际操作技能 7. 有专人负责微生物菌种、毒株收集、取用、处理，管理记录完整，无意外事件发生 8. 定期监控各种消毒用品的有效性，制订针对不同情况的消毒措施，并保留各种消毒记录 9. 有危险化学品清单和安全数据表，指定专门的储存地点，专人管理，对使用情况做详细记录 10. 实验室废弃物、废水的处置符合要求	【文件查阅】查阅生物安全实验室的备案材料、科室制度等文件 【现场检查】 1. 科室设施、环境、标识标牌、信息系统等是否符合要求 2. 消毒液使用效期 3. 危险化学品存储情况、核实数据 4. 病原微生物存储情况 【员工访谈】抽查员工对安全管理制度、职责的知晓情况 【记录查看】查看科室工作记录等资料
应急预案	1. 制订各种传染病职业暴露后应急处理措施，危险化学品溢出与暴露的应急措施，微生物菌种、毒株管理应急预案等 2. 对实验室工作人员进行职业暴露预防和处置的培训及演练，有记录	【文件查阅】查阅科室应急预案 【记录查看】查看科室的培训、演练、改进措施等记录资料
试剂与校准品管理	有专人管理试剂与校准品，有使用登记记录，无使用过期试剂	【现场检查】抽查试剂有效期，核查使用登记记录
标本采集	1. 规范标本采集、运输流程，由专人负责标本处理和保存，对标本能全程跟踪 2. 实验室有明确的标本接收、拒收标准与流程，并有记录	【记录查看】查看科室工作记录
室内质控	1. 制订实验室室内质控规则，定期评估室内质控各项参数及失控率 2. 室内质控重点项目： （1）临床化学、免疫学、血液学和凝血试验的质量控制 （2）血涂片评价和分类计数的质量控制 （3）细菌、分枝杆菌和真菌检测的质量控制 （4）尿液分析和临床显微镜检查的质量控制 （5）采用质量控制鉴别病毒鉴定试验中的错误检验结果	【记录查看】查看科室的室内质控记录

（续表）

检查项目	具体要求	检查方法
	（6）病毒鉴定的实验室结果须保留相关记录 （7）对未知标本进行血清学检测时，须同时进行已知滴度的血清阳性质控和阴性质控 3. 覆盖实验室全部检测项目及不同标本类型，保证每检测批次至少有 1 次室内质控结果	
失控处理	有效处理失控，应详细分析失控原因、处理方法及评估临床影响，提出预防措施，有记录	【记录查看】查看科室的失控处理记录、分析报告、改进措施等资料
危急值报告	1. 与医疗保健科室共同制订危急值报告项目和范围 2. 检验人员熟悉危急值报告项目和范围，有完整的危急值报告登记资料	【记录查看】查看科室危急值登记本等 【员工访谈】抽查员工对危急值项目及正常值范围的熟悉情况
检验报告双签字	1. 按照规范格式出具检验报告 2. 严格执行检验报告双签字制度（急诊除外）和复检制度，保留相关复检记录	【病历/案检查】抽查检验报告的双签字情况
报告时限	1. 制订明确的检验报告时限（TAT） （1）临检常规项目≤ 30 min 出报告 （2）生化、免疫常规项目≤ 1 个工作日出报告 （3）微生物常规项目≤ 4 个工作日 2. 急诊检验报告时限： 临检项目≤ 30 min 出报告 生化、免疫项目≤ 2 h 出报告 3. 每月评估检验结果的报告时间时限，符合率≥ 90%	【病历/案检查】抽查病历，核查检验报告的时限是否符合要求
室间质评	1. 临床实验室应当参加经卫生健康行政部门认定的室间质量评价机构组织的临床检验室间质量评价 2. 室间质评或能力验证应覆盖实验室内全部检测项目及不同标本类型 3. 对无法提供相应评价计划的项目应有替代评估方案 4. 将尚未开展室间质量评价的临床检验项目与其他临床实验室的同类项目进行比对，或者用其他方法验证其结果的可靠性 5. 对于室间质量评价不合格的项目，应当及时查找原因，采取纠正措施 6. 对床边临床检验项目与临床实验室相同的临床检验项目，进行常规临床检验方法比对	【记录查看】 1. 科室室间质评计划及送检记录，国家、省级室间质评的报告等 2. 床边检验项目的比对记录等 【文件查阅】查阅无室间质评计划的项目替代方案及实施记录

（续表）

检查项目	具体要求	检查方法
质量与安全监测指标	1. 标本类型错误率（%）＝类型不符合要求的标本数/同期标本总数 ×100% 目标值：逐步降低 2. 标本容器错误率（%）＝采集容器不符合要求的标本数/同期标本总数 ×100% 目标值：逐步降低 3. 标本采集量错误率（%）＝采集量不符合要求的标本数/同期标本总数 ×100% 目标值：逐步降低 4. 血培养污染率（%）＝污染的血培养标本数/同期血培养标本总数 ×100% 目标值：逐步降低 5. 抗凝标本凝集率（%）＝凝集的标本数/同期需抗凝的标本总数 ×100% 目标值：逐步降低 6. 检验前周转时间中位数：将检验前周转时间由长到短排序后取其中位数 目标值：逐步缩短 7. 室内质控项目开展率（%）＝开展室内质控的检验项目数/同期检验项目总数 ×100% 目标值：100% 8. 室内质控项目变异系数不合格率（%）＝室内质控项目变异系数高于要求的检验项目数/同期对室内质控项目变异系数有要求的检验项目总数 ×100% 目标值：逐步降低 9. 室间质评项目参加率（%）＝参加室间质评的检验项目数/同期特定机构（国家、省级等）已开展的室间质评项目总数 ×100% 目标值：逐步提高 10. 室间质评项目不合格率（%）＝室间质评不合格的检验项目数/同期参加室间质评检验项目总数 ×100% 目标值：逐步降低 11. 实验室间比对率（用于无室间质评计划检验项目）（%）＝ 执行实验室间比对的检验项目数/同期无室间质评计划检验项目总数 ×100% 目标值：逐步提高 12. 实验室内周转时间中位数：将实验室内周转时间由长到短排序后取其中位数 目标值：逐步缩短	【数据核查】对质量监测指标进行复核，复核数据比例不少于科室上报数据的20%，追溯信息收集渠道 【记录查看】查阅指标分析报告、整改报告以及落实情况

（续表）

检查项目	具体要求	检查方法
	13. 检验报告不正确率（%）＝实验室发出的不正确检验报告数 / 同期检验报告总数 ×100% 目标值：逐步降低 14. 危急值通报率（%）＝已通报的危急值检验项目数 / 同期需要通报的危急值检验项目总数 ×100% 目标值：100% 15. 危急值通报及时率（%）＝危急值通报时间（从结果确认到与临床医生交流的时间）符合规定时间的检验项目数 / 同期需要危急值通报的检验项目总数 ×100% 目标值：100%	

表 5-18　病理科质量与安全检查表

检查项目	具体要求	检查方法
人员配置	1. 医师按照每百张病床 1 ～ 2 人配备，承担教学和科研任务的机构适当增加 2. 技术人员和辅助人员按照与医师 1∶1 的比例配备 3. 出具病理诊断报告的医师应当具有临床执业医师资格并具备初级以上病理学专业技术职称，经过病理诊断专业知识培训或专科进修学习 1 ～ 3 年 4. 快速病理诊断医师应当具有中级及以上病理学专业技术职称，并有 5 年以上病理阅片诊断经历 5. 病理技师只能负责病理技术工作，不得出具病理诊断报告 6. 细胞学涂片、冰冻切片、石蜡切片及免疫组化检测均由具备病理专业资质的技术人员制作 7. 有针对不同人员的上岗、轮岗、定期培训及考核制度，对通过考核的人员予以适当授权	【文件查阅】查阅科室人员名单、授权名单、排班表等 【病历 / 案检查】查阅病理诊断报告，诊断医师是否符合要求 【现场检查】检查切片等制作人员是否符合要求 【记录查看】查看科室培训计划及每月实施记录 【员工访谈】抽查医务人员“三基”培训知晓情况
基础设施	1. 设置标本检查室、常规技术室、病理诊断室、细胞学制片室和病理档案室、接诊工作室、标本存放室、快速冰冻切片病理检查与诊断室、免疫组织化学室和分子病理检测室等 2. 布局合理，符合生物安全要求，污染区、半污染区和清洁区划分明确，有缓冲区 3. 有独立的淋浴间和淋浴设备	【现场检查】检查科室的设施、环境、标识标牌、信息系统等是否符合要求

（续表）

检查项目	具体要求	检查方法
基本设备	1. 标本接收室、取材室，有紫外线灯等消毒设备 2. 病理技术室专业技术设备配置： （1）石蜡切片机、冰冻切片机或快速石蜡设备、自动脱水机、组织包埋机、通风橱、染色设备、冰箱、一次性刀片或磨刀机、涂片机、恒温箱、烘烤箱或烤片设备、空调和排风设备等 （2）病理科医师每人配备双目光学显微镜 1 台 （3）病理取材室：有直排式专业取材台、大体照相设备、冷热水、溅眼喷淋龙头、紫外线消毒灯、空调等 （4）免疫组化室：实验台、微波炉、高压锅、冰箱、免疫组化自动染色机等 （5）标本存放室：专用标本存放柜 3. 有仪器设备的运行、维修档案 4. 有完整的试剂登记、有效期和使用档案；有冰箱运行温度记录 5. 出现病理仪器、试剂所致的安全事件，应及时报告与处理	【现场检查】检查科室的设备清单等是否符合要求 【记录查看】查看科室相关登记记录
职责、制度、规范	1. 有科室人员岗位职责，并落实 2. 健全并落实科室管理制度，包括但不限于：消毒及核查制度，标本和申请单交接制度、不合格标本处理制度，实验室仪器、试剂管理制度，复查制度、科内疑难病例会诊制度，病理诊断报告补充、更改、迟发管理制度，院级病理切片会诊制度，病理医师与临床随时沟通制度，病理切片、涂片等资料的借阅和会诊制度，环境保护及人员职业安全防护制度等 3. 严格执行医疗质量安全核心制度，包括但不限于：首诊负责制度、会诊制度、查对制度、值班和交接班制度、疑难病例讨论制度、新技术和新项目准入制度、危急值报告制度、信息安全管理制度等 4. 有并严格执行病理诊断、常规病理制片规范及操作规程，病理诊断报告规范，易燃品、剧毒化学品的登记和管理规范，废弃有害液体统一回收的制度与程序，病理仪器、试剂所致的安全事件报告处理流程 5. 根据本机构的资源，部分病理学诊断服务项目可与有资质的医疗机构签订外包服务协议，但应有明确的外包服务形式与质量保证条款	【文件查阅】 1. 科室制度等文件 2. 外包协议是否含有质量保证条款 【记录查看】 1. 科室各种讨论记录、培训记录等 2. 外送检查标本交接、报告等记录 【员工访谈】抽查提问员工对相关制度、流程的掌握情况 【现场检查】查看操作流程是否符合要求 【核心制度检查】见第七章

（续表）

检查项目	具体要求	检查方法
应急预案	1. 有各种传染病职业暴露后应急处理措施、危化品职业伤害应急措施等 2. 实验室工作人员职业暴露与伤害预防和处置的培训及演练，有记录	【文件查阅】查看科室应急预案 【记录查看】查阅科室培训、应急演练、改进措施等记录
环境安全管理	1. 定期对取材室、切片室等进行甲醛、二甲苯浓度的检测，有害气体浓度在规定许可的范围 2. 每年至少有一次院外年度有害气体检测报告 3. 按程序对工作中产生的废弃有害液体统一回收，确保使用专用仪器回收处理或由具有资质的机构回收处理，严禁随意倾倒入下水道 4. 有完善的易燃品、剧毒化学品的登记和管理规范 5. 接触有害物品的科室工作人员定期体检	【文件查阅】查阅相关环境检测报告 【记录查看】查看科室的工作等记录 【员工访谈】询问员工定期体检情况
病理检查申请	病理申请书包含以下内容： （1）患者姓名、性别、年龄、住院号、送检科室和日期 （2）患者临床病史和其他（检验、影像）检查结果、手术所见及临床诊断 （3）取材部位、标本件数 （4）既往曾做过病理检查者，需注明病理号和病理诊断结果 （5）结核、肝炎、HIV 等传染性标本，需注明	【病历/病案检查】抽查病历，查阅医疗文书记录
标本和申请单交接	1. 标本和申请单的核对人、标本的标记、标本传送人和病理科标本接收人有登记和相关人员签字 2. 标本使用 10% 中性甲醛缓冲液固定，固定液的量不少于组织体积的 3 ～ 5 倍（要确保标本全置于固定液之中），特殊要求除外 3. 标本从离体到固定的时间不宜超过半小时 4. 空腔标本和大的实质性脏器标本必须及时切开，固定过夜，第二天取材 5. 原则上不接收口头申请的标本，特殊情况下可先按流程接收和处理标本，需在限定的时间内（如 24 h）补充书面病理申请单，否则不应出具书面病理报告	【记录查看】查看标本和申请单接收记录
不合格标本处理	1. 不合格标本及申请单应立即退回申请医师，不予存放，并记录 2. 曾被拒收的标本再次送检合格，需在申请单上标注 3. 科室质量管理小组至少每季度对不合格标本进行分析，并反馈到责任科室和个人	【现场检查】查看科室的工作流程、记录等 【记录查看】查看科室质控工作记录、分析报告、改进措施等

（续表）

检查项目	具体要求	检查方法
标本检查和取材	1. 取材前阅读申请单中的内容，初步判断病变的性质 2. 核对申请单的编号与标本的编号、标本的份数是否相符，申请单与标本应有双标识和双核对 3. 标本检查和取材应按照有关的操作规程进行 4. 有标本观察的文字记录 5. 有取材工作记录单，取材结束后必须核对组织块 6. 组织块的编号应该每块分别编号，一一对应 7. 取材后剩余的标本在标本柜中妥善保存至病理报告发出后的 2 周 8. 剩余的病理标本按“医疗废物”的规定处理，不可随意丢弃	【记录查看】查看标本检查全过程工作等记录 【现场检查】检查科室的工作流程、记录等
室内质控	1. 有并严格执行对蜡块、切片、取材工作记录单三相核对的规定与程序 2. 针对不同组织（如小活检、骨组织、淋巴结等），优化制片、染色流程，保证切片质量 3. 制片过程中如出现异常，应立即与有关的病理医师联系，并报告科主任，查清事实，采取相应的补救措施 4. 常规制片应在取材后 1 ～ 2 个工作日内完成 5. 腔镜小的活检、穿刺等需连续切片不少于 6 片	【记录查看】查看标本检查全过程工作等记录
术中快速病理诊断	1. 有并严格执行术中快速病理（含快速石蜡）诊断的操作规定与程序 2. 术前告知患者或其近亲属、授权委托人术中快速病理诊断的局限性，并签署术中快速病理诊断知情同意书 3. 对于难以明确诊断、交界性病变、送检组织不适宜等状况，病理医师可以不作出明确诊断，等待石蜡切片报告 4. 术中快速病理诊断报告必须采用书面形式（可传真或网络传输）；为防止误听和误传，严禁采用口头或电话报告的方式 5. 在标本接收到发出报告的时间内，应在病理申请单上注明术中快速病理诊断报告书由病理医师签署全名 6. 单件标本的冰冻切片制片应在 15 min 内完成 7. 病理诊断报告在 30 min 内完成	【病历检查】查阅医疗文书记录
免疫组织化学染色操作	1. 有并严格执行相关操作规定与程序文件 2. 每一批次的免疫组化染色必须设阳性对照，可利用组织中的内对照	【记录查看】查看标本检查全过程工作等记录 【病历 / 病案检查】查阅医

（续表）

检查项目	具体要求	检查方法
	3. 每种免疫组化染色均有操作规程，并及时更新 4. 更换抗体后，用阳性和阴性组织进行有效性验证，并有记录和染色切片存档；档案保留 2 年 5. 免疫组化染色过程中产生的有毒液体（如二氨基联苯胺）应专门回收，不随处倾倒 6. 病理医师熟悉各种抗体染色结果、阳性信号表达部位、其诊断应用范围，能正确判读结果 7. 单纯的免疫组化染色结果不能作为最终诊断，应由病理医师结合形态学综合判断	疗文书记录
病理诊断报告	1. 病理诊断报告内容与格式满足以下要求 （1）病理号、送检标本的科室、患者姓名、性别、年龄、标本取材部位、门诊号和（或）住院号 （2）标本的大体描述、镜下描述和病理诊断 （3）其他需要报告或建议的内容 （4）报告医师签名（盖章），报告时间 （5）病理诊断报告内容的表述和书写应准确和完整，用中文或者国际通用的规范术语 2. 出现病理诊断与临床诊断不符合时，涉及病变部位或病变性质，应重新进行审查 3. 无伪造病理诊断报告，无向临床医师和患方提供有病理医师签名的空白病理学报告书	【病历 / 病案检查】查阅医疗文书记录 【员工访谈】抽查员工对相关规定的掌握情况
报告时限	1. 单例标本术中快速病理诊断报告在收到标本后 30 min 内完成 2. 若前一例标本术中快速病理诊断报告未完成，新标本术中快速病理诊断报告在收到标本后 45 min 内完成 3. 穿刺、内镜钳取活检的小标本，自接收标本起，3 个工作日内发出病理报告 4. 其他类型标本自接收标本起，5 个工作日内发出病理报告 5. 需特殊处理、特殊染色、免疫组化染色、分子检测的标本，按照有关行业标准增加相应的工作日 6. 自接收标本起，2 个工作日内发出细胞病理诊断报告；需特殊处理、特殊染色、免疫组化染色、分子检测的标本，按照有关行业标准增加相应的工作日	【病历 / 病案检查】抽查病历，核查病理报告的时限是否符合要求
病理诊断报告补充、更改、迟发管理	1. 病理报告发出后，若发现非原则性问题，以补充报告的形式进行修改；若发现原则性问题，及时做出更改并立即通知临床医师 2. 每一份补充或更改的病理报告均在病理档案中有完整记录	【病历 / 病案检查】查阅医疗文书记录 【员工访谈】抽查员工对相关规定的掌握情况

（续表）

检查项目	具体要求	检查方法
	3. 若未如期签发病理学诊断报告书，口头或书面告知临床医师或患方并说明迟发原因	
会诊、沟通	1. 按规范流程开展院际病理切片会诊 （1）具有高级职称的病理医师方能接受院际病理学会诊 （2）诊断意见有会诊病理医师的签字 （3）需要补做免疫组化、特殊染色及分子病理检查才能明确诊断时，应当向患方说明收费标准、检查需要的时间，并征得患方的同意 （4）电话咨询中只负责告知会诊报告是否已经签出，不得透露报告的内容，以保护患者的隐私 2. 每季度至少进行一次病理医师与临床医师间的讨论沟通	【病历 / 病案检查】查阅医疗文书记录 【员工访谈】抽查员工对相关规定的掌握情况
科内疑难病例讨论	1. 定期进行病理制片质量、病理诊断结果复查，有记录 2. 定期开展科内疑难病例讨论，有记录	【记录查看】查看科室的工作记录，如各种讨论记录、质控记录等资料
质量与安全监测指标	1. 标本规范化固定率（%）= 规范化固定的标本例数 / 同期标本总例数 ×100% 目标值：100% 2. 苏木精-伊红染色法（HE）染色切片质量优良率（%）= HE 染色切片优良例数 / 同期 HE 染色切片总例数 ×100% 目标值：≥ 95% 3. 免疫组化切片质量优良率（%）= 免疫组化切片优良例数 / 同期切片总例数 ×100% 目标值：≥ 95% 4. 术中快速病理诊断及时率（%）= 在规定时间内，完成术中快速病理诊断报告的标本数 / 同期术中快速病理诊断标本总数 ×100% 目标值：≥ 85% 5. 组织病理诊断及时率（%）= 在规定时间内，完成组织病理诊断报告的标本数 / 同期组织病理诊断标本总数 ×100% 目标值：≥ 85% 6. 细胞病理诊断及时率（%）= 在规定时间内，完成细胞病理诊断报告的标本数 / 同期细胞病理诊断标本总数 ×100% 目标值：≥ 85% 7. 各项分子病理检测室内质控合格率（%）= 各项分子病理检测室内质控合格病例数 / 同期同种类型分子病	【数据核查】对质量监测指标进行复核，复核数据比例不少于科室上报数据的 20%，追溯信息收集渠道 【记录查看】查阅指标分析报告、整改报告以及落实情况

（续表）

检查项目	具体要求	检查方法
	理检测病例总数 ×100% 目标值：100% 8. 免疫组化染色室间质评合格率（%）= 免疫组化染色室间质评合格次数 / 同期免疫组化染色室间质评总次数 ×100% 目标值：逐步提高 9. 各项分子病理室间质评合格率（%）= 各项分子病理室间质评合格次数 / 同期同种分子病理室间质评总次数 ×100% 目标值：逐步提高 10. 细胞学病理诊断质控符合率（%）= 细胞学原病理诊断与抽查质控诊断符合的标本数 / 同期抽查质控标本总数 ×100%（抽查标本数应占总阴性标本数至少 5%） 目标值：逐步提高 11. 术中快速诊断与石蜡诊断符合率（%）= 术中快速诊断与石蜡诊断符合标本数 / 同期术中快速诊断标本总数 ×100% 目标值：逐步提高	

表 5-19　放射影像科质量与安全检查表

检查项目	具体要求	检查方法
人员配置	1. 放射影像医师注册范围为医学影像和放射治疗专业 2. 放射科医师、技师应当具备医用设备使用相关技术能力，持有放射工作人员证	【文件查阅】查阅科室人员名单、排班表、资格证书等材料
人员管理	1. 入职前需经职业健康检查，符合放射工作人员的职业健康要求 2. 经过放射防护和有关法律知识培训，并考核合格 3. 在岗期间遵守放射防护法规和规章制度，接受职业健康监护和个人剂量监测管理 4. 工作人员工作时间佩戴个人剂量仪，接受个人剂量监测，并建立个人剂量档案 5. 在岗期间定期接受放射工作人员健康检查，并建立个人健康档案 6. 严格掌握放射影像检查适应证和注意事项，熟悉各种设备及药物对受检者的风险 7. 每季度至少 1 次接受安全制度与流程管理培训，知晓本岗位的履职要求；培训覆盖率 100%	【现场检查】检查科室人员放射计量监测仪的佩戴情况 【员工访谈】 1. 抽查医务人员对培训内容的知晓情况 2. 询问员工入职体检情况 3. 抽查医务人员对适应证和注意事项等内容的知晓情况 【记录查看】查看科室培训计划及实施记录

（续表）

检查项目	具体要求	检查方法
基础设施	1. 设置影像诊断功能区、辅助功能区和管理区 2. 影像诊断功能区包括登记及候诊区、检查区、检查机房；试剂和耗品保存区、医疗废物处理区等辅助功能区和医务人员办公区等基本功能区域 3. 建筑布局应当遵循环境卫生学和感染控制的原则，做到布局合理、分区明确、标识清楚，符合功能流程合理的基本要求 4. 新建、改建、扩建放射诊疗建设项目，医疗机构应当在建设项目施工前进行职业病危害放射防护预评价 5. 放射诊疗建设项目竣工前，应进行职业病危害放射防护控制效果评价和放射治疗设备性能验收检测 6. 对设备和场所设置醒目的警示标志： （1）装有放射性同位素和放射性废物的设备、容器设有电离辐射标志 （2）放射性同位素和放射性废物储存场所设有电离辐射警告标志及必要的文字说明 （3）放射诊疗工作场所的入口处设有电离辐射警告标志 （4）放射诊疗工作场所应当按照有关标准的要求分为控制区、监督区，在控制区进出口及其他适当位置设有电离辐射警告标志和工作指示灯 7. 核磁共振（MRI）机房门要贴有“高磁场、有心脏起搏器和铁磁性植入物患者禁止入内”的警示标志 8. 所有放射诊疗设备配置安全防护设施	【现场检查】 1. 科室的环境、分区、信息系统等是否符合要求 2. 科室的警示标识标牌、安全防护设施等是否符合要求 【文件查阅】查阅科室文件类资料，如环境影响评价、放射防护预评价、控制效果评价报告等资料
基本设备	1. 介入放射学与其他 X 射线影像诊断工作场所须配备和使用工作人员辐射防护用品和受检者个人防护用品 2. 定期对放射诊疗设备及其相关设备进行校正和维护，技术指标和安全、防护性能符合有关标准与要求 3. 有专人负责放射安全管理 4. 有放射性废物处理登记和监管记录	【现场检查】 1. 科室防护用品等是否符合要求 2. 每台设备均有维护登记 【记录查看】查阅放射安全管理记录
职责、制度、规范	1. 有科室人员岗位职责，并落实 2. 健全并落实科室管理制度，包括但不限于：放射安全管理相关制度、放射工作人员职业健康管理制度、放射诊疗安全防护管理制度、放射工作人员和受检者个人防护用品发放与使用管理制度、医学影像设备和场所定期检测制度、环境保护及人员职业安全防护制度、诊断报告书写规范、审核制度与流程、重点病例随访与反馈相关制度等	【文件查阅】查阅科室制度等文件 【记录查看】查看科室各种讨论记录、培训记录等资料 【员工访谈】抽查员工对制度、流程的掌握情况 【病历/案检查】查阅医疗文书，诊断报告是否符合要求

（续表）

检查项目	具体要求	检查方法
	3. 严格执行医疗质量安全核心制度，包括但不限于：首诊负责制度、会诊制度、值班和交接班制度、疑难病例讨论制度、急危重患者抢救制度、术前讨论制度、死亡病例讨论制度、查对制度、手术安全核查制度、手术分级管理制度、新技术和新项目准入制度、危急值报告制度、病历管理制度、信息安全管理制度等 4. 有放射影像诊断规范及操作常规，并严格执行，及时更新	【核心制度检查】见第七章
应急预案	1. 有放射安全事件应急预案并组织演练，各相关人员熟悉应急预案、相关流程以及本部门、本科室和本人职责 2. 有辐射损伤的具体处置流程和规范 3. 放射影像科应当具有应急处理能力，并定期进行应急处理能力培训和演练 4. 有紧急意外抢救预案，有向临床科室紧急呼救与支援的机制与流程，至少每半年进行一次演练	【文件查阅】查阅科室应急预案 【记录查看】查阅科室的培训、演练、记录、改进措施等资料
放射诊疗前沟通	1. 在进行放射特殊检查和治疗、手术等之前，需向患者告知相关风险、可能发生的不良反应及注意事项、需使用的高值耗材、费用、有无替代方案等，获得患者的知情同意并签字 2. 影像检查前医务人员主动告知辐射对健康的影响，指导受检者进行防护	【病历/案检查】抽查病历，查阅医疗文书记录
放射诊疗中防护	1. 有受检者的防护措施，对受检者敏感器官和组织进行屏蔽防护（包括床边移动X线检查） 2. 放射工作人员按照规定佩戴个人放射剂量计	【现场检查】查看放射工作人员及受检者个人防护情况
放射诊疗报告出具	1. 诊断报告由具备资质的专业医师出具，并按照流程经过审核，有审核医师签名（双签字，非工作时间和急诊除外） 2. 符合诊断报告时限要求，有明确的报告时间：普通报告精确到“时”，急诊报告精确到“分” （1）急诊X线检查：应立即检查，30 min内出具诊断报告 （2）急诊CT检查：应立即检查，2 h内出具诊断报告 （3）核磁共振（MRI）检查：预约时间＜2天，24 h内出具诊断报告	【病历/案检查】抽查病历，查阅医疗文书记录，核查放射诊断报告的时限是否符合要求 【记录查看】查阅科室各种讨论记录、培训记录等

（续表）

检查项目	具体要求	检查方法
	（4）数字减影血管造影（DSA）检查：预约时间＜2天，24 h 内出具诊断报告 3. 采用多种形式，开展图像质量评价活动 4. 由专人负责并定期召开疑难病例分析与读片会，参加人员覆盖科室 80% 的人员	
质量与安全监测指标	1. 放射影像检查（CT、MRI）图像伪影率（%）＝放射影像检查出现不良伪影的例次数 / 同期放射影像检查总例次数 ×100% 目标值：逐步下降 2. 急诊放射影像检查报告 2 小时完成率（%）＝ 2 小时内完成的急诊放射影像检查的报告份数 / 同期急诊放射影像检查报告总份数 ×100% 目标值：100% 3. 放射影像报告书写规范率（%）＝书写规范的放射影像检查报告份数 / 同期放射影像检查报告总份数 ×100% 目标值：100% 4. 放射影像危急值 10 分钟内通报完成率（%）＝发现放射影像危急值后 10 分钟内完成通报的病例数 / 同期放射影像危急值总例数 ×100% 目标值：100% 5. 增强 CT 检查静脉对比剂外渗发生率（%）＝增强 CT 检查静脉注射对比剂外渗的例数 / 同期增强 CT 检查总例数 ×100% 目标值：逐步下降 6. BI-RADS 分类率（%）＝行 BI-RADS 分类的乳腺钼靶报告份数 / 同期乳腺病变钼靶报告总份数 ×100% 目标值：100%	【数据核查】对质量监测指标进行复核，复核数据比例不少于科室上报数据的 20%，追溯信息收集渠道 【记录查看】查阅指标分析报告、整改报告以及落实情况

表 5-20　超声医学科质量与安全检查表

检查项目	具体要求	检查方法
人员配置	1. 人员知晓本岗位的履职要求、掌握超声影像检查适应证和注意事项，熟悉各种设备及药物对受检者的风险 2. 开展安全制度与流程管理培训，每季度至少 1 次，培训覆盖率 100%	【记录查看】查看培训计划及实施记录 【员工访谈】抽查员工对培训内容的知晓情况

（续表）

检查项目	具体要求	检查方法
基础设施	1. 设置影像诊断功能区、辅助功能区和管理区 2. 影像诊断功能区包括登记及候诊区、检查区、检查机房、试剂和耗品保存区、医疗废物处理区和医务人员办公区等基本功能区域 3. 建筑布局应当遵循环境卫生学和感染控制的原则，做到布局合理、分区明确、标识清楚，配备必要的防护用品和监测仪器，符合功能流程合理的基本要求 4. 候诊区、检查区醒目位置张贴“禁止非医学需要的胎儿性别鉴定”标识	【现场检查】检查科室的设施、环境、标识标牌、信息系统、设备清单等是否符合要求
基本设备	1. 医学影像使用的仪器、试剂和耗材应当符合国家有关规定 2. 本机构内各科室超声检查人员、设备统一管理 3. 定期对超声检查设备及其相关设备进行校正和维护，技术指标和安全、防护性能符合有关标准与要求	【现场检查】每台设备均有维护登记本，检查设备性能等是否符合要求
职责、制度规范	1. 有科室人员岗位职责 2. 科室管理制度健全并落实，包括但不限于：图像质量评价制度、医患沟通和患者知情同意告知制度、重点病例随访与反馈相关制度等 3. 严格执行医疗质量安全核心制度，包括但不限于：首诊负责制度、会诊制度、值班和交接班制度、疑难病例讨论制度、急危重患者抢救制度、查对制度、新技术和新项目准入制度、危急值报告制度、病历管理制度、信息安全管理制度等 4. 有超声影像诊断规范及操作常规，严格执行并及时更新、培训	【文件查阅】科室制度等文件资料 【员工访谈】抽查员工对相关制度、流程的掌握情况 【病历 / 病案检查】查阅医疗文书，诊断报告是否符合要求 【核心制度检查】见第七章
应急预案	1. 有紧急意外抢救预案 2. 有向临床科室紧急呼救与支援的机制与流程，至少每半年进行一次演练	【文件查阅】查阅科室应急预案 【记录查看】查看预案的演练记录、改进措施等资料
检查过程中质量管理	1. 落实知情同意告知制度：在进行超声特殊检查之前，需向患者告知相关风险、可能发生的不良反应及注意事项、需使用的高值耗材、费用、有无替代方案等，获得患者的知情同意并签字 2. 严禁实施非医学指征的胎儿性别鉴定 3. 诊断报告由具备资质的专业医师出具，并按照流程经过审核，有审核医师签名	【病历 / 病案检查】查阅医疗文书记录 【现场检查】检查是否有违规行为 【记录查看】查看科室各种讨论记录等资料

（续表）

检查项目	具体要求	检查方法
	4. 符合诊断报告时限要求，有明确的报告时间：普通报告精确到“时”，急诊报告精确到“分” 5. 采用多种形式，开展图像质量评价活动 6. 有重点病例随访与反馈相关制度。有专人负责并定期召开疑难病例分析与读片会，参加人员覆盖科室 80% 的人员	
质量与安全监测指标	1. 超声医师月均工作量＝超声科年总工作量 /（超声医师数 × 12 个月） 目标值：监测比较 2. 超声仪器质检率（%）＝单位时间内完成质检的超声仪器数 / 同期本机构在用超声仪器总数 ×100% 目标值：100% 3. 住院超声检查 48 h 内完成率（%）＝单位时间内，在临床开具住院超声检查申请，48 h 内完成检查并出具超声检查报告的例数 / 同期临床开具住院超声检查申请单总数 ×100% 目标值：监测比较 4. 超声危急值 10 min 内通报完成率（%）＝单位时间内，10 min 内完成通报的超声危急值例数 / 同期超声危急值总例数 ×100% 目标值：100% 5. 超声报告书写合格率（%）＝单位时间内，超声检查报告书写合格的数量 / 同期超声检查报告总数 ×100% 目标值：100% 6. 乳腺超声报告进行乳腺影像报告与数据系统分类率（%）＝单位时间内，进行乳腺影像报告与数据系统分类的乳腺病变超声报告数 / 同期乳腺病变超声报告总数 ×100% 目标值：100% 7. 门急诊超声报告阳性率（%）＝单位时间内，门急诊超声报告中有异常发现的报告数 / 同期门急诊超声报告总数 ×100% 目标值：逐步提高 8. 住院超声报告阳性率（%）＝单位时间内，住院超声报告中有异常发现的报告数 / 同期住院超声报告总数 ×100% 目标值：逐步提高	【数据核查】对质量监测指标进行复核，追溯信息收集渠道 【记录查看】查阅指标分析报告、整改报告以及落实情况

（续表）

检查项目	具体要求	检查方法
	9. 超声筛查中胎儿重大致死性畸形的检出率（%）＝单位时间内，在超声筛查中检出胎儿重大致死性畸形的孕妇人数 / 同期超声产检的孕妇总人数 ×100% 目标值：监测比较 10. 超声诊断符合率（%）＝单位时间内，超声诊断与病理或临床诊断符合的例数 / 同期超声诊断有对应病理或临床诊断总例数 ×100% 目标值：逐步提高 11. 乳腺占位超声诊断准确率（%）＝单位时间内，乳腺超声诊断为乳腺癌或非乳腺癌与病理检验结果相一致的例数 / 同期行超声诊断为乳腺占位并送病理检验总例数 ×100% 目标值：逐步提高 12. 颈动脉狭窄（≥ 50%）超声诊断符合率＝单位时间内，超声诊断为颈动脉狭窄（≥ 50%）与 DSA 或 CTA 等其他影像结果相符合的例数 / 同期超声诊断颈动脉狭窄（≥ 50%）并可获得 DSA 或 CTA 等其他影像结果总例数 ×100% 目标值：逐步提高 13. 超声介入（超声介入包括穿刺活检、抽吸、引流、插管、注药治疗、消融等超声引导下的穿刺与治疗）相关主要并发症发生率（%）＝单位时间内，超声介入相关主要并发症（出血、感染、邻近脏器损伤、神经损伤、针道种植等）发生的例数 / 同期超声介入总例数 ×100% 目标值：逐步降低	

表 5-21　心电图、脑电图、肌电图等功能检查室质量与安全检查表

检查项目	具体要求	检查方法
人员管理	1. 科室专业技术人员配备符合相关规范，具备心电图 / 脑电图 / 肌电图等特殊检查相关专业背景，或经过相关技术培训，具有相应资质和执业资格 2. 人员数量、梯队与所承担的任务相适应，能完成日常工作中常规操作及疑难病例处理	【文件查阅】 1. 本机构发布的文件 2. 科室人员名单、资格证书、排班表等
房屋布局	1. 检查室设计及空间区域划分应符合环境保护与人员防护规定 2. 严格划分患者、检查人员、其他人员所在区域	【现场检查】查看科室房屋功能分区、布局

（续表）

检查项目	具体要求	检查方法
设施设备	特殊检查所用设备、仪器、药品必须符合国家相关标准，验证合格后方能使用	【现场检查】检查科室设施、设备
制度职责	1. 有科室人员岗位职责并落实 2. 健全并落实科室管理制度，包括但不限于：危急值报告制度、诊断报告书写制度、疑难病例讨论制度、医患沟通和患者知情告知制度、重点病例随访与反馈制度、机器维修保养制度、医疗器械管理制度 3. 严格执行值班和交接班制度、查对制度、危急值报告制度、信息安全管理制度等医疗质量与安全核心制度 4. 有心电图、脑电图、肌电图等检查操作规程并严格执行	【文件查阅】查阅科室职责、制度、操作规程等文件 【员工访谈】抽查医务人员对制度、规程的掌握情况 【现场检查】检查制度落实情况 【核心制度检查】见第七章
应急预案	1. 建立突发事件应急预案，出现突发事件时能提供及时、安全的检查服务 2. 有向临床科室紧急呼救与支援的机制与流程，定期开展应急预案培训、演练，并做好记录	【记录查看】查看科室突发事件演练记录
检查过程中质控要点	1. 认真核对申请单中患者姓名、性别、年龄，临床诊断或描述以及检查要求 2. 落实知情同意告知制度：在进行特殊检查之前，需向患者告知相关风险，可能发生的不良反应以及注意事项，需使用的高值耗材、费用、有无替代方案等，获得患者书面知情同意并签字 3. 需要镇静的患者严格按照镇静要求进行，注意镇静药物的正确应用和监测 4. 检查操作符合规范要求，保证记录质量，尽可能清除影响结果观察记录的干扰因素 5. 由具备资质的专业医师及时、准确发放检查报告 6. 符合诊断报告时限要求，有明确的报告时间：普通报告精确到“时”，急诊报告精确到“分” 7. 达到危急值标准的检查结果，须按规定复核结果，并及时告知经管医生，保证对方接收到报告，并记录在册 8. 有专人负责并定期对疑难病例进行讨论分析 9. 所有诊疗活动与器材消毒、灭菌、医疗废物处理均应遵循医院感染管理法规的要求	【现场检查】检查人员操作是否符合要求

（续表）

检查项目	具体要求	检查方法
质量与安全监测指标	1. 危急值通报率（%）＝已通报的危急值检验项目数 / 同期需要通报的危急值检验项目总数 ×100% 目标值：100% 2. 危急值通报及时率（%）＝危急值通报时间符合规定时间的检验项目数 / 同期需要危急值通报的检验项目总数 ×100% 目标值：100%	【数据核查】对指标进行复核，复核数据比例不少于科室上报数据的 20%，追溯信息收集渠道 【记录查看】查阅指标分析报告、整改报告以及落实情况

表 5-22　消毒供应中心（室）质量与安全检查表

检查项目	具体要求	检查方法
人员配置	1. 应根据岗位需求及工作量，科学、合理配置护士、消毒人员和其他工作人员 2. 工作人员应正确掌握各类诊疗器械、器具和物品的清洗、消毒、灭菌的知识与技能，相关清洗消毒、灭菌设备的操作规程，职业安全防护原则和方法，医院感染预防与控制的相关知识，相关的法律、法规、标准、规范，并定期接受培训与考核	【员工访谈】 1. 询问医务人员工作负荷情况 2. 抽查医务人员知识、技能掌握情况 【记录查看】查看科室培训考核记录
房屋布局	1. 宜接近手术部（室）、临床科室，或与手术部（室）之间有物品直接传递专用通道 2. 周围环境应清洁、无污染源，区域相对独立；内部通风、采光良好；不宜建在地下室或半地下室 3. 建筑布局应分为工作区域和辅助区域 4. 工作区域包括去污区、检查包装及灭菌区和无菌物品存放区 5. 辅助区域包括工作人员更衣室、值班室、办公室、休息室、卫生间等 6. 工作区域物品划分应由污到洁，不交叉、不逆流。空气流向应由洁到污；若采用机械通风，去污区应保持相对负压，检查包装及灭菌区保持相对正压 7. 工作区域设计与材料要求，应符合以下要求： （1）去污区、检查包装及灭菌区和无菌物品存放区之间应设实际屏障 （2）去污区与检查包装及灭菌区之间应设物品传递窗；并分别设人员出入缓冲间（带） （3）缓冲间（带）应设洗手设施，采用非手触式水龙头开关。无菌物品存放区内不应设洗手池 （4）检查包装及灭菌区若设专用洁具间，应采用封闭式设计	【现场检查】检查科室功能布局、分区是否符合要求

（续表）

检查项目	具体要求	检查方法
	（5）工作区域的天花板、墙壁应无裂隙，不落尘，便于清洗和消毒；地面与墙面踢脚及所有阴角均应为弧形设计；电源插座应采用防水安全型；地面应防滑、易清洗、耐腐蚀；地漏应采用防返溢式；污水应集中至医院污水处理系统	
设施设备	1. 根据消毒供应中心（室）的规模、任务及工作量，合理配置清洗消毒设备及配套设施。设备设施应符合国家相关规定 2. 应配有污物回收器具、分类台、手工清洗池、压力水枪、压力气枪、清洗消毒器、超声清洗器、干燥设备及相应清洗用品等 3. 检查、包装设备：应配有器械检查台、包装台、器械柜、敷料柜、包装材料切割机、医用热封机、清洁物品装载设备及带光源放大镜、绝缘检测仪等 4. 灭菌设备及设施：应配有压力蒸汽灭菌器，无菌物品装、卸载设备等；根据需要配备灭菌蒸汽发生器、干热灭菌和低温灭菌及相应的监测设备。各类灭菌设备应符合国家相关标准，并设有配套的辅助设备 5. 应配有水处理设备 6. 储存、发放设施：应配备无菌物品存放设施及运送器具等 7. 采用环氧乙烷、过氧化氢、甲醛等化学灭菌因子的灭菌设备的工作区域应配置相应环境有害气体浓度超标报警器 8. 去污区应配置洗眼装置 9. 应根据感染风险配备相应的个人防护用品	【现场检查】查看科室的设施设备是否符合要求
制度建设	1. 有科室人员岗位职责并落实 2. 有医疗消毒供应中心质量管理体系 3. 有科室规章制度并落实，至少包括设施与设备管理制度、质量管理制度、记录追溯和文档管理制度、消防安全管理制度、信息管理制度、生物安全管理制度、危险品管理与危险化学品使用管理制度、职业安全防护管理制度、环境卫生质量控制制度、消毒隔离制度、清洗消毒灭菌监测制度、植入物与外来医疗器械专岗负责制度等 4. 有与消毒供应相适应的标准操作程序，并严格执行 5. 有与相关科室的沟通机制，主动了解各科室专业特点、常见的医院感染及原因，掌握专用器械、用品的结构、材质特点和处理要点，对科室意见有调查、反馈、落实，并有记录	【文件查阅】查阅科室制度等文件资料 【记录查看】查阅科室培训记录 【员工访谈】抽查医务人员对相关制度、规范的掌握情况 【现场检查】检查职责、制度、规范的落实情况

（续表）

检查项目	具体要求	检查方法
应急预案	1. 建立突发事件应急预案，出现危急突发事件时能够提供及时、安全的无菌物品服务 2. 有向临床科室紧急呼救与支援的机制与流程，定期开展应急预案培训、演练，并做好记录	【文件查阅】查阅科室应急预案 【记录查看】查看科室演练记录
消毒物品管理重点	1. 被朊毒体、气性坏疽及突发原因不明的传染病病原体污染的诊疗器械、器具和物品，使用科室应双层封闭保障并标明感染性疾病名称，由消毒供应室单独回收处理 2. 不在诊疗场所清点污染的诊疗器械、器具和物品；采用密闭方式回收，避免反复装卸 3. 应在消毒供应中心的去污区对污染的诊疗器械、器具和物品进行清点、核查 4. 与去污区人员进行清点交接时，对精密、贵重器械，需特殊处理的器械和特殊感染类器械应告知 5. 根据器械的材质、性状、种类及器械的污染物，按轻度污染到中度污染的顺序进行分类，按标准流程进行物品清洗 6. 接触无菌物品前应规范洗手或进行手消毒 7. 无菌物品分类、分架存放，一次性使用无菌物品应去除外包装后，进入无菌物品存放区 8. 无菌物品发放时，遵循先进先出的原则 9. 植入物及植入性手术器械应在生物监测合格后方可发放	【现场检查】 1. 物品回收、清洗、储存、发放情况 2. 个人防护是否符合要求
职业暴露防护与处置	当工作人员在工作中发生职业暴露事件时，应当采取相应的处理措施，并及时报告机构内的相关部门，做好记录，实现可追溯	【记录查看】查看科室职业暴露事件报告、处理记录
质量检测与报告	1. 灭菌设备及清洗消毒设备应当遵循相关标准要求，每年对灭菌程序、清洗消毒程序的重要参数进行检测 2. 清洗、消毒、灭菌质量监测合格报告内容应当符合国家相关规定，不得出具虚假监测和检测结果报告，保证报告准确、及时和信息完整 3. 报告应当使用中文或者国际通用的、规范的缩写，并按国家有关规定保存	【记录查看】查看科室物品消毒供应记录和检测报告，信息系统等资料
风险管理与质量评估	1. 管理人员应当定期对医疗消毒供应中心的危险因素和安全风险进行评估，确保医疗消毒供应中心安全 2. 参加各级卫生健康行政部门组织的质量评价活动，接受当地卫生健康行政部门的监督管理 3. 积极上报不良事件 4. 清洗、消毒监测资料和记录的保存期应≥ 6 个月 5. 灭菌质量检测资料和记录的保留期应≥ 3 年	【记录查看】 1. 风险评估记录 2. 不良事件报告记录 3. 消毒灭菌监测记录

（续表）

检查项目	具体要求	检查方法
质量追溯管理	1. 加强质量管理，规范医疗消毒供应中心的活动，按照安全、准确、及时、有效、经济、便于使用的原则开展消毒灭菌供应工作，定期进行质量监督检查，结果与记录实现可追溯 2. 采用信息系统对清洗、消毒、灭菌和供应进行质量控制，实现质量可追溯 3. 严格按照有关规定，加强对特殊感染复用器械的回收、运输、储存、处理的相关管理工作	【记录查看】 1. 物品消毒供应记录 2. 定期质量检查记录 3. 信息系统等资料
质量与安全监测指标	1. 复用医疗器械（含植入物及外来医疗器械）集中管理率（%）=已全部实现复用医疗器械集中管理的科室数/需要消毒供应中心（室）提供消毒灭菌服务的科室总数 ×100% 目标值：100% 2. 岗位培训率（%）=新入职和转岗人员接受岗位培训的人数/新入职和转岗人员的总人数 ×100% 目标值：100% 3. 继续教育率（%）=通过消毒供应专业继续教育培训并取得培训证书的人数/本年度消毒供应中心（室）在岗职工总人数 ×100% 目标值：100% 4. 职业暴露发生率（%）=消毒供应中心（室）工作人员发生职业暴露人次/本年度科室总人数 ×100% 目标值：逐步下降 5. 设备设施定期维护检测完成率（%）=已完成定期维护检测的设备设施台数/需要完成定期维护检测的设备设施总台数 ×100% 目标值：100% 6. 器械（器具和物品）清洗合格率（%）=清洗后合格器械（器具和物品）数/清洗器械（器具和物品）总数 ×100% 目标值：100% 7. 每月包装合格率（%）=检查的包装合格包数/本月检查的包装总包数 ×100% 目标值：100% 8. 湿包发生率（%）=发生湿包的灭菌包数/同期处理灭菌包总数 ×100% 目标值：0	【数据核查】对指标进行复核，复核数据比例不少于科室上报数据的20%，追溯信息收集渠道 【记录查看】查阅指标分析报告、整改报告以及落实情况

（续表）

检查项目	具体要求	检查方法
	9. 灭菌效果监测合格率（%）＝灭菌合格批次 / 同期同类型灭菌总批次 ×100% 目标值：100% 10. 无菌物品发放合格率（%）＝无菌物品发放合格件数 / 同期发放无菌物品总件数 ×100 目标值：100%	

参考文献

[1] 国家卫生健康委 . 关于印发医疗质量安全核心制度要点的通知［Z］.2018.

[2] 国家卫生健康委医政医管司 . 医疗质量安全核心制度要点释义（2 版）［Z］.2023.

[3] 国家卫生健康委 . 国家卫生健康委办公厅关于进一步加强产科专业医疗质量安全管理的通知［Z］.2020.

[4] 国家卫生健康委 . 产科专业医疗质量控制指标（2019 年版）［Z］.2019.

[5] 国家卫生计生委 .《三级妇幼保健院评审标准实施细则（2016 年版）》和《二级妇幼保健院评审标准实施细则（2016 年版）》［Z］.2016.

[6] 国家卫生健康委 . 国家卫生健康委办公厅关于印发手术质量安全提升行动方案（2023—2025 年）的通知［Z］.2023.

[7] 国家卫生健康委 . 关于发布推荐性卫生行业标准《产房医院感染预防与控制标准》的通告［Z］.2023.

[8] 国家卫生计生委 . 危重孕产妇救治中心建设与管理指南［Z］.2017.

[9] 卫生部 . 新生儿病室建设与管理指南（试行）［Z］.2009.

[10] 国家卫生计生委 . 医疗机构新生儿安全管理制度［Z］.2014.

[11] 国家卫生健康委 . 国家新生儿保健特色专科单位评估标准（2021 版）［Z］.2022.

[12] 国家卫生计生委 . 重症医学专业医疗质量控制指标（2015 年版）［Z］.2015.

[13] 国家卫生健康委 . 妇幼保健机构医用设备配备标准：WS/T 793—2022［S］.2022.

[14] 国家卫生健康委 . 医院感染监测规范：WS/T 312—2023［S］.2023.

[15] 卫生部 . 重症医学科建设与管理指南（试行）［Z］.2009.

[16] 国家卫生计生委 . 重症医学专业医疗质量控制指标（2015 年版）［Z］.2015.

[17] 国家卫生计生委 . 医疗质量管理办法［Z］.2016.

[18] 国家卫生健康委 . 临床营养专业医疗质量控制指标（2022 年版）［Z］.2022.

[19] 国家卫生健康委 . 国家卫生健康委办公厅关于印发临床营养科建设与管理指南（试行）的通知［Z］.2022.

[20] 国家中医药管理局 . 关于做好 2014 年全国综合医院、妇幼保健机构中医药工作示范单位申报评估工作的通知［Z］.2020.

[21] 国家卫生健康委国家中医药管理局 . 关于印发推进妇幼健康领域中医药工作实施方案（2021—2025 年）的通知［Z］.2021

[22] 卫生部 . 健康体检管理暂行规定（卫医政发）［Z］.2009.

[23] 国家卫生健康委 . 健康体检中心基本标准（试行）［Z］.2018.

[24] 国家卫生健康委 . 关于印发医疗消毒供应中心等三类医疗机构基本标准和管理规范（试行）的通知［Z］.2018.

[25] 国家卫生健康委 . 健康体检与管理专业医疗质量控制指标（2023 年版）［Z］.2023.

[26] 国家卫生健康委 . 急诊专业医疗质量控制指标（2024 年版）［Z］.2024.

[27] 卫生部 . 卫生部关于印发急诊科建设与管理指南［Z］.2009.

[28] 国家卫生计生委 . 国家卫生计生委关于修改《医疗机构管理条例实施细则》的决定［Z］.2017.

[29] 国家卫生健康委 . 国家卫生健康委办公厅关于印发医疗机构手术分级管理办法的通知［Z］.2022.

[30] 国家卫生健康委 . 国家卫生健康委办公厅关于印发手术质量安全提升行动方案（2023—2025 年）的通知 [Z] .2023.
[31] 国家卫生健康委 . 国家卫生健康委办公厅关于印发医疗机构手术分级管理办法的通知 [Z] .2022.
[32] 国家卫生健康委 . 医疗技术临床应用管理办法 [Z] .2018.
[33] 国家卫生健康委 . 医疗机构日间医疗质量管理暂行规定 [Z] .2022.
[34] 国家卫生计生委 . 临床检验专业医疗质量控制指标（2015 年版）[Z] .2015.
[35] 国家卫生健康委 . 病原微生物实验室生物安全管理条例（中华人民共和国国务院令第 424 号）[Z] .2004.
[36] 国务院 . 国务院关于修改和废止部分行政法规的决定 [Z] .2018.
[37] 卫生部 . 医疗机构临床基因扩增检验实验室管理办法 [Z] .2010.
[38] 卫生部 . 医疗机构临床实验室管理办法 [Z] .2006.
[39] 卫生部 . 病理科建设与管理指南（试行）[Z] .2009.
[40] 国家卫生健康委 . 病理专业医疗质量控制指标（2024 年版）[Z] .2024.
[41] 卫生部 . 放射工作人员职业健康管理办法 [Z] .2007.
[42] 卫生部 . 放射诊疗管理规定（中华人民共和国卫生部令第 46 号）[Z] .2006.
[43] 国家卫生计生委 . 关于修改《外国医师来华短期行医暂行管理办法》等 8 件部门规章的决定（国家卫生和计划生育委员会令第 8 号）[Z] .2016.
[44] 国家卫生健康委 . 放射影像专业医疗质量控制指标（2024 年版）[Z] .2024.
[45] 国家环境保护总局 . 城市放射性废物管理办法 [Z] .1987.
[46] 国家卫生健康委 . 超声诊断专业医疗质量控制指标（2022 年版）[Z] .2022.
[47] 国家卫生健康委 . 麻醉专业医疗质量控制指标（2022 年版）[Z] .2022.
[48] 国家卫生健康委 . 麻醉科医疗服务能力建设指南（试行）[Z] .2019.
[49] 国家卫生健康委 . 关于印发内镜诊疗技术临床应用管理规定及呼吸内镜诊疗技术等 13 个内镜诊疗技术临床应用管理规范的通知 [Z] .2019.
[50] 国家卫生健康委办公厅 . 关于印发超声诊断等 5 个专业医疗质量控制指标（2022 年版）的通知 [Z] .2022.
[51] 卫生部 . 关于印发内镜清洗消毒技术操作规范（2004 年版）的通知 [Z] .2004.
[52] 国家卫生计生委 . 医院消毒供应中心第 1 部分：管理规范：WS 310. 1-2016 [S] .2016.
[53] 国家卫生计生委 . 医院消毒供应中心第 2 部分：清洗消毒及灭菌技术操作规范：WS 310. 2-2016 [S] .2016.
[54] 国家卫生计划委 . 医院消毒供应中心第 3 部分：清洗消毒及灭菌效果监测标准：WS 310. 3-2016 [S] .2016.
[55] 国家卫生健康委 . 关于印发三级医院评审标准实施细则（2020 年版）的通知 [Z] .2020.
[56] 国家卫生健康委 . 医院感染管理医疗质量控制指标（2024 年版）[Z] .2024.

第六章　护理服务质量与安全管理

近年来，国家卫生健康委陆续颁布了《关于进一步加强医疗机构护理工作的通知》《关于印发药事管理和护理专业医疗质量控制指标（2020年版）的通知》《全国护理事业发展规划（2021—2025年）》《关于印发进一步改善护理服务行动计划（2023—2025年）的通知》等文件，聚焦人民群众日益增长的多元化护理服务需求，对持续提升护理质量与改善患者就医体验提出更高的要求。本章基于政策要求，以护理质量与安全为核心，构建妇幼保健机构护理质量与安全管理检查表，明确护理质量管理的检查项目、具体要求与检查方法，主要包括医院层面护理管理要求、病区日常管理及特殊专科护理管理等内容，共4节，含22张检查表。加强日常护理质量与安全质控检查，将有助于促进优质护理服务措施的深入落实、护理文书的规范书写、日常护理质量的有效管理，提升妇幼保健院护理质量。

第一节　护理人力管理

本节含4张检查表，主要涵盖护理人力资源配置、护理人员职业管理、护士职业形象管理及职业安全防护等内容。护理人力资源配置强调了根据医院规模、科室设置和患者需求等因素，合理规划护理人员数量的重要性。护理人员执业管理明确了不同岗位护士必须具备的相应资格证书。护士职业形象强调了护士应具备的良好职业道德、专业形象和沟通协作能力，对护士的职业素养提出了具体要求。职业安全防护则关注护士在工作中面临的职业暴露风险和安全隐患，如针刺伤、接触感染等，并提出了相应的防护措施（表6-1～表6-4）。

表6-1　护理人力资源配置结构表

检查项目	具体要求	检查方法
基本要求	1. 医护比达到1∶1.20（2025年目标） 2. 临床护理岗位护士占全院护士总数的比例≥95% 3. 全院护士与实际开放床位比，三级保健院≥0.85∶1；二级保健院≥0.75∶1（2025年目标） 4. 全院病区护士与实际开放床位比，三级保健院≥0.65∶1；二级保健院≥0.55∶1（2025年目标） 5. 全院病区护士与实际开放床位的实际住院患者数之比≥0.4∶1 6. 特级、一级护理患者平均比例≥30%；病房病区护士与实际住院患者数之比≥0.5∶1 7. 优质护理病房，每位护士护理≤8名患者 8. 普通门诊平均每天每100人次就诊患者配置至少1名护士	【文件查阅】查阅全院护士人员名单、排班表 【现场检查】核查人数
急诊	1. 急诊观察室护患比≥0.4∶1 2. 急诊抢救室护床比≥2∶1	

（续表）

检查项目	具体要求	检查方法
产科	1. 母婴同室病房护士与实际开放床位比≥ 0.6：1 2. 待产床与助产士之比≥ 2：1 3. 产床与助产士之比≥ 1：3	
麻醉专科	1. 手术室护士与手术床之比≥ 2.5：1 2. 手术室护士与手术间之比≥ 3：1 3. 配合开展围术期工作的麻醉科护士与麻醉科医师之比≥ 0.5：1 4. 麻醉后监护治疗病房护士人数与床位数之比，三级保健院≥ 3：1；二级保健院≥ 2：1 5. 诱导室护士与诱导室实际开放床位比≥ 1：1 6. 恢复室护士与恢复室实际开放床位比≥ 1：1 7. 手术间麻醉护士与实际开放手术台的数量比≥ 0.5：1	
新生儿科	1. 新生儿病房护士与实际开放床位比≥ 0.6：1 2. 新生儿病房工作 2 年以上护理人员占比≥ 50%	
重症监护病房	1. 成人 ICU 护士与实际开放床位数之比≥（2.5 ～ 3）：1（三级医院 3：1） 2. CCU、NICU、PICU 护士与实际开放床位数之比≥ 1.5：1	
人员培训比例	1. 护理管理人员参加培训比例≥ 90% 2. 新入职护士参加培训比例≥ 90% 3. 儿科、重症、急诊、康复、中医护理专业护士参加培训比例≥ 90%	【记录查看】查看人员培训计划、记录、总结等

表 6-2　护理人员执业管理检查表

检查项目	具体要求	检查方法
护士执业准入	1. 护士经执业注册取得护士执业证书后，方可按照注册的执业地点从事诊疗技术规范规定的护理工作 2. 护士执业行为符合法律要求，未超出范围执业 3. 护士执业注册有效期为 5 年，执业证过期后未及时延续注册前不得独立从事诊疗技术规范规定的护理活动 4. 新调入或聘用的有工作经验的注册护士，应申请护士执业变更注册，取得医院护士执业权限后方可独立值班 5. 注册护士必须经过相应岗位的培训、考核，独立值班前，应在带教老师的指导下进行护理专业技术工作，不得单独执行医嘱、登记和签名 6. 注册护士独立值班后，可以护理与其能级相符的患者 7. 注册护士达到“夜班护士准入标准”时，方可独立值夜班 8. 医院有护士岗位职责和岗位技术能力要求	【文件查阅】查阅人员资质等资料 【记录查看】 1. 培训、考核记录 2. 值班记录，核查值班人员资质是否符合要求

（续表）

检查项目	具体要求	检查方法
特殊专业／特殊岗位护士培训与准入	1. 本机构对特殊专业的护士有准入规定并遵照执行，如急诊、重症监护、助产、手术室、新生儿和供应室等专业 2. 助产士需参加产科专业技术培训合格，取得母婴保健技术考核合格证，并在有效期内 3. 预防接种岗位护士经过县级及以上卫生健康行政部门组织的预防接种专业培训并考核合格，持证上岗 4. 供应室特种设备岗位护士需参加岗前专业技术培训，并取得国家认可的特种设备作业人员证书。专业操作项目名称为快开门式压力容器操作，项目代号 R1，按要求定期培训复核验证 5. 负责新生儿遗传代谢病筛查血片采集工作的护士应接受过新生儿遗传代谢病筛查相关知识和技能的培训并取得技术合格证书 6. 负责新生儿听力筛查工作的护士应接受过省级以上卫生保健行政部门组织的新生儿听力筛查相关知识和技能培训并取得技术合格证书 7. 其他特殊专业／特殊岗位的护士，需按要求完成培训，考核合格，取得相应资质后，方可上岗	【文件查阅】 1. 本机构相关制度文件等 2. 人员培训、考核、证书相关佐证资料
新技术、新项目准入	1. 开展护理新项目、新技术之前，应经本机构医疗技术管理委员会及伦理委员会审核通过 2. 在开展护理新项目、新技术之前，项目组织者应制订完善的操作流程及护理常规并报医院相关管理部门审批 3. 在新项目开展、新技术应用之前，应对护士进行相关培训及考核，并有记录	【文件查阅】 1. 委员会审批材料 2. 操作流程、护理常规 3. 相关部门审批材料 【记录查看】查看培训、考核记录

表 6-3　护士职业形象检查表

检查项目	具体要求	检查方法
仪容仪表	1. 着装规范、整洁，统一穿护士服、工作裤、护士鞋、袜子；工作服口袋无明显污迹，衣袖、衣领及裙摆不外露 2. 新生儿病室、ICU、手术室的护士，规范穿着洗手衣 3. 佩戴头花／帽子，长头发扎起固定，短头发梳耳后；头发前不过眉、后不过肩，不蓬松 4. 规范佩戴工牌，工牌表面干净、清晰可辨 5. 不化浓妆，不戴垂吊式耳环，不戴手链、手镯、戒指等饰物 6. 指甲修剪整齐，长度不超指腹，不涂指甲油 7. 坐姿、站姿、行走、引导手势等仪态端庄得体 8. 应保持对患者的关注，坐下时头部应高于护士站台面；非紧急情况下不得接听、查阅手机	【现场检查】检查门诊、病房、辅助科室等部门的护理人员职业形象

（续表）

检查项目	具体要求	检查方法
服务态度	1. 接待：有患者前来咨询，护士能主动迎接，应与患者有目光交流；如不能立即接待患者，礼貌地请患者稍等 2. 表情：接待患者时表情自然、温和、友善，保持对患者的关注 3. 微笑：适时以微笑回应患者 4. 眼神：患者靠近或与对方交谈时，目光柔和、稳定	
语言沟通	1. 使用礼貌用语以及适当称呼接待患者 2. 主动问候，微笑点头致意 3. 员工与患者及家属访谈时，使用通俗易懂的语言和词汇，语气亲切，语速适中，有问必答，专心倾听患者诉求 4. 员工主动访谈患者需求，解决患者问题，不推诿	

表 6-4　职业安全防护检查表

检查项目	具体要求	检查方法
制度规范	有制度规范并严格执行，包括但不限于职业安全防护制度和应急流程、职业暴露的处理流程和管理制度	【文件查阅】查阅制度规范文件
科室管理	1. 有职业安全防护相关培训 / 记录 2. 根据国家职业安全标准，配备相应的安全操作工具和个人防护装备 3. 物品存放整洁、合理，操作环境安全，标识清晰	【记录查看】查看培训考核记录 【现场检查】检查科内环境、安全操作工具、个人防护装备
感染性防护	1. 标准预防：根据疾病传播途径，选择适宜的防护措施 2. 皮肤黏膜防护 （1）接触患者体液、血液、排泄物、分泌物、不完整的皮肤与黏膜或被其污染的物品时，应戴手套 （2）接触污染物品后应摘除手套，洗手，进行手消毒 （3）有皮肤破损者不直接接触患者及其污染物 （4）有可能发生血液、体液飞溅和黏膜暴露等危险时，应使用防护用具 3. 锐器伤防护 （1）针头处理方法正确 （2）利器传递方法正确 （3）操作过程中锐器的使用和废弃物处理符合要求 （4）使用玻璃安瓿制剂，必要时使用砂轮等辅助用品 （5）使用安全的、防锐器伤的医疗用品	【现场检查】检查医护人员感染性防护措施的落实情况

（续表）

检查项目	具体要求	检查方法
气溶胶、化学性防护	1. 手术烟雾防护 （1）使用电外科、动力系统等设备时，应在满足需要的前提下选择最小输出功率 （2）及时清理电刀笔、动力系统刀头的焦痂，以减少烟雾的产生 （3）有条件的手术间开启吸烟装置，及时吸出手术烟雾 2. 麻醉气体防护 （1）麻醉前检查麻醉机管路是否连接紧密，确保密闭性能完好 （2）麻醉废气排放系统功能完好 3. 标本固定液防护 （1）标本暂存间安装排风系统并开启 （2）标本固定液采用密闭容器盛放 （3）标本须放入密闭防渗漏的标本容器或袋中 （4）将标本液注入标本容器时做好个人防护（戴护目镜、口罩、手套等） （5）标本固定液溢到桌面或地面，需用干抹布拭干，再用清水擦拭干净 4. 抗肿瘤药物防护 （1）配药时，操作者需按要求做好防护 （2）配药后产生的废物及污染的物品应按要求处理 （3）给药时，操作者需做好防护 （4）手术过程中使用抗肿瘤药物时，开启排风系统 （5）术中腔内注射化疗药物时，应做好手术切口周围防渗漏保护措施 （6）抗肿瘤药物外溢处理方法正确	【现场检查】检查医护人员气溶胶、化学性防护措施的落实情况
物理性防护	1. 放射性防护 （1）病房患者进行放射性检查时应在专用的检查间，或者四周有铅板防护 （2）使用放射性设备的手术应在有放射防护措施的手术间进行 （3）工作人员在进行放射性操作时，需穿戴有效的铅制防护用具 （4）做好个人防护、屏蔽防护、距离防护、时间防护 （5）照射剂量不超过国家规定的限值 2. 激光防护 （1）激光手术的手术间外应悬挂标识牌，操作人员应经过培训再上岗 （2）激光手术操作时应佩戴护目镜	【现场检查】检查医护人员物理性防护措施落实情况

（续表）

检查项目	具体要求	检查方法
	（3）激光设备不使用时应置于待机状态，以防误激发 3. 紫外线防护 （1）紫外线灯的开关与照明灯的开关分别设置、标识清晰，不容易误操作 （2）紫外线灯在使用时，关闭门窗，人员离开现场；必要时戴防护镜，穿防护衣 （3）紫外线灯亮起后，不要用眼睛直视灯光 （4）紫外线灯使用结束后，开窗通风 30 min 再进入房间	
职业暴露处理	1. 护士知晓职业暴露处理流程 2. 护士知晓职业暴露上报流程	【员工访谈】询问护理人员职业暴露处理与上报流程
质量与安全监测指标	1. 护理人员针刺伤发生例次数 目标值：逐步下降 2. 护理人员锐器伤发生例次数 目标值：逐步下降	【数据核查】对指标进行复核，追溯信息收集渠道 【记录查看】查阅指标分析、整改报告以及落实情况

第二节　护理日常质量管理

本节含 7 张检查表，涵盖护理日常质量管理相关内容。其中，护理日常质量管理检查表作为科室管理的实用模板，梳理了科室日常护理质量管理的核心关注点，明确了具体质量标准和评价指标。优质护理服务管理质量检查表着重强调护理人员的职责担当、责任制护理落实要求与医院对护理工作的支持。护理文书质量检查表则要求护理文书准确反映患者病情和护理过程，规范使用专业术语，确保信息的完整性和连续性。此外，病区环境管理、急救设备 / 设施、分级护理、护理健康教育等检查表汇总了科室护理质量管理的关键要素（表 6-5 ～表 6-11）。

表 6-5　护理日常质量管理检查表

检查项目	具体要求	检查方法
护理制度 / 流程 / 常规	1. 有科内护理制度、常规、流程，装订成册 2. 针对科内护理制度、常规、流程有培训计划、培训档案 3. 科内护理制度、常规、流程应及时更新，有更新记录 4. 针对科内及护理部更新的护理制度、常规、流程及时进行培训，有培训档案	【文件查阅】查阅专科护理制度规范 【记录查看】查看制度、培训档案

（续表）

检查项目	具体要求	检查方法
会议管理与总结计划	1. 每月召开质量安全分析会，内容包括：通报每月质量指标、质量问题，分析改进情况等 2. 有科室半年度、年度计划，包含护理质量管理计划 3. 半年计划与年度计划方向一致，可根据实际情况调整；下半年度计划需结合上半年总结进行调整 4. 有科室半年度、年度总结，总结体现计划的落实情况	【记录查看】查看科务会、质量安全分析会记录等 【文件查阅】查阅科室总结计划等资料
质量督导	1. 科室有护理质量管理小组，小组成员分工明确 2. 科室有护理质量督导计划，并按计划执行，有记录可查 3. 针对院科两级质量督导反馈的问题进行分析、改进	【文件查阅】查阅质量管理小组名单、质量督导计划、分析报告等
质量指标的管理	1. 有科室年度的质量管理目标，基于国家 / 省级 / 市级 / 院级 / 科室管理目标制订目标值 2. 护理人员知晓本机构及本科室护理质量管理目标 3. 每月监测院级通用质量指标和本专科质量指标，逐步完善本科室专科质量指标 4. 每月对质量指标进行分析，发现问题及时整改，有记录 5. 科室有每季度护理质量报告，针对本季度质量指标和质量问题进行分析和总结 6. 科室每年开展 1 ～ 2 个质量改进项目，护士均了解本科室质量改进项目主题、改进措施及目标，取得较好的效果	【文件查阅】 1. 质量管理目标相关文件 2. 质量改进项目书 3. 护士长手册 4. 季度质量分析报告 【记录查看】查看科室质量督导记录 【员工访谈】抽查护理人员对本机构及科室质量管理目标知晓情况
应急预案和应急演练	1. 科室有针对重点环节（包括患者用药、输血、治疗、标本采集、围术期管理、安全管理）的应急预案 2. 科室有对相关应急预案制订演练计划，并定期演练 3. 护士知晓护理部和科室的相关应急预案	【记录查看】查看科室应急预案、演练计划与记录 【员工访谈】抽查员工对应急处置方法的掌握情况
护理质量监测指标	1. 医疗机构床护比（1∶X）＝1∶医疗机构执业护士人数 / 同期实际开放床位数 目标值：监测达标 2. 白班平均护患比（1∶X）＝1∶每天白班护理患者数之和 / 同期每天白班责任护士数之和 目标值：监测比较 3. 夜班平均护患比（1∶X）＝1∶每天夜班护理患者数之和 / 同期每天夜班责任护士数之和 目标值：监测比较 4. 每个住院患者 24 h 平均护理时数（h）＝病区执业护士实际上班小时数 / 同期住院患者实际占用床日数 目标值：监测比较	【数据核查】对质量监测指标进行复核，复核数据比例不少于科室上报数据的 20%，追溯信息收集渠道 【记录查看】查阅指标分析报告、整改报告以及落实情况

（续表）

检查项目	具体要求	检查方法
	5. 不同级别护士配置占比（%）＝病区工作不同级别的护士总数 / 同期病区执业护士总人数 ×100% 注：护士级别分为工作年限 5 年以下护士、20 年及以上护士 目标值：监测比较 6. 护理级别占比（%）＝各级护理患者占用床日数 / 住院患者实际占用床日数 ×100% 注：护理级别分为特级、一级、二级、三级 目标值：监测比较 7. 护士离职率（%）＝护士离职人数 /（期初执业护士总人数 ＋ 期末执业护士总人数）/2×100% 目标值：逐步降低 8. 住院患者身体约束率（%）＝住院患者身体约束日数 / 同期住院患者实际占用床日数 ×100% 目标值：监测比较 9. 住院患者跌倒发生率（‰）＝住院患者跌倒例次数 / 同期住院患者实际占用床日数 ×1000‰ 目标值：逐步降低 10. 住院患者跌倒伤害占比（%）＝住院患者跌倒伤害总例次数 / 同期住院患者跌倒例次数 ×100% 目标值：逐步降低 11. 住院患者 2 期及以上院内压力性损伤发生率（%）＝住院患者 2 期及以上院内压力性损伤新发病例数 / 同期住院患者总数 ×100% 目标值：逐步降低 12. 置管患者非计划拔管率（‰）＝导管非计划拔管例次数 / 同期导管留置总日数 ×1000‰ 目标值：逐步降低 13. 导管相关感染发生率（‰）＝留置导管相关感染例次数 / 同期导管留置总日数 ×1000‰ 目标值：逐步降低 14. 呼吸机相关性肺炎（VAP）发生率（‰）＝呼吸机相关性肺炎例次数 / 同期住院患者有创机械通气总日数 ×1000‰ 目标值：逐步降低 15. 住院手术患者深静脉血栓（VTE）发生率（%）＝发生 VTE 的住院手术患者数 / 同期住院手术患者总数 ×100% 目标值：逐步降低 16. 住院患者围术期死亡率（%）＝住院患者围术期死亡人数 / 同期住院手术患者总人数 ×100% 目标值：逐步降低	

表 6-6　优质护理服务管理质量检查表

检查项目	具体要求	检查方法
医院重视和支持保障	1. 本机构所有病房均开展优质护理服务（2025 年目标） 2. 有专门的管理部门，有可行的方案；各部门职责分工明确，实施目标管理 3. 护士人力资源满足护理工作需求，具体要求参照表 6-1（护理人力资源配置结构表） 4. 重视对护士的人文关怀，护士能够获得与其从事的护理工作相适应的卫生防护与医疗保健服务 5. 护理工作所需的必备仪器、设备等落实到位，处于完好状态；有保障制度、流程、预案 6. 后勤部门和辅助科室加大对护理工作的支持，包括但不限于以下方面： （1）消毒供应室 / 中心能够为病房提供“下收下送”服务 （2）病房使用的口服药品、静脉用药等由院方统一配送 （3）患者陪检（急危重症除外）不需护士负责 （4）送标本不需护士负责 （5）院方补充护理辅助用具，方便临床使用 7. 医院信息系统能够为临床护理服务提供支持，配备护理电子病历系统、住院及门诊医护工作站、护理管理系统等 8. 建立护士“床边记录制”，减少护士书写工作量；护士有更多的时间回归临床和患者身边，为患者提供服务 9. 有护士的薪酬、待遇、保险等制度，落实同工同酬制度；护士满意度较高 10. 医院及科室有关于优质护理的培训与考核，相关管理人员及护士知晓优质护理的目标与内涵 11. 开展优质护理服务督导与持续改进工作，并纳入护士长管理考核要点	【文件查阅】 1. 本机构优质护理相关制度与实施方案、排班表 2. 本机构人员聘用管理方案、绩效分配方案 3. 员工满意度调查报告 【现场检查】检查环境设施、设备、人员操作、工作流程、后勤科室、信息系统配合情况 【员工访谈】询问护理人员对薪酬待遇的满意度 【记录查看】查看优质护理服务培训、考核记录、改进记录、护士长考核记录
护理管理	1. 科室有本专科优质护理实施方案、优质护理服务承诺、年度计划和总结 2. 建立扁平化的护理管理组织体系，明确并落实护理管理职责 3. 根据责任制整体护理要求，健全并定期更新护理管理制度、护理常规、服务规范和标准，并有效落实 4. 护理人员能力建设工作应强化“基础理论，基本知识，基本技能”的培训和考核 5. 按照科学管理、按需设岗、保障患者安全和临床护理质量的原则合理设置护理岗位，明确岗位职责和任职条件 6. 对护理人力资源实行弹性调配，动态管理 7. 有各级护理管理部门紧急进行护理人力资源调配的规定，有执行方案	【文件查阅】 1. 查阅方案、计划和总结 2. 本机构护理组织架构、护理管理、护理服务规范等相关文件 3. 本机构护理岗位管理、人力调配、人才引进等相关文件 4. 科室排班表、护理人员调配记录等 5. 护理绩效分配制度文件

（续表）

检查项目		具体要求	检查方法
		8. 有培养、引进人才机制，有良好的用人机制，做到人尽其才 9. 建立基于护理工作量、质量、难度、风险度、技术要求、患者满意度等要素的科学绩效考核和分配制度	【记录查看】查看“三基”培训、考核记录
落实责任制整体护理	总体要求	1. 有责任制护理服务规范并严格执行 2. 每名责任护士均负责一定数量的患者，每名患者均有相对固定的责任护士 3. 护士要全面履行护理职责，根据患者疾病特点，生理、心理和社会需求等，为患者提供医学照顾、病情观察、协助治疗、健康指导、人文关怀等身心整体护理服务	【文件查阅】查阅规范文件 【记录查看】查看排班表
	护理评估	1. 对急诊入院患者进行快速评估 2. 8 h 内完成患者入院护理记录 3. 患者入院评估内容完善，与实际情况相符	【病历检查】检查在院患者护理评估记录
	交接班	交接能体现患者得到连续性的照顾	【记录查看】查看交接班记录
	病情掌握	1. 责任护士掌握患者一般资料：床号、姓名、性别、年龄、主管医师等 2. 责任护士掌握患者主要诊断、症状、体征，主要检查、检验项目的阳性结果及变化等 3. 责任护士掌握患者病情观察重点 4. 责任护士掌握患者治疗护理措施 5. 责任护士掌握患者风险评估结果	【员工访谈】询问护理人员所分管的患者一般资料、主要诊断、病情观察重点、风险评估结果、治疗护理措施等
	护理计划与实施	1. 落实患者生活护理措施 2. 定期巡视，及时掌握患者病情变化 3. 观察记录完善，能体现观察重点和病情变化 4. 治疗措施及时，符合规范 5. 观察患者对治疗的反应 6. 护理措施符合规范 7. 落实各种治疗措施时注意保护患者隐私 8. 风险防范与处理措施执行规范 9. 落实患者疾病、治疗相关并发症的预防与处理措施 10. 掌握护理措施并发症的预防与处理 11. 健康教育 / 心理护理 / 出院指导符合患者病情 12. 患者 / 陪护掌握相关健康教育内容 13. 履行知情同意责任 14. 护理文书书写符合要求，具体要求参见表 6-7（护理文书质量检查表） 15. 医、护、患之间有效沟通，主管医师、上级护士知晓患者的特殊情况	【现场检查】检查在院患者护理情况 【病历检查】检查在院患者护理记录、知情同意书等 【员工访谈】 1. 询问护理人员所分管的患者相关健康教育 / 心理护理 / 出院指导内容 2. 询问主管医师、上级护士相关患者的特殊情况 【患者访谈】询问患者疾病相关健康教育内容

（续表）

检查项目	具体要求	检查方法
护理风险控制	1. 建立护理风险预防与控制的制度和机制 2. 有针对护理安全（不良）事件案例的原因分析及改进机制	【文件查阅】查阅护理风险预防与控制、不良事件管理、护士长手册等
护理质控体系	1. 有健全的护理质控体系，有护理质量与安全管理组织，分工明确，职责落实，定期开展护理质量评价 2. 健全护理工作核心制度，有覆盖临床护理服务全过程质量管理的工作制度和标准 3. 有医疗护理质量关键环节、重点部门管理标准和措施	【文件查阅】查阅护理管理组织架构、护理质量管理委员会职责分工等资料
拓展优质护理领域	1. 扩大优质护理服务覆盖面，优质护理服务要覆盖到门（急）诊、血液净化中心（室）、手术（部）室、导管室等非住院部门 2. 创新优质护理服务模式，鼓励对具有较高再入院率或医疗护理需求的出院患者提供延续护理服务 3. 有条件的机构结合实际积极开展“互联网＋护理服务”	【现场检查】检查优质护理领域落实范畴
优质护理质量监测指标	1. 开展优质护理服务病房覆盖率（%）＝全院开展优质护理服务病房数 / 全院病房数 ×100% 目标值：100%（2025 年目标） 2. 开展责任制整体护理的病房覆盖率＝全院开展责任制整体护理的病房数 / 全院病房数 ×100% 目标值：100%（2025 年目标）	【数据核查】对质量监测指标进行复核，追溯信息收集渠道 【记录查看】查阅指标分析报告、整改报告以及落实情况

表 6-7　护理文书质量检查表

检查项目	具体要求	检查方法
制度规范	有护理文书书写规范、护理文书质控规范	【文件查阅】查阅规范文件
基本要求	1. 病历信息客观、真实、准确、及时、完整、规范 2. 无篡改、伪造医疗记录 3. 病历中各部分相关信息保持医护一致 4. 规范使用中文和医学术语、通用的外文缩写；无正式中文译名的症状、体征、疾病名称等可以使用外文 5. 按照规定的格式和内容书写，文字工整，字迹清晰，表述准确，语句通顺，标点正确 6. 无错别字、无自造字 7. 各种记录书写后应按要求进行签名，签名要能辨认	【病历检查】检查运行病历书写情况 【病案检查】抽取部分专科的归档病案进行检查

（续表）

检查项目	具体要求	检查方法
	8. 出现错字时应当双线划在错字上，保留原记录清楚、可辨，并签名 9. 不得采用刮、粘、涂等方法掩盖或去除原来的字迹 10. 实习期、试用期、未取得执业证的护士不允许单独书写护理记录；其书写的护理记录应当由具有本机构执业资格的上级医务人员审阅、修改并签名确认 11. 上级医务人员履行审查、修改下级医务人员书写的医疗记录的责任	
体温单	1. 生命体征测量频次符合要求，无错漏 2. 护理事件录入符合要求，无错漏 3. 体重、出入量、大便、皮试等录入正确，无漏项	
医嘱单	1. 体现双人核对 2. 实时 / 及时执行医嘱并登记 3. 及时登记皮试结果 4. 医嘱执行者为本院注册护士	
入院评估单	1. 初始评估在入院 8 h 内完成 2. 评估内容准确、及时、完整 3. 专科评估记录有针对性 4. 上级护士在 24 h 内完成审核并签字	
护理记录单	1. 专科指标观察全面，处理及时 2. 根据病情进行实时记录 3. 个体化和针对性措施落实好，有记录 4. 护理会诊有记录 5. 出入量总结符合要求 6. 抢救结束后应当及时书写抢救记录，因抢救急危患者未能及时书写的，应当在抢救结束后 6 h 内据实补记 7. 以下情况应有相关护理记录：进行特殊治疗或有创性治疗、特殊用药和特殊检查（需护士特别观察）、危急值处理、术前准备、术后护理、输血制品、病情有变化等 8. 健康教育及时，有针对性 9. 出院记录及时	
专科评估单	1. 及时评估危险因素，并使用相应的专科评估单 2. 评估内容准确、完整	
知情同意书	实施特殊治疗（如经外周置入中心静脉导管、脐动静脉置管、手臂港等）前应签知情同意书	

表 6-8　病区环境管理质量检查表

检查项目		具体要求	检查方法
制度规范		有制度规范并严格执行，包括但不限于病区环境管理制度、病区设备与仪器管理规范、无菌物品管理规范、病区物品管理制度	【文件查阅】查阅制度规范文件
整体管理	环境管理	1. 生活区门锁安全，随手关门 2. 窗户玻璃无损坏，有安全扣固定 3. 地面无积水，积水处有防滑防跌倒标识 4. 物品放置有序，不存在安全隐患 5. 设备带仅供医疗用电使用 6. 科室各场所清洁明亮	【现场检查】检查病区环境、物品存放情况 【记录查看】查看病区管理相关督导记录
	物品管理	1. 专人负责，每月督导记录 2. 科室各区域物品放置位置、数量、容器明确，标识清晰	
仪器设备管理	设备管理	1. 有仪器设备使用管理维护保养等制度 2. 有设备操作指引 3. 有设备使用培训、考核 4. 设备日常清洁、消毒方法正确，维护保养方法正确	【文件查阅】查阅仪器设备维护保养、应急管理等制度 【记录查看】查看病区仪器设备使用培训与考核记录，查看仪器设备使用与保养记录、应急演练记录 【员工操作】请护理人员操作仪器设备
	设备操作	1. 评估设备完整、安全，使用环境安全，评估患者适宜 2. 正确操作仪器设备，如正确选择模式、设置报警限制、处理设备报警等 3. 正确说出设备使用中的观察要点 4. 有设备故障应急预案并定期进行应急演练	
无菌物品存储管理		1. 温度＜ 24℃、湿度＜ 70%（或按说明书要求） 2. 距地面高度 20 ～ 25 cm，离墙 5 ～ 10 cm，距天花板 50 cm 3. 整洁，有定期清洁、消毒、整理 4. 储存日期顺序正确，无过期包 5. 物品分区储存，无混放 6. 包外有标签及指示胶带 7. 消毒、灭菌标识信息正确 8. 无湿包、无污染 9. 无包装松散、破损，容器呈闭合状态，纸塑袋密封宽度＞ 6 mm	【现场检查】检查无菌物品存储环境
带效期物品（非无菌）存储管理		1. 干燥、通风、整洁 2. 有定期清洁、消毒、整理 3. 物品标识清楚 4. 物品分区储存，无混放 5. 包装上有“有效期”标识 6. 定期清点，无过期物品 7. 无包装破损，无污染	【现场检查】检查带效期物品（非无菌）存储环境

（续表）

检查项目	具体要求	检查方法
母婴室	1. 门诊设立一定数量的母婴室，标识醒目 2. 落实母婴室管理制度，设专人管理，定期清洁消毒并登记 3. 母婴室配备：沙发、婴儿护理台、遮挡帘、洗手池、垃圾桶、便利设施、空调 / 排气扇等 4. 母婴室独立、私密，有帘子、屏风等遮挡物 5. 母婴室内张贴、悬挂或摆放婴儿养育相关宣传资料 6. 母婴室使用安全型装修材料，铺防滑地面，室内装修、家具应采用弧形或圆角设计；硬材质装修及家具角、边应加装防撞软条	【现场检查】检查母婴室环境 【文件查阅】查阅母婴室管理制度 【记录查看】查阅清洁消毒登记本
配奶间管理	1. 在母婴同室区、新生儿科、PICU 等有需要的科室设立配奶间 2. 配奶间的设立符合医院感染控制要求，室内空气流通，有空气消毒设备及空调，有洗手设备、冰箱等 3. 室内温度≤ 25℃，湿度 40% ～ 60%，室内配有温湿度监测仪 4. 落实配奶间的管理制度，有操作规程与流程，由专人负责 5. 配奶间工作人员应当经过消毒技术培训且符合国家相关规定 6. 配奶间每日进行消毒，保持操作台面清洁干燥 7. 供新生儿使用的婴儿配方奶粉由医院统一采购，符合卫生健康行政部门有关规定 8. 新生儿需要添加配方奶喂养时，应该与监护人签订知情同意书，将添加配方奶原因及可能对母婴带来的危害进行告知 9. 应根据医嘱，评估新生儿具体情况后方可使用配方奶 10. 母婴同室区、新生儿科要有专人全面负责婴儿用奶的质量监督工作，有记录 11. 婴儿奶具一婴一用一消毒或使用一次性奶具 12. 有奶瓶、奶嘴清洁消毒规范，并执行 13. 有奶瓶、奶嘴细菌培养监测，并达标 14. 奶粉应放置在清洁、干燥、阴凉处，密封保存 15. 开启后的奶粉在瓶身标注开启日期	【文件查阅】查阅配奶间管理制度、奶瓶奶嘴清洁消毒规范 【现场检查】检查配奶间环境、设施设备、婴儿奶具、奶粉使用与储存情况 【记录查看】 1. 配奶间消毒记录 2. 婴儿配方奶粉采购与使用记录 3. 婴儿用奶的质量监控记录 4. 奶瓶奶嘴细菌培养监测与消毒记录 5. 配奶间工作人员资质与培训记录 【病历检查】检查使用配方奶的婴儿知情同意书、医嘱

表 6-9　急救设备 / 设施检查表

检查项目	具体要求	检查方法
制度规范	有急救设备 / 设施管理规范并严格执行	【文件查阅】查阅规范文件
急救车管理	1. 急救车物品五定：定药品种类和数量、定点放置、定人管理、定期消毒、定期检查和维修 2. 急救车有基数表和分布图，内容清晰，方便护士查询 3. 急救车位置固定，标识清晰，取用方便 4. 急救车上锁或封条管理，封条签名，每日 / 每班查看 5. 急救车物品齐全，处于备用状态（功能状态） 6. 急救车物品药品使用及时登记、补充 7. 急救车物品药品定期有专人清点	【现场检查】检查急救车管理情况 【记录查看】查看急救车使用点数登记本
急救设备管理	1. 生命支持仪器包括：呼吸机、监护仪、除颤仪、输液泵、注射泵、喉镜、复苏囊、静脉切开包、电动吸引器、洗胃机、心电图机、严密防护设备等 2. 科室有急救设备使用培训，护士掌握急救设备操作方法 3. 每个急救设备均设保养登记本，设专人管理 4. 科室有急救设备的操作指引，放置在醒目位置上或随设备放置，方便护士查阅 5. 急救设备故障时，护士知晓排除故障的方法及替代方案 6. 急救设备定期清点，定期检查维修，记录完整齐全 7. 急救设备处于备用状态（功能状态）	【记录查看】查看急救设备保养登记本 【现场检查】检查急救设备放置、使用情况 【员工操作】请护理人员操作 1 ～ 2 项急救设备
应急管理	1. 科室有全院急救物品分布图，护士知晓如何查阅 2. 科室有应急绿色通道流程，护士知晓 3. 科室有常见事件的应急预案，护士查阅方便 4. 科室每年按计划定期应急演练	【文件查阅】查阅全院急救物品分布图、绿色通道流程、应急预案等 【记录查看】查看近 3 年应急演练计划与记录 【员工访谈】询问护士 1 ～ 2 项应急流程

表 6-10　分级护理质量检查表

检查项目	具体要求	检查方法
制度规范	医院有分级护理制度、科室有分级护理规范并严格执行	【文件查阅】查阅制度规范
患者评估	1. 对于成人患者，需正确填写自理能力评估量表（根据 Barthel 指数评定量表总分，确定自理能力等级） 2. 儿童患者、精神疾病患者等自理能力等级评估可参考相应专科量表确定 3. 护理分级符合患者病情和自理能力	【病历检查】检查在院成人患者 Barthel 指数评定量表评估记录

（续表）

检查项目	具体要求	检查方法
护理措施	1. 患者床头牌 / 卡信息与标识正确 2. 根据护理等级，定时巡视患者，给予患者符合护理级别的照顾和指导 3. 发现病情变化及时报告医师并处理，做好记录 4. 基础护理落实到位，患者清洁、舒适、安全 5. 专科疾病护理常规落实到位 6. 各种管路护理落实到位 7. 有高危因素风险评估、安全告知措施及警示标识 8. 患者掌握相关的健康教育知识	【现场检查】检查患者床头卡信息、各类护理措施落实情况 【患者访谈】询问患者疾病相关健康教育内容
相关知识知晓情况	1. 医生知晓分级护理标准 2. 护士知晓分级护理标准	【员工访谈】询问医护人员分级护理标准
质量与安全监测指标	护理级别占比（%）＝各级护理患者占用床日数 / 住院患者实际占用床日数 × 100% 目标值：监测比较	【数据核查】对指标进行复核，追溯信息收集渠道

表 6-11　护理健康教育质量检查表

检查项目	具体要求	检查方法
宣教资料	1. 科室有护理健康教育计划单，包括患者 / 陪护学习能力评估，知识点名称，教育时间、地点、执行人、效果评价等内容，填写及时、正确 2. 科室有符合本专科疾病特点的健康教育资料，且通俗易懂，图文并茂，形式多样，如展板 / 视频 / 小册子等，并更新及时，避免医学术语 3. 科室健康教育资料方便护士和患者使用 4. 有符合本专科疾病特点的出入院健康教育资料	【文件查阅】查阅护理健康教育相关资料、计划单等 【现场检查】检查科室健康教育资料获取的便利性
培训督导	1. 有对护理人员进行健康教育内容与能力的培训 2. 护理人员掌握本科室健康教育相关知识 3. 对健康教育落实情况有督导	【记录查看】查看健康教育内容与能力的培训考核、督导记录
入院宣教	1. 患者入院后评估患者 / 陪护学习能力，说明此次健康教育的目的 2. 介绍责任护士、管床医师、护士长、科主任 3. 介绍科室环境，包括床单位设施、治疗室、开水房、微波炉、护士工作站、医师办公室、便民箱、消防通道等 4. 介绍科室管理制度，包括探视陪护制度、门禁管理、作息时间、查房时间、订餐、消防管理等	【现场检查】观察护理人员宣教过程 【员工访谈】询问护理人员宣教要点

（续表）

检查项目	具体要求	检查方法
住院期间宣教	1. 评估患者 / 陪护对相关知识的掌握程度 2. 应用多种方式，如提示教育、视频、宣教单、讲解等进行宣教 3. 向患者 / 陪护宣教疾病、用药、护理治疗操作、检验检查、术前准备、术后护理、康复功能锻炼等相关知识 4. 宣教完毕再次评估患者 / 陪护的掌握程度，并记录	
出院宣教	向患者 / 陪护宣教出院手续办理流程，出院后饮食、用药、活动、自我管理、复诊时间、随访方式等	
宣教效果评估	1. 患者 / 陪护知晓健康教育的内容，有评估表 2. 患者 / 陪护对科室健康教育满意，有评估表	【患者访谈】询问患者 / 陪护健康教育内容与满意度 【文件查阅】健康教育效果评估表

第三节　护理安全管理

护理质量管理是医疗质量管理中至关重要的一部分，而护理安全管理是护理质量管理的重中之重，对护理安全管理进行全面严格的把控至关重要。本节含 8 张检查表，涵盖护理安全管理工作的方方面面，主要包括护理安全核查、压力性损伤预防措施（高危患者、手术患者）、住院患者身体约束护理、各类管道护理、首针疫苗接种护理管理、患者院内转运安全、意外事件预防与处理护理（表 6-12 ～表 6-19）。通过实施严格的安全管理，可以有效地保障患者的安全、提高护理质量。

表 6-12　护理安全核查检查表

检查项目		具体要求	检查方法
制度规范		有护理安全管理制度、规范并严格执行，包括但不限于患者身份识别制度、查对制度、手术安全核查规范、产房分娩安全核查规范、临床用血护理规范、血制品静脉输注标准作业流程、患者身份标识管理规范、新生儿安全管理与身份识别规范	【文件查阅】查阅本机构及科内安全核查相关制度
护理操作安全核查	操作前	1. 核查医嘱、药物：药物治疗操作前双人核对医嘱的正确性，执行单、标签信息一致；按要求检查药品：药名、剂量、浓度、时间、用法、有效期、配制时间、包装、性状等 2. 核查患者：核对患者床号、姓名、性别、年龄、住院号 / 诊疗卡号，确认标签、执行单上的患者信息正确无误，并请能配合的患者 / 陪护说出患者的名字	【现场检查】检查药疗、采血、治疗等执行单双人签名情况 【员工操作】观察护理人员药疗、采血、治疗等操作

（续表）

检查项目		具体要求	检查方法
		3. 高警示药品（如高浓度药物、化疗药、肠外营养制剂等）静脉使用前应双人确认管路通畅	
	操作中	1. 抽取血标本时要将标签面对自己再次核对 2. 药物注射、侵入性操作时再次核对患者信息、医嘱、执行单 3. 腐蚀性药品使用时悬挂防外渗警示牌，并密切巡视	
	操作后	1. 发口服药时，视患者服下后再次核对患者信息、医嘱、执行单 2. 操作后再次核对并及时登记医嘱，按要求书写护理记录 3. 确认实际用药速度与医嘱速度相符，并登记	
	注意事项	1. 核对内容有疑问时，与医师、药师、护士核实，不得仅凭患者 / 家属意见执行 2. 操作过程被打搅、中断，应重新执行全部查对过程 3. 操作中、操作后注意观察患者的病情、并发症、药物不良反应等	
手术交接安全核查	病区护士与手术室护士、家属术前准备与交接	1. 有统一的手术安全核查表 2. 核对患者身份信息、手术信息、病历资料、术前生命体征、术前肠道准备、皮肤准备、各种管路、手术部位标识，排空大小便 3. 确认患者未戴眼镜、义齿、首饰、手表、私人内衣裤及其他物品 4. 核查携带的特殊物品、药品等 5. 病区护士、手术巡回护士、患者 / 家属核对交接以上信息	【文件查阅】查阅本机构手术安全核查表 【病历 / 案检查】核查手术安全核查表三方签名情况 【现场检查】检查医护人员术前交接核对执行情况
	手术室护士术前准备与核查	1. 巡回护士 / 器械护士准备手术用物、检查设备、仪器数量和完整性 2. 核查患者手术体位安置符合手术要求，有防护措施 3. 开放静脉通道 4. 医师、麻醉师、护士共同核对患者姓名、住院号、手术名称、麻醉方式，确认手术部位标记 5. 核实术前医嘱正确执行 6. 巡回护士、器械护士共同核对手术包，确认灭菌效果 7. 巡回护士、器械护士在手术实施前共同清点手术器械、敷料数目，并检查质量	【现场检查】检查医护人员术前核对执行情况

（续表）

检查项目		具体要求	检查方法
	手术中核查	1. 核实正确执行术中医嘱 2. 巡回护士、器械护士共同核对术中追加的手术器械、敷料，清点记录，并检查质量 3. 巡回护士、器械护士在关闭体腔前共同清点手术器械、敷料数目，并检查完整性 4. 巡回护士、器械护士与主刀医师共同确认手术标本组织名称、病理检查方法、患者姓名、住院号，标本标识正确 5. 术中输血按照输血管理要求执行 6. 手术护理记录单实时填写，安全核查项目填写正确、完整、清晰	【现场检查】检查医护人员术中核对执行情况
	手术后核查	1. 医师、麻醉师、巡回护士共同核对患者姓名，住院号，手术名称，术中用药、用血、植入物等 2. 巡回护士、器械护士在手术完毕共同清点手术器械、敷料数目和完整性，手术标本与病理申请单信息一致 3. 出室前护士检查患者皮肤完整性、受压部位皮肤情况、动静脉通路、引流管等	【现场检查】检查医护人员术后核对执行情况
产房分娩安全核查	基本要求	1. 有统一的产房分娩安全核查表 2. 确定临产至分娩后 2 h，由医师和助产士进行核查 3. 核对孕妇姓名、床号、住院号 /ID 号、年龄、孕周	【文件查阅】查阅产房分娩安全核查表 【病历 / 案检查】核查产房分娩安全核查表医师与助产士签名情况 【现场检查】检查医师与助产士各环节核对执行情况
	确定临产	1. 核对孕妇病史信息：孕产史、急产史、产后出血史、子宫瘢痕、妊娠合并症及并发症、特殊用药、药物过敏史 2. 核对孕妇治疗史：是否使用糖皮质激素促胎肺成熟、是否需要抗菌药物、是否需要提前备血、是否需要硫酸镁及降压治疗 3. 核对胎儿监护分类：Ⅰ类、Ⅱ类、Ⅲ类 4. 核对是否已告知孕妇及家属在分娩期间出现特殊征象时，及时寻求帮助	
	准备接产至分娩结束	1. 确认床旁已有必需用品并为分娩做好准备：缩宫素、静脉通道用物、其他宫缩剂等 2. 确认接产新生儿物品齐备：辐射台、复苏囊、负压吸引器、血气针、监护仪、包被、脐带夹等 3. 确认医护人员到位 4. 分娩结束，清点物品无误	
	分娩后 2 h	1. 监测产妇生命体征、阴道出血情况，及时遵医嘱给药，如抗菌药、降压药、硫酸镁等 2. 监测新生儿的生命体征，必要时转新生儿科 3. 开始母乳喂养和母婴肌肤接触 4. 助产士与病房护士进行交接	

（续表）

检查项目		具体要求	检查方法
输血安全核查	取血过程核查	1. 接到输血科取血通知，评估患者 30 min 内可否用血，输血治疗同意书是否签署 2. 核查传染病筛查项目（肝功能、梅毒、艾滋病、乙型肝炎五项、丙型肝炎抗体检验等）是否执行 3. 不能确定患者可以用血时，则报告医师确认，暂不取血 4. 评估患者可以用血，携带取血单到输血科（血库）取血 5. 与血库人员进行双人核对，至少包括：病区、患者姓名、性别、出生日期 / 年龄、住院号 / 诊疗卡号、床号、血型有效期及配血试验结果，及保存血的外观等，准确无误时，双方共同签字后方可发出 6. 检查血制品质量和包装完整性，确认无外渗、溶血、凝血、变质、污染等迹象 7. 使用专用取血容器（温度符合要求）运输，途中轻拿轻放，避免血液剧烈震荡	【现场检查】现场检查医护人员取血过程核对情况
	输血过程核查和监测	1. 治疗室核查：输血前由两名医护人员核对输血医嘱、交叉配血报告单及血袋标签各项内容，检查血袋有无破损渗漏，血液颜色是否正常。准确无误并签名后方可输血 2. 从血库取出后，应在 30 min 内输注；无法在 30 min 内输注时，需暂存在符合要求的环境中。应尽快输注，不得自行储存血 3. 血制品复温过程正确 4. 输血开始前启用输血安全护理单，记录患者的 ABO 和 Rh 血型 5. 患者输血前 30 min 测量生命体征并记录 6. 床边核查：输血时，由两名医护人员带病历共同到患者床旁核对输血医嘱、患者姓名、性别、年龄、住院号 / 诊疗卡号、床号、血型等，确认与配血报告相符；再次核对血液并签名后，用符合标准的输血器进行输血 7. 输注血制品时，血制品中不得加入其他药品 8. 连续输入不同供血者血液时，间隔使用生理盐水冲管；冲管量为导管加延长管容积的两倍 9. 测量并记录输血开始 15 min 内的生命体征 10. 输血遵循先慢后快的原则：先缓慢输注，再根据病情和年龄调整输注速度 11. 观察患者有无输血反应等并发症 12. 发生并发症时有处理和上报记录 13. 输血未结束需交班时，交班者与接班者双人核对后书写护理记录并签名 14. 输血完毕后再次双人进行核对	【员工操作】观察护理人员输血操作 【病历检查】检查输血患者的病历、医嘱执行单、护理记录 【记录查看】查看输血并发症指标监控情况及整改记录

（续表）

检查项目		具体要求	检查方法
		15. 测量和记录输血结束后生命体征 16. 上级护士对输血安全护理单进行检查、签名 17. 输血完毕后血袋处理符合规范，24 h 内送回输血科（血库）储存	
新生儿安全及身份识别	家属宣教	1. 家属参与新生儿身份核对 2. 家属知晓不能将新生儿交给未佩戴胸牌及身份不明的人员	【现场检查】观察护理人员各环节核对情况
	安保措施	1. 所有工作人员佩戴胸牌上岗 2. 新生儿不安置在病房门口 3. 用车床转运新生儿 4. 有防婴儿丢失的措施并落实	
	新生儿标识管理	1. 新生儿佩戴腕带，腕带松紧适宜 2. 新生儿出生后、入院时、转科后均需佩戴新的腕带，出院时去除腕带 3. 新生儿腕带信息正确、完整、清晰，包括住院号、姓名、性别、科室、床号等信息	
	新生儿离开床位前核对	1. 新生儿离开床位时至少核对新生儿腕带、床头卡的身份信息 2. 母婴同室病房的医护人员需与母亲共同核对新生儿性别、母亲及新生儿手腕带信息 3. 新生儿外出检查需登记，主管护士知晓新生儿去向，并及时追踪	
	新生儿回到床位前核对	1. 新生儿转科、检查后回到床位时，确认新生儿身份正确 2. 母婴同室病房需与母亲共同核对新生儿性别、母亲及新生儿手腕带信息	
	出入院核对	1. 新生儿入院身份确认正确 2. 新生儿出院身份确认正确	
质量与安全监测指标		发生用药错误的例次数 目标值：逐步下降	【数据核查】对指标进行复核，追溯信息收集渠道

表 6-13　高危患者压力性损伤预防措施检查表

检查项目	具体要求	检查方法
制度规范	有制度规范并严格执行，包括但不限于压力性损伤风险管理与应急处置规范、危重患者体位管理规范	【文件查阅】查阅制度规范文件

（续表）

检查项目		具体要求	检查方法
压力性损伤风险评估	评估工具应用	1. 对高风险患者进行压力性损伤风险评估 2. 护士对高风险患者有风险告知，有警示标识 3. 风险评估工具选择适宜，等级评估正确 4. 根据风险评估等级制订相关护理措施；病情变化时需再次评估 5. 动态评估护理措施落实效果，并及时调整	【病历 / 案检查】检查入院评估单、压力性损伤风险评估单、告知单 【现场检查】检查高风险患者标识
压力性损伤预防措施	保持皮肤干爽	1. 衣裤、床单清洁，平整、干燥 2. 失禁患者皮肤清洁，尿液 / 粪便收集器或高吸收型护理用品选择适宜 3. 失禁患者可使用适合的预防性敷料进行皮肤保护 4. 皮肤清洁时使用温和的清洁剂，避免用力擦洗或摩擦	【现场检查】检查病区环境、各类预防措施的执行情况、减压工具的使用情况 【员工访谈】询问护理人员压力性损伤的预防要点与交接班重点
	实施体位管理	1. 至少 2 h 翻身 1 次，或根据患者病情和减压工具使用情况确定翻身频次；体位变换时再次观察皮肤 2. 病情不稳定、无法常规变换体位的患者，进行缓慢、渐进、小范围的体位变换 3. 变换体位或搬动患者时无拖拽 4. 俯卧位通气患者可适当抬高床头，交替抬起受压部位，同时可在面部和其他身体受压部位使用减压工具 5. 病情允许时，鼓励患者早期活动	
	正确使用合适的减压工具	1. 高风险患者减压工具选择和使用正确 2. 持续受压部位预防性敷料选择和使用正确 3. 足跟、骶尾部、后枕部等受压部位减压工具选择和使用正确	
	预防器械相关性压力性损伤	1. 器械类型、材质、型号选择适宜 2. 器械佩戴和固定正确，松紧适宜 3. 器械使用前，可用预防性敷料或衬垫进行保护 4. 可移动器械至少每班评估一次，根据器械接触处及周围皮肤或黏膜的颜色、肿胀程度等确定移动时机及频次 5. 经皮血氧饱和度监测探头至少每 4 h 移动 1 次，间歇充气压力袖带至少每班移动 1 次 6. 避免各类导管、仪器连线、电极片、经皮血氧饱和度监测探头等置于身下，局部皮肤无持续受压 7. 若病情允许，尽早移除器械	
	加强营养支持	1. 全面营养评估，关注患者体重、进食量 / 营养液入量、白蛋白等指标变化情况 2. 正确执行营养支持医嘱，并观察治疗效果	

（续表）

检查项目		具体要求	检查方法
交接班	交接重点	1. 每班交接压力性损伤风险等级和护理措施；护理措施连续、完整 2. 床边交接时，重点查看持续受压部位皮肤状况	
压力性损伤发生后的管理		1. 发生压力性损伤后及时处理与记录 2. 上报相关指标 3. 科室进行原因分析、整改及持续改进	【病历/案检查】检查发生压力性损伤事件的在院/出院患者病历
质量与安全监测指标		住院患者2期及以上院内压力性损伤发生率（%）＝住院患者2期及以上院内压力性损伤新发病例数/同期住院患者总数×100% 目标值：逐步降低	【数据核查】对指标进行复核，追溯信息收集渠道 【记录查看】查阅上报记录、指标分析报告、整改报告以及落实情况

表6-14　手术患者压力性损伤预防措施检查表

检查项目		具体要求	检查方法
制度规范		有手术患者压力性损伤风险管理与应急处置规范，并严格执行	【文件查阅】查阅制度规范文件
术前评估	一般情况评估	1. 一般情况：年龄，体重指数（BMI），肢体活动度，现有压力性损伤风险等级，是否既往或现有压力性损伤，是否有糖尿病、心脑血管疾病病史等 2. 手术相关情况：手术类型、预计手术时长、手术体位、麻醉方式等 3. 评估全身皮肤颜色、温度、完整性，有无水肿、压痛等，重点评估与手术体位相关的受压部位皮肤 4. 风险评估工具选择适宜，并根据评估情况，拟定术中预防措施	【病历/案检查】检查患者术前压力性损伤风险评估单、告知单 【员工访谈】询问护理人员评估重点
术中预防	减压工具的使用	1. 对于有压力性损伤风险的患者，预防性敷料、减压垫等减压工具选择和使用正确 2. 安置体位时，头枕、膝枕、肩垫、胸垫、足跟垫等体位垫的选择和使用正确	【现场检查】 1. 手术室环境 2. 各类预防措施执行情况 3. 减压工具的使用情况 【员工访谈】询问护理人员术中压力性损伤的预防要点

（续表）

检查项目		具体要求	检查方法
	间歇减压	1. 在无医学禁忌且在手术医师同意的情况下，至少每 2 h 对受压部位进行间歇减压 2. 小范围移动或调整可触及的非手术受压部位、体位垫等	
	器械相关压力性损伤预防	1. 器械类型、材质、型号选择适宜 2. 器械佩戴和固定正确，松紧适宜 3. 器械使用前，可用预防性敷料或衬垫进行保护 4. 在不影响手术的情况下，至少每 2 h 小范围移动器械，或根据器械接触处及周围皮肤黏膜的颜色、肿胀程度等及时调整 5. 避免各种导管、仪器连线及其他器械可移动部件等导致局部皮肤持续受压	
	皮肤浸渍预防	1. 消毒时避免过量使用消毒液，可在消毒区域皮肤周围垫衬无菌巾，消毒结束后及时撤除 2. 使用含集液袋的医用皮肤保护膜或无菌收集袋等收集术中产生的大量渗出液、渗血及冲洗液 3. 术中床单浸湿时，及时更换或使用棉垫覆盖 4. 在易浸渍皮肤区域，预防性使用皮肤保护剂或粘贴保护膜	
	术中低体温预防	1. 观察体温变化，动态调整保温措施 2. 手术室温度控制在 21 ～ 25 ℃，湿度控制在 30% ～ 60%。严重创伤、大面积烧伤等患者适当调高室温 3. 注意患者保暖，避免不必要的暴露 4. 大量输液（＞ 2000 ml）、大量输血（＞ 500 ml）时，对静脉输注或体腔冲洗的液体加温至 37℃ 5. 医用液体加温器管理：设置温度为 37 ～ 40℃	
术后交接	重点交接	1. 术毕查看受压部位皮肤情况，并记录 2. 有无新发压力性损伤、原有压力性损伤分期有无加重 3. 手术体位及受压部位、受压部位皮肤情况及采取的预防措施、手术时长、术中出血量、生命体征等	【现场检查】观察医护人员交接班 【员工访谈】询问护理人员术后患者皮肤交接要点
质量与安全监测指标		术中压力性损伤发生率（%）＝术中压力性损伤发生例数 / 同期手术患者数 ×100% 目标值：逐步下降	【数据核查】对指标进行复核，追溯信息收集渠道 【记录查看】查阅上报记录、指标分析报告、整改报告以及落实情况

表 6-15　住院患者身体约束护理检查表

检查项目	具体要求	检查方法
制度规范	有保护性约束实施规范，并严格执行	【文件查阅】查阅规范文件
约束评估	1. 有明确的约束标准和解除约束标准，遵循最小化约束原则，当约束替代措施无效时实施约束 2. 应遵循患者有利原则，保护患者隐私及安全，对患者提供心理支持 3. 约束过程中应动态评估患者的意识状态、肌力、行为认知、需保护的治疗 / 设备等。医、护、患三方应及时沟通，调整约束决策 4. 应告知患者 / 家属 / 监护人 / 委托人约束的相关内容，共同决策并签署知情同意书 5. 紧急情况下，可先实施约束，再行告知 6. 应根据评估结果和医嘱，选择约束方式和用具	【现场检查】检查实施约束的患者，核查约束必要性、约束工具等 【员工访谈】询问医护人员约束的原则与评估要点 【病历检查】检查约束患者知情同意书、医嘱等
约束实施	1. 约束时应执行查对制度，并进行身份识别 2. 约束用具的使用应遵循产品使用说明 3. 保持约束肢体的功能位及一定活动度，约束用具松紧度以能容纳 1 ～ 2 个横指为宜，约束部位应给予皮肤保护 4. 约束用具应固定在患者不可及处，不应固定于可移动物体上 5. 约束中宜使用床档，病床制动并降至最低位 6. 应动态观察患者约束松紧度，局部皮肤颜色、温度、感觉、血运等情况；一旦出现并发症，及时通知医师 7. 记录约束的原因、部位、用具、执行时间、实施者等	【员工操作】请护理人员现场实施约束操作 【病历检查】检查约束患者的护理记录单等
约束解除	1. 约束解除指征：患者意识清楚，情绪稳定，精神或定向力恢复正常，可配合治疗及护理，无攻击、拔管行为或倾向；患者深度镇静状态、昏迷、肌无力；支持生命的治疗 / 设备已终止；可采取约束替代措施 2. 如多部位约束，宜根据患者情况逐一解除，并记录 3. 约束用具应专人专用，一次性约束用具使用后应按医疗废物处理，重复使用的约束用具使用后应按产品说明书清洁、消毒、整理 4. 无约束并发症发生	【员工访谈】询问护理人员约束解除指征、约束用具清洁消毒方法 【病历检查】检查约束患者的护理记录单等 【记录查看】查看护理人员上报记录
质量与安全监测指标	1. 住院患者身体约束日数 目标值：监测比较 2. 住院患者身体约束并发症发生例数 目标值：监测比较	【数据核查】对指标进行复核，追溯信息收集渠道 【记录查看】查阅指标分析报告、整改报告以及落实情况

表 6-16　各类管道护理检查表

检查项目		具体要求	检查方法
制度规范		有制度规范并严格执行，包括但不限于气管插管术标准作业程序、呼吸机护理标准作业程序、气管插管意外脱出应急预案、导尿术作业程序、导尿术并发症预防与应急处置、引流管护理常规、引流管脱出应急预案、中心静脉导管置管与维护护理常规、中心静脉导管给药并发症预防与应急预案	【文件查阅】查阅制度规范与应急预案
人工气道	观察记录	1. 记录人工气道置管时间 2. 记录人工气道型号标识 3. 记录置入深度或外露刻度，动态评估气管导管有无移位；如有移位，处理正确	【病历/案检查】检查使用人工气道的在院/出院患者的医疗及护理记录
	妥善固定	1. 固定材料适宜，固定牢固 2. 固定材料清洁干燥 3. 气管切开：固定系带松紧适宜，以放一指为宜 4. 气管切开：更换固定材料或取放内套管时，固定外套管 5. 与呼吸机连接时，妥善固定呼吸机管路 6. 患者体位变化、转运、吸痰、口腔护理等操作前后确认导管位置，必要时监测气囊压力 7. 对于有气囊的气管插管导管和气管切开套管，每 6 ～ 8 h 监测气囊压力，压力维持在 25 ～ 30 cmH_2O 8. 合理使用约束，对于意识障碍、烦躁不安、术后麻醉未清醒等患者，必要时遵医嘱给予有效约束 9. 压力性损伤的预防措施详见表 6-13（高危患者压力性损伤预防措施检查表）	【现场检查】检查使用人工气道的在院患者管路固定情况
	镇静镇痛	1. 疼痛评估工具选择适宜 2. 遵医嘱使用镇痛药物并密切监测镇痛效果和生命体征 3. 遵医嘱使用镇静药物，使患者的镇静深度达到治疗目标	【病历/案检查】检查使用人工气道的在院/出院患者的护理记录及疼痛评估单
	保持通畅	1. 观察患者的呼吸形态，呼吸机参数、波形，判断呼吸通路是否通畅 2. 管道无受压、扭曲、打折；经口气管插管的患者无咬管情况 3. 按需吸痰。病情允许时，通过翻身叩背、机械辅助排痰、变换体位等措施帮助患者排痰 4. 气道内温湿度适宜，无痰痂堵塞	【现场检查】观察使用人工气道的在院患者气道护理情况

（续表）

检查项目		具体要求	检查方法
	呼吸机相关性肺炎（VAP）预防	1. 严格执行手卫生规范 2. 呼吸机管路及附件一人一用一灭菌或使用一次性装置 3. 每日评估导管留置必要性，符合拔管指征者遵医嘱尽早拔除 4. 病情允许时，抬高床头 5. 每 6 ～ 8 h 口腔护理一次 6. 呼吸机管道及湿化罐应每周更换或按说明书更换；有污染及时更换 7. 冷凝液收集瓶应始终处于管道最低位置，保持直立并及时清理 8. 湿化液应使用无菌水，每 24 h 更换 9. 对预期机械通气时间超过 48 ～ 72 h 的患者，宜使用有声门下分泌物吸引功能的气管导管，每 1 ～ 2 h 进行声门下吸引 10. 在气囊放气或拔出气管插管前应清除声门下分泌物 11. 拔管前对清醒患者进行呼吸、咳嗽等功能训练	
	心理护理	关注患者心理状态，采用多种方法缓解患者的焦虑、烦躁情绪	【员工访谈】询问护理人员 VAP 预防措施与气管插管脱出和移位的应急处理措施
	培训	定期培训人工气道护理及 VAP 预防措施相关知识，护士知晓	
导尿管	观察记录	1. 记录导尿管置管时间 2. 记录导尿管型号标识 3. 动态评估尿管有无脱出，外固定材料、方法、位置是否适宜	【病历 / 案检查】检查留置导尿患者的在院 / 出院护理记录
	妥善固定	1. 导尿管固定材料清洁干燥，固定牢固 2. 患者过床、翻身、穿脱衣物、外出检查等过程中，导尿管无牵拉	【现场检查】检查留置导尿患者的尿管护理情况
	保持通畅	1. 导尿管无扭曲、受压、打折 2. 尿液无结晶、絮状物、血凝块等，如有堵塞，遵医嘱进行处理	
	导尿管相关尿路感染的预防	1. 严格执行手卫生规范 2. 会阴部和尿道口清洁，无污渍、浸渍 3. 导尿管和集尿袋整体的密闭性完好 4. 尿液无反流： （1）集尿袋低于膀胱水平 （2）搬动患者时，导尿管暂时夹闭 （3）集尿袋及时排空，尿液不超过集尿袋容量的 3/4	

（续表）

检查项目		具体要求	检查方法
		5. 集尿袋排尿端口与尿液收集容器或地面无接触 6. 按照产品说明书和患者实际情况更换导尿管，标注更换日期和时间 7. 按照产品说明书更换集尿袋，更换时注意无菌操作 8. 集尿袋引流通畅、无破损 9. 评估尿液的颜色、性状和量，必要时评估膀胱膨隆程度；如有异常，遵医嘱对症处理 10. 每日评估导尿管留置必要性，符合拔管指征者遵医嘱尽早拔除	
	培训宣教	1. 定期培训留置导尿护理相关知识，护士知晓 2. 向留置导尿患者 / 陪护宣教留置尿管注意事项	【员工访谈】询问护理人员留置导尿的注意事项与导尿管脱出 / 移位的应急处理措施 【患者访谈】询问患者 / 陪护留置尿管的注意事项
引流管	观察记录	1. 记录置管时间 2. 记录型号标识 3. 动态评估引流管有无脱出，外固定材料、方法、位置是否适宜	【病历 / 案检查】检查使用各类引流管患者的在院 / 出院护理记录
	妥善固定	1. 固定材料清洁干燥，固定牢固 2. 患者过床、翻身、穿脱衣物、外出检查等过程中，引流管无牵拉	【现场检查】检查患者各类引流管护理情况
	保持通畅	1. 引流管无扭曲、受压、打折 2. 引流管无堵塞；如有堵塞，遵医嘱进行处理	
	感染预防	1. 严格执行手卫生规范 2. 伤口周围皮肤清洁，无污渍、浸渍 3. 引流装置整体的密闭性完好 4. 引流管无反流： （1）引流袋 / 瓶低于置管部位 （2）搬动患者时，引流管暂时夹闭 （3）引流袋 / 瓶及时排空，引流液不超过引流袋 / 瓶容量的 3/4 5. 按照产品说明书更换引流袋 / 瓶；更换时注意无菌操作，标注更换日期和时间	

（续表）

检查项目		具体要求	检查方法
		6. 引流袋 / 瓶引流通畅，无破损 7. 评估引流液的颜色、性状和量，如有异常，遵医嘱对症处理 8. 每日评估引流管留置必要性，符合拔管指征者协助医师尽早拔除	
	培训宣教	1. 定期培训留置管道护理相关知识，护士知晓 2. 向留置管道的患者 / 陪护宣教管路维护注意事项	【员工访谈】询问护理人员管道维护和脱出 / 移位的应急处理措施 【患者访谈】询问患者 / 陪护置管注意事项
中心静脉导管（CVC/PICC）	观察记录	1. 记录 CVC/PICC 置管时间 2. 记录 CVC/PICC 型号标识 3. 动态评估中心静脉导管有无移位，每班记录置入深度或外露刻度 4. 如有移位，重新确认导管尖端位置并记录	【病历 / 案检查】使用 CVC/PICC 的在院 / 出院患者的护理记录
	妥善固定	1. 固定材料适宜 2. 固定时注意： （1）根据导管外露长度宜“C”或“U”形放置 （2）无菌透明敷料以穿刺点为中心无张力放置，并进行塑形、按压，与皮肤贴合紧密 （3）用高举平台法固定敷料外导管，不影响观察穿刺点并保持输液通畅 3. 输液管路妥善固定，导管无牵拉 4. 更换敷料时，从导管远端向近端去除，导管无牵拉或移位	【现场检查】检查患者 CVC/PICC 的护理情况
	保持通畅	1. 导管内无血液或药物残留，输液管路无扭曲、打折、受压 2. 给药前回抽血液，确定导管在静脉内，并用生理盐水脉冲式冲管；如抽吸无回血或冲管遇阻力，禁止强行冲管 3. 给药结束时，先进行脉冲式冲管，再正压封管 4. 使 10 ml 及以上的注射器或预充式导管冲洗器进行脉冲式冲管及正压封管 5. 冲封管液选择适宜；冲管液量至少是导管及附加装置容积的 2 倍，封管液量为导管及附加装置容积的 1.2 倍 6. 多腔导管各腔均需冲管和封管 7. 输血或输注肠外营养液、甘露醇等黏稠制剂前后应充分冲管	

（续表）

检查项目		具体要求	检查方法
		8. 注意输注药物间的配伍禁忌，无药物结晶或沉淀 9. 避免从非耐高压 PICC 进行加压注射 10. PICC 使用间歇至少每 7 天冲封管一次	
	预防导管相关性血流感染	1. 遵循无菌操作原则，严格执行手卫生规范 2. 导管维护和使用时，一人一针一管一剂一用 3. 敷料清洁、干燥、完整，无菌透明敷料至少每 7 天更换或参照最新指南，无菌纱布敷料至少每 2 天更换 4. 更换敷料时，皮肤和导管消毒以穿刺点为中心，皮肤消毒范围应大于敷料覆盖范围；消毒液自然干燥后进行操作，穿刺点局部不宜使用抗菌软膏或乳剂 5. 输液接头至少每 7 天更换一次或遵照说明书，无血液或药物残留、污染、破损或松脱等情况 6. 经输液接头用药前或更换输液接头时，使用消毒剂多方位擦拭接头或接口的横截面及外围，擦拭时间为 5 ～ 15 s 或参照产品说明书 7. 输液器每 24 h 或根据产品使用说明书更换，输注特殊药物时根据药物说明书更换 8. 输注全血、成分血的输血器每 4 h 更换 9. 输液器、输血器无污染或完整性受损 10. 尽可能减少输液附加装置的使用 11. 评估导管留置必要性，拔除无须留置的导管 12. 评估患者有无局部皮肤、穿刺点及全身感染表现；如有异常，遵医嘱处理	
	培训宣教	1. 定期培训中心静脉导管维护相关知识，护士知晓 2. 向留置中心静脉导管的患者 / 陪护宣教管路维护注意事项	【员工访谈】询问护理人员管路维护和脱出 / 移位的应急处理措施 【患者访谈】询问患者 / 陪护管路维护的注意事项
质量与安全监测指标		监测指标详见表 6-5（护理日常质量管理检查表）	

表 6-17　首针疫苗接种护理管理检查表

检查项目	具体要求	检查方法
制度落实	1. 科室有冷链管理制度、预防接种流程、异常反应报告处理制度等；科室组织护士进行培训与考核，有记录 2. 科室组织护士进行乙肝、卡介苗的免疫程序，接种流程，接种方法和应急处理知识的培训与考核，有记录 3. 所有疫苗的接种记录保存至疫苗有效期后 5 年 4. 接种人员有接种证，并在有效期内	【文件查阅】查阅制度流程、人员资质文件 【记录查看】查看培训考核资料
冷链管理	1. 科室设立冷链设备管理、保养专员，接受冷链管理制度、规范和应急预案等培训，有记录 2. 疫苗运送时使用专用冷藏箱，全程冷链，箱内温度在 2 ～ 8℃；冷藏箱配备温度计和适量的冰排，冰排与疫苗间隔，底层垫上纱布或纸，以便吸水并预防疫苗破损 3. 科室设暂存冰箱，冰箱的上部和散热面要分别留有≥ 30 cm、≥ 10 cm 的空间，并按疫苗品种、批号分类摆放；同种疫苗置于专用标识盒内，疫苗存放位置正确 4. 暂存冰箱配备温度计，每天上午和下午各测温 1 次（间隔不少于 6 h），并填写“冷链设备温度记录表”；每次应测量冰箱内存放疫苗的各室温度，冰箱温度应控制在规定范围（冷藏室为 2 ～ 8℃，冷冻室低于－ 15℃） 5. 储存疫苗的冷链设备温度记录保存 2 年，备查 6. 冷链设备温度超出疫苗储存要求时，应及时将可以使用的疫苗转移到其他设备中，不能使用的疫苗按照有关规定进行处置 7. 冷链设施、设备应定期检查、维护和更新，确保符合规定要求；当冷链设备状况异常时，应及时报告、维修、更换，并做好设备维修记录	【现场检查】检查疫苗储存、转运环境、流程 【记录查看】查看疫苗冷链管理培训记录、冰箱监测登记记录、冷链保养记录等
疫苗领用	疫苗随领随用，当班护士领用，有领用记录；科室不应长期储存疫苗	【记录查看】查看疫苗领用记录
疫苗接种过程质控	1. 准备 1∶1000 肾上腺素、注射器、听诊器（或监护仪）、压舌板（或棉签）、体温计等急救药品和器械 2. 正确评估，掌握疫苗接种适应证、禁忌证 3. 疫苗开启后 30 min 内必须使用 4. 做好手卫生，一人一针管 5. 药液配制准确 6. 操作前双人“三查八对一验证”。三查：检查受种者健康状况和接种禁忌证；查对预防接种卡（簿）与儿童预防接种证；检查疫苗、注射器外观与批号、有效期。八对：受种对象姓名、住院号、年龄、疫苗品名、疫苗规格、接种剂量、接种部位、接种途径。一验证：接种疫苗前请另一位护士验证接种的疫苗种类和有效期等	【员工操作】观察护理人员疫苗接种过程

（续表）

检查项目	具体要求	检查方法
	7. 接种方法正确（部位、深度、计量） 8. 接种后观察 30 min 9. 接种后疫苗、物品处理规范 10. 正确填写免疫接种证和登记本 11. 护士做好接种前、后的家属告知和宣教工作	
接种反应处理	1. 定期培训疑似预防接种异常反应的监测及处理知识，护士掌握 2. 向家长宣教接种后的一般反应、注意事项 3. 护士掌握接种错误的紧急处理措施	【员工访谈】询问护理人员对异常反应的判断与处理措施、接种错误的紧急处理措施 【患者访谈】询问陪护接种后注意事项

表 6-18　患者院内转运安全检查表

检查项目	具体要求	检查方法
制度规范	有制度规范并严格执行，包括但不限于患者安全交接与转运规范、院区内患者安全转运流程、院区间患者安全转运流程、住院分娩新生儿转运安全管理规范	【文件查阅】查阅制度规范文件
转运前安全管理	1. 转运前护士评估患者病情 2. 选择合适的转运方式，确认转运工具性能完好 3. 必要时准备监护仪器及急救物品、药品 4. 根据病情和治疗要求安排合适的转运人员（医生 / 护士 / 输送人员） 5. 告知患者 / 陪护外出检查治疗项目、目的及配合要点	【现场检查】检查医护人员转运前的准备与评估工作
转运中安全管理	1. 输送人员转运患者前、返回病房后正确识别患者身份 2. 输送人员运送途中观察病情，知晓途中注意事项、应急处理措施 3. 运送途中注意患者保暖，固定好各种管道，并保持通畅 4. 输送人员正确使用转运工具	【现场检查】检查医护人员转运过程的各项操作 【员工访谈】询问护理人员转运患者的注意事项和应急处理措施
转运后安全管理	1. 外出检查按科室要求使用患者外出检查交接登记表，填写外出时间，输送人员确认签名 2. 外出检查完毕，输送人员将患者送回病房，并报告值班护士，登记返回时间 3. 科间转运填写交接记录，双方共同交接患者病情、病历、药品、物品等内容	【记录查看】查看病区交接记录本 【病历检查】检查转运患者的交接记录、转运记录表等

表 6-19　意外事件预防与处理护理检查表

检查项目		具体要求	检查方法
制度规范		有制度规范并严格执行，包括但不限于患者跌倒 / 坠床预防与应急处置规范、患者烫伤预防与应急处理规范、患者误吸预防与应急处置规范、术中误吸与应急处置规范	【文件查阅】查阅制度规范文件
高危患者跌倒坠床预防与处理	风险评估	1. 入院进行跌倒 / 坠床风险评估 2. 用药或病情变化时需再次评估与记录 3. 进行高风险患者跌倒 / 坠床风险告知	【病历 / 案检查】检查在院患者的入院评估单、跌倒风险评估单、风险告知单
	健康教育	1. 患者 / 陪护会使用床头铃；床头铃方便取用 2. 患者 / 陪护知道拉起床栏的时机，陪护在离开高危患儿时需拉起床栏 3. 患者掌握渐行下床的方法，不得跨越床栏下床 4. 患者穿着舒适衣裤、防滑鞋，不打赤脚；坐着穿脱裤、鞋、袜子 5. 患儿不独自站在凳、椅、床上，不得在窗台上活动 6. 患者 / 陪护掌握如厕、沐浴等注意事项 7. 患者 / 陪护掌握使用镇静、安眠、降压等特殊药物后的注意事项	【现场检查】现场观察护理人员宣教过程 【患者访谈】访谈患者，评估护理人员宣教效果
	预防措施	1. 病区光线充足，地面清洁干燥，走道通畅无障碍物 2. 床、椅固定，床栏能够正常使用；床栏高度、床栏间距对于患者来说是安全的 3. 各种管路的固定便于患者活动 4. 高危患者有警示标识 5. 转运患者或外出检查时有人陪同；转运床拉起床栏、系好轮椅安全带等 6. 指导卧床患者进行肌肉锻炼 7. 根据患者自理能力提供生活护理 8. 医务人员离开无陪患儿 / 危重患者时确认床栏或辐射台床档拉起、固定，或保温箱门关闭 9. 必要时选用适宜的约束方法	【现场检查】检查病区环境、床单位环境、高风险患者标识、患者管路固定的情况
	发生跌倒后的处理	1. 及时采取有效处理措施 2. 填写跌倒护理单 3. 跌倒 / 坠床损伤分级正确	【病历 / 案检查】检查发生跌倒事件的在院 / 出院患者病历 【记录查看】查看护理人员上报记录

（续表）

检查项目		具体要求	检查方法
烫伤预防与处理	烫伤风险评估	1. 对高风险患者进行烫伤风险评估 2. 护士知晓科室高风险患者种类和高风险操作	【病历 / 案检查】检查患者入院评估单、烫伤风险评估单、告知单 【员工访谈】询问护理人员科内烫伤高风险患者与操作有哪些
	烫伤预防措施	1. 医护人员有对住院患者进行烫伤相关宣教 2. 患者或陪护知晓烫伤预防措施 3. 热水瓶等物品远离患者并固定 4. 盥洗室冷热水标志清晰 5. 开水器旁有明显防烫警示标记及使用指引 6. 儿科系列科室开水间 / 开水器须设安全锁或安装护栏 7. 患儿人工喂养时食物温度适宜 8. 新生儿沐浴水温调节系统稳定 9. 辐射保暖台和温箱等设备操作说明书易于获得，使用方法正确 10. 热疗的仪器或器具如红外线治疗仪、热水袋等使用方法正确 11. 热疗护理记录准确 12. 规范使用手术室电刀，预防电刀灼伤	【现场检查】现场检查病区环境、床单位环境、高风险患者标识 【患者访谈】询问患者 / 陪护烫伤预防措施 【病历 / 案检查】检查在院 / 出院患者热疗护理记录
	发生烫伤后的处理	1. 立即去除热源 2. 局部散热、降温 3. 遵医嘱进行伤口处理 4. 书写护理记录	【员工访谈】询问护理人员发生烫伤后的处理措施
呕吐物吸入窒息预防与处理	呕吐物吸入窒息风险评估	1. 对高风险患者进行风险评估，高风险告知 2. 护士知晓科室高风险患者种类和高风险操作	【病历 / 案检查】检查在院患者的入院评估单、风险评估单、告知单 【员工访谈】询问护理人员科内误吸高风险患者与操作有哪些
	呕吐物吸入窒息预防措施	1. 高风险患者有警示标识 2. 医护人员对住院患者进行呕吐物吸入窒息预防知识相关宣教，患者或陪护知晓预防措施 3. 患者进食种类和方法正确；指导婴幼儿照顾者掌握正确喂奶知识 4. 患者体位适宜，新生儿喂奶后取头高侧卧位，头偏一侧	【现场检查】检查病区环境、各类操作执行情况、高风险患者标识 【员工访谈】/【患者访谈】分别询问护理人员、患者预防误吸的注意事项

（续表）

检查项目		具体要求	检查方法
		5. 患者进食后观察病情，新生儿喂奶后半小时内至少巡视患儿一次 6. 已有呕吐症状的患者，护士观察与处理措施符合要求	
	发生呕吐物吸入窒息的处理	1. 准确判断是否发生窒息 2. 及时清理呼吸道 3. 配合抢救工作，心肺复苏方法正确 4. 书写护理记录	【员工访谈】询问护理人员发生烫伤后的处理措施
质量与安全监测指标		1. 住院患者跌倒发生率（‰）= 住院患者跌倒例次数 / 同期住院患者实际占用床日数 ×1000‰ 目标值：逐步降低 2. 住院患者跌倒伤害占比（%）= 住院患者跌倒伤害总例次数 / 同期住院患者跌倒例次数 ×100% 目标值：监测比较 3. 住院患者烫伤发生例数 目标值：逐步降低 4. 住院患者误吸发生例数 目标值：逐步降低	【数据核查】对质量监测指标进行复核，追溯信息收集渠道 【记录查看】查阅指标分析报告、整改报告以及落实情况

第四节 特殊专科护理质量

本节共 3 张检查表，涵盖妇幼保健院特色专科的产科、新生儿科以及麻醉手术专科相关内容。这些检查表从各专科的规章制度和人员资质出发，涉及本专科的特色管理范畴以及专科指标（表 6-20 ～表 6-22）。例如，产科专科护理检查表涵盖产科门诊、孕妇学校、爱婴医院以及胎盘管理等方面的内容，不仅提供了专科管理的规范和标准，还帮助管理人员更好地了解各专科的管理情况，以便及时发现和解决问题，确保医疗质量和安全。

其他特色专科如急诊科、儿科、儿童重症专科、消毒供应室等专科检查表详见第五章。

表 6-20 产科专科护理检查表

检查项目	具体要求	检查方法
制度规范	有制度规范并严格执行，包括但不限于孕妇学校管理制度、母婴室管理制度、配奶间管理规范、胎盘管理规范、其他产科专科护理制度规范	【文件查阅】查阅制度规范文件

（续表）

检查项目	具体要求	检查方法
护理人员资质要求与培训	1. 从事助产技术的护理人员依法取得母婴保健技术考核合格证并在有效期内 2. 助产士熟练掌握产前检查及正常分娩的处理技术；科室有专科培训，并有完整的母婴保健技术管理档案资料 3. 科室每年对全体助产人员进行新生儿复苏知识再培训与考核，并有相应的记录 4. 科室对产科护士进行预防和处理婴儿呛奶、窒息的知识与技能的培训与考核，并有记录 6. 阴道助产须经有资质的助产人员进行评估及实施，并有记录 7. 每例接产时必须有 2 名以上助产技术人员在场，高危妊娠分娩时必须有产科医师和新生儿医师在场 8. 每次分娩，产房或手术室至少有 1 位新生儿窒息复苏培训合格的医护人员在场	【现场检查】核查产科专科护士人数、备案资料、人员资质、床护比等信息 【记录查看】查看培训考核记录 【现场检查】检查接产时人员到场情况
产科病房、产房环境布局、设备设施、急救药品	参见表 5-2［产科（含产科病房）质量与安全检查表］	
产科门诊环境布局	1. 产科门诊布局科学、合理，流程有序、连贯、便捷，符合医院感染管理要求；有急危重症患者优先处置的相关制度与程序 2. 开设母乳喂养、孕期营养管理、助产士门诊等特色护理门诊	【现场检查】检查产科门诊环境布局与护理门诊开设情况
母婴室（哺乳室 / 区）	1. 门诊设立一定数量的母婴室，标识醒目 2. 落实母婴室管理制度，设专人管理，定期清洁消毒并登记 3. 母婴室配备：沙发、婴儿护理台、遮挡帘、洗手池、垃圾桶、便利设施、空调 / 排气扇等 4. 母婴室独立、私密，有帘子、屏风等遮挡物 5. 母婴室内张贴、悬挂或摆放婴儿养育相关宣传资料 6. 母婴室使用安全型装修材料，铺防滑地面，室内装修、家具应采用弧形或圆角设计，硬材质装修及家具角、边应加装防撞软条	【现场检查】 1. 检查母婴室环境 2. 查阅清洁消毒登记本 【文件查阅】查阅母婴室管理制度
孕妇学校	1. 孕妇学校占地面积≥ 50 m^2，能满足业务需求，配备专用宣教设备，定期采用多种方式开设母婴保健宣教课程 2. 孕妇学校有专人负责，有师资	【现场检查】检查孕妇学校环境 【文件查阅】查阅管理

（续表）

检查项目	具体要求	检查方法
	3. 孕妇学校课程中有促进自然分娩、妊娠分娩风险、孕期高危征与高危儿的自我识别、孕妇体重控制、孕产妇营养、孕产妇心理保健、促进母乳喂养、产后康复、育儿知识等健康宣教内容 4. 定期对孕妇学校教学质量管理进行评价，并持续改进 5. 在本机构接受产前检查的孕妇中促进自然分娩相关知识的培训率达 100% 6. 在本机构接受产前检查的孕妇中促进自然分娩相关知识的知晓率达 90% 以上	制度、课程、师资资料 【记录查看】查看教学评价管理资料 【数据核查】对指标进行复核，追溯信息收集渠道
院感防控	参见表 5-2［产科（含产科病房）质量与安全检查表］、表 8-2［医院感染防控质量与安全检查表（科室层面管理）］	/
药品管理	参见表 9-3［临床用药质量与安全管理检查表（科室层面管理）］	/
设备管理	参见表 5-2［产科（含产科病房）质量与安全检查表］；急救设备管理参见表 6-9（急救设备 / 设施检查表）	/
护理文书	参见表 6-7（护理文书质量检查表）	/
护理质量管理	参见表 6-5（护理日常质量管理检查表）	/
产妇分娩与新生儿安全核查	参见表 6-12（护理安全核查检查表）	/
疫苗接种	参见表 6-17（首针疫苗接种护理管理检查表）	/
配奶间管理	参见表 6-8（病区环境管理质量检查表）	/
母婴室管理	参见表 6-8（病区环境管理质量检查表）	/
胎盘管理	1. 告知产妇胎盘处理规定和方式并签字确认： （1）产妇分娩后胎盘应当归产妇所有 （2）产妇放弃或者捐献胎盘的，可以由本机构进行处置 （3）任何单位和个人不得买卖胎盘 （4）存在或潜在传染性疾病、无传染病化验结果报告及 ≥ 28 周引产者的胎盘，按照《传染病防治法》《医疗废物管理条例》的有关规定进行消毒，由医院作为病理性医疗废物处理 （5）存在医学指征需要行病理检查者，由本机构按照病理标本送检	【现场检查】检查胎盘处理流程 【病历检查】检查特殊产妇胎盘病理检查记录 【记录查看】查看胎盘处理记录 【员工访谈】询问医护人员胎盘管理规定及处理要求

（续表）

检查项目	具体要求	检查方法
	2. 每个胎盘的处理均需有记录，并有产妇 / 家属签名确认 3. 自取胎盘：用无渗漏袋包装并在外包装上注明分娩日期、产妇姓名、住院号及胎盘去向；带走的胎盘不能随意丢弃，产妇有责任妥善处理好带走的胎盘组织 4. 医院处理胎盘：用无渗漏袋包装好（要求不外渗、不泄漏）放入双层黄色医疗废物收集袋内，不得与其他的医疗废物混放。每个收集袋容量不得超过总容量的 3/4，袋外注明病理性医疗废物、日期、科室，放在产房专用冰箱暂存，作为病理性医疗废物处理 5. 病理检查胎盘：用无渗漏袋包装好，胎盘浸没在 10% 中性缓冲福尔马林液中，用双层防渗漏黄色胶袋装好并捆扎，在外包装上注明分娩日期、产妇姓名、住院号并粘贴病理检查条形码标签，按要求送病理检查 6. 科室每日登记、每月统计与检查胎盘处理流程执行情况 7. 医护人员知晓胎盘管理规定及处理要求	
爱婴医院管理	1. 护士知晓 （1）《促进母乳喂养成功十条标准（2018 医疗版）》《医院母乳喂养规定》《国际母乳代用品销售守则》 （2）世界卫生组织倡议：至少纯母乳喂养 6 个月，并在添加辅食的基础上坚持哺乳至 2 岁以上 （3）母乳喂养的好处，24 h 母婴同室定义及重要性 （4）早接触、早吸吮、早开奶的具体时间及重要性 （5）按需母乳喂养、纯母乳喂养、6 个月纯母乳喂养的定义及重要性 （6）开奶前不喂食及喂食影响母乳喂养的原因 （7）不能给母乳喂养的婴儿吸橡皮奶头 （8）母乳喂养技巧（哺乳姿势及体位、含接姿势、托乳姿势） （9）乳房肿胀、母乳不足的主要原因及干预措施 （10）挤奶适应证、技巧，母婴分离的产妇应及时挤奶，每天不少于 8 次 （11）有医学指征的新生儿需要添加配方奶时，应遵循医嘱	【员工访谈】询问护理人员爱婴医院管理相关知晓内容
	2. 产妇知晓 （1）母乳喂养的好处、24 h 母婴同室的重要性 （2）纯母乳喂养的定义以及 6 个月内纯母乳喂养和继续母乳喂养到 2 岁或以上的重要性 （3）分娩后早接触、早吸吮的具体时间及重要性	【患者访谈】询问产妇爱婴医院管理相关知晓内容

（续表）

检查项目	具体要求	检查方法
	（4）产妇喂奶的正确体位及婴儿含接的姿势（哺乳姿势及体位，含接姿势、托乳姿势） （5）按需哺乳的重要性 （6）母乳不足的主要原因及促进泌乳的措施 （7）特殊情况如艾滋病、病毒性肝炎母亲的母乳喂养方法 （8）母婴分离时如何挤奶、保存和送奶 （9）上班后如何坚持母乳喂养	
	3. 评价 （1）母乳喂养随访服务（热线电话、咨询门诊随访） （2）开展母乳喂养宣教，住院产妇宣教率 100% （3）婴儿出院后有母乳喂养支持措施 （4）母婴分离时婴儿所在科室有母乳喂养支持措施 （5）产科早接触率、早吸吮率、母婴同室率、出院时母乳喂养率、母乳喂养知识宣教率及母乳喂养知识测试合格率均＞ 80%	【记录查看】查阅指标分析、整改报告以及落实情况
质量与安全监测指标	1. 剖宫产率（%）＝剖宫产分娩产妇人数 / 同期分娩产妇总人数 ×100% 目标值：监测比较 2. 初产妇剖宫产率（%）＝初产妇剖宫产人数 / 同期初产妇总人数 ×100% 目标值：监测比较 3. 严重产后出血患者输血率（%）＝严重产后出血输血治疗人数 / 同期严重产后出血患者总数 ×100% 目标值：逐步上升 4. 严重产后出血发生率（%）＝严重产后出血产妇人数 / 同期分娩产妇总人数 ×100% 目标值：逐步下降 5. 孕产妇死亡活产比（1/10 万）＝孕产妇死亡人数 / 同期活产数 ×100 000/10 万 目标值：逐步下降 6. 足月新生儿 5 min Apgar 评分＜ 7 分发生率（%）＝足月新生儿 5 min Apgar 评分＜ 7 分发生人数 / 同期足月活产儿总数 ×100% 目标值：监测比较 7. 阴道助产率（%）＝阴道助产例数 / 同期阴道分娩产妇数 ×100% 目标值：2% ～ 5%	【数据核查】对质量监测指标进行复核，复核数据比例不少于科室上报数据的 20%，追溯信息收集渠道 【记录查看】查阅指标分析、整改报告以及落实情况

（续表）

检查项目	具体要求	检查方法
	8. 阴道分娩中转剖宫产率（%）＝阴道试产转剖宫产产妇数 / 同期（阴道分娩产妇总数＋阴道试产转剖宫产产妇数）×100% 目标值：≤ 8% 9. 会阴侧切率（%）＝会阴侧切例数 / 同期阴道分娩产妇数 ×100% 目标值：≤ 30% 10. 新生儿锁骨骨折发生率（%）＝阴道分娩新生儿锁骨骨折发生例数 / 同期阴道分娩活婴数 ×100% 目标值：逐步下降 11. 新生儿臂丛神经损伤发生率（%）＝阴道分娩新生儿臂丛神经损伤发生例数 / 同期阴道分娩活婴数 ×100% 目标值：逐步下降	

表 6-21　新生儿专科护理检查表

检查项目	具体要求	检查方法
制度规范	有制度规范并严格执行，包括但不限于配奶间的管理制度、婴儿培养箱使用流程、辐射保暖台等设备使用流程、新生儿疾病筛查操作规范、新生儿听力筛查操作规范及其他新生儿专科护理制度规范	【文件查阅】查阅新生儿专科护理相关制度资料
护理人员资质要求	1. 新生儿病房（含 NICU）护理梯队合理，技术职称比例应满足新生儿 /NICU 护理服务要求 2. 新生儿病房（含 NICU）护士要相对固定，经过新生儿专业培训并考核合格，考核记录可查，护理部进行特殊护理专业资质备案与授权 3. 新生儿病房护士应掌握新生儿常见疾病的护理技能、新生儿急救操作技术和新生儿病室医院感染控制技术、新生儿呛奶窒息的应急处理 4. NICU 护士应具有大专或以上学历，应熟练掌握婴儿培养箱、辐射抢救台、微量输液泵以及生命体征监护仪等设备的应用，熟练掌握高危新生儿和早产儿护理、PICC 维护技术等专科护理技术 5. 全员经过新生儿窒息复苏专科技术培训并考试合格 6. 新生儿病房实施责任制整体护理，工作 2 年以上人员占 50% 以上，1 名护理人员负责≤ 6 名普通患儿或≤ 3 名重症患儿 7. 新生儿病房与 NICU 护理组负责人应当由具备主管护师以上职称且有 3 年以上新生儿护理工作经验的护士担任	【现场检查】核查新生儿专科护士队伍人数、备案资料、人员资质、床护比等信息 【记录查看】查看新生儿专科护理人员培训考核资料，其中新生儿窒息复苏培训资料必查 【员工操作】请新生儿病房、NICU 护理人员完成相关操作，如新生儿急救操作技术，暖箱、辐射抢救台、微量输液泵以及生命体征监护仪等设备的应用等 【文件查阅】查阅新生儿疾病筛查和听力筛查相关制度规范

（续表）

检查项目	具体要求	检查方法
	8. 80% 以上的 NICU 护士取得 ICU 专科护士培训资格证（可为院级专科护士培训资格证） 9. 新生儿病房严格按照护理级别落实巡视要求，无陪护病房实行全天巡视 10. 开展新生儿疾病筛查和听力筛查工作，有相应制度、规范与流程	【记录查看】查看新生儿疾病筛查和听力筛查相关登记表
环境布局	参见表 5-5［新生儿病房（含 NICU）质量与安全检查表］	/
院感防控	参见表 5-5［新生儿病房（含 NICU）质量与安全检查表］；表 8-2［医院感染防控质量与安全检查表（科室层面管理）］	/
药品管理	参见表 9-3［临床用药质量与安全管理检查表（科室层面管理）］	/
设备管理	基本设备参见表 5-5［新生儿病房（含 NICU）质量与安全检查表］ 急救设备管理参见表 6-9（急救设备 / 设施检查表）	/
护理文书	参见表 6-7（护理文书质量检查表）	/
护理质量管理	参见表 6-5（护理日常质量管理检查表）	/
新生儿安全	参见表 6-12（护理安全核查检查表）	/
疫苗接种	参见表 6-17（首针疫苗接种护理管理检查表）	/
配奶间管理	参见表 6-8（病区环境管理质量检查表）	/
婴儿培养箱管理	1. 婴儿培养箱应一用一消毒，并做好消毒记录 2. 做到“三防四定”，即防尘、防潮、防震；定人管理、定期保养、定位存放、定期校验，保证仪器设备处于良好的功能状态 3. 每日检查婴儿培养箱性能，每月定期统计使用、维修、保养及工作情况 4. 使用中的婴儿培养箱每日用清水擦洗 1 次，每周更换 1 次并进行消毒；婴儿出院、转出后须彻底清洗、消毒。禁用乙醇擦洗、紫外线照射恒温罩 5. 婴儿培养箱细菌培养检测：婴儿培养箱细菌培养检测由感控护士每季度进行采样，培养结果合格（物体表面细菌菌落总数≤ 10 cfu/cm^2） 6. 消毒后用保护罩覆盖备用	【文件查阅】查阅婴儿培养箱相关管理制度 【记录查看】查看婴儿培养箱维护、消毒、细菌培养监测记录 【现场检查】现场检查婴儿培养箱使用与备用情况

（续表）

检查项目	具体要求	检查方法
辐射保暖台管理	1. 辐射保暖台一用一消毒，并做好消毒记录 2. 每天用 75% 乙醇擦拭探头金属面，以保持灵敏度 3. 每天用含氯消毒剂和清水湿毛巾擦拭辐射台四周床栏床面及台架 4. 每日对设备进行检查，查看功能是否正常 5. 更换探头时，轻揭探头，必要时用液状石蜡 6. 使用完毕应先关闭电源开关，后拔电源插头 7. 终末消毒：75% 乙醇擦拭探头金属面，用含氯消毒剂消毒擦拭床栏床面以及台架，再用清水擦拭	【文件查阅】查阅辐射保暖台相关管理制度 【记录查看】查看辐射保暖台维护、消毒记录 【现场检查】现场检查辐射保暖台使用与备用情况

表 6-22　麻醉手术专科护理检查表

检查项目	具体要求	检查方法
人员资质及工作要求	1. 手术室护理服务由麻醉科统一管理 2. 建立麻醉专科护理队伍，配合麻醉科医师开展相关工作，包括手术室内麻醉护理、手术室外麻醉护理、麻醉门诊护理、麻醉相关专科病房护理，开展麻醉宣教、心理辅导、信息核对、体位摆放、管道护理、患者护送等工作 3. 科室对各级各类人员实施专科相关培训考核，护理部进行特殊护理专业资质备案与授权 4. 麻醉后监护治疗病房护士人数与床位数之比：三级机构≥ 3∶1，二级机构≥ 2∶1，至少有 1 名在麻醉科或重症监护领域工作 3 年以上、中级以上职称的护理人员 5. 麻醉科护理单元护士长具备中级以上职称 6. 手术室护士长具备主管护师及以上职称和 5 年及以上手术室工作经验 7. 保证手术室护理队伍的稳定性，手术室工作经历 2 年以内护理人员数量占总数≤ 10% 8. 有手术物品清点制度，有实施记录	【文件查阅】查阅麻醉科专科护理制度 【现场检查】核查麻醉手术专科护士队伍人数、备案资料、人员资质等信息 【记录查看】查看麻醉手术专科护士培训考核资料
手术配合	1. 术前手术器械、用物及仪器设备准备充分 2. 提前洗手上台，整理器械台，物品定位放置 3. 正确清点手术用物，检查器械零件齐全，关节性能良好 4. 注意力集中，随时观察手术进展情况，主动配合手术，随时保证器械摆放整齐、干净 5. 观察输血、输液情况 6. 随时供应手术台上物品 7. 术中给患者以关怀照顾，保护患者隐私 8. 不擅自离开手术间；特殊情况需要离开时，告知麻醉师	【现场检查】现场检查麻醉护士与巡回护士手术配合情况

（续表）

检查项目	具体要求	检查方法
	9. 熟悉相关器械、设备使用流程及保养 10. 手术结束后整理手术间，物品归位放置 11. 每月对手术配合执行情况进行督导检查，有分析、汇总及改进措施，体现持续改进	
环境布局	参见表 5-15（麻醉手术科质量与安全检查表）	/
院感防控	参见表 5-15（麻醉手术科质量与安全检查表）、表 8-2［医院感染防控质量与安全检查表（科室层面管理）］	/
药品管理	参见表 9-3［临床用药质量与安全管理检查表（科室层面管理）］	/
设备管理	基本设备参见表 5-15（麻醉手术科质量与安全检查表） 急救设备管理参考表 6-9（急救设备 / 设施检查表）	/
护理文书	参见表 6-7（护理文书质量检查表）	/
护理质量管理	参见表 6-5（护理日常质量管理检查表）	/
输血管理	手术输血患者手术记录、麻醉记录、护理记录、术后记录中出血与输血量要完整一致；输血量与发血量一致。详细参考表 9-6［临床用血质量与安全检查表（科室层面管理）］	【病历 / 案检查】检查术中输血患者相关医疗及护理记录
手术安全核查	参见表 6-12（护理安全核查检查表）	/
手术标本管理	1. 有手术患者标本规范保存、登记、送检等流程，有实施记录 2. 对标本进行全程跟踪	【文件查阅】查阅科内手术标本管理相关制度 【记录查看】查看标本保存、转运相关登记本
患者转运	参见表 6-18（患者院内转运安全检查表）	/
质量与安全监测指标	1. 手术麻醉期间低体温发生率（%）＝手术麻醉期间低体温患者数（有医疗目的的控制性降温除外）/ 同期接受体温监测的麻醉患者总数 ×100% 目标值：逐步下降 2. 麻醉后监测治疗室（PACU）入室低体温率（%）＝ PACU 入室低体温患者数 / 同期入 PACU 患者总数 ×100% 目标值：逐步下降 3. 术中压力性损伤发生率（%）＝术中压力性损伤发生例数 / 同期手术患者数 ×100% 目标值：逐步下降	【数据核查】对指标进行复核，追溯信息收集渠道 【记录查看】查阅指标分析、整改报告以及落实情况

（续表）

检查项目	具体要求	检查方法
	4. 术中主动保温率（%）= 手术麻醉期间采取主动保温措施全麻例次数 / 同期全麻总例次数 ×100% 目标值：逐步上升	

参考文献

[1] 国家卫生健康委 . 国家卫生健康委办公厅关于进一步加强医疗机构护理工作的通知：国卫办医发［2020］11 号 .［EB/OL］.（2020-08-21）［2023.11.30］.https：//www.gov.cn/zhengce/zhengceku/2020-09/02/content_5539428.htm.

[2] 国家卫生健康委 . 国家卫生健康委办公厅关于印发麻醉科医疗服务能力建设指南（试行）的通知［Z］.2019.

[3] 国家卫生健康委 . 国家卫生健康委办公厅关于印发药事管理和护理专业医疗质量控制指标（2020 年版）的通知［Z］.2020.

[4] 国家卫生健康委 . 国家卫生健康委关于印发《全国护理事业发展规划（2021—2025 年）》的通知［Z］.2022.

[5] 国家卫生健康委 . 医疗机构设置规划指导原则（2021—2025 年）［Z］.2022.

[6] 国家卫生计生委 . 三级妇幼保健院评审标准实施细则（2016 年版）、二级妇幼保健院评审标准实施细则（2016 年版）［Z］.2016.

[7] 国家卫生健康委 . 国家卫生健康委关于印发《三级医院评审标准（2022 年版）》及其实施细则的通知［Z］.2022.

[8] 中华人民共和国国务院 . 中华人民共和国国务院令：第 517 号《护士条例》［EB/OL］.（2008-03-28）［2023.10.30］.https：//www.gov.cn/zhengce/content/2008-03/28/content_6169.htm.

[9] 卫生部 . 卫生部办公厅关于印发《2010 年“优质护理服务示范工程”活动方案》的通知［Z］.2010.

[10] 卫生部 . 卫生部印发医院实施优质护理服务工作标准（试行）［Z］.2010.

[11] 卫生部 . 卫生部关于加强医院临床护理工作的通知［Z］.2010.

[12] 国家卫生计生委 . 国家卫生计生委办公厅关于开展优质护理服务评价工作的通知［Z］.2014.

[13] 国家卫生计生委、国家中医药管理局办公室 . 关于进一步深化优质护理、改善护理服务的通知［Z］.2015.

[14] 国家卫生健康委 . 国家卫生健康委办公厅关于印发国家三级公立医院绩效考核操作手册（2023 版）的通知［Z］.2023.

[15] 卫生部 . 卫生部关于印发《病历书写基本规范》的通知［Z］.2010.

[16] 国家卫生计生委，中医药管理局 . 卫生计生委、中医药管理局关于印发《医疗机构病历管理规定（2013 年版）》的通知［Z］.2013

[17] 卫生部 . 卫生部关于印发《电子病历基本规范（试行）》的通知［Z］.2010

[18] 国家卫生计生委，中医药管理局 . 国家卫生计生委办公厅、国家中医药管理局办公室关于印发电子病历应用管理规范（试行）的通知［Z］.2017

[19] 彭刚艺，陈伟菊 . 护理管理工作规范［M］. 广州：广东科技出版社，2011.

[20] 国家卫生健康委 . 国家卫生健康委印发《手术质量安全提升行动方案（2023—2025 年）》［Z］.2023.

[21] 国家卫生健康委 . 关于印发医疗质量安全核心制度要点的通知［Z］.2018.

[22] 国家卫生计生委办公厅 . 国家卫生计生委办公厅关于印发《医疗机构新生儿安全管理制度（试行）》的通知［Z］.2014.

[23] 卫生部 . 关于印发《临床输血技术规范》的通知［Z］.2001.

[24] 么莉 . 护理敏感质量指标监测基本数据集实施指南（2018 版）［M］. 北京：人民卫生出版社，2018.

[25] 卫生部 . 中华人民共和国卫生部令：第 85 号《医疗机构临床用血管理办法》［Z］.2012.

[26] 国家卫生健康委 . 静脉治疗护理技术操作标准：WS/T 433—2023［S］.2023.

[27] 国家卫生健康委 . 儿科输血指南：WS/T 795—2022［S］.2022.

[28] 国家卫生健康委 . 输血医学术语：WS/T 203—2020［S］.2020.

［29］国家卫生健康委．输血反应分类：WS/T 624—2018［S］.2018.
［30］国家质量监督检验检疫总局，中国国家标准化管理委员会．血液运输要求：WS/T 400—2012［S］.2012.
［31］李乐之，路潜．外科护理学［M］．北京：人民卫生出版社，2018.
［32］龙明．外科学［M］．北京：人民卫生出版社，2018.
［33］胡爱玲，郑美春，李伟娟．现代伤口与肠造口临床护理实践［M］．北京：中国协和医科大学出版社，2018.
［34］中国医院协会．中国医院质量安全管理—第 4-6 部分：医疗管理—医疗安全（不良）事件管理：T/CHAS 10-4-6-2018［S］.2018.
［35］杨杰，陈超．新生儿保健学［M］．北京：人民卫生出版社，2017.
［36］范玲．新生儿护理规范［M］．北京：人民卫生出版社，2019.
［37］郭莉．手术室护理实践指南［M］．北京：人民卫生出版社，2020.
［38］European Pressure Ulcer Advisory Panel, National Pressure Injury Advisory Panel and Pan Pacific Pressure Injury Alliance. Prevention and Treatment of Pressure Ulcers/injuries：Clinical Practice Guideline［EB/OL］.（2019）［2023.11.30］. https://staticl.squarespace.com/static/6479484083027f25a6246fcb/t/6553d3440e18d57a550c4e7e/1699992399539/CPG2019edition-digital-Nov2023version.polf.
［39］国家护理管理专业质控中心，国家卫生健康委医院管理研究所．预防 ICU 和手术室压力性损伤过程质控工具包（推荐版）［Z］.2023.
［40］中华护理协会．住院患者身体约束护理：T/CNAS 04—2019［S］.2019.
［41］中华护理学会．成人有创机械通气气道内吸引技术操作：T/CNAS 10 — 2020［S］.2020.
［42］国家卫生计生委．重症监护病房医院感染预防与控制规范：WS/T 509—2016［S］.2016.
［43］国家卫生健康委．医院感染监测标准：WS/T 312—2023［S］.2023.
［44］中华医学会呼吸病学分会感染学组．中国成人医院获得性肺炎与呼吸机相关性肺炎诊断和治疗指南（2018 年版）［J］．中华结核和呼吸杂志，2018，41（4）：255-280.
［45］卫生部办公厅．导尿管相关尿路感染预防与控制技术指南［Z］.2010.
［46］蔡虻，高凤莉．导管相关感染防控最佳护理实践专家共识［M］．北京：人民卫生出版社，2018.
［47］赵晨晨，顾莺，翁瑛丽．住院儿童跌倒 / 坠床预防的证据总结［J］．护士进修杂志，2022，3（37）:241-247.
［48］国家卫生计生委．重症监护病房医院感染预防与控制规范：WS/T 509—2016［S］.2016.
［49］中华护理学会静脉输液治疗专业委员会．临床静脉导管维护操作专家共识［J］．中华护理杂志，2019，54（9）：1334-1342.
［50］国家卫生健康委办公厅．国家卫生健康委办公厅关于印发血管导管相关感染预防与控制指南（2021 年版）的通知［Z］.2021.
［51］国家护理管理专业质控中心，国家卫生健康委医院管理研究所．预防置管患者非计划性拔管过程质控工具包（推荐版）［Z］.2023.
［52］国家护理管理专业质控中心，国家卫生健康委医院管理研究所．预防血管内导管相关血流感染过程质控工具包（推荐版）［Z］.2023.
［53］全国护理质量促进联盟．关键环节重点护理措施工具包（2022 年版）［Z］.2022.
［54］张玉侠．实用新生儿护理学［M］．北京：人民卫生出版社，2019.
［55］尤黎明，吴瑛．内科护理学［M］．北京：人民卫生出版社，2017.
［56］彭刚艺，刘雪琴．临床护理技术规范：基础篇［M］．广州：广东科技出版社，2013.
［57］AMERICAN HEART ASSOCIATION.2020 American heart association guidelines for CPR and ECC［EB/OL］.（2010）［2023.11.30］.https：//cpr.heart.org/en/resuscitation-science/cpr-and-ecc-guidelines.
［58］钟清玲，许虹．急危重症护理学［M］．北京：人民卫生出版社，2019.
［59］李小寒，尚少梅．基础护理学［M］．北京：人民卫生出版社，2017.
［60］连庆泉．小儿麻醉气道和呼吸管理指南［C］//2010 年中华医学会全国小儿麻醉学术年会暨中欧小儿麻醉交流会．中华医学会，2010.
［61］国家卫生计生委．医用消毒供应中心第 1 部分：管理规范：WS 310.1—2016［S］.2016.
［62］国家卫生健康委．护理分级：WS/T 431—2023［S］.2023.

［63］中华护理学会护理管理专业委员会．针刺伤防护的护理专家共识［J］．中华护理杂志，2018，53（12）：1434-1438. DOI：10.3761/j.issn.0254-1769.2018.12.005.
［64］国家卫生健康委．医院感染管理办法［Z］.2006.
［65］国家卫生健康委．医院隔离技术标准：WS/T 311—2023［S］.2023.
［66］国家卫生健康委．放射诊断放射防护要求：GBZ 130—2020［S］.2020.
［67］卫生部．卫生部关于产妇分娩后胎盘处理问题的批复［Z］.2005.
［68］全国人民代表大会常务委员会．中华人民共和国传染病防治法［EB/OL］.（2018-08-30）［2023.11.30］.http：//www.nhc.gov.cn/fzs/s3576/201808/6d00c158844f42c5bcf94993bffa665a.shtml.
［69］中华人民共和国国务院．医疗废物管理条例［EB/OL］.（2011-01-08）［2023.11.30］.https：//www.gov.cn/zhengce/202203/content_3338245.htm.
［70］国家卫生健康委．国家卫生健康委办公厅关于印发呼吸内科和产科专业医疗质量控制指标（2019 年版）的通知［Z］.2019.
［71］国家卫生计生委办公厅．国家卫生计生委关于开展爱婴医院复核的通知［Z］.2014.
［72］国家卫生计生委办公厅．国家卫生计生委办公厅关于印发预防接种工作规范（2016 年版）的通知［Z］.2016.
［73］全国人民代表大会常务委员会．中华人民共和国疫苗管理法［EB/OL］.（2019-07-02）［2023.11.30］.https：//www.nmpa.gov.cn/xxgk/fgwj/flxzhfg/20190702121701506.html.
［74］卫生部办公厅，国家食品药品监督管理局办公室．关于印发《全国疑似预防接种异常反应监测方案》的通知［Z］.2010.
［75］国家卫生健康委．国家卫生健康委关于印发国家免疫规划疫苗儿童免疫程序及说明（2021 年版）的通知［Z］.2021.
［76］国家卫生健康委员会，国家发展改革委，教育部，财政部，人力资源和社会保障部，国家中医药管理局，国家医疗保障局．关于印发加强和完善麻醉医疗服务意见的通知［Z］.2018.
［77］国家卫生计生委办公厅．国家卫生计生委办公厅关于印发麻醉等 6 个专业质控指标（2015 年版）的通知［Z］.2015.
［78］国家卫生健康委．国家卫生健康委印发《手术质量安全提升行动方案（2023—2025 年）》［Z］.2023.

第七章　医疗质量安全核心制度管理

本章含 18 张检查表，内容紧密围绕保障医疗质量和患者安全具有重要基础性作用的医疗质量安全核心制度开展质量检查工作（表 7-1 ～表 7-18）。主要依据为《医疗质量管理办法》《医疗质量安全核心制度要点》及其释义，同时参照了《手术安全核查制度》《医疗机构手术分级管理办法》《医疗机构病历管理规定》《抗菌药物临床应用管理办法》《医疗机构临床用血管理办法》《医疗卫生机构网络安全管理办法》等国家法律法规、部门规章。从核心制度的基本原则和关键环节出发，指导各级妇幼保健机构准确把握高质量发展背景下的制度内涵，减少机构和医务人员因理解差异产生的执行偏差，为制订本机构核心制度细则提供基本遵循准则，为职能部门检查和医务人员规范行为提供准则；为本手册其他章节涉及医疗核心制度的内容提供支撑，使医疗核心制度真正融入整个诊疗活动中，保障医疗质量安全。

表 7-1　首诊负责制度检查表

检查项目	具体要求	检查方法
制度知晓	医师知晓首诊负责制度的内容与相关要求	【员工访谈】抽查医师对制度的知晓情况
基本要求	1. 首诊医师对所接诊的患者要通过问诊、查体、必要的检验、检查及参阅病史资料对患者作出病情评估，并及时完成病历书写 2. 当患者接受各种诊疗措施时，由每一个诊疗阶段的实施者（包括所有医务人员，不限于医师）对这个诊疗阶段承担首诊职责，保障患者诊疗过程中诊疗服务的连续性 3. 首诊医师应当做好医疗记录，保障医疗行为可追溯	【病历检查】抽查门诊、急诊和住院病历
门诊患者	1. 首诊医师完善病史采集、体格检查，做好必要的辅助检查及病历记录，对诊断已明确的患者应及时治疗 2. 对当班未出检验检查结果的情况需安排相应人员看结果 3. 患者因诊疗需要住院，医师需开具住院证，患者办理完成入院手续	【病历检查】抽查门诊、急诊病历 【患者访谈】询问患者，首诊医师对后续诊疗的告知情况 【员工访谈】抽查医师对办理入院流程的知晓情况 【现场检查】医师开具住院证后是否追踪办理入院情况

（续表）

检查项目	具体要求	检查方法
急危重患者	1. 急危重需抢救的患者的首位接诊医师即为首诊医师，不受其是否挂号，挂号与医师、科室或专科不符的限制 2. 首诊医师积极抢救患者，并报告上级医师或科室主任；若患者涉及其他专科疾病，应及时邀请有关科室医师急会诊，协同抢救 3. 涉及多科室的急危重患者抢救，在未明确由哪一科室主管之前，除首诊科室主持诊治外，所有的有关科室须执行急危重患者抢救制度，协同抢救，不得推诿，不得擅自离开 4. 首诊医师不推诿患者，特别是对急危重患者的检查、诊断、治疗、转科和转院等工作应负责到底，并做好交接 5. 若急危重患者需要进一步检查或转科或收入院治疗，应与有关科室联系并亲自或安排其他医务人员做好患者的护送及交接手续 6. 对急危重患者的抢救，必要时通知医务科或行政总值班	【病历检查】查看门诊、急诊病历 【记录查看】查看抢救记录 【员工访谈】访谈医务人员、医务科和行政值班人员对急危重患者的协调救治情况
非属本科本专业患者	1. 普通患者：先评估患者病情状况，患者病情平稳，应给患者提供适当的就医建议，履行告知义务并书写转诊医疗记录 2. 急危重患者：先评估患者病情状况，对急危重需抢救的患者应该按照急危重患者抢救制度进行诊疗	【病历检查】抽查门诊、急诊病历 【记录查看】查看抢救记录
非属本机构诊疗科目范围内疾病的患者	1. 普通患者：先评估患者病情状况，判断其是否存在危急重症情况。如果患者病情稳定，应给患者提供适当的就医建议，履行告知义务并书写转诊医疗记录 2. 急危重患者：先评估患者病情状况，判断其是否存在危急重症情况。对急危重需抢救的患者应当按照急危重患者抢救制度进行诊疗	【病历检查】抽查门诊、急诊病历 【记录查看】查看抢救记录
诊断未明确的患者	1. 告知患者或其法定代理人后续诊疗方案，做好书面记录，包括开具的检查、检验未完成的情况 2. 预计当日工作时间内可完成并取得检查、检验结果的，应由该医师完成结果评估或书面记录，并告知患者如何完成结果评估 3. 请示上级医师。经查看后，诊断明确，属于本专科疾病的应及时按规范予以诊疗 4. 有住院指征者及时收入院 5. 诊断仍不明确者，建议转诊主要临床表现相关科室 6. 不属于本专科疾病的，应给患者提供适当的就医建议，并书写转诊医疗记录	【患者访谈】询问诊断尚不明确的患者，首诊医师对后续诊疗的告知情况 【病历 / 案检查】查看门诊、急诊病历

（续表）

检查项目	具体要求	检查方法
群发病例、批量伤员以及突发公共卫生事件	1. 及时通知医务科或行政总值班 2. 首诊医师按病情“急危重”“普通”预检分诊患者，对“急危重”患者应立即实施抢救	【记录查看】查看接诊记录
借用他人信息挂号的患者	1. 普通患者：先评估患者病情状况。对普通患者，医师有权拒绝接诊 2. 急危重患者：先评估患者病情状况。对急危重需抢救的患者，医师须按未挂号患者予以接诊，并按照急危重患者抢救制度进行诊疗	【记录查看】 1. 接诊记录 2. 抢救记录
科室自查	科室定期对首诊负责制的执行情况进行自查，针对存在的问题进行分析与整改	【记录查看】查看科室质量检查记录
职能部门管理	医疗管理和质量管理部门对全院各科室首诊负责制的执行情况进行检查，及时将问题反馈给科室进行整改，并对整改情况进行跟踪	【记录查看】查看职能部门质量检查记录

表 7-2　三级查房制度检查表

检查项目	具体要求	检查方法
制度知晓	1. 医师知晓三级医师查房制度及具体要求 2. 医护人员知晓患者评估管理制度和流程，包括评估项目、评估人及资质、评估标准与内容、时限要求、记录文件格式等，且由医疗管理、护理管理等部门监管患者评估工作 3. 患者评估的重点范围：至少应包含住院患者评估、手术前评估、麻醉风险评估、危重患者评估、危重患者营养评估、住院患者再评估、手术后评估、出院前评估等	【员工访谈】 1. 抽查医师对制度的知晓情况 2. 抽查医师和护士对患者评估制度、评估内容、评估重点、评估时机的知晓情况
基本要求	1. 实行科主任领导下的 3 个不同级别的医师查房制度；人员资质符合要求，医师人数能满足工作需要 2. 科主任根据科室 / 病区床位、工作量、医师的专业资质层次和能力等要素可组建若干个医疗团队（或称主诊医师制、医疗组长制、主任医师制等），医疗团队的负责人应对本团队经治患者的诊疗活动承担责任 3. 三级查房和诊疗责任体系应采用本机构正式文件形式予以公布，医疗管理部门应履行监管责任 4. 遵循下级医师服从上级医师、所有医师服从科主任的工作原则 5. 有明确的各级医师查房周期、医疗决策权限及医疗实施权限	【文件查阅】 1. 查阅本机构各科室三级查房体系文件 2. 查阅三级医师查房制度中对各级人员的权限规定 【记录查看】查看人员排班表 【员工访谈】访谈不同级别的医师，核查三级查房制度落实情况

（续表）

检查项目	具体要求	检查方法
	6. 有明确的医师查房行为规范 7. 对不能满足三级查房的业务科室，可采用专业类别相同或相近的业务科室合并运行，或实行大外科、大内科管理体制，实施三级查房。确实无法满足要求的，应当停止提供相关住院诊疗服务 8. 积极推动护士、医师和（或）药师等人员联合查房	【病历 / 案检查】查看病程记录，各级医师实际施行的医疗决策权限与医疗实施权限是否与文件规定一致
患者评估	1. 患者评估工作应由在本机构注册的执业医师和注册护士具体执行，或是经本机构授权的其他岗位卫生技术人员执行 2. 评估人员应当接受过评估标准与内容、时限要求、记录文件格式等内容的培训与教育 3. 每一个专科必须在执业范围、相关的法律法规或要求的资格证书规定的范围内进行患者评估 4. 所有的评估结果都必须在患者诊疗过程中完成 5. 诊疗措施需要评估结果来决策时，评估应当在诊疗措施实施前完成 6. 医务人员应当及时对患者进行初次评估与再评估，明确患者的医疗和护理服务需求，适时调整医疗、护理方案，或根据评估结果确定出院或转院，并将评估结果记入住院病历中 7. 在紧急情况下，患者的初次医疗和护理评估可能仅限于对患者显而易见的需求和状况的评估。当紧急手术前没有时间为急诊手术患者记录完整的病史和体检时，在病历中必须有一个包含术前诊断的简要病情记录 8. 在麻醉或手术、介入治疗前应完成相关评估记录 9. 对急危重患者，应及时完成是否应该进入重症医学科诊疗的评估 10. 住院时间 1 个月以上或明显超过本科室平均住院天数的患者，应每月或及时进行 1 次再评估	【病历 / 案检查】 1. 抽查病历中评估人员是否符合要求，评估的内容是否超出其专业范围 2. 抽查病历中评估与再评估是否及时，是否根据评估结果对医疗、护理方案进行了调整 3. 抽查评估是否符合要求 【记录查看】查看评估人员接受培训的记录
查房时间	1. 首次查房时间：一级医师应在患者入院后 2 h 内接诊患者；二级医师首次查房应在入院 48 h 内完成；三级医师首次查房应在入院 72 h 内完成 2. 一级医师：工作日每日至少查房 2 次，非工作日每日至少查房 1 次 二级医师：每周至少查房 3 次 三级医师：每周至少查房 2 次 3. 手术医师必须亲自在术前和术后 24 h 内查房	【病历 / 案检查】 1. 抽查病历中的各级医师查房记录 2. 抽查病历中手术前后查房记录

（续表）

检查项目	具体要求	检查方法
查房要求	1. 查房前，医师应当了解患者病情变化和检查、检验结果 2. 上级医师查房一般有下级医师陪同。首次查房时，医师应当对患者做自我介绍。医师要仪容端正、衣着整齐 3. 病史汇报内容全面，条理清晰 4. 体格检查方法规范，按系统检查；专科情况检查详细，无遗漏阳性体征或与鉴别诊断相关的阴性体征 5. 保护患者隐私。检查患者身体时应当适当遮挡，避免无关人员窥视；查房时，仅限于谈及医疗及与该患者疾病治疗相关的话题 6. 下级医师针对疾病提出问题，上级医师能解释并启发其思考，并及时完成指导诊断、鉴别诊断、辅助检查、治疗方案等诊疗过程	【现场检查】 1. 抽查医师对患者病情的了解程度 2. 查房人员的行为举止 3. 医师病史汇报情况 4. 医师体格检查情况 5. 查看各级医师发言
病历书写	1. 病历书写及时、规范、完整，查房医师亲自签名 2. 病程记录体现三级医师查房要求与查房意见。对重要的检查、诊断阳性与阴性结果要有分析与评价；对诊疗计划的调整要说明理由 3. 原则上每天均记录查房过程或结果。病情稳定时可以每 2 ～ 3 天合并记录一次，病情不稳定时应随时记录 4. 除上级医师履行管理职责、审核病历中补录或修改的内容外，不允许倒记（先前的病程记录在后发生的病程记录之后）和随意补记（抢救记录除外）	【病历 / 案检查】 1. 病历书写和签名情况 2. 查阅病程记录中三级医师查房意见是否符合要求 3. 查阅病程记录倒记、补记情况
护理查房	1. 有条件的机构可开展护理查房，护理部根据本机构的护理队伍及能力对本机构的护理查房体系（含级别和架构、人员资质等）予以确认，并明确各级护理查房内容和频次 2. 护理查房要求参照医师查房 3. 护理查房情况记录在护士文书中	【文件查阅】查阅护理查房相关制度和护理查房体系文件 【现场检查】查看护理查房是否符合要求 【病历 / 案检查】查看护理文书部分是否对查房情况有记录
药师查房	1. 临床药师通过参加医师查房或单独查房，了解患者病情及治疗情况，参与临床医师的药物治疗方案的制订、执行和修改过程 2. 为患者提供用药教育、用药咨询等药学监护服务 3. 药师查房主要针对重点患者（例如多病多药、脏器功能不全、术前术后、药物治疗毒副作用较大、对已有药物疗效不佳的危重情况、应长期用药但依从性不佳等） 4. 全面监护药物疗效及不良反应	【记录查看】查看临床药师查房记录 【现场检查】查看临床药师查房情况

（续表）

检查项目	具体要求	检查方法
科室自查	科室应定期自查、总结分析与整改，有记录	【记录查看】查看科室质量检查记录
职能部门管理	医疗管理部门、护理部和质量管理部门对患者病情评估制度和三级医师查房制度的执行情况进行检查，及时将问题反馈给科室进行整改，并对整改情况进行跟踪	【记录查看】查看职能部门的质量检查记录

表 7-3　会诊制度检查表

检查项目	具体要求	检查方法
制度知晓	医师知晓会诊制度及具体要求	【员工访谈】抽查医师对制度的知晓情况
基本要求	1. 统一会诊单格式及填写规范，明确各类会诊的具体流程 2. 会诊请求人员陪同完成会诊，会诊情况在会诊单中记录。会诊意见的处置情况在病程中记录 3. 前往或邀请机构外会诊，应严格遵照国家有关规定执行	【文件查阅】查阅会诊管理制度 【病历 / 案检查】查阅有会诊患者的病程记录
普通会诊	1. 申请条件：患者所患疾病属于执业范围之外；患者罹患本科疾病的基础上并伴随执业范围外的疾病需要同时治疗 2. 申请医师资质： （1）会诊应由中级及以上技术职称医师提出 （2）如果科室没有中级及以上技术职称的医师，则需由医务管理部门认定医师资质 3. 受邀医师资质： （1）普通会诊受邀医师应当具有中级及以上技术职称或是医疗管理部门认定的医师 （2）如果科室没有中级及以上技术职称的医师，则需由医务管理部门认定医师资质 4. 普通会诊时，受邀医师在会诊请求发出后 24 h 内完成会诊 5. 院内会诊：医师必须到现场亲自诊查患者，不允许以电话形式进行会诊 6. 会诊请求人员或管床医师应当陪同完成会诊 7. 会诊记录： （1）申请会诊医师应在病程记录中记录会诊意见执行情况 （2）当事科室根据病情对会诊意见有分析评价：完全接受会诊意见，遵照执行；部分接受会诊意见，说明理由；不接受会诊意见，说明理由 8. 会诊意见由管床医师告知患者，必要时由会诊受邀医师和管床医师共同告知	【病历 / 案检查】 1. 查看会诊的条件是否符合要求 2. 核查病历中会诊医师资质 【记录查看】会诊记录 【员工访谈】访谈医师本科室会诊执行情况

（续表）

检查项目	具体要求	检查方法
科间急会诊	1. 申请条件：患者罹患疾病超出了本科室诊疗范围和处置能力，且经评估可能随时危及生命，需院内其他科室医师立刻协助诊疗、参与抢救 2. 医师资质：急会诊的请求医师和受邀医师不受资质限制，但应首选在岗的最高资质医师 3. 急会诊记录单应明确记录邀请会诊时间和会诊到达时间，明确到分钟 4. 急会诊时会诊医师应当在会诊申请发出后 10 min 内到场，并在会诊结束后即刻完成会诊记录 5. 会诊形式为现场会诊。若会诊医师无法在 10 min 内到达现场时，可在电话中先进行病情交流，随后再到现场会诊 6. 急会诊期间请求方必须全程陪同	【病历 / 案检查】 1. 核查会诊的条件是否符合要求 2. 核查病案中医师资质 【记录查看】查看会诊记录 【现场检查】查看会诊情况 【员工访谈】访谈医师会诊具体情况
多学科会诊	1. 申请条件：当患者罹患疾病涉及跨部门 / 科室、跨专业领域，或患者有疑难、急危重症疾病 2. 医师资质：多学科会诊的请求人员原则上为科主任、主诊医师、医疗组长、带组的主任医师等 3. 多学科会诊需经医务科审批 4. 参加科室及人员： （1）参加科室和人员由申请科室提出，医务科调整与确认；由申请科室邀请或医务科通知 （2）参加会诊人员具有高级技术职称，没有上述人员的科室由医务科指定人员 5. 多学科会诊一般由带组的负责人或科主任主持，特殊情况可由医务科主持 6. 会诊结论由会诊主持人综合参会人员意见作出，医务科作最后的决定性表态 7. 由管床的二线医师将会诊意见告知患者，必要时科主任与医务科人员参加 8. 经治医师专册记录并择要记入病程记录中	【病历 / 案检查】核查会诊条件是否符合要求 【记录查看】 1. 会诊记录 2. 医务科会诊登记 3. 会诊签名 4. 会诊记录 5. 多学科会诊记录 【员工访谈】访谈医师了解会诊情况 【患者访谈】访谈患者医师参与会诊情况
多学科协作诊疗（MDT）	1. 围绕特定疾病的诊疗应按照诊疗科目，由各相关专业的专业技术人员组成 MDT 团队，团队成员可涵盖临床、医技、护理等专业人员 2. 每个 MDT 团队设立一名负责人，一名秘书 3. MDT 团队的成员应具有高级技术职称 4. 每例 MDT 均签署同意书 5. 专人负责申请和组织本科室 MDT，收集、随访、专册记录本科室首诊患者临床资料（包括病史、检验、影像、病理等相关资料），同时记录 MDT 决策执行情况及执行评价	【文件查阅】查阅 MDT 团队资料，检查 MDT 目的、人员构成、运行方式 【记录查看】 1. MDT 个案资料 2. 知情同意书签署情况 3. MDT 的运行与管理资料 【现场查看】查看会诊意见告知情况

（续表）

检查项目	具体要求	检查方法
	6. 每例 MDT 均形成讨论意见书，由患者接诊医师将会诊意见告知患者，必要时科主任与医务科人员参加	
邀请机构外专家会诊	1. 由科主任提出申请 2. 填写机构外专家会诊邀请函并走院内审批流程 3. 由医务科或行政总值（非正常上班时间）向目标医院发出邀请 4. 会诊过程由科室的二线医师或科主任陪同 5. 会诊记录由本机构医师记入病历	【记录查看】查看会诊记录 【现场检查】核查实际会诊情况 【员工访谈】访谈患者医师参与会诊情况
会诊申请及会诊记录	会诊申请及会诊记录单至少包括：住院号/就诊卡号、姓名、性别、年龄、简要病情及诊疗情况、会诊目的、申请人签名、申请时间（时间记录到分）、会诊意见或建议、会诊人签名及会诊完成时间（时间记录到分）	【记录查看】查看会诊记录
前往机构外会诊	1. 医务科接到会诊邀请函，安排专家前去会诊（原则上经科主任同意） 2. 医务科每月与邀请机构联系，对外出会诊的效果进行追踪，并记录	【记录查看】 1. 查看医务科会诊登记 2. 查看医务科对外出会诊追踪记录
科室自查	科室应定期自查、总结分析与整改，有记录	【记录查看】查看科室质量检查记录
职能部门管理	医疗管理部门、护理部和质量管理部门对会诊制度的执行情况进行检查，及时将问题反馈给科室进行整改，并跟踪整改情况	【记录查看】查看职能部门质量检查记录

表 7-4　分级护理制度检查表

检查项目	具体要求	检查方法
制度知晓	医务人员知晓分级护理制度内容及具体要求	【员工访谈】抽查医务人员对制度的知晓情况
基本要求	1. 护理级别分为特级护理、一级护理、二级护理、三级护理 4 个级别 2. 患者护理级别应当明确标识，建议用颜色来表达护理级别 3. 有各级护理具体要求	【文件查阅】查看分级护理文件 【现场检查】核查患者床头卡
分级评估	1. 入院后应根据患者病情严重程度确定病情等级，分为病危/抢救、病重/病情不稳定、病情稳定/康复期；需根据病情变化及时评定 2. 根据患者 Barthel 指数评定量表总分，确定自理能力等级，即重度依赖、中度依赖、轻度依赖和无须依赖	【现场检查】核查患者病情及护理分级情况 【记录查看】查看护理记录

（续表）

检查项目	具体要求	检查方法
	3. 依据病情和（或）自理能力等级，确定患者护理分级 4. 根据患者病情和（或）自理能力变化动态调整护理级别 5. 患者新入院、出院、手术当天、术后第一天时，护士需对患者进行自理能力评分；当出现其他特殊情况，如病情变化等需重新评分	
分级依据	1. 特级护理：符合以下情况之一 （1）病情危重，随时可能发生病情变化，需要进行监护、抢救的患者 （2）维持生命，实施抢救性治疗的重症监护患者 （3）各种复杂或大手术后、严重创伤或大面积烧伤的患者 2. 一级护理：符合以下情况之一 （1）病情趋向稳定的重症患者 （2）病情不稳定或随时可能发生变化的患者 （3）手术后或者治疗期间需要严格卧床的患者 （4）自理能力重度依赖的患者 3. 二级护理：符合以下情况之一 （1）病情趋于稳定或未明确诊断前，仍需观察，且自理能力轻度依赖的患者 （2）病情稳定，仍需卧床，且自理能力轻度依赖的患者 （3）病情稳定或处于康复期，且自理能力中度依赖的患者 4. 三级护理：病情稳定或处于康复期，且自理能力轻度依赖或无依赖的患者	【病历/案检查】抽查病历，核查护理分级与患者实际情况的一致性
护理措施	1. 患者床头牌/卡信息与标识正确 2. 巡视患者的频次要求： 特级护理：24 h 看护 一级护理：每 1 h 巡视一次患者 二级护理：每 2 h 巡视一次患者 三级护理：每 3 h 巡视一次患者 3. 根据护理等级，定时巡视患者，给予患者符合护理级别的照顾和指导 4. 发现病情变化及时报告医师并处理，做好记录 5. 基础护理落实到位，患者清洁、舒适 6. 专科疾病护理常规落实到位 7. 各种管路护理落实到位（有标识、颜色区分，按时观察、冲洗、清洁、更换） 8. 有高危因素风险评估、安全告知措施及警示标识 9. 患者掌握相关的健康教育知识	【现场检查】 1. 查看标识 2. 护理记录与护理等级要求的频次、内容的一致性 3. 护理记录、医嘱、病程记录 4. 患者护理情况 5. 相关标识 【记录查看】查看护理记录 【患者访谈】抽查患者健康教育知识掌握情况

（续表）

检查项目	具体要求	检查方法
巡视记录	对需要记录的内容均记录在护理记录中	【记录查看】查看护理记录
科室自查	科室有定期自查、总结分析与整改	【记录查看】查看科室质量检查记录
职能部门管理	医疗管理部门、护理部和质量管理部门对分级护理制度的执行情况进行检查，将问题反馈给科室进行整改，并对整改情况进行跟踪	【记录查看】查看职能部门的质量检查记录

表 7-5　值班和交接班制度检查表

检查项目	具体要求	检查方法
制度知晓	医务人员、后勤服务、行政总值班人员知晓值班和交接班制度内容	【员工访谈】考核相关人员对制度的知晓情况
基本要求	1. 建立全院性医疗值班体系，包括临床、医技、护理部门及提供诊疗支持的后勤部门，明确值班岗位职责并落实 2. 有连续工作要求的科室均安排专人值班 3. 实行医院总值班制度，有条件的机构可以在医院总值班外，单独设置医疗总值班和护理总值班。总值班人员需接受相应的培训并经考核合格 4. 本机构及各科室应当明确各值班岗位职责、值班人员资质和人数。值班表应当在全院公开，值班表应当涵盖与患者诊疗相关的所有岗位和时间 5. 当值医务人员中必须有在本机构执业的医务人员，非本机构执业医务人员不得单独值班。当值人员不得擅自离岗，休息时应当有指定的地点 6. 各级值班人员应当确保通信畅通 7. 四级手术患者手术当日和急危重患者必须床旁交班 8. 值班期间所有的诊疗活动必须及时记入病历 9. 交接班内容应当专册记录，并由交班人员和接班人员共同签字确认	【文件查阅】查阅本机构值班体系文件及相关岗位职责 【记录查看】查看培训考核记录、值班和交接班本 【现场检查】查看值班人员资质、值班地点是否符合要求，值班电话是否畅通。查看病房医生查房 【病历 / 案查看】抽查值班时期的病历
人员资质	1. 单独值班人员须符合资质要求，当值医务人员是本机构执业医师或医疗管理部门认定许可的进修医师或符合条件的规培人员和对口帮扶医师，其他医务人员不得单独值班 2. 值班人员由医院确定，上岗前经过培训	【现场检查】查看值班人员资质是否符合规定 【记录查看】查看培训记录

（续表）

检查项目	具体要求	检查方法
值班要求	1. 有明确的各级各类值班人员职责，对值班时间和值班区域以文件形式予以明确，确保医疗工作连续性和处置及时性 2. 值班人员排班表在适当范围内提前公开 3. 一线值班人员必须在院内指定位置值班，二、三线值班人员依医疗机构规定值班 4. 值班人员值班期间须在班在岗，不得擅自离岗；若接班人员未按时到岗，交班人员不得离岗 5. 病区值班医师不得参与择期手术，若因专业需要必须参加时，应有同资质医师接替值班并在岗，并告知当班护士，同时报备医疗管理部门后方可参加 6. 原则上不得安排值班医师参加门诊工作，特殊情况应报科主任或病区主任或上级医师批准，并确认有相同或更高资质的本科人员替班并承担相应的值班责任 7. 及时处理和记录值班中发生的异常情况	【文件查阅】查阅本机构值班体系文件 【现场检查】查看值班人员是否在岗 【员工访谈】询问值班医生对上述规定的知晓情况 【记录查看】 1. 排班表中值班医生的手术记录或出门诊记录 2. 交接班记录
交接班时间	1. 值班时间为 24 h 制的，一天一交班 2. 值班时间为分时段的，应在分时段人员变更时交班 3. 特殊情况随机交班，如术后交班和危重患者抢救交班	【记录查看】查看交接班记录
交接班范围和内容	1. 新入院患者：应包括入院时间、主诉、入院情况、入院诊断、以往简要诊疗经过 2. 新入院患者诊断未明或评估后病情不稳定，急危重患者，当日接受手术及侵入性操作患者，当日检查、检验危急值的患者及其他需特别注意的患者等 3. 床旁交班：急危重患者和当日四级手术患者，因情况特殊且需随时评估，应口头详尽叙述交接注意事项，并做好相应记录 4. 护理交接班：日期、患者姓名、性别、年龄 5. 非当日入院需要交班的患者应包括目前病情变化、目前诊断及交班注意事项或接班诊疗计划，必要时包括饮食情况、睡眠情况、情绪变化、并发症观察、手术准备、检查准备、护理措施落实等内容 6. 手术患者交班：由手术者书写，主要交代重大手术后或术后可能出现异常情况的患者；术中情况和需要观察处理的事项，如生命体征、出血、引流物、切口情况等 7. 其他患者交班：经治医师离开病房时，其所管患者需要值班医师观察或处理的事项 8. 危急值处理交班：包括医师对危急值处理、应答情况的交班（须与危急值登记本上的项目相符） 9. 行政总值交班：将投诉、重要事项（如卫生健康行政部门通知）交班给相关职能部门及接班人	【现场检查】查看科室交接班过程 【现场检查】 1. 手术患者交班内容 2. 其他患者交班内容 3. 危急值处理交班内容 【记录查看】查看行政总值班记录

（续表）

检查项目	具体要求	检查方法
值班交接班记录	1. 专册记录，每天有交接班记录。已实现电子签名的交接班记录可以不打印 2. 交班内容重点突出，有后续治疗或观察重点 3. 书写内容字迹清楚、填写完整 4. 交班、接班医师亲笔签名，共同确认，并注明签字时间（精确到分钟） 5. 进修、实习、轮转医师书写的交接班记录要有本院执业医师签名	【记录查看】查看交接班记录
科室自查	科室有定期自查、总结分析与整改，有记录	【记录查看】查看科室质量检查记录
职能部门管理	医疗管理部门、护理部和质量管理部门对值班交接班制度的执行情况进行检查，及时将问题反馈给科室进行整改，并跟踪整改情况	【记录查看】查看职能部门质量检查记录

表 7-6　疑难病例讨论制度检查表

检查项目	具体要求	检查方法
制度知晓	1. 医师知晓疑难病例讨论制度内容 2. 医师知晓本院疑难病例识别的基本指征	【员工访谈】抽查医师对制度内容的知晓情况
基本要求	1. 本机构及业务科室应当明确疑难病例的范围，包括但不限于出现以下情形的患者： （1）没有明确诊断或诊疗方案难以确定 （2）疾病在应有明确疗效的周期内未能达到预期疗效 （3）非计划再次住院和非计划再次手术 （4）出现可能危及生命或造成器官功能严重损害的并发症等 （5）业务科室应当根据专业学科特点和诊疗常规，进一步细化、明确本科室的疑难病例识别标准 （6）医疗机构应统一疑难病例讨论记录的格式和模板 2. 疑难病例均应由科室或医疗管理部门组织开展讨论；讨论原则上应由科主任主持，全科人员参加 3. 解决疑难病例所需要的诊疗能力或医疗设备条件问题：超出本科室或本机构诊疗范围或能力范围时，应邀请相关科室或机构外人员参加疑难病例讨论，确保为患者制订相对全面的诊疗方案 4. 参加疑难病例的讨论人员中至少有 2 位具有中级及以上专业技术职称的医师	【文件查阅】查阅本机构疑难病例讨论制度（是否包含基本要求） 【记录查看】查看参与疑难病例讨论的人员资质

（续表）

检查项目	具体要求	检查方法
会议主持	1. 讨论会原则上由科主任主持。在科主任公差期间，应向医疗管理部门备案，由其指定科室负责人承担疑难病例讨论主持职责 2. 当患者病情复杂、症状体征超出本科常见症状体征范围、需要多学科共同参与的，或有机构外人员参加的，由医疗管理部门人员主持	【记录查看】查看疑难病例讨论的主持人身份
讨论内容	1. 病史报告：病史完整准确、阳性体征完整、主要阴性体征突出、辅助检查结果判断正确、有诊断思路和治疗方向、存在主要问题和讨论目的明确 2. 发言人数大于参会人数的60%：内容包括病史剖析、诊断及鉴别诊断思路、治疗方向、并发症（风险）及预防措施；后发言者对先发言者观点表态后增补新内容，避免重复剖析 3. 主持人小结，要剖析病例资料、诊断及鉴别诊断思路、治疗方向、并发症（风险）及预防措施	【记录查看】查看疑难病例讨论记录
讨论记录	1. 讨论内容应专册记录，主持人需审核并签字；书写内容字迹清楚、填写完整 2. 记录内容应包括但不限于患者基本信息，讨论时间、地点、参加人（其他科室人员应注明学科、职称）、主持人、记录人，讨论过程中各发言人发言要点，讨论结论（主要是指后续诊疗方案） 3. 讨论结论应当记入病历	【记录查看】查看疑难病例讨论记录本 【病历/案查看】抽查病历，核查是否将疑难病例讨论结论记入病历中
科室自查	科室有定期自查、总结分析与整改，有记录	【记录查看】查看科室质量检查记录
职能部门管理	医疗管理部门和质量管理部门对疑难病历讨论制度的执行情况进行检查，及时将问题反馈给科室进行整改，并跟踪整改情况	【记录查看】查看职能部门质量检查记录

表 7-7　急危重患者抢救制度检查表

检查项目	具体要求	检查方法
制度知晓	医务人员及相关支持部门人员知晓急危重患者抢救时本科室和岗位的要求	【员工访谈】考核不同专业、类别的医务人员与后勤人员对制度的知晓情况

（续表）

检查项目	具体要求	检查方法
基本要求	1. 本机构及临床科室应当明确急危重患者的范围，包括但不限于出现以下情形的患者： （1）患者急性起病，诊断未明，根据其症状的诊疗流程，必须立即处置，否则可能导致重要脏器功能损害或危及生命 （2）患者急性起病，诊断明确，根据诊疗规范，必须立即处置，否则可能延误最佳治疗时机或危及生命，如有明确治疗时间窗的疾病 （3）患者生命体征不稳定并有恶化倾向 （4）出现检验或检查结果危急值，必须紧急处置的患者 （5）患者出现其他预计可能出现的严重后果、必须紧急处置的病情 2. 规范抢救流程： （1）有符合本机构实际情况的程式化的抢救流程图，简明扼要标注时限要求、如何获取抢救资源等 （2）可能涉及紧急使用的抢救设施设备，应于该设备恰当位置展示使用步骤、流程 （3）急危重患者抢救流程应形成清单式目录 （4）根据知晓和执行情况开展针对性培训、督查、评估，持续改进抢救流程 （5）将心脏骤停心肺复苏术的抢救流程图适当张贴于本机构内相应位置，向患者及其家属普及急危重症知识与技能 3. 本机构应当建立抢救资源配置与紧急调配的机制，确保各单元抢救设备和药品可用 4. 为非本机构诊疗范围内的急危重患者的转诊提供必要的帮助	【文件查阅】查阅本机构急危重患者抢救制度文件 【现场查看】查看急诊科、ICU和抢救室等单元的抢救流程设置情况
绿色通道	1. 有绿色通道机制，明确“优先处置”及“先救治后付费”的原则，并落实 2. 对明确适用绿色通道的病种或人群，均启动绿色通道 3. 明确绿色通道流程，进入绿色通道的患者流程均符合要求，各科室服务时限均在规定范围内 4. 明确进入绿色通道的患者先抢救后付费 5. 有绿色通道标识；绿色通道流程涉及科室有急危重症患者优先的标识 6. 每半年一次绿色通道流程的演练，有总结分析	【文件查阅】查阅绿色通道制度文件 【记录查看】 1. 绿色通道患者抢救和付费记录 2. 绿色通道演练记录，总结报告 【现场检查】查看标识与流程，或启动绿色通道演练

（续表）

检查项目	具体要求	检查方法
抢救资源	1. 抢救人员： （1）医务人员均应接受抢救技能的培训，掌握抢救基本理论、基础知识和基本抢救操作技能（包括但不限于心肺复苏等），具备独立抢救能力 （2）急诊科、ICU、麻醉科等抢救人员应掌握心包穿刺术、气道开放技术、动/静脉穿刺置管术、心电复律、呼吸机使用等技能 （3）有人员紧急调配的制度、规定和执行方案，定期演练；可建立院内应急医疗分队（人员均有相应资质、抢救技能）	【记录查看】 1. 查看医务人员培训与考核记录 2. 查看相关制度与急救演练记录 【员工访谈】抽查员工对急救制度的掌握情况
	2. 抢救药品： （1）各科或紧密相连的科室应配备急救车，急救车药品、耗材的配备应满足本机构常见急危重疾病救治需要；抢救室与 ICU 可不配抢救车，但应具备适量的抢救所需药品与耗材 （2）上述药品与耗材均在有效期内 （3）医务人员知晓急救药品的使用方法 （4）有抢救用药保障制度	【现场检查】查看急救车配置，核查药品和耗材效期 【员工访谈】抽查员工对急救药品使用方法的掌握情况
	3. 抢救设备： （1）根据医院常见危急重症抢救时需要的设备进行配置，包括但不限于吸氧设备、简易呼吸器、除颤设备、心电图机、心电监护仪、负压吸引设备、心肺支持设备、洗胃机、便携式超声仪和快速床旁检验设备等 （2）抢救设备安置于固定的、便捷可及的位置，并定期维护和巡查，始终保持待用状态 （3）有医疗设备紧急调配制度，并定期演练 （4）医务人员知晓抢救设备位置、使用方法；知晓抢救设备缺乏或故障时替代设备的调配流程	【现场检查】查看抢救室配置 【记录查看】查看制度与演练记录 【员工访谈】抽查医务人员对急救设备的操作掌握情况
	4. 临床科室可设置抢救区域和抢救床位，有应急床位统一调配机制	【现场检查】查看抢救区域或抢救室的设置
主持人员资质	危重患者抢救原则上由科主任组织并主持。若科主任不在场，由职称最高的医师主持，并及时通知科主任	【员工访谈】核查医务人员了解知晓和执行情况
抢救及时性	1. 按病情“急危重症”“普通”预检分诊患者，对“急危重症”患者应立即施行必要的抢救措施 2. 院内急会诊 10 min 内到位	【现场检查】 1. 查阅制度和流程，现场查看分诊执行情况

（续表）

检查项目	具体要求	检查方法
	3. 绿色通道畅通，需紧急手术者在 30 min 内做好术前准备。产科直接威胁母儿生命、需要分秒必争实施的紧急剖宫产术从决定手术至胎儿娩出时间尽量控制在 5 min 内 4. 急危重患者救治服务体系中相关科室（包括急诊科、各专业科室、各医技检查科室、药学部门以及挂号与收费等）责任明确，各司其职，确保患者能够获得连贯、及时、有效的救治	2. 核查急会诊时间 3. 患者在绿色通道停留时间 【文件查阅】查阅本机构相关文件中对各科室在急救中的职责与服务要求 【记录查看】查看实际服务情况是否符合要求
抢救流程	1. 一般指定 1 名医师主持抢救工作，参加抢救的医务人员分工明确、合作紧密、各司其职，服从主持抢救者的安排；抢救过程中随患者情况变化可更换主持人 2. 参与抢救的护理人员应及时执行主持人的医嘱，并严密观察病情变化，随时将医嘱执行情况和病情变化报告主持人 3. 执行口头医嘱时，执行者应复述一遍医嘱，双人核对后执行 4. 抢救室在醒目位置标明常见急危重症抢救流程或操作规程，抢救人员熟悉各项流程 5. 抢救期间，药学、检验、超声、放射、输血等科室应满足临床抢救需要，总务后勤科室应保证水、电、气供应 6. 患者在急诊–抢救室–手术室（或产房）– ICU –病房之间的流程顺畅，获得院内关联部门连贯服务	【现场检查】 1. 医师抢救情况 2. 护理人员抢救情况 3. 口头医嘱执行情况 4. 抢救流程是否上墙，抽考人员是否熟悉流程 5. 相关科室配合情况 6. 科间衔接和急救团队之间的协作情况
多学科救治	1. 急危重患者若涉及多发性损伤或多脏器病变，应及时请专科医师会诊，并由现场主持抢救的最高资质的医师主持多学科会诊 2. 根据会诊意见，由可能威胁到患者生命最主要的疾病所属专业科室接收患者，并负责组织抢救；如落实救治科室存在争议，应立即通知医疗管理部门予以协调确认 3. 如有需要，可及时联系院外专家，共同参与制订抢救方案	【病历/案检查】抽取涉及多发性损伤或多脏器病变的患者的病历，检查是否实行了多学科救治
抢救记录	1. 及时完成各种记录，抢救完成后 6 h 内应当将抢救记录记入病历，记录时间应具体到分钟；抢救过程中的重要措施、检验检查结果要有时间记录；抢救主持者应当审核并签字 2. 危重患者应及时向患方告病危，记录与患方沟通的说明 3. 涉及法律纠纷的，应当向医疗管理部门报告	【记录查看】 1. 抢救病历记录时间和签字是否符合规定 2. 病情告知记录 【文件查阅】查阅医疗管理部门管理制度和流程，以及投诉资料

（续表）

检查项目	具体要求	检查方法
科室自查	科室有定期自查、总结分析与整改，有记录	【记录查看】查看科室质量检查记录
职能部门管理	医疗管理部门、护理部和质量管理部门对急危重患者抢救制度的执行情况进行检查，及时将问题反馈给科室进行整改，并跟踪整改情况	【记录查看】查看职能部门质量检查记录

表 7-8　术前讨论制度检查表

检查项目	具体要求	检查方法
制度知晓	医师知晓术前讨论制度的内容与相关要求	【员工访谈】抽查医师对制度的知晓情况
基本要求	1. 除了以紧急抢救生命为目的急诊手术外，所有住院患者手术必须进行术前讨论，术者必须参加 2. 术前讨论范围包括手术组讨论、医师团队讨论、病区内讨论、全科讨论和多学科讨论。临床科室应当明确本科室开展的各级手术术前讨论的范围并经医疗管理部门审定。全科讨论应当由科主任或其授权的副主任主持，必要时邀请医疗管理部门和相关科室参加。四级手术和患者手术涉及多学科或存在可能影响手术的合并症的，应当邀请相关科室参与讨论 3. 术前讨论完成后，方可开具手术医嘱，签署手术知情同意书 4. 术前讨论的结论应当记入病历	【文件查阅】核查术前讨论制度是否包含基本要求的内容 【病历/案检查】抽查病历，查看术前讨论完成时间、知情同意书签署时间与手术医嘱下达时间
讨论范围	1. 讨论范围包括手术组讨论、医师团队讨论、病区内讨论、全科讨论和多学科讨论。不同级别手术可选择不同的讨论范围 2. 四级手术术前需进行多学科讨论 3. 新开展手术、高风险手术、毁损性手术、非计划重返手术室再手术、可能存在或已存在医患争议或纠纷的手术、患者伴有重要脏器功能衰竭的手术，应当纳入全科讨论范围。必要时多学科讨论 4. 住院患者的术前讨论应包括日间手术，在医学影像引导下的介入诊疗、内镜下的手术等有创操作或手术	【记录查看】查看术前讨论记录
参加人员	1. 根据讨论范围决定参加人员范围，主刀医师必须参加 2. 参加术前讨论的人员至少有一名具有高级职称的医师。多学科讨论参加人员为高级职称人员（或医院规定级别人员） 3. 对择期手术的讨论，各参与医师都要熟悉病历，查阅资料	【记录查看】 1. 术前讨论签到表 2. 术前讨论记录

（续表）

检查项目	具体要求	检查方法
讨论内容	1. 患者术前病情及承受能力评估（包括但不限于生理、心理和家庭、社会因素） 2. 临床诊断和诊断依据 3. 手术指征与禁忌证 4. 拟行术式及替代治疗方案、是否需要分次完成手术 5. 手术风险评估、麻醉方式与麻醉风险评估 6. 术中、术后注意事项，可能出现的风险及应对措施 7. 术前准备情况 8. 围术期护理具体要求 9. 主持人对讨论情况进行总结，形成讨论结论	【记录查看】查看术前讨论记录中上述内容是否完整
讨论记录	在术前讨论记录本上如实记录各人发言内容	【记录查看】查看术前讨论记录
病历记录	1. 术前讨论的结论应当记入病历，结论包括：临床诊断，手术指征，拟行术式，麻醉方式，术中、术后可能出现的风险及应对措施，特殊的术前准备内容，术中、术后应当充分注意的事项 2. 术前讨论结论可以以病程记录、术前小结等形式体现	【病历 / 案检查】抽查病历，核查术前讨论内容
门诊手术术前讨论	1. 参加门诊手术的医师及相关人员（一人或多人） 2. 在术前共同进行讨论，讨论地点和方式不限 3. 在门诊病历上清楚记录诊断、手术适应证和禁忌证、手术方式、麻醉方式、注意事项等内容	【病历检查】查看门诊病历中术前讨论内容
科室自查	科室有定期自查、总结分析与整改，有记录	【记录查看】查看科室质量检查记录
职能部门管理	医务管理部门和质量管理部门对术前讨论制度的执行情况进行检查，及时将问题反馈给科室进行整改，并跟踪整改情况	【记录查看】查看职能部门质量检查记录

表 7-9　死亡病例讨论制度检查表

检查项目	具体要求	检查方法
制度知晓	医师知晓死亡病例讨论制度内容	【员工访谈】抽查医师对制度的知晓情况
基本要求	1. 机构门诊、急诊区域内已有医务人员接诊后发生死亡的患者或住院期间发生死亡的患者均需进行死亡病例讨论；门诊、急诊死亡患者由最终接诊医师所在科室完成死亡病例讨论	【文件查阅】查阅死亡病例讨论制度是否包含基本要求

（续表）

检查项目	具体要求	检查方法
	2. 死亡病例讨论原则上应当在患者死亡 1 周内（5 个工作日）完成；尸检病例在尸检报告出具后 1 周内（5 个工作日）必须再次讨论 3. 及时对全部死亡病例进行汇总分析，并提出持续改进意见	
主持人员	1. 死亡病例讨论由患者死亡时所在科室发起，由科主任主持；若科主任在患者死亡后 1 周内（5 个工作日）因故均不在岗，则由其向医疗管理部门申请指定并经同意后，由本科室副主任或指定人员主持 2. 接受了多学科诊治的死亡患者，需要进行多学科讨论；由医疗管理部门负责人主持	【记录查看】查看讨论记录 【现场检查】现场参与讨论
参加人员	1. 参加讨论的医师应当包括本科室在岗的全部医师，进修医师、规培医师、护理人员、实习人员可以参加或旁听 2. 如果死亡病例病情及死亡原因复杂，或涉及本专科以外的其他专科，或经多学科诊治，则需要邀请相关科室具有高级职称的医师参加	【记录查看】查看会议签到表
讨论内容	1. 重点讨论死亡病例的诊断及治疗是否按照诊疗常规和本院各项工作流程进行 2. 对于属于人为原因和工作流程不当的情况，主持人组织与会人员讨论问题原因，并归纳总结，提出改进意见和措施；由指定人员在规定的时间内进行改进	【记录查看】查看讨论记录、追踪改进落实记录
讨论程序	1. 病例讨论会前，科主任或医务科通知参加讨论的人员，主管医师做好发言准备 2. 讨论由科主任主持，讨论时由主管医师介绍有关病情并提出需要解决的问题，提供并解答与会人员讨论所需的资料和数据 3. 发言顺序由低年资的医师到高年资的医师；与会者充分发表意见后，由主持人作总结归纳	【记录查看】查看讨论记录 【现场检查】现场参与讨论
讨论记录	死亡病例讨论按照本机构统一制订的模板进行专册记录，由主持人审核并签字	【记录查看】查看讨论记录
病历记录	1. 死亡病例讨论结果应当记入病历，讨论结果包括讨论时间、地点、主持人、死亡诊断、死亡原因等 2. 有明确的流程规定死亡讨论结果如何记入病历中。如病历尚未归档，可延迟死亡病历的归档时间，待死亡病例讨论完成后再归档；如病历已归档，则履行归档病案修改流程，报医疗管理部门批准后启封归档病案，加入死亡病例讨论结果	【病历 / 案检查】抽查死亡病例的病历，查看病历中死亡讨论结果的记录情况

（续表）

检查项目	具体要求	检查方法
持续改进	1. 医务科每季度对全部死亡病例进行汇总分析，对于短时间内死亡人数偏离常态死亡发生趋势的情况应快速启动汇总分析，分析中需提出持续改进意见 2. 持续改进意见包括： （1）对诊断、治疗及抢救整个医疗过程中存在的缺陷提出的改进意见及措施 （2）对现有制度流程及可能存在的系统安全等问题进行的改进及优化 （3）有针对性地开展医疗质量安全核心制度、专业技术、基本技能等的学习培训等 3. 由指定人员在规定的时间内进行改进，相关职能科室在规定的时间内监控改进完成情况	【记录查看】查看分析报告及改进记录
科室自查	科室有定期自查、总结分析与整改，有记录	【记录查看】查看科室质量检查记录
职能部门管理	医疗管理部门和质量管理部门对死亡病例讨论制度的执行情况进行检查，及时将问题反馈给科室进行整改，并跟踪整改情况	【记录查看】查看职能部门质量检查记录

表 7-10　查对制度检查表

检查内容	具体要求	检查方法
制度知晓	医务人员、后勤服务人员知晓查对制度的内容和具体要求	【员工访谈】考核员工对制度的知晓情况
基本要求	1. 有科室查对规范和操作流程，包括患者身份识别、临床诊疗行为、设备设施运行和医疗环境安全等相关方面的查对 2. 对每项医疗行为均查对患者身份 3. 用电子设备辨别患者身份时，同时进行口头查对 4. 至少使用两种方式查对患者身份 5. 通过开放式提问查对患者姓名 6. 严禁将床号单独作为身份查对的标识 7. 对无法陈述姓名的患者，可由其陪同人员陈述患者姓名，并采取两种以上方式查对确认身份；患者及时佩戴腕带 8. 对无法陈述姓名且无人陪伴的患者可临时采用其他方式标记其身份，如“性别＋来院时间（精确到分钟）”等；患者佩戴腕带，并采取两种以上方式由双人进行查对确认	【文件查阅】查阅科室查对规范和操作流程等文件 【员工访谈】抽查工作人员对查对基本要求的知晓情况 【现场查看】查看工作人员执行查对情况，查看“腕带”使用情况

（续表）

检查内容	具体要求	检查方法
开医嘱、处方时查对重点	开医嘱、处方时，查对患者姓名、性别、床号、住院号（门诊号）	【现场检查】检查查对执行情况
执行医嘱时查对重点	1. 三查：治疗前、治疗中、治疗后 2. 八对：床号、姓名、药名、剂量、浓度、时间、用法、药品有效期	【员工访谈】访谈医务人员“三查八对”流程 【患者访谈】访谈患者或者家属“三查八对”执行情况
服药、注射、输液时查对重点	1. 领药与使用前检查药品及质量、标签、有效期及批号 2. 静脉给药前注意有无变质、絮状物，瓶口有无松动，药瓶有无裂缝 3. 给药前，注意询问患者有无过敏史 4. 给多种药物时，查对配伍禁忌	【现场检查】 1. 工作人员领药与使用操作 2. 工作人员静脉给药操作 【患者访谈】访谈患者或者家属：医务人员是否询问“过敏史” 【员工访谈】核查医务人员对配伍禁忌的知晓情况
发放营养膳食时查对重点	查对姓名，性别，病房，床号，营养膳食种类、数量、使用途径	【现场检查】检查查对执行情况
手术查对重点	1. 接送转运患者时查对：科别、床号、姓名、年龄、性别、住院号、诊断 2. 接收手术患者时查对：科别、床号、姓名、年龄、性别、住院号、诊断、手术名称、术前用药 3. 手术安全核查：按手术安全核查制度，手术相关人员在不同时间段对相应内容进行核对签字 4. 敷料、器械核对：体腔或深部组织手术在术前与缝合前清点所有敷料和器械数 5. 手术标本核对：手术取下的标本，由巡回护士与手术者核对后，再填写病理检查送检单	【记录查看】查阅手术安全核查表填写以及签字情况 【现场检查】检查查对执行情况 【员工操作】抽查考核工作人员操作情况
调剂处方查对重点	1. 药房“四查十对”： （1）查处方，对科别、姓名、年龄 （2）查药品，对药名、剂型、规格、数量 （3）查配伍禁忌，对药品性状、用法用量 （4）查用药合理性，对临床诊断 2. 发药时查对： （1）查对药名、规格、剂量、用法与处方内容是否相符	【员工访谈】访谈医务人员对“四查十对”的知晓情况 【现场检查】检查查对执行情况 【员工操作】抽查考核工作人员操作情况

（续表）

检查内容	具体要求	检查方法
	（2）查对标签（药袋）与处方内容是否相符 （3）查对药品有无变质，是否超过有效期 （4）查对姓名、年龄，并交代用法及注意事项 3. 高警示药品调配、发放和使用：行双人核对；在夜间，本岗位只有一人的情况下，采用单人双次复核查对和两次签字的形式	【记录查看】查看登记签字记录
用血查对重点	1. 血液入库：查对运输条件、物理外观、血袋封闭及包装、标签填写（供血机构名称及其许可证号、供血者姓名或条形码编号和血型、血液品种、容量、采血日期、血液成分的制备日期及时间，有效期及时间、血袋编号/条形码，储存条件） 2. 配血时查对：血型鉴定和交叉配血试验，两人工作时“双查双签”，一人工作时须重复核查一次 3. 血液出库：与取血人共同查对科别、病房、床号、姓名、血型、交叉配血试验结果、血瓶（袋）号、采血日期、血液种类和剂量、有效期、血液质量 4. 输血治疗时查对： （1）取血时，两名医护人员核对患者信息、血型、血液有效期及配血试验结果，检查血袋有无破损渗漏、血外观等 （2）输血前，两名医护人员带病历到患者床旁核对患者信息，确认与配血报告相符；再次核对血液信息后，进行输血	【记录查看】 1. 血液入库核对登记 2. 配血“双查双签”记录 3. 血液出库登记 【现场检查】检查查对执行情况 【员工访谈】访谈医务人员对查对内容的知晓情况 【员工操作】抽查考核工作人员操作情况
检验科查对重点	1. 收集标本时查对：科别、姓名、性别、联号、标本数量和质量 2. 采集标本时查对：科别、床号、姓名、检验目的 3. 检验前查对：试剂、项目、化验单与标本是否相符 4. 检验后查对：目的、结果 5. 发报告时查对：科别、病房、床号、姓名、检验目的、检验结果及有无审核人员审核	【员工访谈】访谈医务人员查对内容 【现场检查】检查查对执行情况
病理科查对重点	1. 收集标本时查对：单位、姓名、性别、联号、标本、固定液 2. 取材时查对：单位、姓名、性别、部位、数量、大小、目的 3. 制片时查对：编号、标本种类、切片数量和质量 4. 诊断时查对：编号、标本种类、临床诊断、病理诊断 5. 发报告时查对：科别、病房、床号、姓名、病理结果 6. 外借切片时查对：患者姓名、病理号和病理诊断是否正确；还片时核对会诊意见是否与原诊断一致	【员工访谈】访谈医务人员查对内容 【现场检查】检查查对执行情况

（续表）

检查内容	具体要求	检查方法
医学影像科查对重点	1. 检查前查对：科别、病房、姓名、年龄、片号、部位、目的 2. 检查/治疗时查对：科别、病房、姓名、部位、条件、时间、角度、剂量 3. 发报告时查对：科别、病房、床号、姓名、检查结果	【员工访谈】访谈医务人员查对内容 【现场检查】检查查对执行情况
特殊检查室（内镜、腔镜、心电图、脑电图、临床营养、基础代谢检查等）查对重点	1. 检查/治疗时查对：科别、床号、姓名、性别、检查目的 2. 诊断时查对：姓名、编号、临床诊断、检查结果 3. 发报告时查对：科别、病房、床号、姓名、性别、检查结果	【员工访谈】访谈医务人员查对内容 【现场检查】检查查对执行情况
理疗科、针灸科查对重点	1. 各种治疗时查对：科别、病房、姓名、年龄、部位、种类、剂量、时间、皮肤等 2. 低频治疗时查对：极性、电流量、次数等 3. 高频治疗时查对：检查体表、体内有无金属异物等	【员工访谈】访谈医务人员查对内容 【现场检查】检查查对执行情况
供应室查对重点	1. 准备器械包时查对：品名、数量、质量、清洁度、器械完好程度；高压消毒灭菌后的物件查验化学指示卡是否达标 2. 发器械包时查对：名称、消毒日期 3. 收器械包时查对：数量、质量、清洁处理情况	【员工访谈】访谈医务人员查对内容 【现场检查】检查查对执行情况
设备设施查对重点	1. 查对设备标签、批准文号、生产日期、有效期限、外观、正常运行标记等；生命支持类设备应核查是否运行正常的明示标记 2. 医疗器械、设施管理部门定期对医疗设施设备开展巡查及保养工作，并做好记录；巡查频率较高的设备，可委托临床科室代为巡查	【员工访谈】访谈医务人员查对内容 【现场检查】检查查对执行情况 【记录查看】查看巡查记录
科室自查	科室定期对查对制度的执行情况进行自查，针对存在的问题进行分析与整改，有记录	【记录查看】查看科室质量检查记录
职能部门管理	医疗管理和质量管理部门对全院各科室查对制度的执行情况进行检查，及时将问题反馈给科室进行整改，并跟踪整改情况	【记录查看】查看职能部门质量检查记录

表 7-11　手术安全核查制度检查表

检查内容	具体要求	检查方法
制度知晓	医务人员知晓手术安全核查制度的内容和具体要求	【员工访谈】考核医务人员对制度的知晓情况
基本要求	1. 建立本机构手术安全核查制度，制订手术部位识别标示相关制度与流程；明确实施手术安全核查的标准化内容及流程，明确手术安全核查各环节信息核对要点、核对方法与记录形式、工作衔接程序等 2. 制订适用于本机构的具体手术安全核查表范本，坚持手术安全核查项目只增不减、规范要求就高不就低的原则，同时避免核查表内容过于复杂、难以操作 3. 制订产房分娩安全核查制度和工作流程，制订、使用产科分娩安全核查表	
核查责任人	手术科室、麻醉科与手术室的负责人是本科室实施手术安全核查制度的第一责任人	【文件查阅】查阅本机构相关制度、工作流程文件，责任人等资料
核查执行人	1. 明确手术团队中的术者、麻醉医师、手术室护士三方核查人员的核查职责，确保在手术过程中不遗漏手术安全核查表的任何一个安全步骤 2. 明确各环节三方核查人员负责发起安全核查的协调人，由其按照安全核查表项目逐一提问，三方人员逐一口头回答各自相关内容；共同确认协调人可由麻醉医师全程担任或根据本机构临床实际具体规定 3. 产房所有经阴道试产的产妇在确定临产至分娩后 2 h 内，由医师及助产士按照产房安全核查表项目逐项进行核查确认	【员工访谈】抽查工作人员是否知晓查对职责内容
核查身份	手术患者佩戴标示有患者身份识别信息的标识（腕带），以便核查；腕带内容信息齐全	【现场检查】查看患者腕带信息
核查手术部位	1. 对所有住院手术都实施手术标记，对手术的标记方法、标记颜色、标记实施者及患者参与情况有统一明确的规定 2. 手术部位标识方法正确，标记清晰，医疗、护理管理部门对手术患者在送达术前准备室或手术室前是否完成手术标记进行监督与管理	【文件查阅】查阅手术部位识别标记相关规定 【现场检查】检查患者手术标记情况，查看监督管理记录
手术安全核查	1. 麻醉实施前核查：三方共同核查患者身份信息（姓名、性别、年龄、病案号）、手术方式、知情同意情况、手术部位与标识、麻醉安全检查、皮肤是否完整、术野皮肤准备、静脉通道建立情况、患者过敏史、抗菌药物皮试结果、术前备血情况、假体、体内植入物、影像学资料等内容	【员工访谈】考核医务人员核查方法及内容 【现场检查】查看工作人员操作与协作情况

（续表）

检查内容	具体要求	检查方法
	2. 手术开始前核查：三方共同确认患者身份（姓名、性别、年龄）、手术方式、手术部位与标识，并确认风险预警等内容；手术室护士执行并向手术医师和麻醉医师报告手术物品准备情况的核查 3. 离开手术室前核查：三方共同核实患者身份（姓名、性别、年龄）、实际手术方式，核查术中用药、输血，清点手术用物，确认手术标本，检查皮肤完整性、动静脉通路、引流管，确认患者去向等	
产房分娩安全查对	1. 确定临产核查：确认产妇身份（姓名、年龄）、病史信息（孕周、临产时间、并发症合并症等）、孕妇治疗情况、胎儿情况（监护分类）等 2. 准备接产核查：确认产妇身份（姓名、年龄）、产妇及胎儿异常征象、医护人员到位、药品及器械、纱布准备 3. 分娩后 2 h 核查：确认产妇身份（姓名、年龄），产妇是否有异常生命体征、是否有异常阴道出血，器械及纱布清点、药品使用情况、新生儿情况及特殊监护处理、助产士医师交接等	【员工访谈】考核医务人员核查方法及内容 【现场检查】查看工作人员操作与协作情况
文书填写及保存	1. 按手术安全核查表、产房分娩安全检查表的核查步骤依次进行，每一步核查无误方可进行下一步；不得提前填写表格，三方确认后分别在核查表上签名 2. 按照制度要求就手术安全问题进行认真填写问答、充分沟通，避免简单草率，避免核查内容不完整或核查人员缺席 3. 住院患者手术安全核查表应归入病历中保管，非住院患者手术安全核查表由手术室负责保存 1 年	【记录查看】查看手术安全核查表、产房分娩安全检查表的填写以及三方签字情况 【现场检查】查看核查表保存情况
科室自查	手术科室、产房、麻醉科对本科室安全核查制度的执行情况进行自查，针对存在的问题进行分析与整改，有记录	【记录查看】查看科室质量检查记录
职能部门管理	医疗管理和质量管理部门对手术安全核查、产房分娩安全核查的执行情况进行检查，及时将问题反馈给科室进行整改，并跟踪整改情况	【记录查看】查看职能部门质量检查记录

表 7-12　手术分级管理制度检查表

检查内容	具体要求	检查方法
制度知晓	医务人员知晓手术分级管理制度的内容和具体要求	【员工访谈】考核医务人员对制度的知晓情况

（续表）

检查内容	具体要求	检查方法
基本要求	1. 建立本机构手术分级管理制度，明确手术分级、分类定义、手术医师级别、各级医师手术范围、不同级别手术的管理要求 2. 依据本机构的功能定位、诊疗科目、接诊患者疾病谱、学科发展方向、医疗技术能力等制订手术分级管理目录；机构内部可以存在不同管理目的的多套手术分级目录 3. 动态调整手术分级管理目录，通过医疗质量评价数据等，判断开展手术的效果和手术并发症等情况，相应提升或降低手术级别 4. 建立手术分级授权管理机制，制订手术医师资质与授权管理制度，制订手术授权审批工作规范，明确各类手术授权流程	【文件查阅】 1. 制度及工作流程等文件 2. 手术分级目录、调整记录
技术档案	1. 建立手术医师技术档案并动态调整，至少每年更新 1 次 2. 记录的内容包括但不限于：医师资质证件，开展手术的年限、手术数量、手术效果、手术质量与安全指标完成情况，手术医师年度考核结果等	【文件查阅】查阅手术医师技术档案，定期更新的记录 【记录查看】查看手术医师能力评价、考核记录
授权流程、内容及范围	1. 根据手术级别、专业特点、术者专业技术岗位和手术技术临床应用能力及培训情况综合评估后授予术者相应的手术权限；手术授权原则上不得与术者职称、职务挂钩 2. 授权流程合理完整，包括但不限于：个人申请→科室进行评估与考核→医疗管理部门复核→医疗技术临床应用管理委员会审核批准→机构行文公布→纳入医师个人技术档案 3. 手术分级授权管理落实到每一位手术医师，院内公开手术医师权限；三、四级手术应当逐项授予术者手术权限 4. 建立周期性医师手术能力评价与再授权机制，确保每一位医师的实际能力与其手术资质与授权情况相一致；四级手术每年评估一次	【文件查阅】查阅全院手术医师分级授权资料 【记录查看】查看手术医师授权公示记录
限制类手术	1. 开展限制类技术项目涉及手术的，若符合相应的技术规范要求，可将其纳入本机构手术分级管理目录 2. 明确相应的资质授权与人员准入要求，就该技术项目的手术医师资质与授权进行专门管理 3. 开展省级以上限制类医疗技术中涉及手术的，按照四级手术进行管理	【记录查看】查看限制类手术医师分级授权记录资料

（续表）

检查内容	具体要求	检查方法
超权限手术	1. 建立紧急状态下超出手术权限开展手术的管理制度：遇有急危重患者确需行急诊手术以挽救生命时，如现场无相应手术权限的术者，其他术者可越级开展手术，同时向本机构医疗管理部门（夜间向总值班）报告 2. 医疗管理部门在接到报告后，立即协调有资质的医师前往现场，如手术尚未结束，则由有资质的医师接续完成手术；如手术已经完成，则由其对手术情况进行分析评估并指导后续治疗方案	【记录查看】查看越级手术上报和术后评估记录
信息化管理	1. 二级以上机构在手术分级管理过程中充分利用信息化手段，加强对手术医嘱、手术通知单、麻醉记录单等环节的检查，重点核查手术权限、限制类技术、急诊手术和本机构重点监管技术项目的相关情况 2. 机构层面的手术分级管理信息化模块包括但不限于手术分级管理目录数据库，手术资质授权人员数据库，三四级手术档案，手术相关不良事件数据库以及手术审核、论证管理模块等	【现场检查】查看信息化管理手段，管理内容是否全面
质量安全评估	1. 医疗技术临床应用管理组织定期对手术适应证、术前讨论、手术安全核查、围术期并发症发生率、非计划二次手术率、围术期全因死亡率等进行评估，并在院内公开 2. 一、二级手术应当每年度进行评估，三级手术应当每半年进行评估，四级手术应当每季度进行评估 3. 若发生严重医疗质量（安全）不良事件，应暂停开展该手术，并对该手术技术及术者手术技术临床应用能力进行重新评估 4. 评估结果认为术者手术技术临床应用能力不足的，取消该手术授权 5. 评估结果认为该手术技术存在重大质量安全缺陷的，停止该手术技术的临床应用，并立即将有关情况向上级卫生健康行政部门报告	【记录查看】 1. 各级手术评估记录、院内公开记录、评估频次符合要求 2. 手术医疗事故后相关处理及上报记录
科室自查	对本科室手术分级管理制度的执行情况进行自查，针对存在的问题进行分析与整改，有记录	【记录查看】查看科室质量检查记录
职能部门管理	职能部门对各手术科室手术分级管理制度的执行情况进行定期督查，在事前、事中和事后管理阶段全面掌握临床科室及医师对手术分级管理制度的执行情况，及时将问题反馈给科室进行整改，并跟踪整改情况	【记录查看】查看职能部门质量检查记录

表 7-13　新技术和新项目准入制度检查表

检查内容	具体要求	检查方法
制度知晓	医务人员知晓新技术和新项目准入制度的内容和具体要求	【员工访谈】抽查医务人员对制度的知晓情况
基本要求	1. 建立医疗技术临床应用管理委员会和医学伦理委员会（负责新技术新项目的准入及临床用管理工作）；人员组成合理，责任分工明确 2. 定期开展新技术新业务的准入及临床应用管理工作会议 3. 建立新技术和新项目准入制度，实施论证、审核、质控、评估全流程规范管理	【文件查阅】 1. 医疗技术临床应用管理委员会和医学伦理委员会成立文件 2. 新技术和新项目准入制度、审批流程等相关文件 【记录查看】查看相关会议记录
准入要求	1. 符合国家相关法律法规和各项规章制度 2. 具有科学性、先进性、安全性、创新性和效益性 3. 所使用的医疗器械、药品证件齐全，符合标准	【记录查看】查看项目申请、审批相关记录
管理期限	1. 根据新技术和新项目难易程度、成熟度、效果观察周期等确定观察例数和管理期限 2. 安全性、有效性肯定的成熟技术，如已获国家批准的检查、检验类项目，管理周期一般为半年到 1 年 3. 安全性、有效性需要进一步观察的技术，如手术类技术，考虑手术效果的观察周期一般为 1 ～ 2 年或更长 4. 具体时间和例数可由申请科室提出，医疗技术临床应用管理委员会审核后确定	【记录查看】查看相关管理资料，管理期限是否符合要求
申报工作	1. 拟申报的新技术必须符合本机构医疗机构执业许可证中登记的诊疗科目 2. 对当年拟开展新技术和新项目的临床、医技科室，由科室讨论后提交新技术和新项目准入申报表 3. 涉及多学科合作开展的新技术和新项目，有主导科室的，由主导科室负责组织填报新技术和新项目准入申报表；没有主导科室的，由医疗管理部门组织讨论协调，并确定主导科室 4. 开展的新技术和新项目属于国家和省级卫生健康行政部门规定的“限制类技术”目录之中的，按照国家和省级卫生健康行政部门相关规定执行 5. 向全国医疗技术临床应用信息化管理平台逐例报送“限制类技术”开展情况	【文件查阅】查阅年度新技术申报工作计划 【记录查看】 1. 相关科室讨论记录及新技术和新项目准入申报表 2. 相关备案资料 3. 信息化管理平台报送资料

（续表）

检查内容	具体要求	检查方法
审批要求	1. 提交可行性研究报告；报告结构完整，内容详实；相关人员具备上岗证明或资格证书 2. 应急预案包括但不限于： （1）技术 / 项目负责人，项目组成员 （2）可能出现的并发症和不良反应及预防措施和处置措施（包括消除致害因素、补救措施、多科协调诊治） （3）报告流程 （4）技术中止的情形等 3. 医疗技术临床应用管理委员会对申报的新技术和新项目进行审核，审核内容包括但不限于以下内容： （1）是否符合国家相关法律法规和规章制度、诊疗规范及操作常规 （2）是否具有可行性、安全性和效益性 （3）所涉及的医疗仪器、药品、试剂等，是否已具备开展新技术和新项目的条件 （4）参与人员的专业能力和职称及针对该项目的分工及职责，是否能够满足开展该新技术和新项目需要 （5）对可能造成的不良后果、并发症及相应的防范措施，是否有医疗技术风险防范预案和（或）医疗技术损害处置流程 4. 已经论证安全、有效且国内已有医疗机构转常规开展的诊疗技术或检查、检验项目，可根据实际情况通过快速审查的形式进行伦理审查	【文件查阅】 1. 可行性研究报告及人员资质 2. 应急预案是否符合要求 3. 技术论证和技术审查资料
项目清单	1. 建立本机构开展医疗技术和诊疗项目的明细清单，并定期更新 2. 以本机构正式文件形式予以公布，纳入“院务公开”范围 3. 清单内容包括：技术 / 项目的名称、类别（限制类、非限制类）、项目级别（如有）、适用科室、目前状态（正常运行、暂停 / 中止、终止）等 4. 对禁止或者限制类临床应用的医疗技术实施负面清单管理，“禁止类技术”禁止在临床应用 5. 新技术和新项目目录及清单与机构日常开展的医疗技术和诊疗项目清单分开，单独管理	【文件查阅】查阅医疗技术和诊疗项目清单、负面清单、新技术和新项目清单等 【记录查看】查看清单更新记录、清单公示记录
人员要求	1. 明确开展新技术和新项目临床应用的专业人员范围；新技术和新项目仅限于获得医疗技术临床应用管理委员会批准的团队或个人实施，在未明确其效果并转为常规技术和项目前，其他人员不得实施；实施前对相关人员进行公示	【现场查看】查看技术临床应用管理档案人员与实际实施人员是否一致 【记录查看】 1. 相关公示和培训记录

（续表）

检查内容	具体要求	检查方法
	2. 被批准的团队或个人在新技术和新项目实施前对相关人员进行培训；相关人员知晓新技术和新项目实施的各种后果，能够应急处置 3. 邀请外院有资质或具备能力条件的医师来院，或者引进有资质或具备能力条件的医师进院后开展首次应用的新技术或新项目，须按照新技术和新项目的准入要求进行审查和监管	2. 相关审查监管记录 【人员访谈】抽查工作人员对实施新技术的人员要求的知晓情况
知情同意	实施该项新技术和新项目前，向患者及其委托人履行告知义务；尊重患者及委托人的意见，在征得其同意并在相应知情同意书上签字后方可实施	【病历 / 案检查】抽查实施新技术病例的病历，查看知情同意书
信息上报	当出现以下任意一项，必须及时报告医疗管理部门： （1）该新技术和新项目出现并发症或不良反应 （2）因人员、设备等各种客观因素造成新技术和新项目不能继续开展的 （3）申请科室认为需要暂停或中止此项新技术和新项目的 （4）若出现重大情况（致死、致残、致医疗纠纷以及重要脏器严重功能损害），立即同步报告机构负责人	【记录查看】查看信息上报记录
项目停止	对存在严重质量安全问题或者不再符合有关技术管理要求的下列情形之一，应立即停止。 （1）该项新技术和新项目被卫生健康行政部门废除或者禁止使用 （2）从事该项新技术和新项目的主要专业技术人员或关键设备、设施及其他辅助条件发生变化，不能正常临床应用 （3）发生与该项新技术和新项目直接相关的严重不良后果 （4）该项新技术和新项目存在医疗质量和医疗安全隐患 （5）该项新技术和新项目存在新近发现的伦理缺陷 （6）该项新技术和新项目临床应用效果与申请时不相符 （7）新近证实为未经临床研究论证的新技术和新项目 （8）省级以上卫生健康行政部门规定的其他情形	【记录查看】查看项目终止记录
动态评估	1. 定期对新技术和新项目实施情况开展评估活动 2. 重点评估新技术和新项目的质量安全情况和技术保障能力，根据评估结果及时调整对新技术和新项目的开展和监管策略 3. 首次评估在新技术和新项目开始应用 3 个月内进行，之后评估间隔时间根据新技术和新项目的特点和开展例数等确定，一般每 3 个月至半年进行一次评估，原则上要有两次以上评估方可转为常规技术	【记录查看】 1. 评估及调整等相关记录 2. 评估时间频次是否符合要求

（续表）

检查内容	具体要求	检查方法
追踪管理	1. 对新技术和新项目的申报、开展和使用及开展和使用后的疗效观察整个过程实施管理措施 2. 管理关键环节包括申请准入管理、实施情况监管（包括诊疗病例数，适应证掌握情况，临床应用效果、并发症和不良反应的发生情况）、疗效追踪管理、中止情形管理等 3. 经批准开展的新技术和新项目实行科室主任负责制，项目负责人按计划执行并取得预期效果，医疗管理部门履行监管责任 4. 科室质控小组对开展的新技术和新项目进行定期追踪，督察项目的进展情况，及时发现医疗技术风险，督促及时采取相应的控制措施 5. 项目负责人至少每 3 个月将新技术和新项目的开展情况（诊疗病例数、适应证掌握情况、临床应用效果、并发症、不良反应、随访情况等）和科室质控小组的质控评价意见整理汇总，由科主任报医疗管理部门，建立技术档案	【记录查看】 1. 项目追踪管理情况相关记录，查看技术档案 2. 管理委员会全程管理、评价、结果反馈及整改记录
科室自查	科室定期对新技术和新项目准入制度的执行情况进行自查，针对存在的问题进行分析与整改，有记录	【记录查看】查看科室质量检查记录
职能部门管理	医疗管理部门对各科室新技术和新项目准入制度的执行情况进行定期督查，对全院开展的新技术新项目进行全程管理和评价，落实全流程追踪管理措施	【记录查看】查看职能部门质量检查记录

表 7-14　危急值报告制度检查表

检查内容	具体要求	检查方法
制度知晓	医务人员知晓危急值报告制度的内容和具体要求	【员工访谈】抽查医务人员对制度的知晓情况
基本要求	1. 建立危急值报告制度，明确责任部门和责任人员 2. 建立本机构检验标本或检查项目的报告机制，外送标本或检查项目合作协议上明确危急值项目及阈值通知方式、责任部门和人员；各项要求与对院内危急值报告的要求保持一致 3. 制订住院和门急诊患者危急值报告具体管理流程和记录规范 4. 设置危急值的科室包括但不限于检验科、临床实验室、医学影像科、电生理室、内镜室、血液药物浓度检测部门等从事各种检查、检验的医技科室以及开展床边检验项目的临床科室 5. 上述科室和临床科室均有专人负责本科室“危急值”报告	【文件查阅】 1. 制度文件和相关职责 2. 报告流程和记录规范

（续表）

检查内容	具体要求	检查方法
危急值清单	1. 根据行业指南，结合本机构收治患者的病情特点，制订符合实际需要的危急值项目和阈值清单 2. 由科室提出，医疗管理部门组织专家审核、确定，并在全院范围内公布 3. 根据临床需要和实践总结，定期更新和完善危急值项目及阈值清单	【文件查阅】查阅不同科室危急值清单 【记录查看】 1. 相关审核记录、公布记录 2. 危急值清单、更新记录
危急值报告前核实	1. 按照本科室操作规范、流程及相关质量控制标准，对检查、检验的各个环节进行核查，如无异常，通知临床科室 2. 报出前，双人核对并签字确认；夜间或紧急情况下可单人双次核对 3. 对于需要立即重复检查、检验的项目，及时复检并核对	【员工访谈】抽查医务人员对相关危急值知晓情况 【记录查看】 1. 医技科室报告危急值双人核对签字、单人双次签字记录 2. 危急值复查记录
危急值通知	1. 检查、检验者将核实后的危急值用最快的通信方式，如电话，通知临床科室；电话通知时要求接听人复述结果，以免发生差错 2. 通过机构信息系统在医师或护士工作站界面进行提醒告知	【现场检查】查看危急值报告通信手段 【员工访谈】访谈医务人员对通知流程的知晓情况 【记录查看】查看通知记录
危急值记录	1. 检查、检验者通知临床科室后，报告人将危急值患者姓名、科室、住院号（或门诊号）、收样时间、检查结果、检验结果、报告人姓名、报告时间、接收报告科室、接收人姓名、接听报告时间等信息详细记录在危急值报告记录本上，记录处理情况和处理时间，时间精确到分钟 2. 临床科室在获取危急值后，在危急值接获登记本上登记危急值相关信息，记录处理情况和处理时间，时间精确到分钟 3. 使用临床危急值信息登记专册和模板，信息登记完整，可采用信息化手段记录	【现场检查】 1. 核查实验室是否规范使用登记专册，记录是否符合要求 2. 查看登记执行情况
危急值报告	1. 当临床科室的护士接获危险值时，应以最快的速度报告经治医师或值班医师，并在危急值接获登记本上记录报告信息和报告时间 2. 将危急值信息及时通知患者及家属；无法联系到患者或家属时，及时向医疗管理部门报备，相关人员积极协助寻找患者，并做好相应记录	【记录查看】 1. 危急值接获登记 2. 危急值通知记录 3. 危急值报告记录

（续表）

检查内容	具体要求	检查方法
	3. 危急值报告遵循首查负责制，即谁通知、报告，谁记录；若通过电话向临床科室报告危急值，电话 5 min 内无人接听和应答，应迅速向医疗管理部门（夜间或节假日为总值班）报告	
患者处理	1. 接报医师立即诊察患者，遵循急危重患者抢救流程，迅速采取相应的临床措施，及时书写病程记录，密切观察病情变化，做好交接班工作 2. 对于经过经治医师、值班医师诊察评估患者后不需立即处置的危急值，在当日记录该信息；允许当日多个未处置的危急值信息合并记录 3. 若单项危急值与输入的某种药物有直接关系，该药物目前仍在输注中，应立即停止输注该药物	【病历/病案检查】查看危急值处理病程记录 【记录查看】查看相关处理记录 【员工访谈】访谈医务人员处理流程
危急值复查	1. 患者处理后适时复查危急值 2. 若是临床科室发现危急值与患者病情不相符时，接报医师与医技科室检查、检验报告人共同查找原因，必要时可以重新进行检查、检验	【记录查看】查看危急值复查记录 【员工访谈】访谈医务人员处理流程
科室自查	各科室定期对危急值报告制度的执行情况进行自查，针对存在的问题进行分析与整改，有记录	【记录查看】查看科室质量检查记录
职能部门管理	职能部门对医技科室危急值报告的执行情况和急诊科、重症监护病房、手术室等危重患者集中科室的危急值报告、处理情况进行定期检查、分析，及时将问题反馈给科室进行整改，并跟踪整改情况	【记录查看】查看职能部门质量检查记录

表 7-15　病历管理制度检查表

检查内容	具体要求	检查方法
制度知晓	医务人员知晓病历管理制度的内容和具体要求	【员工访谈】抽查医务人员对制度的知晓情况
基本要求	1. 医疗管理部门负责病历的质量管理，临床各科室指定专人负责病历书写的质量控制 2. 有门诊、急诊及住院病历管理和质量控制制度，建立保障病历安全及病案信息安全等的相关制度 3. 有电子病历建立、记录、修改、使用、存储、传输、质控、安全等级保护等管理制度 4. 有病历质量检查、评估与反馈机制，有病历质量监控评价标准	【文件查阅】查阅病历管理职责、制度，病历质量监控评价标准等文件 【员工访谈】访谈工作人员对制度、规范、流程、标准的掌握情况 【现场检查】 1. 病案科设置，人员花

（续表）

检查内容	具体要求	检查方法
	5. 病案科（病案室）配备专职病历 / 案管理人员、病案疾病分类编码人员，科室人员资质、技能要求合格，能满足工作需求 6. 病案库有防盗、防尘、防潮、防蛀、防高温措施，配备相应的消防器材，消防安全符合规定	名册、人员资质证件和培训证书 2. 病案库相关措施：消防器材、防盗设施配备情况 【记录查看】查看病案库温度、湿度等监测记录
病历书写	1. 按照病历书写规范要求书写病历，做到客观、真实、准确、及时、完整、规范 2. 明确病历书写的格式、内容和时限 3. 各种化验单、报告单、配血单粘贴及时完整，严禁丢失 4. 病历中各级医师签字符合相关填写要求；书写电子病历后，使用手工签字进行确认 5. 电子病历禁止使用“模板拷贝复制病历记录”	【员工访谈】访谈医务人员病历书写标准的掌握情况 【病历 / 案检查】抽查病历，查看书写规范、签字、报告单粘贴情况 【现场检查】查看电子病历书写情况
病案首页	1. 病案首页信息完整，疾病诊断顺序、主要诊断和主要手术、操作选择符合国家和国际疾病分类规定要求 2. 病案首页诊断信息内容与病历记录吻合，诊断有支持依据 3. 出院病案疾病分类、编码符合国家规定，定期对疾病编码的准确性进行评价、改进，提高编码质量	【病案检查】查看病案首页填写、病案编码情况 【记录查看】查看病案编码准确评价记录
病案整理	根据规定对住院病历、病案按顺序排序整理	【病案检查】查看病案整理情况
病历归档	1. 病区在收到住院患者检查检验结果和相关资料后 24 h 内归入或者录入住院病历 2. 出院病历一般在 2 个工作日内归档，特殊病历（如死亡病例、典型教学病历）归档时间不超过 1 周，并及时报病案室登记备案 3. 门诊、急诊病历由本机构保管的，在每次诊疗活动结束后首个工作日内归档	【病历检查】查看检查检验结果归入病历情况 【现场检查】 1. 出院病历归档情况 2. 门诊、急诊病历归档情况
病历保存年限	1. 住院病历保存时间：自患者最后一次住院的出院之日起不少于 30 年 2. 门诊、急诊病历由本机构保管的，保存时间自患者就诊之日起不少于 15 年	【现场检查】查看病历保存情况
病案可获得性	1. 保证病案可获得性，有方法（如病案示踪系统）控制每份病案去向，通过一个病案编号可获得所有历史诊疗记录	【现场检查】 1. 病案管理系统

（续表）

检查内容	具体要求	检查方法
	2. 病案如果没有其他替代（影像、缩影），则不能打包存放或远距存放（委托存放） 3. 有 3 年病案存放发展空间	2. 病案存放空间符合相关要求
病历信息系统安全	1. 执行电子病历信息安全保密制度，设定医务人员和有关机构管理人员调阅、复制、打印病历的相应权限 2. 建立电子病历使用日志，记录使用人员、操作时间和内容 3. 授予各级人员电子病历不同范围权限和专属登录账号 4. 电子病历系统的使用者必须经过规范的用户认证，医护人员确保本人用户名和密码不能外泄，本人对用户名使用产生的结果负责	【现场检查】 1. 电子病历系统管理使用权限 2. 电子病历工作日志记录情况 3. 各级人员账号使用情况，电子病历用户认证情况
病历信息修改	1. 任何人不得随意涂改病历，严禁伪造、隐匿、销毁、抢夺、窃取病历 2. 病历内容记录与修改信息可追溯；电子病历修改时，系统进行身份识别、保存历次修改痕迹、标记准确的修改时间和修改人信息 3. 电子病历归档后原则上不得修改，特殊情况下确需修改的，经医疗管理部门批准后进行修改并保留修改痕迹 4. 纸质病历错字修改时，保留原记录清楚、可辨（注明修改时间，修改人签名）；纸质病历在书写中若出现错字、错句，在错字、错句上用双横线标示，不得采用刀刮、胶贴、涂黑、剪贴等方法抹去原来的字迹 5. 对于已交到病案保存部门但尚有检验、检查项目报告未完成的病历，可延缓归档；如有更改出院诊断等重要信息，及时书面告知患者或家属	【员工访谈】访谈工作人员相关工作规范 【现场检查】 1. 电子病历系统相关功能 2. 电子病历修改申请及批复记录和相关修改记录 【病案检查】抽查纸质修改病历是否符合相关要求
病历借阅与复印	1. 遵照病历借阅与复印管理规范及流程，保障病案依法借阅、调取、复印便捷 2. 指定专职人员负责受理借阅、复制病历资料的申请，要求申请人提供有关证明材料，并对申请材料进行审核、复印保存	【文件查阅】查阅本机构相关文件 【员工访谈】访谈工作人员对工作制度、流程的掌握情况 【现场检查】核查是否专职人员负责 【记录查看】查看有无完整的病历借阅、复印服务批准审核、登记相关资料

（续表）

检查内容	具体要求	检查方法
病历无纸化	1. 按照病历管理相关规定，在患者门诊、急诊就诊结束或出院后，适时将电子病历转为归档状态，无纸化保存 2. 因存档等需要可以将电子病历打印后与非电子化的资料合并形成病案保存 3. 打印的电子病历纸质版本统一规格、字体、格式等，其内容与归档的电子病历完全一致 4. 电子病历保存期限同纸质病历，电子病历与纸质病历具有同等法律效力	【现场检查】查看病历无纸化管理执行情况 【记录查看】查看电子病历系统存档相关资料
病历电子签名	1. 电子签字符合《中华人民共和国电子签名法》相关要求 2. 电子签名需要第三方认证的，由依法设立的电子认证服务提供者提供认证服务 3. 未做第三方认证的电子病历的电子签名，机构应当予以确认，并对所有以用户名/密码认证方式作为电子签名的医疗文书承担法律责任	【现场检查】查看电子签字认证及确认情况
病历数字化信息管理	1. 具备条件的机构可以对知情同意书、植入材料条形码等非电子化的资料进行数字化采集后纳入电子病历系统管理，原件另行妥善保存 2. 信息化程度比较高的机构，可直接对知情同意书等采用无纸化记录，符合相关法律法规的要求，如数据证书的认证方式，或有患者或患方代理人指纹等身体特征信息的保留以确认是患方的真实行为	【现场检查】 1. 相关数字化信息资料 2. 相关数字化认证应用情况
科室自查	本科室定期对病历管理制度的落实情况进行自查，针对存在的问题进行分析与整改，有记录	【记录查看】查看科室质量检查记录
职能部门管理	职能部门与病案科定期进行病历病案质量检查，根据病历书写规范要求和质量控制指标进行病历等级评估，及时将问题反馈给科室进行整改，并跟踪整改情况	【记录查看】查看职能部门质量检查记录

表 7-16　抗菌药物分级管理制度检查表

检查内容	具体要求	检查方法
制度知晓	医务人员知晓抗菌药物分级管理制度的内容和具体要求	【员工访谈】抽查医务人员对制度的知晓情况
基本要求	1. 二级以上的机构在药事管理与药物治疗学委员会下设立抗菌药物管理工作组，管理人员组成合理，责任分工明确；定期开展相关工作会议	【文件查阅】 1. 抗菌药物管理组织架构及人员责任分工

（续表）

检查内容	具体要求	检查方法
	2. 成立特殊使用级抗菌药物会诊专家库；特殊使用级抗菌药物会诊人员由机构内部授权，由具备抗菌药物临床应用经验的感染性疾病科、呼吸科、重症医学科、微生物检验科、药学部门等具有高级专业技术职称的医师和相关专业临床药师担任 3. 制订本机构抗菌药物分级管理制度、抗菌药物使用权限授权制度、特殊使用级抗菌药物会诊制度 4. 制订本机构抗菌药物遴选、采购、处方、调剂、临床应用和药物评价的管理制度和具体操作流程	2. 专家库文件资料，人员资质 3. 相关制度、流程规范和目录文件 【记录查看】 1. 查看工作会议记录 2. 特殊使用级抗菌药物专家会诊讨论记录
分级管理目录	1. 根据本地区社会经济状况、疾病谱、细菌耐药性的情况以及省级抗菌药物分级管理目录，制订本机构抗菌药物分级管理目录 2. 根据机构内抗菌谱定期调整分级目录，调整周期原则上为 2 年，最短不得少于 1 年 3. 目录调整后 15 个工作日内向卫生健康行政部门备案	【文件查阅】查阅抗菌药物分级管理目录是否符合相关要求 【记录查看】 1. 调整记录及周期 2. 备案记录
分级授权	1. 根据不同科室诊疗需要，按照规定科学、合理地授予不同岗位医师不同级别抗菌药物处方权 2. 被授权人员需进行培训并取得考核合格证后方可被授权 3. 授权后要定期进行动态评估，不适应的需调整	【记录查看】 1. 授权记录 2. 相关培训和考核记录 3. 动态评估记录
合理用药管理	1. 各临床科室及医师、药师按照抗菌药物临床应用相关规定合理使用抗菌药物；保证抗菌药物品种选择、给药途径、剂量和疗程合理 2. 对碳青霉烯类抗菌药物及替加环素实行专档管理；专档管理要覆盖处方开具、处方审核、临床使用和处方点评等各环节 3. 特殊使用级抗菌药物不得在门诊使用 4. 临床应用特殊使用级抗菌药物时应严格掌握用药指征，经抗菌药物管理工作机构指定的专业技术人员会诊同意后，按程序由具有相应处方权的医师开具处方 5. 有下列情况之一时可考虑越级应用特殊使用级抗菌药物： （1）感染病情严重者 （2）免疫功能低下患者发生感染时 （3）已有证据表明病原菌只对特殊使用级抗菌药物敏感 6. 越级应用特殊使用级抗菌药物的使用时间应限定在 24 h 之内，其后补办审办手续并由具有处方权限的医师完善处方手续	【病历/案检查】抽查病历，根据医嘱、检验结果等记录判断用药合理性 【记录查看】 1. 碳青霉烯类抗菌药物及替加环素转档管理记录 2. 特殊使用级抗菌药物相关记录 3. 越级使用特殊使用级抗菌药物相关记录 【员工访谈】访谈工作人员相关用药情况 【现场检查】查看门诊是否应用特殊使用级抗菌药物

（续表）

检查内容	具体要求	检查方法
质量控制	1. 依托信息化手段，落实医师抗菌药物处方权限、药师处方审核资格、特殊使用级抗菌药物处方点评以及动态评估和预警等要求 2. 对临床科室和医务人员抗菌药物临床应用情况进行汇总，并向卫生健康行政部门报告非限制使用级抗菌药物临床应用情况，每年报告 1 次；限制使用级和特殊使用级抗菌药物临床应用情况每半年报告 1 次	【记录查看】 1. 信息化管理是否包含处方权限、处方审核、处方点评、动态评估和预警等管理 2. 抗菌药物临床应用情况汇总报告，有相关上报记录
科室自查	科室定期对抗菌药物分级管理制度执行情况进行自查，针对存在的问题进行分析与整改，有记录	【记录查看】查看科室质量检查记录
职能部门管理	职能部门定期对抗菌药物分级管理制度落实情况进行检查，并将问题反馈给科室进行整改；跟踪整改情况	【记录查看】查看职能部门质量检查记录

表 7-17　临床用血审核制度检查表

检查内容	具体要求	检查方法
制度知晓	医务人员知晓临床用血审核制度的内容和和具体要求	【员工访谈】抽查医务人员对制度的知晓情况
基本要求	1. 设立临床用血管理委员会或工作组，人员组成合理，责任分工明确 2. 委员会或工作组定期开展履职工作会议 3. 落实国家关于医疗机构临床用血的有关规定，制订本机构临床合理用血管理制度和工作规范，有输血申请审核登记和用血报批登记制度	【文件查阅】 1. 成立临床用血管理组织文件 2. 临床用血管理委员会成员职责 3. 相关工作制度、规范文件 【记录查看】查看工作会议记录
应急预案及演练	1. 建立保障急救用血治疗机制，有应急用血预案及演练 2. 明确紧急用血的批准及执行部门的职责	【文件查阅】查阅紧急用血预案 【记录查看】查阅演练记录资料
供血协议和用血计划	1. 与血站签订供血协议，制订临床用血计划 2. 与血站建立血液库存动态预警机制，保障临床用血需求和正常医疗秩序	【文件查阅】 1. 供血协议、临床用血计划 2. 信息管理系统有血液库存预警

（续表）

检查内容	具体要求	检查方法
输血适应证判断	严格掌握临床输血适应证，根据患者病情和实验室检测指标对输血指征进行综合评估，制订输血治疗方案，合理使用血液	【病历 / 案检查】抽查输血病例的病历，核查输血适应证、合理用血依据（相关实验室检查结果或病情描述）
输血知情同意	1. 输血前医师向患者或者其近亲属说明输血目的、方式和风险，签署输血知情同意书，并入病历保存 2. 因抢救生命垂危的患者等特殊情况需紧急输血，但无法取得患者或者其近亲属意见时，经本机构负责人或者授权的负责人批准后实施，并记录入病历保存	【记录查看】 1. 输血知情同意书 2. 紧急用血申请审批记录
用血申请	1. 执行临床用血申请管理制度，按照不同用血量申请要求，有相应资质的医师填写临床输血申请单，提出申请，由上级医师核准签字，方可备血；特殊情况报医疗管理部门批准 2. 用血申请单格式规范、书写规范、信息记录完整 3. 紧急用血时按本机构规定的程序进行审批；紧急用血后按照相关要求补办手续	【记录查看】抽查临床输血申请单，是否符合申请权限、填写规范 【员工访谈】访谈工作人员工作制度和流程知晓情况
输血前检测	1. 输血治疗前进行 ABO 正反定型、RhD 血型检测、交叉配血和感染筛查 2. 对有输血史、妊娠史或短期内需要接受多次输血的患者进行不规则抗体筛检 3. 血型鉴定及交叉配血技术方法准确，过程记录完整（正反定型和交叉配血主次侧分别记录） 4. 用于输血相容性检测的仪器、设备、试剂应符合相应标准	【记录查看】查阅相关检查记录单，检验报告及时、准确、规范并按规定保存 【现场检查】查看相关仪器、设备、试剂是否符合标准
血液领取与发放	1. 由医护人员到输血科（血库）取血，取血与发血的双方共同核对患者信息、血型、有效期、配血试验结果及血液外观质量等；核对无误，双方共同签字后方可发出 2. 血液出库必须符合冷链运输要求，血液发出后不得退回；取回的血应尽快输用，不得自行贮血 3. 血液核对、领发的登记清晰，签字完整；有关资料需保存 10 年 4. 血液发出后，受血者和供血者的血样于 2 ～ 6℃保存至少 7 天	【员工访谈】访谈工作人员对工作流程的知晓情况 【现场查看】 1. 冷链运输情况 2. 核对、领发的登记及签字 3. 资料留存、血样保存情况
输血双人核对	1. 输血前，由两名医护人员核对交叉配血报告单及血袋标签各项内容，检查血袋有无破损渗漏，血液颜色是否正常，核对无误方可输血 2. 输血时，由两名医护人员带病历共同到患者床旁核对患者信息，确认与配血报告相符	【员工访谈】访谈工作人员工作流程知晓情况

（续表）

检查内容	具体要求	检查方法
输血操作	1. 明确规定从发血到输血结束的最长时限，制订使用输血器和辅助设备（如血液复温）的操作规范与流程 2. 输用前将血袋内的成分轻轻混匀，避免剧烈震荡；血液内不得加入其他药物，如需稀释只能用静脉注射生理盐水 3. 输血过程应先慢后快，再根据病情和年龄调整输注速度；严密观察受血者有无输血不良反应并予以相应处理 4. 输血前后用静脉注射生理盐水冲洗输血管道。若连续输用不同供血者的血液，前一袋血输尽后，用静脉注射生理盐水冲洗输血器，再接下一袋血继续输注；使用符合标准的输血器进行输血	【员工操作】考核工作人员输血操作 【现场查看】查看输血器械是否“三证”齐全、质量合格
不良反应监测和处理	1. 有确定识别输血不良反应的标准和应急措施 2. 负责监测输血的医务人员经过培训，能识别潜在的输血不良反应症状 3. 发生疑似输血不良反应时，医务人员有章可循：立即向输血科和患者主管医师报告，及时检查、治疗和抢救，并查找原因，做好记录 4. 出现可能为速发型输血反应症状时（不包括风疹和循环超负荷），立即停止输血，并调查其原因 5. 输血科根据既定流程调查发生不良反应的原因，确定是否发生了溶血性输血反应。应立即查证以下几项： （1）核对患者和血袋标签，确认输血是否进行过交叉配血 （2）查看床旁和实验室所有记录，是否有差错 （3）观察受血者发生输血反应后的血清或血浆是否溶血，并将此标本和输血前的标本进行比较 （4）发生输血反应后的标本做抗人球蛋白试验、游离胆红素等试验 （5）有加做其他相关试验的要求、做相关试验的标准 （6）输血科负责解释上述试验结果并记录到受血者的临床病历中 6. 当输血反应调查结果显示存在血液成分管理不当等系统问题时，输血科主任参与解决 7. 输血后供血者和受血者标本应依法至少保存 7 天，以便出现输血反应时重新进行测试 8. 医疗管理部门会同输血科对输血不良反应评价结果向临床科室的反馈率为 100% 9. 相关部门应根据既定流程调查输血不良反应的发生，有记录	【员工访谈】访谈工作人员对输血不良反应的标准和处理流程的知晓情况 【记录查看】查看输血不良反应培训、监测、处理记录 【病案检查】抽查病历，核查有输血不良反应病例的处置情况

（续表）

检查内容	具体要求	检查方法
输血病程记录	1. 输血治疗病程记录完整详细，包括输血过程观察情况、有无不良反应等，记录输血方式和输血后的效果评价；手术输血患者手术记录、麻醉记录、护理记录、术后记录中的出血量、输血量记录要完整一致 2. 输血完毕后，医护人员将输血记录单（交叉配血报告单）贴在病历中 3. 有输血反应的，填写患者输血反应回报单，并返还输血科（血库）保存	【病历/案检查】检查输血病历，查看输血治疗记录、输血后效果评价 【记录查看】抽查输血反应回报单
医疗废弃物处理	输血后血袋于 2 ～ 8℃冰箱保存 24 h，血袋按规定保存、销毁；一次性耗材进行无害化处理	【记录查看】查看输血相关医疗废弃物处理记录
科室自查	定期对本科室临床用血审核制度执行情况进行自查，针对存在的问题进行分析与整改，有记录	【记录查看】查看科室质量检查记录
职能部门管理	职能部门对临床用血审核制度落实情况进行定期督查，及时将问题反馈给科室进行整改，并跟踪整改情况	【记录查看】查看职能部门质量检查记录

表 7-18 信息安全管理制度检查表

检查内容	具体要求	检查方法
制度知晓	员工知晓信息安全管理制度的内容	【员工访谈】考核员工对制度的知晓情况
基本要求	1. 本机构设立网络安全和信息化工作领导小组，完善组织架构，明确管理部门、责任分工；工作领导小组组长由机构主要负责人担任 2. 在网络建设过程中明确本机构各网络的主管部门、运营部门、信息化部门、使用部门等管理职责 3. 定期开展相关工作例会，并负责日常信息安全管理实施与督查工作 4. 建立覆盖患者诊疗信息管理全流程的制度和技术保障体系，落实国家信息安全等级保护要求；对本单位运营范围内的网络进行等级保护定级、备案、测评、安全建设整改等工作 5. 信息安全全流程系统性保障制度主要包括技术性安全文件体系和安全管理制度 （1）技术性安全文件体系主要对信息系统技术、物理安全、网络安全、数据安全、主机安全和应用安全提出构建要求和基本配置要素	【文件查阅】 1. 组织架构、职责分工等文件 2. 相关技术性安全文件和管理制度文件 3. 安全运维手册、安全配置指南、标准化操作规程等 4. 等级保护定级、备案、评测、建设整改资料 【记录查看】查看例会资料和工作记录

（续表）

检查内容	具体要求	检查方法
	（2）安全管理制度包括但不限于：机构安全管理、信息操作人员安全管理、系统建设管理、系统运行维护管理等，建立标准化操作规程	
应急预案及演练	1. 建立信息安全应急工作机制，制订应急预案；预案内容完整，包括但不限于组织机构、工作原则、应急措施、运营应急措施等 2. 定期应急演练，提升应急处理能力；各部门协同配合开展	【文件查阅】查阅应急预案文件 【记录查看】查看应急演练资料，有无多部门参与 【员工访谈】访谈工作人员应急处理知晓情况
信息安全等级保护	1. 计算机信息系统实行安全等级保护，安全等级的划分标准和安全等级保护符合相关管理办法 2. 重要卫生信息系统安全保护等级原则上不低于第三级 3. 确定达二级及以上的安全保护等级的信息系统当报属地公安机关及卫生健康行政部门备案	【文件查阅】查阅相关信息系统安全保护等级测评结果文件 【记录查看】查看上报备案记录
信息安全全流程	1. 确保实现本机构患者诊疗信息管理全流程的安全性、真实性、连续性、完整性、稳定性、时效性、溯源性 2. 信息安全全流程覆盖机构信息系统（HIS）及其各子系统，如放射学信息系统（RIS）、实验室信息系统（LIS）、医学影像存储与归档系统（PACS）、办公自动化系统（OA）等，信息上传与共享接口的所有内容 3. 系统性保障对全流程所涉及的所有信息提供系统保护和相应的机密性和完整性服务能力	【文件查阅】查阅本机构相关文件 【现场检查】查看信息系统运行安全保障情况，实现全流程安全管理
诊疗信息保护	1. 建立患者诊疗信息保护制度，使用患者诊疗信息遵循合法、依规、正当、必要的原则，不得出售或擅自向他人或其他机构提供患者诊疗信息 2. 获取制度原则包括获取行为的界定，如报销、外院就诊、案件审理、临床研究等；明确个人获取流程和必需材料，政府或社会组织获取流程和依据材料 3. 修改制度原则包括患者个人信息修改流程和医务人员医嘱、诊断等敏感信息修改流程 4. 安全保障制度原则包括任何患者的所有电子信息资料在未经主管部门批准时仅在本机构内部管理，不得转出	【文件查阅】查阅诊疗信息保护制度相关文件 【记录查看】查看患者诊疗信息获取登记、审批记录，修改痕迹
授权管理	1. 落实授权管理制度，规范授权和审批事项流程，明确各授权和审批的部门和责任人，明确员工的信息使用权限和相关责任 2. 根据不同人员（包括外包人员）身份和岗位性质，设立严格的登录和操作权限授权，任何人不得擅自超越权限使用	【文件查阅】查阅授权审批制度相关文件 【记录查看】 1. 授权记录资料 2. 相关补充授权记录

（续表）

检查内容	具体要求	检查方法
	3. 没有经过正式授权的临时信息系统维护需求，可由信息安全工作小组临时授权同意后补充授权记录 4. 重点监管被授权者及其访问权限操作行为的合规性；评估与记录在案 5. 建立操作系统识别库，对于不属于识别库行为，系统给予报警，直至下调授权等次或中止授权	3. 相关监管评估记录 【现场查看】查看检查操作系统识别库，相关功能完备
人员信息安全	1. 落实人员信息安全管理制度，明确计算机信息系统专职管理人员离岗制度与交接程序 2. 制订信息系统使用人员行为规范，明确任何单位和个人不得用计算机信息系统从事的行为，用清单 / 目录告知有操作权限的员工	【文件查阅】查阅制度文件、工作行为手册 【员工访谈】访谈工作人员知晓情况
软件安全	1. 临床信息系统软件的管理和维护工作由本机构计算机信息系统的专职管理员负责 2. 若由开发该软件的公司负责维护工作，在维保协议中明确软件公司应书面报告每次维护的情况，经使用认可后报计算机信息系统专职管理员备案 3. 各科室自行开发或应用新的软件、上级或政府职能部门指定统一使用的，均必须按照规定的程序申报，经机构信息安全管理组织讨论批准后方可应用；在原有系统上进行新功能迭代开发的，应遵循信息系统项目管理和代码更新上传的标准规范流程进行 4. 任何个人及部门科室均不得自行使用杀毒的软盘、光盘、U 盘等储存介质	【现场查看】 1. 是否专职人员负责 2. 软件使用情况是否符合相关要求 3. 相关存储介质使用情况 【文件查阅】查阅维保协议、维护书面报告及备案 【记录查看】查看申报记录及审批记录
数据安全	1. 根据数据安全保护制度制订操作规程和技术标准，利用存储及备份技术、网络安全监控技术、信息加密技术、访问控制技术加以保护；管理制度每年至少修订一次 2. 落实主数据双备份制度，对医疗信息均要求保存备份数据和数据表，保持良好的兼容互通 3. 数据安全相关人员每年度签署保密协议 4. 结合机构实际，建立完善数据使用申请及批准流程，做到事前申请及批准、事中监管、事后审核	【现场检查】 1. 查看制度、操作规程、技术标准、数据使用流程等执行情况，相关制度是否定期修订 2. 检查数据备份情况 【记录查看】查看保密协议，审批、监管、审核记录
责任追溯	1. 按照信息安全分级授权和信息分级保护要求，建立患者诊疗信息系统安全事故责任追溯机制，机构主要负责人是信息安全管理第一责任人 2. 根据隐私泄露溯源从最终数据应用者向个人数据源头搜寻的原则，建立溯源技术标准体系、计算机信息系统硬件与软件的采购验收制度与程序、患者诊疗数据使用登记制度、溯源监管制度和溯源奖惩制度	【文件查阅】查阅相关制度溯源技术标准体系等文件 【记录查看】查看安全事故责任追溯记录

（续表）

检查内容	具体要求	检查方法
事故处理和上报	1. 在发生或者可能发生信息安全事故如患者诊疗信息泄露、毁损、丢失的情况时，启动应急预案，采取相应的应急处置措施 2. 泄密事件处理： （1）泄密发现人员在第一时间先就泄密事件本身保密 （2）如已掌握涉密情况，则选择具有相应涉密级别的人员进行报告或直接报告机构信息安全领导小组组长 （3）如未掌握涉密情况，应向上一级信息安全主管报告 （4）处置过程保密	【记录查看】查看信息安全事故处理及报告记录 【员工访谈 / 操作】访谈工作人员泄密事件处理知晓情况，现场演练相关处理措施
安全自查与安全评估	1. 开展文档核验、漏洞扫描、渗透测试等多种形式的安全自查，及时发现问题和隐患；针对安全自查、监测预警、安全通报等过程中发现的安全隐患认真开展整改加固工作，防止网络带病运行 2. 定期、不定期地由机构内部与外部信息安全评估组织进行机构信息系统安全评估，将安全评估的结果用于信息安全持续改进工作	【记录查看】 1. 安全自查记录 2. 安全风险评估记录
科室自查	定期对本科室信息安全管理制度执行情况进行自查，对存在问题总结分析与整改，有记录	【记录查看】查看科室质量检查记录
职能管理部门	职能部门对信息安全管理制度落实情况进行定期督查，及时将问题反馈给科室进行整改，并跟踪整改情况	【记录查看】查看职能部门质量检查记录

参考文献

[1] 国家卫生计生委 . 医疗质量管理办法 [Z] .2016.
[2] 国家卫生健康委员会 . 关于印发医疗质量安全核心制度要点的通知 [Z] .2018.
[3] 国家卫生健康委员会 . 医疗质量安全核心制度要点释义 [M] . 2 版 . 北京：中国人口出版社，2023.
[4] 李小寒，尚少梅 . 基础护理学 [M] .7 版 . 北京：人民卫生出版社，2022.
[5] 卫生部 . 手术安全核查制度 [Z] .2010.
[6] 国家卫生健康委员会 . 关于进一步加强产科专业医疗质量安全管理的通知 [Z] .2020.
[7] 国家卫生健康委员会 . 医疗机构手术分级管理办法 [Z] .2022.
[8] 国家卫生计生委 . 医疗机构病历管理规定（2013 年版）[Z] .2013.
[9] 国家卫生计生委 . 电子病历应用管理规范（试行）[Z] .2017.
[10] 卫生部 . 病历书写基本规范 [Z] .2010.
[11] 卫生部 . 抗菌药物临床应用管理办法 [Z] .2012.
[12] 卫生部 . 医疗机构临床用血管理办法 [Z] .2012.
[13] 卫生部 . 临床输血技术规范 [Z] .2000.
[14] 国家卫生健康委员会 . 医疗卫生机构网络安全管理办法 [Z] .2022.
[15] 国家卫生计生委 . 关于印发三级和二级妇幼保健院评审标准实施细则（2016 年版）的通知 [Z] .2016.

第八章　医院感染预防与控制管理

本章含两节，共 12 张检查表，从机构、科室通用以及重点科室 3 个层面体现对医院感染预防与控制的基本要求，是落实《中华人民共和国传染病防治法》《医院感染管理办法》《医疗废物管理条例》《医疗卫生机构医疗废物管理办法》《医院感染监测标准》《医院感染暴发报告及处置管理规范》《医院隔离技术规范》《医务人员手卫生规范》《医疗机构消毒技术规范》和《医院感染管理质量控制指标（2015 年版）》等法律法规、部门规章、规范指南等文件的具体体现。第一节包括两部分，即在机构管理层面和科室管理层面对院感防控的共性要求；第二节是对肠道门诊等 10 个重点科室院感防控的特殊要求。

第一节　通用医院感染预防与控制管理

本节含 2 张检查表，主要是从机构层面和科室层面针对预防与控制医院感染的重要管理内容和具体措施提出要求，具有“底线性”“强制性”和“普适性”，是医疗机构开展诊疗活动中必须履行的基本职责（表 8-1，表 8-2）。机构层面的检查表是对《医疗机构感染预防与控制基本制度（试行）》的具体和细化，从监测及报告，预防措施，培训教育、感染暴发处置、职业预防、传染病管理等方面提出要求；科室层面的检查表，从资源配置与管理，职责制度规范、感控措施的落实、质量持续改进、质量安全监测指标等方面对所有科室的院感防控工作提出基本要求。

表 8-1　医院感染防控质量与安全检查表（机构层面管理）

检查项目	具体要求	检查方法
感控分级管理	1. 按规定建立本机构感染控制组织体系，管理层级与责任主体明确，实施机构、感控管理部门和临床科室三级管理，符合本机构规模和诊疗活动实际 2. 专职、兼职感控人员配置数量充足 3. 二级及以上机构配备专职感控人员时，应当包括医师、护士，可以包括药学、医技以及卫生管理等专业人员；兼职感控人员应当为医药护技等卫生专业技术人员；所有感控人员均应掌握公共卫生专业知识 4. 专职、兼职感控人员中医师占比不低于 30%，护士占比不高于 40%，其他人员占比不高于 30% 5. 感控管理部门主要负责人应当具有高级专业技术职称，并长期专职从事院内感染防控工作 6. 组织体系中各层级、各部门及其内设岗位的感控职责明确，各层级内部、外部沟通协作机制明确 7. 将“人人都是感控实践者”的理念和要求融入诊疗活动全过程、全环节、全要素之中	【文件查阅】 1. 感控组织体系相关文件 2. 感控职责、科室协作机制等文件 3. 感控管理岗位设置、人员配置等文件 【员工访谈】抽查感控人员对职责知晓、对感控理念的落实情况 【现场检查】 1. 查看预检分诊防控措施，追踪观察传染病防控流程 2. 核查制度和文件要求的落实情况

（续表）

检查项目	具体要求	检查方法
	8. 落实预检分诊工作规范，发热伴有呼吸道、消化道感染症状，及其他季节流行性感染疾病症状、体征的就诊者纳入预检分诊管理 9. 基于特定病种、操作和技术等的感染防控核心措施纳入重点病种临床路径管理和医疗质量安全管理工作 10. 感控管理部门参与抗菌药物临床合理应用与管理工作	
感控监测及报告管理	1. 有健康保健相关感染监测与报告管理规定并落实，主要内容包括但不限于监测的类型、指标、方法以及监测结果的反馈等 2. 监测责任主体、参与主体及各自职责明确 3. 有强化措施落实临床一线医务人员履行健康保健相关感染监测与报告义务第一责任人的主体责任 4. 本机构提供物资、人员和经费等方面的保障，以开展健康保健相关感染监测工作 5. 推动信息化监测工作，并将健康保健相关感染的监测质量、结果评价及数据利用等纳入医疗质量安全管理考核体系 6. 对健康保健相关感染监测制度执行情况有监管措施，并进行持续质量改进及效果评价 7. 健康保健相关感染监测多主体协调联动机制和信息共享反馈机制完善，监测结果有效应用于医疗质量安全持续改进实践工作	【文件查阅】 1. 本机构相关管理文件 2. 本机构对监测与报告的管理规定 【现场检查】检查物资、经费投入和人员安排 【记录查看】 1. 科室考核资料 2. 科室监测制度落实，效果评价相关资料 3. 科室间联动、信息共享、持续改进案例
感控标准预防措施执行管理	1. 保证资源配置与经费投入，不得以控制成本和支出为由，挤占、削减费用，影响标准预防措施的落实	【记录查看】查看相关工作计划与总结、资源配置与经费登记
	2. 手卫生 （1）有符合本机构实际的手卫生制度，并实施 （2）指定部门负责手卫生的宣传教育、培训、实施、监测和考核等工作 （3）定期开展覆盖全体医务人员的手卫生宣传、教育和培训及考核工作 （4）临床科室是手卫生执行的主体部门，日常实施自查与监督管理 （5）根据不同科室和专业实施手卫生的需要，为其配备设置规范、数量足够、使用方便的手卫生设备设施；重点部门、区域和部位应当配备非手触式水龙头 （6）实施规范的手卫生监测、评估、干预和反馈机制	【记录查看】 1. 手卫生培训考核记录 2. 培训及考核记录档案 3. 科室自查记录 4. 手卫生管理相关资料 【现场检查】 1. 手卫生制度落实情况 2. 各功能区域手卫生设施设备配备情况
	3. 隔离 （1）根据感染性疾病的传播途径及特点制订并实施隔离措施管理规定 （2）对需要实施隔离措施的患者，应当采取单间隔离或同类	【文件查阅】查阅本机构相关规定 【现场检查】 1. 隔离方式使用情况

（续表）

检查项目	具体要求	检查方法
	患者集中隔离的方式 （3）对医务人员开展隔离技术培训 （4）为隔离患者和相关医务人员提供必要的个人防护用品 （5）隔离患者所用诊疗物品应当专人专用（听诊器、血压计、体温计等） （6）在严格标准预防的基础上，按照疾病传播途径和防控级别实施针对性隔离措施 （7）加强对隔离患者的探视、陪护人员的感控知识宣教与管理，指导和监督探视、陪护人员根据患者感染情况选用合适的个人防护用品 （8）对隔离措施执行情况进行督查、反馈，并持续改进	2. 患者和医务人员防护用品配备情况 3. 隔离患者诊疗物品使用 4. 隔离措施落实情况 5. 探视、陪护人员个人防护用品使用情况 【记录查看】 1. 隔离措施执行登记及改进案例 2. 培训及考核记录
	4. 环境清洁消毒 （1）确定实施环境物表清洁消毒的主体部门及监管部门，明确各部门及相关岗位人员的职责 （2）确定不同风险区域环境物表清洁消毒的基本规范、标准操作流程和监督检查的规定，并开展相关培训 （3）规范开展针对诊疗环境物表清洁消毒过程及效果的监测工作 （4）有感染暴发（疑似暴发）后的环境清洁消毒规定与床单元终末处置流程，并严格执行 （5）明确对空调通风系统、空气净化系统与医疗用水实施清洁消毒、新风管理和监管的主体部门及其职责，有操作规程及监测程序并执行	【文件查阅】 1. 各部门岗位职责 2. 清洁消毒基本规范及操作流程 3. 感染暴发处置流程 4. 清洁消毒操作规程 【记录查看】 1. 清洁消毒培训记录 2. 清洁消毒监测记录 【现场检查】追踪观察清洁消毒操作流程
	5. 诊疗器械 / 物品清洗消毒和（或）灭菌 （1）根据所使用可复用诊疗器械 / 物品的感染风险分级，选择适宜的消毒灭菌再处理方式，包括但不限于：各种形式的清洁、低水平消毒、中水平消毒、高水平消毒和（或）灭菌等；相关操作人员应当做好职业防护 （2）在实施消毒灭菌处置前应当对污染的器械 / 物品进行彻底清洗，但针对被朊病毒、气性坏疽及突发不明原因传染病病原体污染的诊疗器械、器具和物品，在灭菌处置前应当先消毒 （3）有针对内镜、外来器械、植入物等的清洗消毒灭菌管理规范和相应标准操作规程，做好清洗消毒灭菌质量监测和反馈工作 （4）诊疗活动中使用的一次性使用诊疗器械 / 物品符合使用管理规定，在有效期内使用，且不得重复使用 （5）使用的消毒灭菌产品应当符合相应的生产与使用管理规定，按照批准使用的范围、方法和注意事项使用	【记录查看】 1. 抽查消毒灭菌登记 2. 质量监测和反馈记录 【现场检查】 1. 操作人员职业防护 2. 操作人员消毒灭菌操作流程 3. 抽查部分器械使用情况 4. 抽查消毒灭菌产品使用情况 5. 核查器械供应管理方式 【文件查阅】 1. 消毒灭菌操作规程 2. 技术规范及质量控制流程、应急预案

（续表）

检查项目	具体要求	检查方法
	（6）器械/物品清洗、消毒、灭菌程序符合标准或技术规范的规定，做好过程和结果监测，建立并执行质量追溯机制和相应的应急预案 （7）对经清洗消毒灭菌的器械/物品应当采取集中供应的管理方式	
	6. 安全注射 （1）有安全注射技术规范和操作流程并实施 （2）明确负责安全注射管理的责任部门和感控部门或人员的监督指导责任 （3）对医务人员安全注射相关知识与技能进行严格培训 （4）严格实施无菌技术操作规范 （5）诊疗活动中使用的一次性使用注射用具应当“一人一针一管一用一废弃” （6）使用的可复用注射用具应当“一人一针一管一用一清洗灭菌” （7）杜绝注射用具及注射药品的共用、复用等不规范使用情况 （8）加强对注射前准备、实施注射操作和注射操作完成后医疗废物处置等的全过程风险管理、监测与控制，强化对注射全过程中各相关操作者行为的监督管理 （9）提供数量充足、符合规范的个人防护用品和锐（利）器盒 （10）指导、监督医务人员和相关工作人员正确处置使用后的注射器具	【文件查阅】 1. 安全注射技术规范和操作流程 2. 本机构相关文件 【记录查看】 1. 培训及考核记录 2. 监督记录 【现场检查】 1. 抽查工作人员技术操作流程 2. 诊疗活动注射用具使用情况 3. 核查全过程监督管理情况 4. 防护用品数量、质量
感控风险评估	1. 机构及其科室、部门应当根据所开展的诊疗活动特点，定期开展感控风险评估 2. 明确影响本机构感控的主要风险因素和优先干预次序 3. 根据风险评估结果，合理设定或调整干预目标和策略，采取基于循证证据的干预措施 4. 有根据风险评估结果开展感染高危人员筛查的工作机制并实施	【文件查阅】查阅开展风险评估、高危人员筛查工作机制文件 【记录查看】查看风险评估记录和结果 【现场检查】查看干预措施落实情况
多重耐药菌感染防控	1. 有多重耐药菌感染预防与控制规范并落实，明确各责任部门和岗位的分工、职责和工作范围等 2. 依据本机构和所在地区多重耐药菌流行趋势和特点，确定多重耐药菌监控范围，加强信息化监测，采取有效措施预防和控制重点部门和易感者的多重耐药菌感染 3. 加强感染防控、感染病学、临床微生物学、重症医学和临床药学等相关学科的多部门协作机制，提升专业能力 4. 加强针对本机构相关工作人员的多重耐药菌感染预防与控制知识培训	【文件查阅】 1. 多重耐药菌管理规范、各部门岗位职责 2. 本机构监控范围和措施等文件 3. 多部门协作机制文件 【现场检查】核查重点部门和易感者预防措施落实情况

（续表）

检查项目	具体要求	检查方法
	5. 严格执行多重耐药菌感染预防与控制核心措施，包括但不限于手卫生、接触隔离、环境清洁消毒、可复用器械与物品的清洁消毒灭菌、抗菌药物合理使用、无菌技术操作、标准预防、减少侵入性操作，及必要的针对环境和患者的主动监测和干预等 6. 病原微生物标本送检规范，严格执行抗菌药物临床应用指导原则要求，合理选择并规范使用抗菌药物	【记录查看】 1. 培训及考核记录 2. 核查核心措施落实情况 【病历 / 案检查】抽查病历，核查抗菌药物规范使用情况
侵入性器械 / 操作相关感染防控	1. 侵入性器械相关感染防控 （1）有本机构诊疗活动中使用的侵入性诊疗器械名录 （2）有临床使用各类侵入性诊疗器械相关感染防控的具体措施并实施 （3）实施临床使用侵入性诊疗器械相关感染病例的目标性监测 （4）实施临床使用侵入性诊疗器械相关感染防控措施执行依从性监测 （5）根据病例及干预措施依从性监测数据进行持续质量改进	【文件查阅】查阅侵入性诊疗器械目录文件 【现场检查】 1. 核查防控措施落实情况 2. 职能部门提供案例，查看持续改进成效 【记录查看】 1. 目标性监测记录 2. 防控措施依从性监测记录
	2. 手术及其他侵入性操作相关感染防控 （1）有诊疗活动中所开展手术及其他侵入性诊疗操作的名录 （2）有开展的各项手术及其他侵入性诊疗操作的感染防控措施，以及防控措施执行依从性监测的规则和流程并实施 （3）根据患者病情和拟施行手术及其他侵入性诊疗操作的种类进行感染风险评估，并依据评估结果采取针对性的感染防控措施 （4）规范手术及其他侵入性诊疗操作的抗菌药物预防性使用 （5）实施手术及其他侵入性诊疗操作相关感染病例目标性监测 （6）开展手术及其他侵入性诊疗操作相关感染防控措施执行依从性监测工作 （7）根据病例及干预措施执行依从性监测数据进行持续质量改进	【文件查阅】 1. 侵入性操作目录 2. 侵入性操作感染防控措施文件、监测流程和规程 【记录查看】 1. 感染风险评估记录 2. 目标性监测记录 【现场检查】职能部门提供案例，查看持续改进成效
感控培训教育	1. 将感染防控相关内容纳入培训教育中；各部门和临床、医技科室应当根据培训对象制订培训计划并组织实施 2. 明确不同层级、不同岗位工作人员接受感控知识培训的形式、内容与方法等，并做好培训教育组织管理工作 3. 有感控知识与技能培训教育考核方案并实施，将考核结果纳入相关医务人员执业资质（准入）、执业记录和定期考核管理工作 4. 向陪护、探视等人员提供感控相关基础知识宣教服务	【记录查看】 1. 培训及考核档案 2. 宣教记录 【文件查阅】查阅本机构相关管理文件

（续表）

检查项目	具体要求	检查方法
院内感染暴发报告及处置	1. 有院内感染暴发报告责任制，强化本机构法定代表人或主要负责人为第一责任人的定位 2. 有感染监测以及感染暴发的报告、调查与处置等规定、流程和应急预案，并执行 3. 有感染疑似暴发管理机制并执行，组建感控应急处置专家组，指导开展感染疑似暴发、暴发的流行病学调查及处置工作 4. 在诊疗过程中发现短时间内出现 3 例或以上临床症状相同或相近的感染病例，尤其是病例间可能存在具有流行病学意义的共同暴露因素或者共同感染来源时，无论有无病原体同种同源检测结果或检测回报结果如何，都应当按规定逐级报告本机构感控部门（或专职人员）和法人代表人或主要负责人 5. 有感染疑似暴发、暴发处置预案并实施；处置预案应当定期进行补充、调整和优化，并组织开展经常性演练	【文件查阅】 1. 本机构相关管理文件 2. 专家组名单及指导记录 【现场检查】抽取应急预案现场模拟演练 【记录查看】 1. 感染病例报告登记 2. 预案演练记录 【员工访谈】 1. 抽查医务人员对感染病例报告责任的知晓情况 2. 抽查医务人员对感染暴发应急处置预案的掌握情况
医务人员感染性病原体职业暴露预防、处置及上报	1. 有适用于本机构的感染性病原体职业暴露预防、处置及上报规范和流程，主要内容包括但不限于：明确管理主体及其职责；制订并执行适用的预防、处置和报告流程；实施监督考核等 2. 根据防控实践的需要，为医务人员提供数量充足、符合规范要求的用于防范感染性病原体职业暴露风险的设备设施、个人防护用品，及其他支持、保障措施 3. 对医务人员开展有关预防感染性病原体职业暴露的培训教育；感染性病原体职业暴露高风险部门应当定期进行相关演练 4. 有医务人员感染性病原体职业暴露报告管理体系与流程 5. 对发生感染性病原体职业暴露的医务人员进行暴露后评估、处置和随访，严格按照相关防护要求采取检测、预防用药等应对处置措施 6. 有预防感染性病原体职业暴露相关医务人员疫苗接种管理制度并执行	【文件查阅】查阅本机构职业暴露管理相关文件 【现场检查】 1. 设备设施、个人防护用品数量、质量及保障措施 2. 核查应急演练是否落实 【员工访谈】抽查医务人员对职业暴露报告流程的知晓情况 【记录查看】 1. 培训记录 2. 评估处置报告 3. 相关人员疫苗接种记录
院内传染病相关感染预防与控制	1. 诊疗区域空间布局、设备设施和诊疗流程等符合传染病相关感染预防与控制的要求 2. 确定承担院内传染病疫情监测、报告、预防和控制工作的主体部门、人员及其职责 3. 明确感控管理部门或人员指导监督本机构内传染病相关感染防控工作的职责 4. 严格执行传染病预检分诊要求，重点询问和关注就诊者发热、呼吸道症状、消化道症状、皮肤损害等临床表现和流行病史，并了解就诊者症状出现以来的就医、用药情况	【现场检查】 1. 诊疗区域空间布局及设施设备是否符合要求 2. 预检分诊、转诊或隔离、终末消毒等措施落实情况 【文件查阅】查阅本机构有关部门、人员传染病防控职责的文件

（续表）

检查项目	具体要求	检查方法
	5. 本机构不具备相应的救治条件时，应当规范采取就地隔离或转诊至有能力救治的医疗机构等措施 6. 根据传染病传播途径的特点，对收治的传染病患者采用针对性措施阻断传播途径，防止传染病传播 7. 做好疫点管理，及时进行终末消毒，按规范做好医疗废物处置 8. 定期对工作人员进行传染病防控和职业暴露防护知识、技能的培训 9. 为从事传染病诊疗工作的医务人员提供数量充足且符合规范要求的个人防护用品，并指导、监督其正确选择和使用	【记录查看】 1. 终末消毒记录，医疗废物处置登记 2. 培训及考核记录 【员工访谈】抽查医务人员选择和使用个人防护用品的情况

表 8-2　医院感染防控质量与安全检查表（科室层面管理）

检查项目	具体要求	检查方法
人员管理	1. 科室负责人为本区域医院感染管理的第一责任人 2. 科室院感质控小组人员包括科主任、护士长、院感医师、护士 3. 科室院感质控小组人员应为本科室区域内相对固定的人员；应至少配备兼职院感防控管理人员一名 4. 科室人员了解本科室、本专业相关医院感染特点，包括感染率、感染部位、感染病原体及多重耐药菌感染情况 5. 科室人员均应接受培训，掌握医院感染管理的相关制度及流程、标准预防的具体措施、手卫生规范 6. 保洁员、第三方人员等掌握与本职工作相关的清洁、消毒等知识和技能	【文件查阅】查阅医院和科室发布的文件，科室人员名单、排班表等 【现场访谈】抽查科室人员、保洁员、第三方人员对相关工作制度、流程、规范、措施的掌握程度
房屋布局	诊疗区域布局合理，洁污分区明确，标识清楚，功能用房齐全	【现场检查】查看科室功能分区、布局、标识
设施设备	1. 诊疗区域均应设置手卫生设施，包括流动水洗手设施、洗手液、干手设施或速干手消毒剂 2. 洗手液、速干手消毒剂应为一次性包装，禁止兑水使用 3. 手卫生设施的位置应方便医务人员、患者和陪护人员使用 4. 应有醒目、正确的手卫生标识，包括洗手流程图或洗手图示等 5. 应配备合格、充足的感染防控相关的设施和物品，包括体温计（枪）、手卫生设施与用品、个人防护用品、卫生洁具、清洁和消毒灭菌产品和设施等 6. 普通诊室首选自然通风；自然通风不良时可采用机械通风、循环风、紫外线空气消毒器或其他合格的空气消毒器	【现场检查】查看设施、环境、标识标牌、设备等是否符合要求 【记录查看】查阅设施设备及物品配置目录等材料

（续表）

检查项目	具体要求	检查方法
	7. 诊治患有可经空气或飞沫传播疾病的患者时，诊室宜使用空气净化消毒设备 8. 住院病区末端应设 1 ～ 2 间隔离病室，用于特殊感染患者隔离 9. 新建、改建病房（室）宜设置独立卫生间，住院病区多人房间的床间距＞ 0.8 m，病室床位数单排不应超过 3 床，双排不应超过 6 床 10. 治疗车、换药车上物品应摆放有序：上层放置清洁与无菌物品，下层放置使用后物品，利器盒放置于治疗车的侧面	
制度建设	1. 依据本机构医院感染相关制度，制订并落实以及持续完善本科室医院感染预防与控制管理制度、工作流程、岗位职责、技术规范 2. 接受医院感染防控职能科室的监督、检查与指导，改进院感防控措施，评价改进效果，做好相应记录 3. 定期开展医院感染的监测工作，按照本机构的要求进行报告 4. 根据本科室工作岗位特点制订年度培训计划，定期开展医院感染管理知识和技能的培训，并对培训效果进行考核，资料完整 5. 结合本病区（科室）多重耐药菌感染及细菌耐药情况，落实医疗机构抗菌药物管理的相关规定	【文件查阅】查阅机构相关管理文件和科室制度等文件 【记录查看】 1. 科室自查及职能部门监管记录 2. 科室监测记录、监测报告 【病历 / 案检查】抽查病历，核查抗菌药物规范使用情况
预检分诊	1. 根据传染病的流行季节、周期、流行趋势和卫生健康行政部门发布的特定传染病预警信息，或者卫生健康行政部门的要求，加强特定传染病的预检、分诊工作 2. 可通过挂号时询问、咨询台咨询和医师接诊时询问等多种方式对患者开展传染病的预检工作；必要时可建立临时预检点（处）进行预检 3. 预检、分诊点（处）应配备测温设备、手卫生设施与用品、个人防护用品和消毒产品等，并方便取用 4. 从事预检、分诊的工作人员应采取标准预防措施，并依据传染病的传播途径，选择并使用适宜的防护用品 5. 医师在接诊过程中，应注意询问患者有关的流行病学史、职业史，结合患者的主诉、病史、症状和体征等，对患者进行传染病预检 6. 经预检为需要隔离的传染病患者或者疑似患者，应将其分诊至感染性疾病科或分诊点就诊，同时对接诊处采取必要的消毒措施 7. 设置醒目标识、告示、指引牌等，指引需要隔离的确诊或疑似传染病患者至感染性疾病科门诊或分诊点就诊 8. 不具备传染病救治能力时，应及时将患者转至具备救治能力的医疗机构诊疗	【文件查阅】查阅科室预检分诊工作制度 【现场检查】 1. 预检分诊相关规定执行情况 2. 设施设备配备情情况 3. 标识、告示、指引牌设置情况

（续表）

检查项目	具体要求	检查方法
日常无菌、消毒措施	1. 遵守无菌技术操作规程，进入人体无菌组织、器官、腔隙，或接触人体破损黏膜、组织的诊疗器械、器具和物品应进行灭菌；接触完整皮肤、完整黏膜的诊疗器械、器具和物品应进行消毒 2. 为血源性传播疾病患者实施注射时，宜使用安全注射装置，尽可能使用单剂量注射用药；多剂量用药无法避免时，应保证“一人一针一管一用”，不应使用用过的针头及注射器再次抽取药液 3. 配药、皮试、胰岛素注射、接种等操作应严格遵循注射器“一人一针一管一用一丢弃”原则 4. 尽可能使用单剂量注射用药；多剂量用药无法避免时，保证“一人一针一管一用”，严禁使用用过的针头及注射器再次抽取药液 5. 严禁多人共用无菌液体和一次性使用无菌物品 6. 抽出的药液和配制后的静脉输注用无菌液体放置时间不得超过 2 h；启封抽吸的各种溶媒不得超过 24 h 7. 无菌棉球、纱布外包装打开后，使用时间不得超过 24 h 8. 干罐储存无菌持物钳使用时间不应超过 4 h 9. 碘伏、复合碘消毒剂、季铵盐类、氯己定类、碘酊、醇类皮肤消毒剂应注明开瓶日期或失效日期；开瓶后的有效期应遵循厂家的使用说明，无明确规定使用期限的应根据使用频次、环境温湿度等因素确定使用期限，确保微生物污染指标低于 100 CFU/ml。连续使用最长不应超过 7 天，对于性能不稳定的消毒剂如含氯消毒剂，配制后使用时间不应超过 24 h 10. 手消毒剂产品启用后的使用有效期应符合使用说明书的要求 11. 无菌物品、清洁物品、污染物品分区放置 12. 每日清洁无菌物品存放柜，必要时进行消毒；无菌物品包装及标识完整，表面无污染，按灭菌日期顺序置于无菌物品存放柜内，不得重复使用 13. 床单、被套、枕套等直接接触患者的床上用品应一人一更换；住院时间超过一周时，应每周更换，定期进行清洁与消毒 14. 遇污染时除更换直接接触患者的床上用品外，还应及时更换被芯、枕芯、床垫、隔帘等间接接触患者的用品，并及时清洁并消毒 15. 应保持各区域物体表面的清洁，每日湿式清洁或消毒；遇污染时应先去除污染物再进行清洁与消毒 16. 保持卫生间的环境卫生，至少每日清洁或消毒一次；遇污染时随时清洁和消毒	【现场检查】 1. 查看无菌技术操作规程落实情况 2. 查看物品摆放是否符合无菌、消毒要求 3. 查看消毒、清洁记录

（续表）

检查项目	具体要求	检查方法
	17. 保持房间空气新鲜，每天开窗通风换气不少于 2 次，每次≥ 30 min；不能开窗通风的诊室应开启空气净化装置，必要时可采用紫外线灯照射消毒 18. 进行无菌操作前半小时停止清扫地面等工作；操作过程中避免不必要的人员活动 19. 进入治疗室应衣帽整洁，操作前后洗手、戴口罩，出入时随手关门；非工作人员严禁入室，私人物品不得带入室内 20. 医务人员严格执行无菌技术操作规范，各种治疗、护理及换药操作应按照先清洁伤口、后感染伤口依次进行；特殊感染伤口如炭疽、气性坏疽等应就地（诊室或病室）处置，处置后进行严格终末消毒；治疗室外产生的医疗废物不得带入室内 21. 每日定时进行空气、物体表面、地面清洁；消毒清洁用品固定使用，用后彻底清洁消毒，干燥保存 22. 进入病室的治疗车、换药车应配有速干手消毒剂，且在有效期内使用；每天进行清洁与消毒，遇污染随时进行清洁与消毒；室外产生的医疗废物及其他杂物不得带入治疗室内 23. 擦拭物体表面的布巾，不同患者和洁污区域之间应更换 24. 擦拭地面的地巾 / 拖布，不同病房和区域之间应更换 25. 抹布、地巾 / 拖布等清洁用品标识明确，清洁、消毒及存放符合要求 26. 患者出院、转科或死亡后，床单元必须进行终末消毒处理	
医疗废物处置（管理）	1. 落实医疗废物管理各项制度、岗位职责及处理规范、工作流程，有专人负责监督检查和培训工作 2. 医疗废物处理的设施设备运行正常；在处理工作中，严格执行各环节的规范流程 3. 按照规范要求对医疗废物进行分类、密闭运送；相关登记保存 3 年 4. 一次性使用医疗用品后应及时按医疗废物处理；使用后的注射针头等锐器应及时放入符合规范的锐器盒内 5. 临床科室人员在收集医疗废物时，必须用鹅颈式扎口法把袋口严密扎紧，并贴上规范的医疗废物标识；在垃圾交接时要称重，并填写在医疗废物签字本上 6. 医疗垃圾暂存处做到防渗漏、防雨淋、防鼠、防蟑螂、防蚊蝇；医疗废物暂存时间不得超过 48 h 7. 员工每日运送垃圾结束后，用消毒液对运送工具进行清洁、消毒；用紫外线消毒灯对垃圾暂存处进行半小时以上的空气消毒，并有记录	【文件查阅】 1. 医疗废物焚烧协议书，各项制度、职责、管理办法 2. 培训计划及培训考核记录、质控记录、健康证、医疗废物交接签字本等 3. 对医疗废物运行情况进行监管评价和记录 【现场检查】 1. 抽查科室医疗废物处置、登记情况 2. 查看医疗废物处理设施设备运行情况

（续表）

检查项目	具体要求	检查方法
	8. 如遇传染性疾病暴发期间，严格执行上级部门及医院下发的各类文件要求，并将传染病患者或疑似传染病患者产生的所有垃圾作为医疗废物来处理，要用双层垃圾袋密封，做到分类收集、规范包装；做好安全收集、分区处理。医疗废物的运送人员要按传染级别做好个人防护，并将医疗废物转运到指定地点，做好交接记录 9. 有发生医疗废物流失、泄漏、扩散和意外事故的应急预案，防止院感的发生；如发现问题要及时上报院感科及主管领导，并做好监管及问题处理的记录；每半年对员工进行应急演练，有资料、有分析，员工必须掌握预案对策 10. 严禁将未被污染的输液瓶（袋）与医疗废物、生活垃圾混装；可回收输液瓶（袋）严格按照塑料类、玻璃瓶类进行分类收集、暂存，每日由专人负责回收、转运，实行双签字交接登记管理；对残留少量经稀释的普通药液的输液瓶（袋），可以按照未被污染的输液瓶（袋）来处理 11. 传染病患者或疑似传染病患者使用过的输液袋（瓶），细胞毒性药物、麻醉类药品、精神类药品、易制毒药品和放射性药品的输液袋（瓶）等，都不可作为可回收生活垃圾来管理 12. 严禁买卖医疗废物	【记录查看】 1. 对医疗废物运行情况进行监管评价和记录，并对存在的问题有整改计划、措施；查看落实情况 2. 随机抽查某一时段应急演练记录
科普教育	1. 在就诊和等候就诊区开展多种形式的手卫生、呼吸道卫生 / 咳嗽礼仪和医疗废物的分类等健康知识宣教 2. 对确诊或疑似经空气或飞沫传播疾病的患者，应指导其戴口罩；对确诊或疑似经接触传播疾病的患者，应向其宣教相应的隔离措施	【记录查看】 1. 科普教育宣教计划和记录 2. 已制订的宣传资料
手卫生	1. 手卫生设施及用品配备满足工作需要 2. 工作人员严格执行手卫生指征 3. 有手卫生宣教图示 4. 每季度领用手卫生用品；每季度手消毒液平均使用量不低于去年平均水平	【现场检查】查看手卫生设施用品目录、宣教图示 【记录查看】查阅手卫生用品领取记录
职业防护	1. 正确选用个人防护用品，掌握防护用品使用方法和注意事项 2. 医务人员掌握职业防护相关知识，并能正确使用防护用品 3. 工作人员掌握职业防护要求及职业暴露处置流程；发生职业暴露后按要求进行报告及处置 4. 工作人员工作期间出现感染症状，应遵照本院门诊、急诊医疗保健相关感染病例报告制度及时报告	【现场检查】查看职业防护用品配备情况 【员工访谈】抽查工作人员对职业防护相关知识的掌握情况
感控监测	1. 严格遵守医院感染监测与报告制度，及时诊断医院感染病例 2. 定期分析发生医院感染的风险因素，根据风险评估结果制订切实可行的医院感染监测计划，如年度计划、季度计划等	【文件查阅】 1. 本机构发布的相关管理性文件、科室文件

（续表）

检查项目	具体要求	检查方法
	3. 将医院感染监测的质量控制纳入科室医疗质量管理考核体系 4. 应培养科室医务人员识别医院感染暴发的意识与能力；对医院感染暴发、疑似暴发、聚集应按规定执行 5. 发生医院感染和医院感染暴发属于法定传染病的，还应当按照规定进行报告 6. 定期进行空气、物表、手消毒效果监测，监测结果超标时应进行追踪；当怀疑医院感染暴发与环境或医务人员手卫生污染有关时，应及时进行监测，并进行目标微生物的检测	2. 科室年度、季度感染监测计划、记录 【记录查看】 1. 空气、物表等监测记录及追踪分析报告 2. 医院感染报告记录
持续改进	1. 科室每月对医院感染控制各项措施的落实情况进行自查，对于问题有改进措施并及时纠正，有记录 2. 职能部门（医疗、院感等）履行监管职责，对问题与缺陷改进情况进行追踪与成效评价，持续改进质量，资料完整	【文件查阅】 1. 医院感染措施制度、自查制度 2. 本机构监管、各级管理履职相关资料
质量与安全监测指标	1. 医院感染发病（例次）率（%）＝指定时间段内医院感染新发病例（例次）数 / 同期住院患者总数 ×100% 目标值：≤ 10% 2. 医院感染日发病（例次）率（‰）＝指定时间段内医院感染新发病例（例次）数 / 同期住院患者总日数 ×1000‰ 目标值：逐步降低，监测比较 3. 医院感染现患（例次）率（%）＝确定时段或时点住院患者中医院感染患者（例次）数 / 同期住院患者总数 ×100% 目标值：≤ 10% 4. 医院感染病例漏报率（%）＝应当报告而未报告的医院感染病例数 / 同期应报告医院感染病例总数 ×100% 目标值：≤ 10% 5. 多重耐药菌感染发现率（%）＝多重耐药菌感染患者数（例次数）/ 同期住院患者总数 ×100% 目标值：逐步降低 6. 多重耐药菌检出率（%）＝多重耐药菌检出菌株数 / 同期该病原体检出菌株总数 ×100% 目标值：监测比较 7. 血管内导管相关血流感染发病率（‰）＝血管内导管相关血流感染例次数 / 同期患者使用血管内导管留置总天数 ×1000‰ 目标值：逐步降低 8. 呼吸机相关肺炎发病率（‰）＝呼吸机相关肺炎例次数 / 同期患者使用呼吸机总天数 ×1000‰ 目标值：逐步降低	【数据核查】对指标进行复核，复核数据比例不少于科室上报数据的 20%，追溯信息收集渠道 【记录查看】查阅指标分析报告、整改报告以及落实情况

（续表）

检查项目	具体要求	检查方法
	9. 导尿管相关泌尿系感染发病率（‰）＝导尿管相关泌尿系感染例次数 / 同期患者使用导尿管总天数 ×1000‰ 目标值：逐步降低 10. Ⅰ类切口手术部位感染率（%）＝发生Ⅰ类切口手术部位感染病例数 / 同期接受Ⅰ类切口手术患者总数 ×100% 目标值：≤ 1.5% 11. Ⅰ类切口手术抗菌药物预防使用率（%）＝Ⅰ类切口手术预防使用抗菌药物的患者数 / 同期Ⅰ类切口手术患者总数 ×100% 目标值：≤ 30% 12. 住院患者抗菌药物使用率（%）＝住院患者中使用抗菌药物（全身给药）患者数 / 同期住院患者总数 ×100% 目标值：逐步降低 13. 抗菌药物治疗前病原学送检率（%）＝指定时间段内使用治疗用抗菌药物前病原学检验标本送检患者数 / 同期使用抗菌药物治疗患者总数 ×100% 目标值：≥ 50% 14. 医院感染诊断相关病原学送检率（%）＝完成医院感染诊断相关病原学送检的病例数 / 同期发生医院感染病例总数 ×100% 目标值：≥ 90% 15. 联合使用重点药物前病原学送检率（%）＝接受两个或以上重点药物联合使用前病原学送检病例数 / 同期住院患者中接受两个或以上重点药物联合使用病例数 目标值：100% 16. 职业暴露（例次）率（%）＝指定时间段内发生职业暴露的人（例次）数 / 同期工作人员总数 ×100% 目标值：逐步降低 17. 职业暴露感染率（%）＝指定时间段内因职业暴露发生感染的人数 / 同期发生执业暴露的总人数 ×100% 目标值：逐步降低 18. 法定传染病报告率（%）＝进行网络报告的法定传染病病例数 / 实查登记病例数 ×100% 目标值：100% 19. 手卫生执行正确率（%）＝手卫生正确执行次数 / 实际进行的手卫生执行次数 ×100% 目标值：100% 20. 手卫生依从率（%）＝手卫生执行时机数 / 应执行手卫生时机数 ×100% 目标值：100%	

第二节 重点科室医院感染管理

本节含10张检查表。针对感染性疾病患者较多，易发生人间传播，特别是易发生医源性感染的部门和科室，包括肠道门诊、发热门诊、口腔科、内镜中心（室）、消毒供应中心（室）、临床实验室、手术室、新生儿科（室）、产房、重症医学科（ICU）10个重点部门或科室，从人员配置、房屋布局、设施设备、制度建设、感染防控措施和质量安全监测指标等方面，对医院感染预防与控制要求作出详细的规定，以加强重点科室的感控工作，明确其防控重点，确保各项防控措施落实到位（表8-3～表8-12）。

表8-3　肠道门诊医院感染防控质量与安全检查表

检查项目	具体要求	检查方法
人员配置	1. 二级及以上机构根据患者就诊人数合理配置人员，宜配备专职医师1～2人、兼职医师1～2人，专职护士2～3人，其中1名医师和1名护士应具有中级及以上专业技术职称；每日应有1名医师和1名护士参与日常诊疗工作 2. 建立院内专家组，由感染性疾病科、内科、急诊科、外科、儿科、临床检验科、院内感染管理科、护理部等科室人员组成，负责对院内肠道门诊筛查发现的可疑、疑难危重病例进行会诊 3. 工作人员如医务人员、保洁人员、安保人员应每年至少一次参加传染病防控与感染控制等相关内容培训；新进工作人员等应参加岗前培训；做好培训记录 4. 科室院感防控的人员管理共性要求见表8-2	【文件查阅】 1. 本机构相关管理文件 2. 科室人员名单、资格证书、排班表等 【记录查看】查看科室培训记录 【员工访谈】抽查医务人员对院感防控要求的知晓情况
房屋布局	1. 肠道门诊应设置在本机构独立区域的独立建筑，与普通门（急）诊及住院部物理隔离；挂号、候诊、取药、采血及化验、注射等均与普通门诊分开 2. 院区主入口和门急诊大厅外应设置醒目的肠道门诊标识，明确肠道门诊所在的方向、位置及行走线路 3. 二级及以上机构肠道门诊用房面积应大于70 m²，宜预留供后期临时扩建、转运的室外场地及设备管线条件 4. 设置肠道门诊的二级及以上机构宜设置2间诊室，每间诊室使用面积应大于10 m² 5. 肠道门诊应划分为污染区、潜在污染区和清洁区共三区，各区间相互无交叉 6. 使用面积应满足日常诊疗工作及值班生活需求，不应与其他门（急）诊共用 7. 各区和通道出入口应设有醒目标识，地面有分区警示标块，合理设置工作人员通道、患者专用通道，合理组织清洁物品和污染物品运送线路，有效控制院内交叉感染 8. 候诊区应相对独立，患者座位之间宜保持间隔 9. 应设置不少于2间有观察床位的隔离留观室	【现场检查】查看诊室分区、房屋布局、标识等情况

（续表）

检查项目	具体要求	检查方法
	10. 必须设置患者专用卫生间，构造便于消毒处理 11. 检验室应独立设置	
设施设备	1. 空调系统应在三区分别独立设置 2. 宜配置符合要求的固定式紫外线杀菌灯等空气消毒设备 3. 应在诊室、留观室等配置流动水、洗手液等手卫生设施和用品；流动水洗手设施应为非接触性或非手动开关，防止污水外溅 4. 污洗间应配备清洗池、消毒池、拖把等，环境和物体表面清洁与消毒按有关要求执行 5. 污染区 （1）污染区的患者专用通道、预检处、候诊区、诊室、治疗室、输液室、隔离留观室、检验室、药房、污物间、患者卫生间等应有醒目标识 （2）患者专用通道可使用非接触式门禁系统 （3）挂号收费处宜利用信息化手段和自助服务技术，避免人员聚集和交叉感染风险 （4）诊室内配备专用诊疗桌椅、诊疗器械、非接触式洗手装置和诊疗床 （5）治疗室应光线充足，配置易清洁消毒的治疗操作台、重症患者抢救设备与药品；宜安装纱门纱窗，有条件的可配备医用冰箱和 B 超等设备 （6）应配备粪常规等检验设备和医用冰箱，宜配备生物安全柜 （7）输液室宜配备不少于 5 张输液椅和输液架，有条件时可设中心供氧设备和吸引装置 （8）卫生间大便器应选用蹲式大便器，宜采用脚踏式自闭冲洗阀或感应冲洗阀；小便斗应采用自动冲洗阀；呕吐物应使用呕吐物应急处置包处置。宜配备感应式洗手设施、洗手液、卫生纸和干手纸巾；有条件的机构可在卫生器具旁配备呼叫器 6. 潜在污染区 （1）潜在污染区应有醒目标识，在清洁区与污染区之间设立缓冲通道；三区间宜设置浸湿消毒液的擦脚垫 （2）宜设置脱卸防护用品区域、摆放使用后防护用品区域，并有醒目标识；宜至少满足 2 人同时脱卸防护用品；应设流动水洗手设施或快速手消毒液 7. 清洁区 （1）清洁区应有醒目标识，主要包括医务工作人员专用通道、更衣室、休息室、值班室，医务工作人员专用卫生间、清洁库房等，有条件的可设置监控室 （2）清洁库房应符合存储要求，用于放置洁净物品	【现场检查】查看区域标识、布局、设施设备等情况

（续表）

检查项目	具体要求	检查方法
制度建设	1. 依据本机构医院感染相关制度，制订并落实本科室医院感染预防与控制管理制度、工作流程、岗位职责、技术规范，并定期更新 2. 科室应接受院感防控职能科室的监督、检查与指导，改进院感防控措施，评价改进效果，做好相应记录 3. 定期开展医院感染的监测工作，按照本机构要求进行报告 4. 根据本科室工作岗位特点，制订年度培训计划，定期开展医院感染管理知识和技能的培训与考核，资料完整 5. 结合本科室情况，落实传染病登记和报告制度	【文件查阅】查阅科室制度建设文件 【记录查看】查阅科室工作、培训记录 【员工访谈】抽查员工对制度的知晓情况
感染防控措施	1. 已设置的肠道门诊应做到不随意关闭和更换 2. 应做到诊室、人员、时间、器械固定 3. 使用过的一次性医疗卫生用品应按医疗废弃物统一销毁消毒和回收处理 4. 呕吐物、排泄物及便器应有专人负责消毒；清除污染物后，应当对污染的环境物体表面进行消毒，清理的污染物按医疗废物集中处置 5. 应保持自然通风良好，并做好防蚊蝇、防虫和防鼠措施 6. 污染的床单被褥等物品应消毒后或采用水溶性包装袋外送 7. 做到“五不出门”，即“患者挂号、化验、配药、注射、收费这 5 个就诊行为在肠道门诊内完成” 8. 霍乱患者处置应“一人一室” 9. 可结合肠道门诊实际设置科普区域，开展传染病防治核心知识等健康宣教	【现场检查】 1. 查看肠道门诊工作情况 2. 现场污染物的处置情况 3. 预防措施落实情况 4. 肠道门诊工作情况 5. 现场科普宣教情况 【记录查看】 1. 科室工作记录 2. 科室消毒记录 【文件查阅】查阅霍乱患者诊治记录
质量与安全监测指标	1. 手卫生执行正确率（%）＝手卫生正确执行数 / 实际进行的手卫生执行次数 ×100% 目标值：100% 2. 手卫生依从率（%）＝手卫生执行时机数 / 应执行手卫生时机数 ×100% 目标值：100% 3. 法定传染病报告率（%）＝进行网络报告的法定传染病病例数 / 实查登记病例数 ×100% 目标值：100% 4. 职业暴露（例次）率（%）＝指定时间段内发生职业暴露的人（例次）数 / 同期工作人员总数 ×100% 目标值：逐步降低 5. 职业暴露感染率（%）＝指定时间段内因职业暴露发生感染的人数 / 同期发生职业暴露的总人数 ×100% 目标值：逐步降低	【数据核查】对指标进行复核，复核数据比例不少于科室上报数据的 20%，追溯信息收集渠道 【记录查看】查阅指标分析报告、整改报告以及落实情况

表 8-4　发热门诊医院感染防控质量与安全检查表

检查项目	具体要求	检查方法
人员配置	1. 发热门诊应配备具有呼吸道传染病或感染性疾病诊疗经验的医务人员，并根据每日就诊人次、病种等合理配备医师；传染病高发期间可根据实际诊疗量增配医师数量 2. 发热门诊医师应熟练掌握相关疾病流行病学特点、诊断标准、鉴别诊断要点、治疗原则，及医院感染控制、消毒隔离、个人防护和传染病报告要求等 3. 在发热门诊工作的护士应具备一定的临床经验，熟悉相关疾病护理要点，以及传染病分诊、各项护理操作、医院感染控制、消毒隔离、个人防护等各项要求 4. 发热门诊应根据患者数量及隔离床位数量配备相应数量的护士；传染病高发期间根据实际患者数量酌情增配护士数量 5. 要配备专职保洁人员，且相对固定，并有针对性地开展感控培训及考核；不得由医务人员或其他病区保洁人员兼职发热门诊的保洁工作 6. 合理安排医务人员轮换班次，及时监测健康状况；保洁等后勤人员同样做好健康监测工作 7. 对发热门诊全体员工开展感染控制、个人防护等知识和技能培训，特别是个人防护用品穿脱培训；所有员工须经穿脱防护用品、手卫生等知识和技能考核合格后上岗 8. 科室院感防控的人员管理共性要求，见表 8-2	【文件查阅】 1. 本机构发布的相关管理文件 2. 科室人员名单、资格证书、排班表等 【记录查看】查阅科室培训记录 【员工访谈】抽查工作人员院感防控相关知识、技能掌握情况
房屋布局	1. 发热门诊应设置于本机构独立区域的独立建筑，且标识醒目，具备独立出入口 2. 院门口、门诊大厅和院区内相关区域要设立醒目的指示标识，内容包括发热门诊方位、行走线路、接诊范围及注意事项等 3. 发热门诊硬件设施要符合呼吸道传染病防控要求，与普通门（急）诊及其他区域间设置严密的硬隔离设施，不共用通道；通道之间不交叉，人流、物流、空气流严格物理隔离 4. 新建发热门诊外墙与周围建筑或公共活动场所间距不小于 20 m 5. 发热门诊内要规范设置污染区和清洁区，并在污染区和清洁区之间设置缓冲间；清洁区、缓冲间、污染区的清洁用品不能混用 6. 污染区：主要包括患者专用通道、预检分诊区（台）、候诊区、诊室（含备用诊室）、留观室、污物间、患者卫生间，挂号、收费、药房、护士站、治疗室、抢救室、输液观察室、检验及 CT 检查室、辅助功能检查室、标本采集室、污物保洁和医疗废物暂存间等，其中挂号与取药可启用智能挂号付费及自动取药机等来替代	【现场检查】查看发热门诊功能布局、区域划分、标识设置情况

（续表）

检查项目	具体要求	检查方法
	7. 候诊区：候诊区应独立设置，按照候诊人员间距不小于 1 m 的标准设置较为宽敞的空间。三级机构应可容纳不少于 30 人同时候诊，二级机构应可容纳不少于 20 人同时候诊；发热门诊患者入口外预留空间用于搭建临时候诊区，以满足传染病防控需要 8. 诊室：每间诊室均应为单人诊室，并至少设有 1 间备用诊室，诊室面积应尽可能宽敞；新建的发热门诊应至少设置 3 间诊室和 1 间备用诊室，每间诊室净使用面积不少于 8 m^2 9. 留观室：三级机构留观室应不少于 10 ～ 15 间，二级机构留观室不少于 5 ～ 10 间，其他设置发热门诊的机构也应设置一定数量留观室；留观室应按单人单间收治患者，每间留观室内设置独立卫生间 10. 清洁区：主要包括办公室、值班室、休息室、示教室、穿戴防护用品区、清洁库房、更衣室、浴室、卫生间等；清洁区要设置独立的工作人员专用通道，并根据工作人员数量合理设置区域面积 11. 缓冲间：污染区和清洁区之间应至少设置 2 个缓冲间，分别为个人防护用品第一脱卸间和第二脱卸间；每个缓冲间应至少满足 2 人同时脱卸个人防护用品；缓冲间房门密闭性好且彼此错开，不宜正面相对，开启方向应由清洁区开向污染区 12. 发热门诊内各区和通道出入口应设有醒目标识 13. 发热门诊内各区之间有严密的物理隔断，相互无交叉 14. 患者专用通道、出入口设在污染区一端，医务人员专用通道、出入口设在清洁区一端	
设备设施	1. 诊室至少可以摆放 1 张工作台、1 张诊查床、1 个非手触式流动水洗手设施，每间诊室安装至少 1 个 X 光灯箱，配备可与外界联系的通信工具 2. 应配置病床、转运平车、护理车、仪器车、治疗车、抢救车、输液车、污物车、氧气设备、负压吸引设备等基础类设备 3. 应配置输液泵、注射泵（配置工作站）、电子血压计、电子体温计、血糖仪、手持脉搏血氧饱和度测定仪、心电监护仪（配置工作站）、心电图机、除颤仪、无创呼吸机、心肺复苏仪等抢救及生命支持类设备；急救设备保证处于功能状态 4. 有条件的机构发热门诊配置气管插管、有创呼吸机、雾化泵、负压担架等；对需要抢救的发热患者开展抢救工作 5. 应配置化学发光免疫分析仪、全自动生化分析仪、全自动血细胞分析仪、全自动尿液分析仪、全自动尿沉渣分析仪、全自动粪便分析仪、血气分析仪、生物安全柜等检验类设备	【现场检查】 1. 查看设施、设备配备情况 2. 急救设备是否在功能状态

（续表）

检查项目	具体要求	检查方法
	6. 有条件的机构可配置全自动血凝分析仪、特定蛋白分析仪、独立的 CT 机、24 h 自动化药房 7. 辅助配置电脑、监控、电话通信设备、无线传输设备、自动挂号缴费机、口罩售卖机和污洗设备等 8. 空调系统应独立设置，设新风系统 9. 禁止使用以下空调系统：循环回风的空气空调系统、空气-水空调系统、绝热加湿装置空调系统，及其他既不能开窗、又无新风和排风系统的空调系统 10. 所有功能空间均应设手卫生设施，洗手设施应使用非手触式洗手装置；应配置空气或气溶胶消毒设施和其他有效的清洁消毒措施，以及消毒器械 11. 具备与本机构信息管理系统互联互通的局域网设备、电子化病历系统、非接触式挂号和收费设备、可连接互联网的设备、可视对讲系统等	
制度建设	1. 依据本机构医院感染相关制度，制订并落实本科室医院感染预防与控制管理制度、工作流程、岗位职责、技术规范，并定期更新 2. 科室应接受医院感染防控职能科室的监督、检查与指导，改进院感防控措施，评价改进效果，并做好记录 3. 定期开展医院感染的监测工作，按照本机构要求进行报告 4. 根据本科室工作岗位特点制订年度培训计划，定期开展医院感染管理知识和技能的培训与考核，资料完整 5. 结合本科室情况，落实传染病登记和报告制度	【文件查阅】 1. 科室制度等文件资料 2. 科室培训档案 【员工访谈】抽查员工对制度、培训内容的掌握程度
感染防控措施	1. 应做到 24 h 开诊 2. 应做到诊室、人员、时间、器械固定 3. 严格落实首诊负责制；医务人员不得以任何理由推诿患者 4. 挂号、就诊、交费、标本采集、检验、辅助检查、取药、输液等所有诊疗活动在发热门诊独立完成 5. 发现甲类传染病和乙类传染病中的肺炭疽、传染性非典型肺炎、脊髓灰质炎、人感染高致病性禽流感患者或疑似患者，或发现其他传染病和不明原因疾病暴发时，应于 2 h 内将传染病报告卡通过网络报告；未实行网络直报的责任报告单位应于 2 h 内以最快的通信方式（电话、传真）向当地县级疾病预防控制机构报告，并于 2 h 内寄送出传染病报告卡 6. 接诊医师发现疑似患者须立即向本机构的主管部门报告，主管部门接到报告应立即组织院内专家组会诊，按相关要求进行登记、隔离、报告，不得允许患者自行离院或转院；所有患者在检测结果反馈前，均应留观；当留观室数量不能满足临床诊疗需要时，需另外设置隔离留观区	【现场检查】 1. 科室实际开诊、接诊情况 2. 核查消毒和废弃物处置是否符合规定 3. 核查通风情况是否符合规定 4. 设施设备配备情况 5. 核查工作人员防护用具佩戴及监管情况 【记录查看】 1. 科室既往上报登记情况 2. 科室清洁消毒记录登记表 【文件查阅】查阅科室相关管理制度、规范

（续表）

检查项目	具体要求	检查方法
	7. 实时或定时对环境、空气进行清洁消毒，并建立终末清洁消毒登记本或电子登记表，登记内容包括：空气、地面、物体表面及使用过的医疗用品等的消毒方式及持续时间，医疗废物及污染衣物处理等 8. 发热门诊区域的医疗设备、物体表面、布草、地面、空气及空调通风系统的消毒和医疗废物的处置应符合相关规定，并有工作记录 9. 污水排放和医疗废物与生活垃圾的分类、收集、存放与处置应符合相关法规的要求 10. 所有业务用房窗户应可开启，保持室内空气流通；候诊区和诊室要保持良好通风，必要时可加装机械通风装置；通风不良的，可通过不同方向的排风扇组织气流方向从清洁区→缓冲间→污染区 11. 发热门诊应配备符合标准、数量充足（至少可供 2 周使用）、方便可及的个人防护用品 12. 进出发热门诊要正确穿脱个人防护用品；在穿脱防护服、医用防护口罩等时，应有感控人员现场或通过视频进行监督，避免交叉感染	
质量与安全监测指标	1. 手卫生依从率（%）＝手卫生执行时机数 / 应执行手卫生时机数 ×100% 目标值：100% 2. 手卫生执行正确率（%）＝手卫生正确执行数 / 实际进行的手卫生执行次数 ×100% 目标值：100% 3. 法定传染病报告率（%）＝进行网络报告的法定传染病病例数 / 实查登记病例数 ×100% 目标值：100% 4. 职业暴露（例次）率（%）＝指定时间段内发生职业暴露的人（例次）数 / 同期工作人员总数 ×100% 目标值：逐步降低 5. 职业暴露感染率（%）＝指定时间段内因职业暴露发生感染的人数 / 同期发生职业暴露的总人数 ×100% 目标值：逐步降低	【数据核查】对指标进行复核，复核数据比例不少于科室上报数据的 20%，追溯信息收集渠道 【记录查看】查阅指标分析报告、整改报告以及落实情况

表 8-5 口腔科医院感染防控质量与安全检查表

检查项目	具体要求	检查方法
人员配置	1. 根据口腔诊疗工作量配备专职或兼职口腔器械消毒灭菌工作人员 2. 从事口腔诊疗服务的医务人员应当接受相关培训，并掌握口腔诊疗器械消毒及个人防护等医院感染预防与控制方面的知识 3. 专职、兼职消毒灭菌工作人员每年应至少参加消毒灭菌专业技术培训 1 次 4. 科室院感防控的人员管理共性要求，见表 8-2	【员工访谈】抽查工作人员对器械消毒知识的掌握情况、对院感防控要求的知晓情况
房屋布局	1. 口腔诊疗区域和口腔诊疗器械清洗、消毒区域应当分开，布局合理，能够满足诊疗工作和口腔诊疗器械清洗、消毒工作的基本需要 2. 独立设置器械处理区，工作流程设计应由污到洁，装饰材料应耐水、易清洁 3. 器械处理区分为回收清洗区、保养包装及灭菌区、物品存放区；回收清洗区与保养包装及灭菌区之间应有物理屏障	【现场检查】查看科室功能分区、布局
设施设备	1. 根据口腔诊疗服务的实际情况合理配置设备、设施，并应符合国家相关标准或规定 2. 配有污物回收器具、手工清洗池、工作台、超声清洗器及灭菌设备 3. 宜配备机械清洗消毒设备、牙科手机专用自动注油养护机、医用热封机、干燥设备等	【现场检查】查看科室设施设备配备情况
制度建设	有口腔器械消毒灭菌工作岗位职责、管理制度、规范流程并落实	【文件查阅】查阅科室工作制度
院感防控措施	1. 进入患者口腔内的所有诊疗器械，必须达到“一人一用一消毒或者灭菌”的要求 2. 凡接触患者伤口、血液、破损黏膜或者进入人体无菌组织的各类口腔诊疗器械，包括牙科手机、车针、根管治疗器械、拔牙器械、手术治疗器械、牙周治疗器械、敷料等，使用前必须达到灭菌水平 3. 接触患者完整黏膜、皮肤的口腔诊疗器械，包括口镜、探针、牙科镊子等口腔检查器械，各类用于辅助治疗的物理测量仪器、印模托盘、漱口杯等，使用前必须达到消毒水平 4. 凡接触患者体液、血液的修复、正畸模型等物品，送技工室操作前必须消毒 5. 牙科综合治疗台及其配套设施应每日清洁、消毒，遇污染应及时清洁、消毒 6. 对口腔诊疗器械进行清洗、消毒或者灭菌的工作人员，在操作过程中应当做好个人防护工作	【现场检查】 1. 科室诊疗器械使用情况 2. 科室、诊疗器械的消毒和使用情况 3. 工作人员个人防护情况 4. 核查医务人员个人防护和诊疗操作是否规范 【记录查看】 1. 科室医疗废物处理记录 2. 科室监测记录 3. 核查照相室感染防控措施落实情况

（续表）

检查项目	具体要求	检查方法
	7. 医务人员进行口腔诊疗操作时，应当戴口罩、帽子，可能出现患者血液、体液喷溅时，应当戴护目镜；每次操作前及操作后应当严格洗手或者手消毒 8. 医务人员戴手套操作时，每治疗一名患者应当更换一副手套，并洗手或者手消毒 9. 口腔诊疗过程中产生的医疗废物应当按照有关法规、规章的规定进行处理 10. 消毒后直接使用的物品宜至少每季度监测一次 11. 口腔 X 线照相室应严格控制拍片中的交叉感染	
质量与安全监测指标	1. 手卫生依从率（%）＝手卫生执行时机数 / 应执行手卫生时机数 ×100% 目标值：100% 2. 手卫生执行正确率（%）＝手卫生正确执行数 / 实际进行的手卫生执行次数 ×100% 目标值：100% 3. 法定传染病报告率（%）＝进行网络报告的法定传染病病例数 / 实查登记病例数 ×100% 目标值：100% 4. 职业暴露（例次）率（%）＝指定时间段内发生职业暴露的人（例次）数 / 同期工作人员总数 ×100% 目标值：逐步降低 5. 职业暴露感染率（%）＝指定时间段内因职业暴露发生感染的人数 / 同期发生职业暴露的总人数 ×100% 目标值：逐步降低 6. 牙科综合治疗台用水应使用软化水，用水细菌菌落总数≤ 100 CFU/ml；不得检出铜绿假单胞菌、沙门菌和大肠菌群	【数据核查】对指标进行复核，复核数据比例不少于科室上报数据的 20%，追溯信息收集渠道 【记录查看】查阅指标分析报告、整改报告以及落实情况

表 8-6　内镜中心（室）医院感染防控质量与安全检查表

检查项目	具体要求	检查方法
人员配置	1. 详见表 5-16［内镜中心（室）质量与安全检查表］ 2. 科室院感防控的人员管理共性要求，见表 8-2	【员工访谈】抽查医务人员对院感防控要求的知晓情况
房屋布局	1. 设有内镜诊疗中心的机构，设立患者候诊室（区）、诊疗室、清洗消毒室、内镜贮藏室等 2. 清洗消毒室和内镜诊疗室应单独分设；清洗消毒室应当保证通风良好 3. 诊疗室内每个诊疗单位的净使用面积不得少于 20 m^2	【现场检查】查看科室功能分区、布局

（续表）

检查项目	具体要求	检查方法
设备设施	1. 配备与本机构规模和接诊患者数量相适应的内镜及附件 2. 配备基本的清洗消毒设备：包括专用流动水清洗消毒槽（四槽或五槽）、负压吸引器、超声清洗器、高压水枪、干燥设备、计时器、通风设施，与所采用的消毒、灭菌方法相适应的必备的消毒、灭菌器械，50 ml 注射器、各种刷子、纱布、棉棒等消耗品 3. 配备清洗消毒剂：多酶洗液、适用于内镜的消毒剂、75% 乙醇	【现场检查】查看科室设施、设备配备
制度建设	1. 有并落实有关内镜消毒的岗位职责、管理制度、规范流程，预防内镜消毒问题导致的医院感染 2. 医院感染管理人员、从事内镜诊疗和内镜清洗消毒工作的人员应当接受专业培训，正确掌握内镜的清洗和消毒灭菌技术	【文件查阅】查阅内镜室诊疗制度、规范 【记录查看】查阅培训记录
院感防控措施	1. 不同部位内镜的清洗消毒工作设备应当分开 2. 灭菌内镜的诊疗应当在达到手术标准的区域内进行，并按照手术区域的要求进行管理 3. 工作人员清洗消毒内镜时，应当穿戴必要的防护用品，包括工作服、防渗透围裙、口罩、帽子、手套等 4. 凡进入人体的无菌组织、器官或者经外科切口进入人体无菌腔室的内镜及附件，如腹腔镜、关节镜、脑室镜、膀胱镜、宫腔镜等，必须达到灭菌水平 5. 凡穿破黏膜的内镜附件，如活检钳、高频电刀等，必须灭菌 6. 凡进入人体消化道、呼吸道等与黏膜接触的内镜，如喉镜、气管镜、支气管镜、胃镜、肠镜、乙状结肠镜、直肠镜等，应当按照消毒技术规范的要求进行高水平消毒 7. 内镜及附件用后应当立即清洗、消毒或者灭菌 8. 禁止使用非流动水对内镜进行清洗 9. 应当做好内镜清洗消毒的登记工作，登记内容应当包括就诊患者姓名、使用内镜的编号、清洗时间、消毒时间以及操作人员姓名等事项 10. 医院感染管理部门应当按照规范，负责对本机构内镜使用和清洗消毒质量的监督管理工作 11. 消毒剂浓度必须每日定时监测并做好记录，保证消毒效果 12. 消毒剂使用的时间不得超过产品说明书规定的使用期限 13. 消毒后的内镜应当每季度进行生物学监测并做好监测记录 14. 灭菌后的内镜应当每月进行生物学监测并做好监测记录	【现场检查】 1. 抽查诊疗现场 2. 抽查工作人员防护情况 3. 抽查消毒剂是否在使用期限内 【记录查看】 1. 内镜及附件消毒灭菌记录 2. 内镜室清洗消毒登记 3. 生物学监测记录 4. 科室消毒剂监测记录 【文件查阅】查阅本机构相关管理文件
质量与安全监测指标	1. 消毒后的内镜合格标准为：每件的细菌总数＜ 20 CFU，不能检出致病菌 2. 灭菌后内镜合格标准为：无菌检测合格 3. 内镜清洗消毒剂浓度监测记录保存期≥ 6 个月，其他监测资料保存期≥ 3 年	【数据核查】对指标进行复核，复核数据比例不少于科室上报数据的 20%，追溯信息收集渠道

（续表）

检查项目	具体要求	检查方法
	4. 手卫生执行正确率（%）＝手卫生正确执行数 / 实际进行的手卫生执行次数 ×100% 目标值：100% 5. 手卫生依从率（%）＝手卫生执行时机数 / 应执行手卫生时机数 ×100% 目标值：100%	【记录查看】查阅指标分析报告、整改报告以及落实情况

表 8-7　消毒供应中心（室）医院感染防控质量与安全检查表

检查项目	具体要求	检查方法
人员配置	1. 应根据工作量及各岗位需求，科学、合理配置护士、消毒员和其他工作人员 2. 植入物与外来医疗器械应专岗负责，人员应相对固定 3. 科室院感防控的人员管理共性要求，见表 8-2	【现场检查】查看科室工作人员配置情况 【员工访谈】抽查医务人员对院感防控要求的知晓情况
房屋布局	详见表 5-22［消毒供应中心（室）质量与安全检查表］	
设施设备		
制度建设		
院感防控措施	1. 诊疗器械、器具和物品使用后应及时清洗、消毒、灭菌，再处理 2. 进入人体无菌组织、器官、腔隙，或接触人体破损的皮肤和黏膜的诊疗器械、器具和物品应进行灭菌 3. 接触完整皮肤、黏膜的诊疗器械、器具和物品应进行消毒 4. 被甲类传染病或按照甲类管理的传染病、气性坏疽、突发原因不明的传染病病原体及朊病毒污染的诊疗器械、器具和物品，应双层封闭包装并标明感染性疾病名称，由消毒供应中心（室）单独回收处理 5. 遵循标准预防的原则进行清洗、消毒、灭菌；人员防护着装要求应符合规定 6. 设备、器械、物品及耗材使用应遵循生产厂家的使用说明或指导手册 7. 将重复使用的诊疗器械、器具和物品与一次性使用物品分开放置 8. 在使用后及时去除诊疗器械、器具和物品上的明显污物，根据需要做保湿处理 9. 不在诊疗场所对污染的诊疗器械、器具和物品进行清点；应采用封闭方式回收，避免反复装卸	【记录查看】 1. 清洗、消毒、灭菌记录 2. 科室监测记录及持续改进效果 【现场检查】抽查现场工作人员的工作情况

（续表）

检查项目	具体要求	检查方法
	10. 灭菌后物品应分类、分架存放在无菌物品存放区；物品放置应固定位置，设置标识；接触无菌物品前应洗手或手消毒 11. 无菌物品发放时，应遵循先进先出的原则；发放时应确认无菌物品的有效性和包装完好性 12. 应由专人进行质量监测工作，至少每周进行一次生物学监测 13. 定期对监测资料进行总结分析，做到持续质量改进	
质量与安全监测指标	1. 职业暴露（例次）率（%）＝指定时间段内发生职业暴露的人（例次）数 / 同期工作人员总数 ×100% 目标值：逐步降低 2. 职业暴露感染率（%）＝指定时间段内因职业暴露发生感染的人数 / 同期发生职业暴露的总人数 ×100% 目标值：逐步降低 3. 日常监测（或定期抽查）的器械（器具、物品）清洗合格率（%）＝清洗后合格的器械（器具、物品）数 / 日常监测（或定期抽查）的清洗器械（器具、物品）总数 ×100% 目标值：100% 4. 每月包装合格率（%）＝检查的包装合格包数 / 本月检查的包装总包数 ×100% 目标值：100% 5. 湿包发生率（%）＝发生湿包的灭菌包数 / 同期处理灭菌包总数 ×100% 目标值：0 6. 灭菌效果监测合格率（%）＝灭菌合格批次 / 同期同类型灭菌总批次 ×100% 目标值：100% 7. 无菌物品发放合格率（%）＝无菌物品发放合格件数 / 同期发放无菌物品总件数 ×100% 目标值：100%	【数据核查】对指标进行复核，复核数据比例不少于科室上报数据的20%，追溯信息收集渠道 【记录查看】查阅指标分析报告、整改报告以及落实情况

表 8-8　临床实验室医院感染质量与安全检查表

检查项目	具体要求	检查方法
人员配置	1. 设专人负责标本在实验室内部、与其他机构之间传递过程中的生物安全工作，及生物安全培训和相关设备耗材的管理等 2. 有专（兼）职人员负责临床检验质量和临床实验室安全管理工作 3. 科室院感防控的人员管理共性要求，见表 8-2	【文件查阅】查阅科室管理性文件 【员工访谈】抽查医务人员对院感防控要求的知晓情况

（续表）

检查项目	具体要求	检查方法
房屋布局	1. 建筑布局遵循环境卫生学和医疗机构感染防控的原则，符合功能流程合理和洁污区域分开的基本要求，做到布局合理、分区明确、标识清楚 2. 划分为医学检验功能区、辅助功能区和管理区 3. 医学检验功能包括接诊及标本接收区、标本采集区、标本准备区、标本检验区、试剂和耗材保存区、标本保存区、医疗废物处理区和医务人员办公区等基本功能区域	【现场检查】查看科室功能分区、布局
设备设施	1. 配备基本设备：冰箱、离心机、加样器、压力蒸汽灭菌器、生物安全柜等，与所开展的检验项目和工作量相适应 2. 配备检验设备：生化类分析仪、血细胞分析仪、尿液分析仪、酶标仪、发光分析仪、细菌培养和鉴定仪、核酸类分析仪、质谱色谱分析仪等	【现场检查】查看科室基本设施设备配置情况
制度建设	1. 有科室人员岗位职责，并落实 2. 科室工作制度健全并落实，包括但不限于设施与设备管理制度、试剂管理制度、标本管理制度、分析前中后三个阶段的质量管理制度、患者（标本）登记和医疗文档管理制度、消防安全管理制度、信息管理制度与患者隐私保护制度、生物安全管理制度、危化品使用管理制度等 3. 根据国家文件要求制订实验室各检验项目的质量控制指标及标准操作程序，并定期更新；加强对科室人员的培训	【文件查阅】查阅科室制度等文件资料 【记录查看】查看科室的工作记录、培训记录等资料 【员工访谈】抽查员工对相关制度、操作规程的掌握情况
生物安全防控措施	1. 严格执行病原微生物实验室生物安全管理等有关规定 2. 按照有关规定，根据生物危害风险，保证生物安全防护水平达到相应的生物安全防护级别 3. 病原微生物样本的采集、运输、储存严格按照有关规定执行 4. 严格管理实验标本及实验所需的菌（毒）种；对于高致病性病原微生物，按规定送至相应级别的生物安全实验室进行检验 5. 按照相关规定妥善处理医疗废物	【现场检查】检查各项防控措施落实情况
工作人员防护措施	1. 对工作人员进行上岗前安全教育，每年进行生物安全防护知识培训 2. 按照生物防护级别配备必要的安全设备和个人防护用品，保证实验室工作人员能够正确使用 3. 定期进行健康检查，必要时对有关人员进行疫苗预防接种 4. 发生职业暴露事件时，应及时采取相应的处理措施，并及时报告本机构相关部门 5. 实验室管理人员应当定期对实验室的危害因子和安全风险进行评估，确保实验室安全 6. 定期举行实验室生物安全和消防安全演练，并形成记录	【现场检查】 1. 工作人员防护情况 2. 预防接种情况 【记录查看】 1. 风险评估记录 2. 职业暴露事件报告记录 3. 应急演练记录 【员工访谈】抽查员工生物安全知识、职业防护知识的掌握情况

（续表）

检查项目	具体要求	检查方法
质量与安全监测指标	1. 多重耐药菌检出率（%）＝多重耐药菌检出菌株数 / 同期该病原体检出菌株总数 ×100% 目标值：监测比较 2. 职业暴露（例次）率（%）＝指定时间段内发生职业暴露的人（例次）数 / 同期工作人员总数 ×100% 目标值：逐步降低 3. 职业暴露感染率（%）＝指定时间段内因职业暴露发生感染的人数 / 同期发生职业暴露的总人数 ×100% 目标值：逐步降低 4. 手卫生执行正确率（%）＝手卫生正确执行数 / 实际进行的手卫生执行次数 ×100% 目标值：100% 5. 手卫生依从率（%）＝手卫生执行时机数 / 应执行手卫生时机数 ×100% 目标值：100% 6. 法定传染病报告率（%）＝进行网络报告的法定传染病病例数 / 实查登记病例数 ×100% 目标值：100%	【数据核查】对指标进行复核，复核数据比例不少于科室上报数据的 20%，追溯信息收集渠道 【记录查看】查阅指标分析报告、整改报告以及落实情况

表 8-9　手术室医院感染防控质量与安全检查表

检查项目	具体要求	检查方法
人员管理	科室院感防控的人员管理共性要求，见表 8-2	【员工访谈】抽查医务人员对院感防控要求的知晓情况
房屋布局	1. 手术室的建筑布局应当遵循医院感染预防与控制的原则，做到布局合理、分区明确、标识清楚，符合功能流程合理和洁污区域分开的基本原则 2. 手术室应设有工作人员出入通道、患者出入通道；物流做到洁污分开，流向合理 3. 洁净手术部的建筑布局、基本配备、净化标准和用房分级等应当符合医院洁净手术部建筑技术规范的标准，辅助用房应当按规定分洁净和非洁净辅助用房，并设置在洁净和非洁净手术部的不同区域内 4. 负压手术间 / 隔离手术间应位于手术室的一端，自成区域并设缓冲区域	【现场检查】查看科室房屋功能分区、布局
设施设备	1. 手术间内应配备常规用药，基本设施、仪器、设备、器械等配备齐全，并处于功能状态	【现场检查】 1. 设备清单

（续表）

检查项目	具体要求	检查方法
	2. 手术间内部设施、温控、湿控要求应当符合环境卫生学管理和医院感染控制的基本要求	2. 日常养护记录 3. 急救设备功能状态
制度建设	1. 有院感防控相关工作制度和规范，并按照院感控制原则设置工作流程，降低发生医院感染的风险 2. 有手术室工作制度并严格落实，包括但不限于医务人员感染控制基本知识岗前培训制度、手术人员手卫生制度、感染手术的管理制度、医护人员职业安全制度、手术部（室）外来器械管理制度等预防医院感染制度，手术部（室）清洁消毒隔离制度等	【文件查阅】查阅科室制订的规章制度、工作流程等
院感防控措施	1. 严格限制非手术人员进入手术室 2. 通过有效的医院感染监测、空气质量控制、环境清洁管理、医疗设备和手术器械的清洗消毒灭菌等措施，降低发生感染的危险 3. 根据手术部（室）洁净等级与感染的风险合理安排手术的区域与台次 4. 工作区域每 24 h 清洁消毒一次；连台手术之间、当天手术全部完毕后，应当对手术间及时进行清洁消毒处理 5. 实施感染手术的手术间应当严格按照医院感染控制的要求进行清洁消毒处理 6. 与临床科室等有关部门共同实施患者手术部位感染的预防措施，包括正确准备皮肤、有效控制血糖、合理使用抗菌药物，及预防患者在手术过程中发生低体温等措施 7. 医务人员在实施手术过程中，必须遵守无菌技术原则，严格执行手卫生规范，实施标准预防 8. 有针对性的医务人员职业卫生安全防护措施，有必要的防护用品 9. 每月对手术医护人员进行手卫生效果的抽测，抽测人数应不少于日平均手术量医护人员总数的十分之一	【现场检查】查看科室工作人员操作规程、个人防护落实情况 【记录查看】查看科室感染监测记录
质量与安全监测指标	1. 职业暴露（例次）率（%）＝指定时间段内发生职业暴露的人（例次）数 / 同期工作人员总数 ×100% 目标值：逐步降低 2. 职业暴露感染率（%）＝指定时间段内因职业暴露发生感染的人数 / 同期发生职业暴露的总人数 ×100% 目标值：逐步降低 3. 手卫生执行正确率（%）＝手卫生正确执行数 / 实际进行的手卫生执行次数 ×100% 目标值：100%	【数据核查】对指标进行复核，复核数据比例不少于科室上报数据的 20%，追溯信息收集渠道 【记录查看】查阅指标分析报告、整改报告以及落实情况

（续表）

检查项目	具体要求	检查方法
	4. 手卫生依从率（%）＝手卫生执行时机数 / 应执行手卫生时机数 ×100% 目标值：100% 5. 法定传染病报告率（%）＝进行网络报告的法定传染病病例数 / 实查登记病例数 ×100% 目标值：100% 6. 卫生手消毒监测的细菌菌落总数应 ≤ 10 CFU/cm^2 7. 外科手消毒监测的细菌菌落总数应 ≤ 5 CFU/cm^2	

表 8-10　新生儿科（室）医院感染防控质量与安全检查表

检查项目	具体要求	检查方法
人员配置	1. 医师应经过新生儿专业培训 6 个月以上，熟练掌握新生儿病室医院感染控制技术 2. 护士要相对固定，经过新生儿专业培训并考核合格，掌握新生儿病室医院感染控制技术 3. 配奶间工作人员应当经过消毒技术培训且符合国家相关规定 4. 科室院感防控的人员管理共性要求，见表 8-2	【记录查看】查阅科室培训记录 【员工访谈】抽查医务人员培训内容的知晓情况
科室布局	1. 建筑布局应当符合院感防控的有关规定，做到洁污区域分开，功能流程合理 2. 床位数应当满足患儿医疗救治的需要，无陪护病室每床净使用面积不少于 3 m^2，床间距不小于 1 m；有陪护病室应当一患一房，净使用面积不低于 12 m^2	【现场检查】查看科室实际功能区域划分布局情况
设施设备	1. 配备负压吸引装置、新生儿监护仪、吸氧装置、氧浓度监护仪、暖箱、辐射式抢救台、蓝光治疗仪、输液泵、静脉推注泵、微量血糖仪、新生儿专用复苏囊与面罩、喉镜和气管导管等基本设备；有条件的可配备吸氧浓度监护仪和供新生儿使用的无创呼吸机 2. 配备必要的清洁和消毒设施，洗手设施应当为非手触式 3. 配奶间环境设施应当符合国家相关规定	【现场检查】 1. 设备清单 2. 日常保养记录 3. 急救设备功能状况
制度建设	1. 有并落实院感防控的工作制度和规范，并按照医院感染控制原则设置工作流程，降低医院感染危险 2. 有并严格执行新生儿病室医院感染监测和报告制度，开展必要的环境卫生学监测和新生儿医院感染目标性监测	【文件查阅】查阅科室规章制度、工作流程等 【员工访谈】抽查员工对制度的知晓情况

（续表）

检查项目	具体要求	检查方法
院感防控措施	1. 落实环境卫生学监测和医疗设备消毒灭菌等措施 2. 保持空气清新与流通，每日通风不少于2次，每次15～30 min；有条件的可使用空气净化设施、设备 3. 工作人员进入工作区要换（室内）工作服、工作鞋 4. 使用器械、器具及物品应当遵循以下原则： （1）手术使用的医疗器械、器具及物品必须达到灭菌标准 （2）一次性使用的医疗器械、器具应当符合国家有关规定，不得重复使用 （3）呼吸机湿化瓶、氧气湿化瓶、吸痰瓶应当每日更换并清洗消毒；呼吸机管路消毒按照有关规定执行 （4）蓝光箱和暖箱应当每日清洁并更换湿化液，一人用后一消毒；同一患儿长期连续使用暖箱和蓝光箱时，应当每周消毒一次，用后终末消毒 （5）接触患儿皮肤、黏膜的器械、器具及物品应当一人一用一消毒，如雾化吸入器、面罩、氧气管、体温表、吸痰管、浴巾、浴垫等 （6）患儿使用后的奶嘴用清水清洗干净，高温或微波消毒；奶瓶由配奶室统一回收清洗、高温或高压消毒；盛放奶瓶的容器每日必须清洁消毒；保存奶制品的冰箱要定期清洁与消毒 （7）新生儿使用的被服、衣物等应当保持清洁，每日至少更换一次，污染后及时更换；患儿出院后床单元要进行终末消毒 5. 按照制度要求对地面和物体表面进行清洁或消毒 6. 医务人员在诊疗过程中应当实施标准预防，并严格执行手卫生规范和无菌操作技术；接触血液、体液、分泌物、排泄物等操作时应当戴手套，操作结束后应当立即脱掉手套并洗手 7. 发现特殊或不明原因感染的患儿，实施单间隔离、专人护理，并采取相应消毒措施；所用物品优先选择一次性的，非一次性物品必须专人专用专消毒，不得交叉使用 8. 诊疗和护理操作应当按照优先早产儿后足月儿、优先非感染性患儿后感染性患儿的原则进行 9. 对有感染高危因素的新生儿进行相关病原学检测，采取针对性预防措施 10. 对具有传播可能的感染性疾病、多重耐药菌感染的新生儿应当采取隔离措施并作标识	【现场检查】查看医务人员操作情况 【记录查看】查看科室清洁消毒记录 【员工访谈】抽查医务人员相关知识的掌握情况

（续表）

检查项目	具体要求	检查方法
质量与安全监测指标	1. 不同体重组新生儿医院感染日发病率（‰）＝不同体重组新发医院感染新生儿数 / 同期不同体重组新生儿住院总日数 ×1000‰ 目标值：监测比较 2. 不同体重组新生儿血管导管使用率（%）＝不同体重组新生儿脐及中心静脉插管日数 / 同期不同体重组新生儿住院总日数 ×100% 目标值：监测比较 3. 不同体重组新生儿有创呼吸机使用率（%）＝不同体重组新生儿使用有创呼吸机日数 / 同期不同体重组新生儿住院总日数 ×100% 目标值：监测比较 4. 不同体重组新生儿血管导管相关血流感染发病率（‰）＝不同体重组脐及中心静脉插管相关血流感染新生儿数 / 同期不同体重组新生儿脐及中心静脉插管总日数 ×1000‰ 目标值：监测比较 5. 不同体重组有创呼吸机相关肺炎发病率（‰）＝不同体重组使用有创呼吸机发生呼吸机相关新生儿肺炎人数 / 同期不同体重组新生儿使用有创呼吸机总日数 ×1000‰ 目标值：监测比较 6. 手卫生执行正确率（%）＝手卫生正确执行数 / 实际进行的手卫生执行次数 ×100% 目标值：100% 7. 手卫生依从率（%）＝手卫生执行时机数 / 应执行手卫生时机数 ×100% 目标值：100%	【数据核查】对指标进行复核，复核数据比例不少于科室上报数据的 20%，追溯信息收集渠道 【记录查看】查阅指标分析报告、整改报告以及落实情况

表 8-11　产房医院感染防控质量与安全检查表

检查项目	具体要求	检查方法
人员配置	1. 在医院感染管理部门的指导下，建立由科主任、护士长与兼职感控人员等组成的产房医院感染管理小组；科主任为第一责任人，全面负责产房医院感染管理工作 2. 产房工作人员应掌握与自己岗位相适应的感染防控知识和技能，根据操作风险正确选择并使用个人防护用品，落实感染防控措施 3. 产房工作人员应及时报告自己的异常健康状况，患有呼吸道感染、腹泻等感染性疾病的工作人员应暂停临床工作，避免直接接触孕产妇和新生儿；症状缓解并排除传染性疾病或传染病治愈后方可恢复临床工作 4. 科室院感防控的人员管理共性要求，见表 8-2	【文件查阅】查阅医院发布的文件、科室管理资料 【员工访谈】抽查工作人员院感防控相关知识、技能的掌握情况

（续表）

检查项目	具体要求	检查方法
房屋布局	1. 产房从功能上分为工作区域和辅助区域，工作区域包括孕产妇接收区、待产室、分娩室、办公室、治疗室、无菌物品存放室等；辅助区域包括更衣室、值班室等 2. 待产室、分娩室和办公室等工作区域宜采用自然通风，采光良好；还可选用安装空气净化消毒装置的集中空调通风系统、空气洁净技术、空气消毒器、紫外线灯等净化空气 3. 单间分娩室面积至少 25 m^2；分娩室放置多张产床时，每张产床使用面积至少 20 m^2，两张产床之间应至少相距 1 m，并设置可擦拭隔挡，隔档高度≥ 1.8 m 4. 分娩室温度宜保持 24 ～ 26℃，相对湿度 30 % ～ 60%；无菌物品存放室温湿度符合要求 5. 用于隔离的分娩间应配备独立的卫生间；用于空气隔离的待产室、分娩室应满足洁污分明的要求，并在污染区和清洁区之间设置缓冲区，有隔离标识	【现场检查】查看科室功能分区、布局
设施设备	1. 医疗设备的配置应满足基本医疗需求，一人一用一清洁消毒后备用 2. 助产设施一人一用一清洁消毒 3. 床单元保持清洁，定期消毒 4. 手卫生设施应符合要求；产房区域应配置工作人员流动水洗手装置；外科手消毒区域应邻近分娩室，并配置非手触式水龙头开关 5. 待产室和分娩室宜采用自动门 6. 墙壁、天花板、地面表面光滑无缝隙，便于清洁和消毒；分娩室内不设地漏 7. 应配置专门的储物柜或储物架，放置清洗消毒或灭菌后的诊疗器械、器具和物品 8. 清洁的物品、消毒后的物品与灭菌后的物品应分柜、分架或分层放置	【现场检查】查看科室设施设备等情况
制度建设	1. 有并不断完善产房医院感染管理相关规章制度，并落实于诊疗、护理工作中 2. 有产房传染病（尤其是呼吸道传染病）疑似或确诊患者接诊的应急预案，有相应的处置流程，储备相应的防护用品、隔离标识等，留有相应的腾挪空间，有相关人员知晓并能定期演练，不断完善流程 3. 有人员岗位培训和继续教育制度，至少每季度开展 1 次培训；产房内所有员工应接受感染防控相关知识和技能的培训与考核 4. 完善医院感染和传染病的报告与监测制度，配合医院感染管理部门和新生儿科开展孕产妇及新生儿医院感染监测与流行病学调查工作	【文件查阅】查阅科室制度文件、应急预案等 【员工访谈】抽查工作人员掌握相关制度、流程、应急预案等情况 【记录查看】查阅传染病监测、报告、调查记录等资料

（续表）

检查项目	具体要求	检查方法
人员管理	1. 产房工作人员应掌握与岗位相适应的感染防控知识和技能，根据操作风险正确选择并使用个人防护用品，落实感染防控措施 2. 产房应做好工作人员和陪产人员的健康监测工作。工作人员应及时报告自己的异常健康状况，患有呼吸道感染、腹泻等感染性疾病的工作人员应暂停临床工作，避免直接接触孕产妇和新生儿；症状缓解并排除传染性疾病或传染病治愈后方可恢复临床工作 3. 多重耐药菌管理参照国家相关规定执行，护理多重耐药菌感染或定植等接触隔离孕产妇的人员相对固定 4. 医务人员应严格执行陪产管理制度，向孕产妇和陪产人员宣讲感染防控的相关规定；患有呼吸道感染、腹泻等感染性疾病的人员不应陪产孕产妇；患有甲类传染病或按甲类管理传染病的孕产妇不应安排陪产人员 5. 对孕产妇开展传染病症状监测和传染病（艾滋病、梅毒、乙肝等）的筛查，对筛查阳性的孕产妇采取相应感染防控措施 6. 在标准预防的基础上，根据孕产妇感染性疾病的特点和操作风险进行规范防护；一旦发生职业暴露，立即按规定处理、上报	【现场检查】查看各项院感防控制度、措施落实情况 【记录查看】 1. 各项院感措施执行记录 2. 监测、报告记录 3. 职业病暴露报告记录 【员工访谈】抽查医务人员对院感知识、技能的掌握情况
物品管理	1. 应配置数量充足、方便取用的医疗卫生用品 2. 一次性使用的医疗卫生用品应在有效期内一次性使用 3. 重复使用的诊疗器械、器具和物品应遵循规定进行清洗、消毒或灭菌 4. 消毒产品的选择和使用应遵循产品使用说明书，并符合国家相关规定 5. 孕产妇、新生儿的个人生活用品应个人专用，重复使用的治疗和护理用品应一人一用一消毒或一人一用一灭菌 6. 工作人员刷手服应集中清洗消毒，一人一天一换，遇污染时及时更换 7. 产房专用鞋应能遮盖足面，保持清洁干燥；每日清洁或消毒，遇污染及时更换 8. 环境物体表面应保持清洁、干燥，遇污染应及时清洁与消毒；清洁与消毒方法遵循相关要求执行，并定期监测；产床应一人一用一清洁消毒，直接接触母婴的用品（瑜伽球等）均应一人一用一清洁消毒；隔档定期清洁消毒，遇可见污染时应及时清洁消毒	【现场检查】查看物品管理措施落实情况 【记录查看】查看物品有效期、消毒记录

（续表）

检查项目	具体要求	检查方法
监测和报告	1. 定期进行工作人员手卫生依从性的监测与反馈工作 2. 遵循相关要求开展孕产妇及新生儿医院感染监测工作 3. 每季度对物体表面、工作人员手和空气进行清洁消毒效果监测；当怀疑医院感染暴发、产房新建或改建以及环境的消毒方法改变时，应随时进行监测 4. 疑似或确认的医院感染暴发的报告和调查符合规定	【记录查看】查阅监测、报告记录
阴道检查与宫腔操作要求	1. 阴道检查应洗手或执行卫生手消毒，戴无菌手套；摘手套后进行手卫生 2. 人工破膜及宫腔填塞、接产、手取胎盘、产后刮宫等宫腔操作前应严格执行外科手消毒，穿无菌手术衣，戴无菌手套；摘手套后进行手卫生 3. 宜使用防渗透无菌手术衣，手术衣不能防渗透的宜在外科手消毒前穿防渗透围裙 4. 无菌手术衣和防渗透围裙应一人一用一换	【现场检查】查看各项院感防控制度、措施落实情况
对疑似或确诊的传染性疾病以及多重耐药菌感染或定植的孕产妇的隔离管理	1. 隔离标识应明显清晰 2. 用于隔离待产的房间，应配置医用外科口罩、医用防护口罩、清洁手套、无菌手套、隔离衣等 3. 用于隔离分娩的房间，应配置医用外科口罩、医用防护口罩、无菌手套、隔离衣、一次性防水围裙、护目镜/防护面屏、防水鞋套、防护服等 4. 隔离房间内的设备设施应专用 5. 孕产妇的隔离及医护人员的防护措施符合相关标准要求 6. 孕产妇离开房间后，应对房间进行终末消毒	【现场检查】查看各项院感防控制度、措施落实情况
产房内新生儿院感防控要求	1. 评估新生儿医院感染的高风险因素，针对高风险因素（如体重极低或超低、胎龄小于37周等）制订相应措施 2. 新生儿使用的被服、衣物等应清洁，污染后及时更换 3. 断脐用器械应专用 4. 接触新生儿皮肤、黏膜的器械、器具或物品应一人一用一清洁消毒或一人一用一清洁消毒与灭菌 5. 用于新生儿的吸耳球、吸痰管、气管插管导管等应一次性使用 6. 婴儿辐射保暖台、吸引器、吸引瓶及吸引管等可重复使用的设备，每次使用后均应清洁后消毒或灭菌 7. 脐静脉插管等血管导管相关操作应符合要求 8. 疑似或确诊多重耐药菌感染的产妇，母乳喂养前应严格进行手卫生并落实相应的隔离措施；产房工作人员应告知新生儿接收科室 9. 可疑宫内感染时，应进行病原学检测	【现场检查】查看各项院感防控制度、措施落实情况 【记录查看】 1. 各项院感措施执行记录 2. 监测、报告记录

（续表）

检查项目	具体要求	检查方法
医疗废物的管理与处置	1. 隔离管理的孕产妇产生的医疗废物应当使用双层包装袋，采用鹅颈结式封口，分层封扎并及时密封 2. 甲类或按甲类管理传染病孕产妇产生的所有废物均属于医疗废物；包装袋外做好标识并做好交接登记 3. 16 周胎龄以下或重量不足 500 克的胚胎组织等按病理性医疗废物管理 4. 产妇分娩后胎盘应归产妇所有；确诊、疑似传染病产妇或携带传染病病原体产妇的胎盘应按照病理性医疗废物管理，使用双层包装袋盛装，并记录	【现场检查】查看各项院感防控措施落实情况 【记录查看】查阅医疗废弃物管理记录
家庭式产房院感防控	1. 宜设于产房的一侧 2. 产房内分区相对独立，宜划分为临床诊疗区、临床辅助区和家庭区；临床诊疗区应放置多功能产床；便捷的非手触式洗手装置宜设置在临床诊疗区或临床辅助区 3. 产房内面积宜不小于 28 m^2，内设独立的卫生间（含浴室）；多功能产床床尾距墙应不小于 1.2 m，床两侧空间应不少于 1.5 m 4. 产房内温度宜 24 ～ 26℃，相对湿度 30% ～ 60% 5. 应配备方便取用的速干手消毒剂 6. 生活设施、装饰装修应便于清洁消毒 7. 新生儿沐浴用品应个人专用；重复使用的被服和衣物应清洁消毒后使用，处置应符合 WS/T 508 的要求 8. 孕产妇离开后，应对家庭式产房进行终末消毒	【现场检查】查看各项院感防控措施落实情况 【记录查看】查看各项院感措施执行记录
持续改进	1. 应至少每季度对产房医院感染防控措施落实情况进行自查，并对自查结果及时总结、分析与反馈，持续改进质量 2. 医务管理部门、护理管理部门及医院感染管理部门应对产房医院感染防控措施落实情况至少每季度进行指导和督查，并做好记录；对督查结果及时总结、分析与反馈，持续改进质量	【记录查看】 1. 自查、分析、改进记录 2. 督查反馈、整改记录
质量与安全监测指标	1. 手卫生执行正确率（%）＝手卫生正确执行数 / 实际进行的手卫生执行次数 ×100% 目标值：100% 2. 手卫生依从率（%）＝手卫生执行时机数 / 应执行手卫生时机数 ×100% 目标值：100%	【数据核查】对指标进行复核，追溯信息收集渠道 【记录查看】查阅指标分析报告、整改报告以及落实情况

表 8-12　重症医学科（ICU）医院感染防控质量与安全检查表

检查项目	具体要求	检查方法
人员配置	1. 建立由科主任、护士长与兼职感控人员等组成的医院感染管理小组，全面负责本科室医院感染管理工作 2. 护理多重耐药菌感染或定植患者时，宜分组进行，人员相对固定 3. 科室院感防控的人员管理共性要求，见表 8-2	【文件查阅】查阅科室文件、科室排班名单 【员工访谈】抽查工作人员院感防控相关知识、技能掌握情况
房屋布局	1. 整体布局应以洁污分开为原则，划分医疗区、办公区、污物处理区和生活辅助区等功能区域，各区域相对独立，以减少干扰并有利于感染控制 2. 医疗区除病房外，还包括中央工作站、配药室、医疗物品材料室、仪器室、实验室、营养准备室、被服室、家属接待室等 3. 办公区包括医师办公室、主任办公室、护理办公室、示教室等；污物处理区包括内镜清洁消毒室、污（废）物处理室等 4. 生活辅助区包括工作人员休息室、更衣室、值班室、盥洗室等 5. 各功能区房间的数量和空间可根据 ICU 病床规模、工作人员数量等因素确定，功能用房面积与病房面积之比一般应达到 1.5：1 以上 6. 应当规划合理的包括人员流动和物流在内的医疗流向，为医务人员、患者和医疗污物等设置符合医院感染控制相关要求的进出通道 7. 有条件的机构，建议设置洁净物品供应通道，设置或预留自动化物流传输通道 8. 整体布局应当考虑到收治传染性疾病重症患者的需求，能够实现“平战结合” 9. 床单元使用面积应不少于 15 m^2，床间距应大于 1 m 10. 单间病房的使用面积不少于 18 m^2，多人间病房应保证床间距不少于 2.5 m；为减少交叉感染的风险，尽可能设置单间病房或分隔式病床 11. 根据需要，设置一定数量的正压和负压病房；其中，负压病房的设计应符合收治传染性疾病重症患者的要求 12. 有良好的自然采光和通风条件；应独立控制各功能区域或每个单间病房的温度和湿度；可装配空气净化系统，根据需要设置空气净化等级；必要时能够保证自然通风 13. 不在室内摆放干花、鲜花或盆栽植物	【现场检查】查看科室功能分区、布局
设施设备	1. 病床必须配置足够的非接触式洗手设施和手部消毒装置 2. 洗手设施与床位数比例应不低于 1：2，单间病房每床 1 套，开放式病床至少每 2 床 1 套，其他功能区域根据需要配置，应使用一次性包装的皂液；每床应配备速干手消毒剂 3. 配备足量的、方便取用的个人防护用品，如医用口罩、帽子、手套、护目镜、防护面罩、隔离衣等	【现场检查】查看相关设备储备情况

（续表）

检查项目	具体要求	检查方法
制度建设	1. 有科室工作制度、岗位职责和相关技术规范、操作规程，并严格执行，定期更新 2. 有 ICU 医院感染管理相关规章制度，并定期更新，落实于诊疗、护理工作实践中 3. 针对 ICU 医院感染特点建立人员岗位培训和继续教育制度；所有工作人员（医师、护士、进修人员、实习学生、保洁人员等）定期接受院感防控知识和技能培训	【文件查阅】查阅科室制度等文件 【员工访谈】抽查工作人员对科室院感防控相关文件要求的知晓情况
院感防控总体要求	1. 定期研究 ICU 院感防控工作中存在的问题，并提出改进方案 2. 医院感染管理专职人员应对 ICU 院感防控措施落实情况进行督查并及时反馈，做好记录 3. 抗菌药物的应用和管理应遵循本机构的管理规定（见第九章第一节） 4. 医疗废物的处置应遵循本机构的管理规定（见本章第一节） 5. 医务人员应向患者家属宣讲医院感染预防和控制的相关规定	【文件查阅】本机构发布的相关管理性文件、科室文件 【记录查看】查看 ICU 相关工作记录 【患者访谈】询问患者对本机构院感防控规定的知晓情况
各类人员管理	1. 医务人员防护 （1）患有呼吸道感染、腹泻等感染性疾病的医务人员，应避免直接接触患者 （2）医务人员应采取标准预防、防护措施 （3）医务人员应掌握防护用品的正确使用方法 （4）应保持工作服的清洁 （5）进入 ICU 可不换鞋，必要时可穿鞋套或更换专用鞋 2. 患者的安置与隔离 （1）将感染、疑似感染患者与非感染患者分区安置 （2）在标准预防的基础上，根据疾病的传播途径，采取相应的隔离与预防措施 （3）多重耐药菌、泛耐药菌感染或定植患者，宜单间隔离；如隔离房间不足，可将同类耐药菌感染或定植患者集中安置，并设醒目的标识 3. 探视者管理 （1）明示探视时间，限制探视者人数 （2）探视者进入 ICU 宜穿专用探视服；探视服专床专用，探视日结束后清洗消毒 （3）探视者进入 ICU 可不换鞋，必要时可穿鞋套或更换专用鞋 （4）探视呼吸道感染患者时，探视者应遵循要求进行防护 （5）谢绝患有呼吸道感染性疾病的探视者	【现场检查】 1. 查看医务人员防护措施执行情况 2. 查看患者安置和隔离情况 3. 查看探视者管理情况

（续表）

检查项目	具体要求	检查方法
器械相关感染的预防和控制措施	1. 预防和控制中央导管相关血流感染 （1）严格掌握中央导管留置指征，每日评估留置导管的必要性，尽早拔除导管 （2）操作时严格遵守无菌技术操作规程，采取最大无菌屏障 （3）宜使用有效含量≥ 2 g/L 的氯己定–乙醇（70% 体积分数）溶液局部擦拭 2 ～ 3 遍进行皮肤消毒，作用时间遵循产品的使用说明 （4）根据患者病情尽可能使用腔数较少的导管 （5）保持穿刺点干燥，密切观察穿刺部位有无感染征象 （6）如无感染征象时，不宜常规更换导管；不宜定期对穿刺点涂抹送微生物检测 （7）当怀疑中央导管相关性血流感染时，如无禁忌，应立即拔管，导管尖端送微生物检测，同时送静脉血进行微生物检测	【现场检查】查看中央导管相关血流感染的预防和控制措施落实情况
	2. 预防和控制导尿管相关尿路感染 （1）严格掌握留置导尿管指征，每日评估留置导尿管的必要性，尽早拔除导尿管 （2）操作时严格遵守无菌技术操作规程 （3）置管时间大于 3 天者，宜持续夹闭，定时开放 （4）保持尿液引流系统的密闭性，不常规进行膀胱冲洗 （5）做好导尿管的日常维护，防止滑脱，保持尿道口及会阴部清洁 （6）保持集尿袋低于膀胱水平，防止反流 （7）长期留置导尿管宜定期更换：普通导尿管 7 ～ 10 天更换，特殊类型导尿管按说明书更换 （8）更换导尿管时同时更换集尿袋 （9）采集尿标本做微生物检测时，在导尿管侧面以无菌操作方法针刺抽取尿液，其他目的采集尿标本时从集尿袋开口采集	【现场检查】查看导尿管相关尿路感染的预防和控制措施落实情况
	3. 预防和控制呼吸机相关肺炎 （1）每天评估呼吸机及气管插管的必要性，尽早脱机或拔管 （2）若无禁忌证，将患者头胸部抬高 30° ～ 45°，并协助患者翻身拍背及震动排痰 （3）使用有消毒作用的口腔含漱液进行口腔护理，每 6 ～ 8 h 1 次 （4）在进行与气道相关的操作时，严格遵守无菌技术操作规程 （5）选择经口气管插管 （6）保持气管切开部位的清洁、干燥 （7）宜使用气囊上方带侧腔的气管插管，及时清除声门下分泌物	【现场检查】查看呼吸机相关肺炎的感染的预防和控制措施落实情况

（续表）

检查项目	具体要求	检查方法
	（8）气囊放气或拔出气管插管前，确认气囊上方的分泌物已被清除 （9）呼吸机管路湿化液使用无菌水 （10）做好呼吸机内外管路清洁消毒工作 （11）每天评估镇静药使用的必要性，尽早停用	
手术部位感染预防与控制措施	1. 严格掌握患者出入 ICU 的指征，缩短住 ICU 天数 2. 符合国家关于外科手术部位医院感染预防与控制的相关要求，做好术前预防措施（包括营养支持、免疫抑制剂、术前沐浴、机械性肠道准备与口服抗生素、去除毛发、外科手术预防性使用抗生素的最佳时机、外科手消毒）和术中术后预防措施（包括维持体温、围术期血糖控制、液体治疗、手术铺巾和手术衣、贴膜、切口保护套、切口冲洗、预防性伤口负压治疗、抗菌涂层缝线、引流放置时的预防性抗生素与引流移除时机、切口敷料、延长预防性抗生素使用时间）	【现场检查】查看相关措施执行情况
手卫生管理	1. 干手用品宜使用一次性干手纸巾 2. 医务人员手卫生应符合要求 3. 探视者进入 ICU 前后应洗手或用速干手消毒剂消毒双手	【现场检查】查看工作人员手卫生是否规范
环境清洁消毒管理	1. 物体表面清洁消毒 （1）保持物体表面清洁，被患者血液、体液、排泄物、分泌物等污染时，应随时清洁并消毒 （2）医疗区域的物体表面每天清洁消毒 1 ～ 2 次，达到中水平消毒 （3）计算机键盘宜使用键盘保护膜覆盖，表面每天清洁消毒 1 ～ 2 次 （4）一般性诊疗器械如听诊器、叩诊锤、手电筒、软尺等宜专床专用 （5）普通患者持续使用的医疗设备如监护仪、输液泵、氧气流量表等的表面，每天清洁消毒 1 ～ 2 次 （6）普通患者交叉使用的医疗设备如超声诊断仪、除颤仪、心电图机等的表面，直接接触患者的部分每位患者使用后立即清洁消毒，不直接接触患者的部分每周清洁消毒 1 ～ 2 次 （7）多重耐药菌感染或定植患者使用的医疗器械、设备专人专用，或一用一消毒 2. 每天清洁消毒地面 1 ～ 2 次 3. 每周清洁消毒空气净化系统出、回风口 1 ～ 2 次 4. 呼吸机及附属物品的消毒管理 （1）每天清洁消毒呼吸机外壳及面板 1 ～ 2 次	【现场检查】查看环境清洁消毒措施落实情况

（续表）

检查项目	具体要求	检查方法
	（2）呼吸机外部管路及配件一人一用一消毒或灭菌，长期使用者每周更换 （3）呼吸机内部管路的消毒按照厂家说明书进行	
空气消毒管理	1. 医疗区域定时开窗通风 2. 安装具备空气净化消毒装置的集中空调通风系统 3. 做好空气洁净设备的维护与监测，保持洁净设备的有效性 4. 空气消毒器符合相关要求；使用者按照产品说明书正确使用并定期维护，保证空气消毒器的消毒效果 5. 紫外线灯照射消毒应符合规定	【现场检查】查看空气清洁消毒措施落实情况
床单元清洁消毒管理	1. 床栏、床旁桌、床头柜等应每天清洁消毒 1 ～ 2 次，达到中水平消毒 2. 保持床单、被罩、枕套、床间隔帘清洁，并定期更换；如有血液、体液或排泄物等污染，随时更换 3. 枕芯、被褥等使用时保持清洁，防止体液浸湿污染，并定期更换；如有血液、体液或排泄物等污染，随时更换	【现场检查】查看床单元清洁消毒措施落实情况
便器的清洗与消毒管理	1. 便盆及尿壶应专人专用，每天清洗、消毒 2. 腹泻患者的便盆应一用一消毒 3. 有条件的机构宜使用专用便盆清洗消毒机处理，一用一消毒	【现场检查】查看清洁消毒措施落实情况
质量与安全监测指标	1. ICU 呼吸机相关肺炎的预防率（‰）= ICU 患者在使用呼吸机的情况下抬高床头部≥ 30 度的天数（每天 2 次）/ICU 患者使用呼吸机的总天数 ×1000‰ 目标值：逐步升高 2. ICU 呼吸机相关性肺炎发病率（‰）=单位时间内 ICU 呼吸机相关肺炎的例数 /ICU 所有患者使用呼吸机的总日数 ×1000‰ 目标值：逐步降低 3. ICU 血管内导管相关血行性感染（CRBSI）发病率（‰）= CRBSI 发生例数 / 同期 ICU 患者血管内导管留置总天数 ×1000‰ 目标值：逐步降低 4. ICU 中心静脉置管相关血流感染发病率（‰）=单位时间内 ICU 中心静脉置管相关血流感染的例数 /ICU 所有患者使用中心静脉置管的总天数 ×1000‰ 目标值：逐步降低 5. ICU 留置导尿管相关泌尿系感染发病率（‰）=单位时间内 ICU 留置导尿管相关泌尿系感染的例数 /ICU 所有患者留置导尿管的总天数 ×1000‰ 目标值：逐步降低	【数据核查】对指标进行复核，复核数据比例不少于科室上报数据的 20%，追溯信息收集渠道 【记录查看】查阅指标分析报告、整改报告以及落实情况

（续表）

检查项目	具体要求	检查方法
	6. 住院患者抗菌药物使用率（%）＝指定时间段内使用抗菌药物全身给药住院患者数 / 同期住院患者总数 ×100% 目标值：逐步降低 7. 抗菌药物治疗前病原学送检率（%）＝指定时间段内使用治疗用抗菌药物前病原学检验标本送检患者数 / 同期使用抗菌药物治疗患者总数 ×100% 目标值：≥ 50% 8. 医院感染诊断相关病原学送检率（%）＝完成医院感染诊断相关病原学送检的病例数 / 同期发生医院感染病例总数 ×100% 目标值：≥ 90% 9. 联合使用重点药物前病原学送检率（%）＝接受两个或以上重点药物联合使用前病原学送检病例数 / 同期住院患者中接受两个或以上重点药物联合使用病例数 ×100% 目标值：100% 10. 手卫生执行正确率（%）＝手卫生正确执行数 / 实际进行的手卫生执行次数 ×100% 目标值：100% 11. 手卫生依从率（%）＝手卫生执行时机数 / 应执行手卫生时机数 ×100% 目标值：100%	

参考文献

[1] 全国人民代表大会常务委员会 . 传染病防治法 [Z] .1989.

[2] 国家卫生健康委 . 医院感染监测标准：WS/T 312—2023 [S] .2023.

[3] 国务院 . 医疗废物管理条例 [Z] .2003.

[4] 国家卫生健康委 . 医疗卫生机构医疗废物管理办法 [Z] .2023.

[5] 卫生部 . 医院感染管理办法 [Z] .2006.

[6] 国家卫生健康委员会 . 医务人员手卫生规范：WS/T 313—2019 [S] .2019.

[7] 国家卫生健康委员会 . 病区医院感染管理规范：WS/T 510—2016 [S] .2016.

[8] 国家卫生健康委医院管理研究所 . 关于印发提高住院患者抗菌药物治疗前病原学送检率专项行动指导意见的函 [Z] .2021.

[9] 国家市场监督管理总局，国家标准化管理委员会 . 手消毒剂通用要求：GB 27950—2020 [S] .2020.

[10] 国家卫生健康委 . 关于进一步加强医疗机构感染预防与控制工作的通知 . 医疗机构感染预防与控制基本制度（试行）[Z] .2019

[11] 国务院应对新型冠状病毒肺炎疫情联防联控机制（医疗救治组）. 关于印发发热门诊设置管理规范新冠肺炎定点救治医院设置管理规范的通知 [Z] .2021.

[12] 卫生部 . 关于印发医疗机构口腔诊疗器械消毒技术操作规范的通知 [Z] .2005.

[13] 国家卫生计生委 . 口腔器械消毒灭菌技术操作规范：WS 506—2016 [S] .2016.

[14] 国家卫生健康委办公厅 . 关于印发内镜诊疗技术临床应用管理规定及呼吸内镜诊疗技术等 13 个内镜诊疗技术临床

应用管理规范的通知 . 内镜诊疗技术临床应用管理规定（2019 年版）[Z] .2019.
[15] 国家卫生健康委 . 关于印发超声诊断等 5 个专业医疗质量控制指标（2022 年版）的通知 . 消化内镜诊疗技术医疗质量控制指标（2022 年版）[Z] .2022.
[16] 卫生部 . 关于印发内镜清洗消毒技术操作规范（2004 年版）的通知 [Z] .2004.
[17] 国家卫生计生委 . 医院消毒供应中心第 1 部分：管理规范：WS 310.1—2016 [Z] .2016.
[18] 国家卫生计生委 . 医院消毒供应中心第 2 部分：清洗消毒及灭菌技术操作规范：WS 310.2—2016 [S] .2016.
[19] 国家卫生计生委 . 医院消毒供应中心第 3 部分：清洗消毒及灭菌效果监测标准：WS 310.3—2016 [S] .2016.
[20] 国家卫生健康委 . 产房医院感染预防与控制标准：WS/T 823—2023 [S] .2023.
[21] 卫生部 . 关于印发新生儿病室建设与管理指南（试行）的通知 [Z] .2009.
[22] 卫生部 . 手术部（室）医院感染控制规范：GBI 9193—2003 [S] .2003.
[23] 卫生部 . 关于印发医院手术部（室）管理规范（试行）的通知 [Z] .2009.
[24] 卫生部 . 关于印发医疗机构临床实验室管理办法的通知 [Z] .2006.
[25] 国家卫生计生委 . 关于印发医学检验实验室基本标准和管理规范（试行）的通知 [Z] .2016.
[26] 国务院 . 病原微生物实验室生物安全管理条例 [Z] .2018.
[27] 国家卫生计生委 . 重症监护病房医院感染预防与控制规范：WS/T 509—2016 [S] .2016.
[28] 国家卫生健康委 . 重症医学科建设与管理指南（2020 版）[Z] .2020.
[29] 中华医学会外科学分会外科感染与重症医学学组 . 中国手术部位感染预防指南 . 中华胃肠外科杂志，2019，22（4）：301-314.

第九章　专项服务质量管理

本章共4节，含8张检查表，内容包括药事、临床用血、门诊服务和不良事件报告与处置等专项工作管理。主要依据《药品管理法》《麻醉药品和精神药品管理条例》《医疗机构药事管理规定》《处方管理办法》《抗菌药物临床应用管理办法》《国家卫生健康委办公厅关于加强医疗机构麻醉药品和第一类精神药品管理的通知》《医疗机构临床用血管理办法》《医疗质量管理办法》《临床输血技术规范》《医疗机构门诊质量管理暂行规定（2022年）》《改善就医感受提升患者体验主题活动方案（2023—2025年）》《全面提升医疗质量行动计划（2023—2025年）》等法律法规政策文件制订质量与安全检查表，用于妇幼保健机构职能科室、临床科室进行督查和自查。

药事管理、临床用血管理、门诊服务管理均是医疗机构重要工作内容。药事管理以患者为中心，以临床药学为基础，对临床用药全过程进行管理，以促进临床科学、合理用药的药学技术服务和相关的药品管理工作。输血是一种常见的医疗手段，对挽救患者生命意义重大，安全和质量尤为重要；门诊承担着大量患者的救治工作，门诊服务流程、质量和效率严重影响服务对象的就医感受。规范医疗质量安全不良事件监测和上报工作，发现机构存在的系统问题、薄弱环节和潜在隐患，及时改进，对保障患者安全起到积极作用。

第一节　药事管理质量与安全

本节含3张检查表，涵盖从机构管理、药学部门、临床科室3个层面对机构用药全过程进行质控管理的内容。机构管理层面包括管理组织、制度建设、处方管理、特殊药物管理、药品不良反应和用药错误报告、信息系统建设等方面的内容；药学部门层面包括人员配置、制度建设、药品从采购到发放全程管理、特定药物管理、临床药学、不良事件管理、质量与安全监测指标等方面的内容；临床科室层面包括制度落实、具体实施等方面的质量管理要点和具体要求、检查方法（表9-1，表9-2，表9-3）。

表9-1　药事管理质量与安全检查表（机构层面管理）

检查项目	具体要求	检查方法
管理组织	1. 设立本机构药事管理与药物治疗学委员会（二级以下机构设工作组），机构负责人任药事管理与药物治疗学委员会（组）主任委员，药学和医务部门负责人任药事管理与药物治疗学委员会（组）副主任委员；人员组成符合医疗机构药事管理规定要求，职责明确 2. 药事管理与药物治疗学委员会下至少设立：麻精药品管理组、抗菌药物管理工作组、药品质量管理工作组、药品不良反应管理工作组、处方点评管理工作组等 3. 医务部门指定专人，负责与本机构药物治疗相关的行政事务管理工作；医务、药学部门协调良好	【文件查阅】查阅本机构药事管理组织相关文件

（续表）

检查项目	具体要求	检查方法
药事委员会职责	1. 定期召开药事管理与治疗学委员会会议，每年不少于4次 2. 对全院新药进行评审和遴选，确定药品遴选原则，建立药品遴选制度，审核本机构临床科室申请的新购入药品、调整药品品种或者供应企业和申报医院制剂等事宜 3. 对新药临床应用情况进行监督评价 4. 负责药品资料整理工作，制订本机构药品处方集和基本用药供应目录 5. 讨论和分析临床合理用药情况、药物安全使用情况，对不合理用药的科室和个人提出改进措施与处理意见，指导临床合理用药 6. 监督、指导麻醉药品、精神药品、医疗用毒性药品及放射性药品的临床使用与规范化管理工作 7. 分析、评估药疗事故、严重用药差错和群体药物不良反应等重大事件 8. 对医务人员进行有关药事管理法律法规、规章制度和合理用药知识的教育培训；向公众宣传安全用药知识	【记录查看】查看委员会会议纪要及履职资料 【员工访谈】抽查委员会成员对履职要求的掌握情况
药学部门设置	1. 根据本机构功能、任务、规模设置相应的药学部门；三级机构设置药学部，可设置二级科室；二级机构设置药剂科 2. 药学部门配备和提供与药学部门工作任务相适应的专业技术人员、设备和设施	【现场查看】查看药学部门设施设备配备情况 【文件查阅】查阅人员名单、人员资质材料
制度建设	健全本机构药事管理制度，包括但不限于：药品的遴选、引进和淘汰制度，基本药物优先使用管理制度，处方管理制度，处方点评制度，抗菌药物临床应用管理制度，抗菌药物分级管理制度，超说明书用药管理制度，住院患者自带药品管理制度，药品不良反应与不良事件监测报告管理制度，突发事件药品应急预案，药品管理信息系统故障应急预案，急救车备用药品管理制度，麻醉药品和精神药品管理制度，高警示药品管理制度，药品临时采购制度，终止妊娠和促排卵药品管理制度，药品效期管理制度，急救药品管理制度等	【文件查阅】查阅本机构发布的制度文件
处方权、调剂权管理	1. 执业医师经注册按规定在本院取得处方权 2. 医师签名留样或者专用签章在院医务处（科）和药学部门备案后，方可开具处方 3. 按照规定，对本院医师和药师进行麻醉药品和精神药品使用知识和规范化管理的培训 4. 执业医师经考核合格后取得麻醉药品和第一类精神药品的处方权，药师经考核合格后取得麻醉药品和第一类精神药品调剂资格；机构下发授权文件	【文件查阅】查阅本机构发布的授权文件、医师培训授权资料 【病历/案检查】抽查处方或病历，核查医师处方权、药师调剂权；核查医师签字或签章

（续表）

检查项目	具体要求	检查方法
	5. 医师取得麻醉药品和第一类精神药品处方权后，方可在本机构开具麻醉药品和第一类精神药品处方，但不得为自己开具该类药品处方；药师取得麻醉药品和第一类精神药品调剂资格后，方可在本机构调剂麻醉药品和第一类精神药品 6. 试用期人员开具处方，须经过本院有处方权的医师审核，并签名或加盖专用签章 7. 进修医师由接收科室对其胜任本专业工作的实际情况进行考评，符合要求的由科室提出申请，医务科认定后授予一定期限、一定范围的处方权 8. 取得药学专业技术职称的人员从事处方调剂工作 9. 具有药师以上专业技术职称的人员负责处方审核、评估、核对、发药以及安全用药指导工作；药士从事处方调配工作 10. 药师凭医师处方调剂药品，非经医师处方不得调剂；处方包括病区用药医嘱单 11. 医师在处方和用药医嘱中的签字或签章与留样备案保持一致	
基本药物优先使用	1. 有优先使用基本药物的相关规定及监督体系 2. 药学部门有专门人员定期对医师处方是否优先合理使用基本药物进行评价、分析，并及时向相关职能部门反馈 3. 使用基本药物（门诊、住院）的比例、品种使用率、金额等指标符合卫生健康行政部门规定	【文件查阅】查阅制度与监督体系文件 【记录查看】 1. 评价、分析反馈相关资料 2. 基本药物指标完成情况
毒性药品、麻醉药品、精神药品、易制毒等特殊药品安全储存、合理使用	1. 本机构主要负责人是本机构麻精药品管理第一责任人；建立由分管院长负责，医疗管理、药学、护理、保卫等部门参加的麻醉、精神药品管理组织，指定专职人员负责麻醉药品、第一类精神药品日常管理工作 2. 将麻醉药品、精神药品管理列入本院年度目标责任制考核工作 3. 建立麻醉药品、精神药品使用专项检查制度，至少每半年开展一次专项自查工作，做好检查记录 4. 严格执行麻醉药品、第一类精神药品的采购、验收、储存、保管、发放、调配、使用、报损、销毁、丢失及被盗案件报告、值班巡查等制度，制订各岗位人员职责；日常工作由药学部门承担 5. 麻醉药品、精神药品专用处方格式符合规定 6. 定期对涉及麻醉药品、精神药品的管理、药学、医护人员进行有关法律、法规、规定、专业知识、职业道德的教育和培训 7. 发现下列情况，立即报告当地卫生健康行政部门、公安机关、药品监督管理部门： （1）在储存、保管过程中发生麻醉药品、精神药品丢失或者被盗、被抢的	【文件查阅】 1. 管理组织相关文件 2. 本机构目标考核相关文件 3. 岗位职责及相关管理资料 【记录查看】 1. 专项检查记录 2. 培训及考核记录 3. 查看相关记录 【现场检查】抽查专用处方

（续表）

检查项目	具体要求	检查方法
	（2）发现骗取或者冒领麻醉药品、精神药品的	
业务科室急救备用药品管理	1. 落实急救备用药品管理制度，明确急救药品品种目录、数量、使用与领用、补充流程等管理制度 2. 由医务科、护理部、药学部门联合确定科室（病区）急救药品目录及数量 3. 医务处（科）、护理部、药学部门联合至少每季度核查各诊疗单元的急救药品，数量账物一致 4. 统一各科室急救药品清单格式、储存位置，规范管理，保障抢救时及时获取	【文件查阅】查阅本机构急救药品管理制度、管理相关文件 【记录查看】联合检查记录 【现场检查】查看业务科室急救药品清单格式、储存位置和管理情况
抗菌药物管理	1. 建立抗菌药物临床应用管理组织，院长是抗菌药物临床应用管理第一责任人 （1）抗菌药物管理工作组由医务、药学、临床微生物、护理、医院感染管理等部门负责人和具有相关专业高级技术职务任职资格的人员组成 （2）各部门职责明确，层层落实责任制 （3）医务、药学部门共同负责日常管理工作 2. 确定本院抗菌药物供应目录；抗菌药物遴选科学、合理，符合规定，有抗菌药物分级目录 3. 抗菌药物供应目录和分级管理目录按要求向核发医疗机构执业许可证的卫生健康行政部门备案 4. 临时采购符合要求 5. 按照相关规定，对医师进行抗菌药物分级授权，并实行信息化管理 6. 因抢救生命垂危的患者等紧急情况，医师可以越级使用抗菌药物；越级使用抗菌药物应当详细记录用药指征，并于24 h内补办越级使用抗菌药物的必要手续 7. 临床应用特殊使用级抗菌药物应严格掌握用药指征，经抗菌药物管理工作组指定的专业技术人员会诊同意后，由有抗菌药物处方权的高级职称医师开具 8. 根据临床各科特点，科学制订各科抗菌药物指标	【文件查阅】 1. 抗菌药物管理组织相关文件 2. 抗菌药物供应和分级管理目录 3. 备案资料 4. 授权文件 5. 各科室抗菌药物设定指标及合理性 【记录查看】 1. 采购记录 2. 抽查病历、处方，检查越级使用抗菌药物情况
药品不良反应和用药错误报告，药品损害事件处置	1. 由专人负责本院药品不良反应与药害事件监测上报工作 2. 建立临床科室与药学部门沟通机制，医师、药师、护士及其他医护人员相互配合，对患者用药情况进行监测 3. 按照国家有关规定向相关部门报告药品不良反应，用药错误和药品损害事件立即向所在地县级卫生健康行政部门报告 4. 建立药品不良事件报告信息平台，与医疗安全（不良）事件统一管理	【文件查阅】查阅本机构相关管理文件 【记录查看】查阅不良事件监测、上报记录等资料 【员工访谈】询问员工药品不良事件的处理情况

（续表）

检查项目	具体要求	检查方法
药品管理信息系统建设	1. 建立药品管理信息系统，与医院 HIS 系统、电子病历等实现信息共享 2. 药库和调剂室有药品进、销、存、使用等实时管理信息系统，实行药品定额和数量化管理 3. 有适宜的合理用药监控软件系统，能为处方审核提供技术支持，并定期更新 4. 按照信息系统使用权限对相关人员进行授权管理 5. 药品管理信息系统故障应急预案应定期培训、演练	【现场检查】 1. 药品管理信息系统 2. 药库和调剂室进、销、存、使用等实时管理情况，药品数量、金额与系统相符 【记录查看】查看人员授权、培训演练记录 【员工访谈】核查相关人员对应急预案的掌握情况
处方点评、药物使用评价体系	1. 处方点评工作在院药物与治疗学委员会和医疗质量管理委员会领导下，由医疗管理部门和药学部门共同组织实施 2. 由临床药学、临床医学、临床微生物学、医疗管理等多学科专家组成处方点评专家组，为处方点评工作提供专业技术咨询 3. 落实处方点评制度、处方点评实施细则，定期对药物临床使用安全性、有效性和经济性进行监测、分析、评估，有执行记录 4. 定期发布处方评价指标与评价结果，定期进行通报和超常预警 5. 对不合理用药进行干预，并提出改进措施，落实改进效果 6. 评价结果纳入医师与药师绩效考核目标，实行奖惩管理	【文件查阅】 1. 委员会组织管理文件 2. 专家组名单 【记录查看】查看处方点评、分析、预警、干预、考核与奖惩等工作记录
质量与安全监测指标	1. 严重或新的药品不良反应上报率（%）＝严重或新的药品不良反应上报人数 / 同期用药患者总数 ×100% 目标值：逐步上升、监测比较 2. 门诊患者抗菌药物处方比例（%）＝含有抗菌药物的门诊处方数 / 同期门诊处方总数 目标值：≤ 20% 3. 急诊患者抗菌药物处方比例（%）＝含有抗菌药物的急诊处方数 / 同期急诊处方总数 ×100% 目标值：≤ 20% 4. 住院患者抗菌药物使用率（%）＝住院患者使用抗菌药物人数 / 同期住院患者总数 ×100% 目标值：≤ 60% 5. 住院患者抗菌药物使用强度＝住院患者抗菌药物使用量（累计 DDD 数）/ 同期住院患者床日数 ×100 目标值：每百人天≤ 40 DDDs	【数据核查】对质量监测指标进行复核，复核数据比例不少于科室上报数据的 20%，追溯信息收集渠道 【记录查看】查阅指标分析报告、整改报告以及落实情况

（续表）

检查项目	具体要求	检查方法
	6. Ⅰ类切口手术抗菌药物预防使用率（%）= Ⅰ类切口手术预防使用抗菌药物的患者数 / 同期Ⅰ类切口手术患者总数 ×100%。 目标值：≤ 30% 7. 住院患者静脉输液使用率（%）=使用静脉输液的住院患者数 / 同期住院患者总数 ×100% 目标值：逐步降低、监测比较 8. 住院患者中药注射剂静脉输液使用率（%）=使用中药注射剂静脉输液住院患者数 / 同期住院患者总数 ×100% 目标值：逐步降低、监测比较	

注：DDD，限定日剂量

表 9-2　药学部门质量与安全管理检查表

检查项目	具体要求	检查方法
人员配置	1. 药学人员资质符合国家及省级相关文件要求；非药学专业技术人员不得从事药学专业技术工作 2. 二级及以上机构药学部门负责人应当具有高等学校药学专业或者临床药学专业本科以上学历，及本专业高级技术职务任职资格 3. 药师在处方中的签名或签章与留样一致 4. 药学部门定期对药学人员进行培训、考核	【文件查阅】 1. 科室人员名单、排班表等资料 2. 药学部门负责人相关资质 【记录查看】 1. 抽查处方签名与留样 2. 培训考核资料
制度建设	严格执行本院药事管理制度，并建立健全科室管理制度与操作规程，如药品养护工作制度、药品盘点工作制度、药品库管管理制度、差错事故管理制度、药品调剂操作规程、药品验收制度与操作规程、制剂管理制度与操作规程等	【文件查阅】查看科室制度等文件资料 【员工访谈】抽查员工对相关制度的掌握情况
药品采购与储备	1. 严格执行药品采购、药品遴选制度，有固定的供药渠道，由药学部门统一采购供应 2. 制订本院“药品处方集”“基本用药供应目录”，并以多种形式（OA 办公系统、药物手册等）公布，方便医务人员获取 3. 销售、使用的制剂经过药监管理部门批准，并取得批准文号 4. 有药品遴选制度，遵循“一品两规”要求；药品遴选科学、合理，品种满足本院医疗保健救治需求 5. 参加国家和本地区组织的药品集中采购工作，选择质优价廉的药品，完成集采任务 6. 定期评估药品储备情况，并落实改进；除特殊原因外，不出现药品短缺及药品积压情况	【文件查阅】 1. 相关制度，招标合同、购销合同、供应商资质等文件 2. 药品处方集、基本用药供应目录及公布形式 3. 销售、使用的院内制剂有无批准文号 4. 药品目录品种是否满足临床用药，且符合“一品两规”要求

（续表）

检查项目	具体要求	检查方法
	7. 药品购进记录完整、详实，可追溯	【记录查看】 1. 查看药品集采相关资料，核查执行情况 2. 药品购进记录 【现场检查】查看药品储备情况，访谈医护人员、患者或家属，了解药品短缺情况
药品验收	1. 执行药品验收制度与操作规程：常温、阴凉保存验收操作规程、冷藏及冷冻保存药品验收操作规程、中药材和中药饮片验收操作规程、麻醉药品和精神药品验收操作规程、进口药品验收操作规程等 2. 查验药品票据：检查随货同行单和两票是否齐全完整、随货同行单内容是否完整 3. 对购进药品逐批验收，包括：药品通用名称、生产企业、规格、剂型、批号、有效期、数量、价格等 4. 查看药品的内外包装是否完整、标识是否齐全；中药饮片应有包装，并附有质量合格标志 5. 对实行批准文号管理的中药饮片，应核对批准文号 6. 冷藏、冷冻药品应检查运输方式及运输过程中的温度记录、运输时间等 7. 麻醉药品、第一类精神药品验收应专门登记，货到即验，双人开箱验收，清点到最小包装，验收记录双人签字	【文件查阅】查阅验收制度及规程文件 【记录查看】 1. 药品验收操作记录 2. 药品验收记录、收货票据 3. 药品验收记录 4. 相关工作登记、记录 【现场检查】 1. 抽查药品情况 2. 抽查药品批文
药品贮存与发放	1. 定期（每月）对库存药品进行养护和质量安全检查 2. 药品贮存基本设施与设备符合规定：有温度、湿度控制管理，有冷藏、避光、通风、防火、防虫、防鼠、防盗设施和措施；设施、设备质量均符合规定，运行正常 3. 根据药品说明书储存要求储存药品 4. 化学药品、生物制品、中成药、中药饮片分别贮存，分类定位存放 5. 外用药、内服药、注射剂分区储存 6. 按药理作用类别放置，如消化系统、心血管系统、内分泌系统、维生素类、抗肿瘤药、抗菌药物等归类放置；同时考虑用药频次，方便拿取 7. 特殊药品存放： （1）麻醉药品、第一类精神药品使用保险柜或麻精药品智能调配柜储存，毒性药品加锁管理，高警示药品专区存放，易燃易爆、强腐蚀性等危险性药品按危险化学品有关规定存放专用柜内；并按规定要求安装监控和报警装置	【记录查看】 1. 药品养护和质量安全检查记录 2. 抽查药库、调剂室盘点、账物相符情况 3. 工作记录等相关资料 【现场检查】 1. 设施设备运行情况 2. 药品按要求储存情况 3. 药品储存与标识合规情况 4. 药品摆放和标识合规情况 5. 药品效期管理执行情况

（续表）

检查项目	具体要求	检查方法
	（2）有统一警示标识；标识醒目、规范，起到警示作用 8. 药品名称、外观或外包装相似、一品多规的药品分开放置，并作明确标识；标识醒目、规范 9. 实行药品采购、贮存、供应计算机管理，药品库存量及进出量、调剂室库存量及使用量定期（每月）盘点，账物相符 10. 执行药品效期管理相关制度与处理流程；效期药品先进先用、近期先用，对过期、不适用药品及时妥善处理，有控制措施和记录 11. 药品各环节管理资料完整、详实，有可追溯措施（如药库出入库凭证、相关人员签字确认等）	
药品调剂	1. 药师调剂处方应当遵循安全、有效、经济的原则 2. 药师调剂药品时先审方，后收费、调配 3. 处方开具当日有效，有效期最长不超过三天 4. 住院医嘱单按照处方管理，药师依据完整的用药医嘱作为调剂的依据 5. 逐项检查处方前记、正文和后记书写是否清晰、完整，并确认处方的合法性 6. 认真执行“四查十对” 7. 严格执行《处方管理办法》中对于处方用量的要求 8. 需药品分装时，有操作规程、适当的容器，外包装有药品名称、剂量及原包装的批号、效期和分装日期 9. 住院患者口服药品由药学技术人员统一摆药 10. 药师审核处方，认为存在用药不适宜时，应告知处方医师，请其确认或者重新开具处方 11. 发现严重不合理用药或者用药错误，应拒绝调剂，及时告知处方医师，并记录；按照有关规定报告管理部门 12. 药师发药时，应呼叫患者姓名，核对处方信息，确认无误后方可发药 13. 发药时对就诊者进行用药交代和用药指导，关注特殊情况的用药指导；必要时为就诊者提供书面用药指导材料 14. 发药人员在处方上签字盖章 15. 有发药差错登记、分析和改进措施 16. 定期对药师进行药学技能和差错防范培训 17. 由药学人员为就诊者提供用药咨询，有咨询记录，并针对就诊者咨询的常见问题开展合理用药宣传工作	【病历 / 案检查】 1. 抽查处方，查看处方开具日期与调剂日期 2. 抽查住院医嘱规范情况 3. 抽查处方，核查处方规范、合理情况 4. 抽查处方，核查处方用量符合规定情况 【现场检查】 1. 药品调剂流程 2. 药品拆零调剂情况 3. 住院患者口服药品发放情况 4. 药师发药核对情况 5. 药师发药指导患者情况，或提问患者药师发药交待情况 【记录查看】 1. 抽查处方 2. 差错登记与改进记录 3. 药师培训记录 4. 用药咨询记录、宣传资料

（续表）

检查项目	具体要求	检查方法
制剂的配制与使用	1. 院内制剂应持有药监部门颁发的医疗机构制剂许可证，并取得制剂批准文号；严格执行制剂管理制度、操作规程、质量标准 2. 有保证制剂质量与安全的设施、设备，按规定配备药学专业技术人员 3. 经省级药品监督管理部门批准后，制剂方可在本机构之间调剂使用 4. 有制剂室生产记录、质量检查记录，原辅料管理、成品管理、工艺技术管理等原始记录；原始记录及复核记录齐全，操作过程记录完善 5. 制剂成品质量检验人员资质、设施设备等条件符合药监部门要求	【文件查阅】 1. 制剂生产许可证、批文，制剂管理制度、操作规程、质量标准 2. 药监部门批准的制剂调剂文件及相关记录 【现场检查】 1. 设备设施和人员资质 2. 制剂检验人员资质、设施设备等 【记录查看】查阅原始记录资料
麻醉药品、精神药品管理	1. 储存麻醉药品、第一类精神药品实行专人负责、专库（柜）加锁 2. 建立专用账册，日清月结；专用账册的保存应当在药品有效期满后不少于 2 年 3. 单张处方最大限量按照处方管理办法执行 4. 对麻醉药品、第一类精神药品处方进行专册登记，内容包括患者姓名、性别、年龄、病历号、疾病名称、药品名称、规格、数量、处方医师、处方编号、处方日期、发药人、复核人 5. 过期、破损的麻醉药品、第一类精神药品销毁时，向所在地卫生健康行政部门提出申请，在卫生健康行政部门监督下进行销毁，并对销毁情况进行登记 6. 空安瓿、废贴按规定进行回收、登记、销毁 7. 对麻精药品处方和住院医嘱进行专项点评，并根据点评结果及时有效干预 8. 麻醉药品、第一类精神药品处方保存期限不少于 3 年，二类精神药品处方保存期限不少于 2 年 9. 每月对临床科室备用的麻醉药品、精神药品进行督导检查、反馈，并提出干预措施，有记录	【现场检查】查阅药品管理情况 【记录查看】 1. 专用账册、账物相符情况 2. 查看专册登记信息 3. 销毁申请资料、销毁记录、回收登记 4. 处方点评结果、干预情况 5. 督导检查记录 【病历 / 案检查】 1. 抽查处方或病历 2. 抽查处方保存情况
药品召回管理	1. 发现假、劣药品，或调剂错误药品时，按规定及时报告有关部门并迅速召回 2. 执行落实各级行政部门下发的临时召回要求 3. 有导致人身损害的相关的处置预案与流程 4. 及时分析错误原因，有整改措施	【记录查看】 1. 报告、召回登记 2. 原因分析、整改总结 【现场检查】查看预案与流程落实情况

（续表）

检查项目	具体要求	检查方法
处方点评	1. 药学部门成立处方点评工作小组，负责处方点评工作 2. 二级及以上机构处方点评工作小组成员应当具有中级以上药学专业技术职称 3. 门诊、急诊处方的抽样率不应少于总处方量的1‰，且每月点评处方绝对数不少于100张；病房（区）医嘱单的抽样率（按出院病历数计）不少于1%，且每月点评出院病历绝对数不应少于30份 4. 对特定药物（如国家基本药物、血液制品、中药注射剂、肠外营养制剂、抗菌药物、重点监控药物、激素、超说明书用药、抗肿瘤药物、围术期用药等）使用情况进行处方点评，有完整的点评记录 5. 处方点评小组在处方点评工作过程中发现严重不合理处方，应当及时通知医疗管理部门和药学部门 6. 定期（每月）将处方评价指标与评价结果上报医疗管理部门（药事管理与药物治疗学委员会），并提出改进意见	【文件查阅】查阅点评小组管理相关文件 【记录查看】 1. 处方和医嘱单点评工作量、点评质量 2. 处方点评记录资料 3. 相关记录资料 4. 处方点评上报资料
药品不良反应或药品不良事件监测报告	1. 药学部门有专人负责本机构药品不良反应上报工作 2. 对全院不良反应上报工作进行指导和培训 3. 若发生非预期（新发现）的、严重的、罕见的药物不良反应，药学部门主管药品不良反应工作的人员要配合医护人员，现场查看患者，进行分析指导，并有记录 4. 若发生严重药品不良反应或药物群体不良事件，药学部门要配合临床参与救治工作，保存相关药品、物品的留样，并与临床相关人员共同对事件进行调查、分析，按规定上报卫生健康行政部门和药品监督管理部门 5. 每半年进行一次药品不良反应或不良事件分析总结	【记录查看】 1. 不良事件专题培训记录 2. 药品不良反应报告、处理记录 3. 严重药物不良反应或药害事件发生处理记录资料 4. 不良事件分析总结报告 【员工访谈】核查医务人员对不良事件的处理知晓情况
临床药学工作	1. 建立临床药学服务；配备临床药师，临床药师任职符合专业技术基本要求 2. 建立完善的临床药学和临床药师考核标准，有临床药师能力和工作质量、工作项目及数量等全面考核体系 3. 临床药师参与查房、疑难病例讨论、会诊，处方审核、血药浓度监测、危重患者抢救、多学科联合门诊等工作 4. 临床药师全程参与疑难特殊病例及危重患者诊疗工作，并指导临床用药 5. 临床药师参与临床药物治疗相关工作的时间≥85% 6. 开设药学门诊，提供用药服务	【文件查阅】 1. 本机构相关管理文件 2. 临床药学相关考核标准 3. 临床药师参与查房等资料 【记录查看】查阅相关案例资料 【员工访谈】访谈药师与医护人员，了解临床药学工作情况 【现场检查】查看药学门诊服务

（续表）

检查项目	具体要求	检查方法
中药管理	1. 二级及以上机构设置规范的中药房，并配备相应设施、设备和人员 2. 中药品种满足需求，饮片质量优良，无假劣药品 3. 按规范设置中药煎药室，建立煎药室相关管理制度、操作流程，做好质量过程监管	【文件查阅】查阅人员名单和资质 【现场检查】 1. 中药房、煎药室设置、设施、设备及煎药记录 2. 抽查中药饮片质量 3. 核查相关制度执行情况
质量与安全监测指标	1. 每百张床位临床药师人数＝临床药师人数 ×100/ 同期实际开放床位数 目标值：每 100 张病床与临床药师配比≥ 0.6 名（三级机构） 2. 门诊处方审核率（%）＝药品收费前药师审核门诊处方人次数 / 同期门诊处方总人次数 ×100% 目标值：100% 3. 急诊处方审核率（%）＝药品收费前药师审核急诊处方人次数 / 同期急诊处方总人次数 ×100% 目标值：100% 4. 住院用药医嘱审核率（%）＝药品调配前药师审核住院患者用药医嘱条目数 / 同期住院患者用药医嘱总条目数 ×100% 目标值：100% 5. 门诊处方点评率（%）＝点评的门诊处方人次数 / 同期门诊处方总人次数 ×100% 目标值：门诊、急诊处方的抽样率≥总处方量的 1‰，且每月点评处方绝对数≥ 100 张 6. 门诊处方合格率（%）＝合格的门诊处方人次数 / 同期点评门诊处方总人次数 ×100% 目标值：≥ 95%	【数据核查】对质量监测指标进行复核，复核数据比例不少于科室上报数据的 20%，追溯信息收集渠道 【记录查看】查阅指标分析报告、整改报告以及落实情况

表 9-3　临床用药质量与安全管理检查表（科室层面管理）

检查项目	具体要求	检查方法
制度落实	1. 严格执行本机构药事管理制度 2. 落实医疗质量安全核心制度，包括抗菌药物分级管理制度、会诊制度、查对制度、疑难病例讨论制度、急危重患者抢救制度、死亡病例讨论制度、病历管理制度、信息安全管理制度等	【现场检查】核查制度落实情况 【员工访谈】抽查员工对相关制度的掌握情况 【核心制度检查】见第七章

（续表）

检查项目	具体要求	检查方法
处方开具	1. 医师根据医疗、保健需要，按照诊疗规范、药品说明书中的药品适应证、药理作用、用法、用量、禁忌、不良反应和注意事项等开具处方 2. 医师在诊疗范围和权限范围内开具处方 3. 医师在开具处方时应优先、合理选择使用基本药物 4. 病历中详细记录患者就诊前和正在使用的所有处方及医嘱用药 5. 病程记录中记录患者用药依据及分析	【病案检查】 1. 抽查处方或病历，检查处方开具情况 2. 抽查处方，核查医师开具药品权限，优先合理使用基本药物情况 3. 抽查病程记录中用药依据及分析
护士给药	1. 经过资格认定及相关培训的护理人员方可执行给药医嘱 2. 护士严格执行查对制度，根据处方或医嘱，给药时对药品名称、用法用量、给药途径、药品效期、外观质量等进行核对与检查，并签字确认 3. 给药前告知患者用药情况（除外特殊情况，如患者知情会对患者治疗产生不利后果），尊重患者对药物使用的知情权和隐私权 4. 护士按照给药时间分次为住院患者发放口服药品，并说明用法 5. 护士给药后观察患者用药反应，发生异常应及时与医师沟通 6. 参与静脉营养液配制的护士应经过专门培训 7. 护士参与药品不良反应监测报告的过程	【文件查阅】查阅执行医嘱的护理人员资质 【现场检查】 1. 查对制度执行情况 2. 护士给药前指导 3. 护士给药过程，对用药反应的处理 【记录查看】 1. 护士静脉营养液配制的培训记录 2. 不良反应监测报告 【患者访谈】了解患者用药知情权情况
麻精药品管理	1. 麻醉药品、第一类精神药品储存各环节应当指定专人负责，明确责任；交接班应当有记录 2. 病区、手术室、内镜室等配备麻精药品基数的科室，采取双锁保险柜或麻精药品智能调配柜储存，储存区域设有防盗设施和安全监控系统 3. 麻醉科、手术室等麻精药品使用量大、使用管理环节较多的科室，成立以科室负责人为第一责任人的专门工作小组 4. 具有麻精药品处方权的医师依据临床诊疗规范、麻醉药品和精神药品临床应用指导原则、药品说明书等，合理使用麻精药品 5. 医师开具麻醉药品、精神药品处方时，应当使用专用处方并在病历中记录 6. 针对疼痛患者开具麻精药品处方前，要对患者进行疼痛评估，遵循三阶梯镇痛治疗原则选择相应药物 7. 严格执行全程双人操作制度，麻醉、第一类精神药品的处方开具、使用和管理不得由同一人实施；麻醉医师原则上不参与麻精药品的管理	【文件查阅】查阅相关科室麻精药品管理工作小组名单及工作记录 【现场查看】 1. 药品管理相关设施、设备 2. 制度落实情况及相关记录 【病案检查】抽查病案或处方检查： 1. 合理用药情况 2. 处方格式及病程记录情况 3. 疼痛评估执行情况 【记录查看】查看药品回收、倾泻相关记录

（续表）

检查项目	具体要求	检查方法
	8. 麻精药品管理、使用环节，实行双人双签；参与双人双签的人员要定期轮换 9. 加强手术室药品安全防范，安装视频监控装置，以监控取药及回收药品等行为；相关监控视频保存期限原则上不少于 180 天 10. 病区、手术室等调配使用麻醉药品、第一类精神药品注射剂时应收回空安瓿，核对批号和数量，并做记录 11. 对于未使用完的注射液和镇痛泵中的剩余药液，由医师、药师或护士在视频监控下双人进行倾泻入下水道等处置，并记录	
住院患者自购药品管理	1. 凡住院患者治疗需要的药品均由药学部门供应，一般不得使用患者自带（自备）药品 2. 如果确需使用，应符合机构相关规定	【现场检查】检查患者使用自备药品是否符合机构管理规定
业务科室急救备用药品管理	1. 业务科室有专人负责管理本科室存放的急救备用药品 2. 本科室负责急救备用药品的管理人员要定期对药品品种、数量、药品标识、有效期等进行检查，及时更换到期、污染、外观异常等影响药品质量的药品 3. 科室高警示药品、听似看似等易混淆药品标识规范，全院统一，并与药学部门一致 4. 科室急救药品统一储存位置、统一规范管理、统一清单格式，保障抢救时及时获取	【现场检查】 1. 急救备用药品管理情况及相关记录 2. 高警示、易混淆药品标识情况，和药学部门是否一致 3. 急救药品管理情况
药品不良反应 / 事件监测与上报	1. 临床科室有专人负责与药学部门沟通，负责本科室药品不良反应上报工作 2. 重点监测严重不良反应或重点监测非预期（新发现）反应，有记录 3. 若发生严重药品不良反应或药害事件，医师、护士积极进行临床救治，做好医疗记录，保存好相关药品、物品的留样，并及时通知药学部门和医务部门 4. 药品不良反应记录病历至少包括使用药品的理由，发生不良反应药品的名称、规格、使用剂量、用药途径，不良反应发生时的症状描述、处理措施、结果等	【记录查看】 1. 药品不良反应上报记录 2. 药品不良反应事件处理相关记录 【病案检查】病案是否有药品不良反应完整记录
质量与安全监测指标	1. 用药错误报告率（%）＝报告给机构管理部门的用药错误人次数 / 同期用药患者总数 ×100% 目标值：监测比较 2. 严重或新的药品不良反应上报率（%）＝严重或新的药品不良反应上报人数 / 同期用药患者总数 目标值：监测比较 3. 住院患者抗菌药物使用率（%）＝住院患者使用抗菌药物人数 / 同期住院患者总数 ×100% 目标值：监测比较	【数据核查】对质量监测指标进行复核，复核数据比例不少于科室上报数据的 20%，追溯信息收集渠道 【记录查看】查阅指标分析报告、整改报告以及落实情况

（续表）

检查项目	具体要求	检查方法
	4. 微生物检验样本送检率（%）=使用抗菌药物治疗的住院患者微生物检验样本送检例数 / 同期使用抗菌药物治疗的住院患者总例数 ×100% 目标值：≥ 30%	

第二节　临床用血管理

本节含 3 张检查表。为了方便机构自查、职能部门检查和临床科室对照执行，我们将管理内容分为机构、输血科和临床用血科室管理三个层面呈现（表 9-4，表 9-5，表 9-6）。以"提升依法治理水平、提升血液供应水平、提升血液安全水平、提升合理用血水平"的"四提升"为主线，指导各级妇幼保健机构健全并落实临床合理用血管理制度，提高医务人员科学合理用血和安全用血的意识水平，促进临床用血向标准化、同质化发展。

表 9-4　临床用血质量与安全检查表（机构层面管理）

检查项目	具体要求	检查方法
组织管理	1. 二级及以上机构成立临床用血管理委员会（工作组），人员组成合理，职责明确；主任委员由院长或者分管医疗的副院长担任，成员由医务部门、护理部门、检验科、输血科、麻醉科、手术室、临床科室等部门负责人组成 2. 建立临床科室、麻醉科、手术室、检验科和输血科有效沟通机制，定期征求各科室意见、建议，并及时有效反馈	【文件查阅】查阅委员会相关文件 【现场查看】查看信息沟通途径，科室意见、建议记录
制度建设	有本机构临床用血管理制度，包括但不限于输血信息系统管理制度、临床用血审核制度、临床用血申请管理制度、临床用血不良事件监测报告制度、临床用血医学文书管理制度、培训制度、临床用血评价及公示制度等制度	【文件查阅】查阅本机构相关制度文件
能力提升	1. 定期组织有关临床用血相关法律法规、规章制度和合理临床用血知识的培训学习 2. 组织医务人员进行输血严重危害（SHOT）方案、处置规范与流程相关知识的培训，医务人员能识别潜在输血不良反应的症状	【记录查看】查看相关培训、学习记录 【员工访谈】抽查医务人员对培训内容的掌握程度
用血计划和急救用血	1. 有并实施本机构年度临床用血工作计划 2. 本机构与本地血站签订供血协议，保证本机构年度临床用血计划 3. 与血站建立血液库存动态预警机制，保障临床用血需求 4. 制订急救用血应急预案，明确紧急用血的批准流程及执行部门的职责	【文件查阅】 1. 本机构用血工作计划、供血协议及实施记录 2. 预警方案及相关机制 3. 急救用血应急预案

（续表）

检查项目	具体要求	检查方法
输血管理信息系统	1. 建立输血管理信息系统，使用条码系统；信息系统实施人员权限管理 2. 输血管理信息系统覆盖血液预订、接收核对、入库、贮存、出库等血液管理全过程，并与本省血液管理信息系统联网 3. 信息管理系统有血液库存预警，冷链控制有自动温控系统，保证功能正常 4. 制订信息系统故障应急预案	【现场检查】 1. 科室信息系统与机构信息系统联通情况 2. 有无使用条码系统 3. 信息系统人员授权情况 4. 输血全程信息化管理情况 5. 预警及温控系统 【文件查阅】查阅信息系统应急预案
临床用血评价	1. 定期对临床用血进行考评，评价各临床科室及医师的用血情况 2. 评价结果用于科室质量管理评定和医师个人用血权限的认定	【记录查看】 1. 查看临床用血评价记录 2. 查看评价结果运用的相关资料
质量管理持续改进	1. 定期院内公示各科室及医师临床用血统计报表 2. 定期通报全院质量检查中各科室用血质量控制结果，提出科室用血整改意见，追踪改进情况 3. 定期收集、分析监测指标，发现并反馈问题，督促其及时整改；有季度通报、半年小结、年度总结报告 4. 医务处（科）联合输血科对输血严重危害（SHOT）案例，运用质量管理工具展示管理成效	【记录查看】 1. 质量检查记录、督导整改报告 2. 用血统计报表、质控结果公示情况 3. 质量指标分析、问题反馈、整改及效果追踪记录，总结报告
质量与安全监测指标	1. 临床输血申请单合格率（%）＝填写规范且符合用血条件的申请单数 / 同期输血科（血库）接收的申请单总数 ×100% 目标值：100% 2. 受血者标本血型复查率（%）＝受血者血液标本复查血型数 / 同期接收的受血者血液标本总数 ×100% 目标值：100% 3. 输血不良反应发生率（%）＝输血不良反应发生例数 / 同期输血总例数 目标值：逐步下降 4. 千输血人次输血不良反应上报例数（例）＝输血不良反应上报例数 /（同期输血人次 /1000） 目标值：监测比较 5. 一二级手术台均用血量（单位）＝一级和二级手术用血总单位数 / 同期一级和二级手术总台次 目标值：逐步下降，监测比较	【数据核查】对质量监测指标进行复核，复核数据比例不少于科室上报数据的 20%，追溯信息收集渠道 【记录查看】查阅指标分析报告、整改报告以及落实情况

（续表）

检查项目	具体要求	检查方法
	6. 三四级手术台均用血量（单位）＝三级和四级手术用血总单位数 / 同期三级和四级手术总台次 目标值：逐步下降，监测比较 7. 手术患者自体输血率（%）＝手术患者自体输血总单位数 /（同期手术患者异体输血单位数＋自体输血单位数） 目标值：逐步上升，监测比较 8. 出院患者人均用血量（单位）＝出院患者用血总单位数 / 同期出院患者人次 目标值：逐步下降，监测比较 9. 年用血量（单位）＝年度机构用血总单位数 目标值：监测比较	

表 9-5　输血科质量与安全管理检查表

检查项目	具体要求	检查方法
人员配置	1. 设置独立输血科，不具备条件设置输血科的妇幼保健机构，应当安排专职人员负责相关工作 2. 科室由科主任与具备资质的质量控制人员组成质量与安全管理小组，负责临床用血质量和安全管理工作 3. 输血科主任应具有高级专业技术职称、从事输血专业工作 5 年以上；血库负责人应具有中级及以上卫生技术职称、从事输血专业工作 10 年以上 4. 人员具备输血、检验、医疗、护理等专业资质，并接受血液安全相关法律法规、输血相关理论和实践技能的培训及考核 5. 根据机构床位数、手术例数和用血量及实际工作情况确定：最低设置不少于 8 人；年用血总量 1 万～ 3 万单位，不少于 10 人；年用血总量大于 3 万单位，不少于 14 人，每增加 1 万单位增加 1 人。每增加一个执业地点增加 6 人；高、中、初级卫生技术职称人员的比例宜 1∶3∶5 6. 血库专职工作人员设置不少于 2 人；编制床位 100 张以上或年用血总量 500 单位以上的人员配置，应增加专职人员；年用血总量大于 8000 单位的血库应按输血科人员标准配置 7. 工作人员须每年进行 1 次健康检查，建立健康档案；传染病患者和经血传播疾病病原携带者不得从事抽血样、发血等相关工作	【文件查阅】查阅科室设置文件、科室人员花名册、排班表、人员资质证件，健康档案等 【记录查看】查看培训记录和考核记录

（续表）

检查项目	具体要求	检查方法
基础设施	1. 输血科或血库业务用房至少包括：血型鉴定与配血实验室、血液处置室、储血室、发血室及满足工作需求的工作用房等 2. 输血科或血库的房屋设置远离感染性污染源，紧邻手术室或病区，布局流程合理，采光好，空气流通，有必要的清洁消毒设施 3. 输血科或血库房屋的使用面积应能满足其业务和功能需要，储血室和发血室必须置于清洁区域	【文件查阅】查阅实验室资质、风险评估报告 【现场检查】查看布局、分区、面积、设施、标牌等 【记录查看】查看出入人员登记情况
基础设备	1. 仪器设备满足输血科（血库）开展检测项目需要：主要储血设备双备份，血液存放区连续储存血液≥ 24 h 时，有双路供电或应急发电设备 2. 输血科或血库基本仪器设备最低配置要求： 2 ～ 6℃储血专用冰箱、－ 20℃以下储血浆专用低温冰箱、2 ～ 8℃试剂储存专用冰箱、2 ～ 8℃标本储存专用冰箱、血小板恒温振荡保存箱、融浆设备、离心机、血液运输箱、显微镜、热合机 1 台 3. 关键设备具有唯一性标识，计量器具符合要求，有明显的定期检定合格标识；定期维护，并处于功能状态	【文件查阅】查阅仪器设备清单 【现场检查】查看仪器运行情况、标识、供电设备等 【记录查看】查看仪器的使用记录和设备维护记录
职责、制度、规范	1. 有科室人员岗位职责，并落实 2. 制订并落实科室工作制度，包括但不限于血液发放和输血核对制度、血液贮存质量监测与信息反馈制度、临床用血申请管理制度、输血技术管理制度、输血相容性检测管理制度等 3. 制订并严格执行相关技术规范与操作规程，包括但不限于质量手册、程序文件、作业指导书、记录表格等，并定期更新	【文件查阅】查阅工作制度、规范等文件 【记录查看】查看科室相关工作记录本 【员工访谈】抽查工作人员对相关制度、流程的掌握情况
血液供应管理	1. 具备为临床提供 24 h 配血、供血服务的能力 2. 有血液预警机制，与血站协调保证应急临床用血 3. 落实紧急抢救配合性输血管理、配血储血设备故障应急管理、夜间节假日输血管理制度规范和应急预案，有保障措施	【记录查看】 1. 医务人员 24 h 排班记录，夜间用血记录 2. 近期某时间段内血液最低库存量和实际急诊急救用血量及启动预警系统状况 【文件查阅】查阅相关紧急用血管理制度和流程、应急预案 【病历 / 案检查】抽查急救用血患者病历，查看执行情况是否符合规定

（续表）

检查项目	具体要求	检查方法
血液核对验收	1. 血液核对验收后入库，有验收记录，有相关责任人签字，有关资料需保存 10 年 2. 核对验收内容包括：运输条件、物理外观、血袋封闭及包装是否合格，标签内容（供血机构名称及其许可证号、供血者姓名或条形码编号和血型、血液品种、容量、采血日期、血液成分的制备日期及时间，有效期及时间、血袋编号 / 条形码，储存条件）填写是否清楚齐全等	【记录查看】查看验收记录，核查验收内容是否齐全 【员工访谈】抽查工作人员对验收核对流程的掌握情况
血液存放环境	1. 血液存放区标识清晰、分区明确，分类分层存放，设置待检测血液隔离存放区、合格血液存放区和报废血液隔离存放区 2. 血液存放区的空间满足整洁、卫生和隔离的要求，具有防火、防盗、防鼠等安全设施 3. 储血冰箱定期消毒、定期微生物培养，冰箱内每周消毒 1 次；空气培养每月 1 次，培养合格 4. 贮血冰箱内严禁存放其他物品	【现场检查】 1. 存放区分区是否合理，血液是否分类分层存放；有相关标识 2. 现场环境及安全保障设施设备 【记录查看】 1. 冰箱消毒记录、空气培养合格记录 2. 冰箱有无其他物品
储存温度监测	1. 储存温度、保存期符合要求 2. 血液储存设备使用人工监控时，至少每 4 h 监测记录温度 1 次 3. 血液储存设备使用自动温度监测管理系统时，至少每日人工记录温度 2 次，2 次记录间隔 8 h 以上 4. 血液储存设备的温度监控记录至少保存到血液发出后 1 年，保证可追溯性 5. 监控血液储存设备的自动温度监测管理系统有温度超限声、光报警装置，有 24 h 连续温度监测电子记录；报警或处理有相应记录	【现场检查】 1. 储存温度是否符合要求 2. 核查记录保存情况以及记录的可追溯性 3. 核查报警装置 【记录查看】 1. 相关报警、处理记录 2. 温度监测记录否符合要求 【员工访谈】抽查工作人员对相关温度要求的掌握情况
输血前检查	1. 逐项核对输血申请单、受血者和供血者血样，复查受血者和供血者 ABO 血型（正、反定型），并常规检查患者 Rh（D）血型［急诊抢救患者紧急输血时 Rh（D）检查可除外］，正确无误时可进行交叉配血；交叉配血不合时，进行不规则抗体筛检 2. 输血相关检测遵守各项检验操作规程，方法准确，过程记录完整（正反定型和交叉配血主次侧分别记录），检验报告按规定保存 3. 用于输血相容性检测的仪器、设备、试剂应符合相应标准	【病历 / 案检查】抽查病历，查看输血前检查申请单和检测结果 【员工访谈】抽查工作人员是否掌握相关工作流程 【记录查看】抽查检验报告，核查检查项目报告的及时性、准确性和保存情况

（续表）

检查项目	具体要求	检查方法
		【现场检查】查看仪器、设备、试剂是否符合相关标准
血液发放	1. 配血合格后，血液发放双核对，准确无误后方可发出；双方签名，时间具体到分钟，有关资料需保存 10 年 2. 血液发出后，受血者和供血者的血样于 2 ～ 6℃保存至少 7 天	【记录查看】查看发放登记和签字 【现场检查】 1. 资料保存情况 2. 血样保存情况
不良反应处理	1. 有控制输血严重危害的方案，有确定识别输血不良反应的标准和处理措施；制订不良反应加做其他相关试验的要求和标准 2. 怀疑发生溶血性输血反应时开展以下工作，并将结果记录到病历中： （1）核对患者和血袋标签，确认输血是否进行过交叉配血 （2）查看床旁和实验室所有记录是否有差错 （3）观察受血者发生输血反应后的血清或血浆是否溶血，并将此标本和输血前的标本进行比较 （4）发生输血反应后的标本做抗人球蛋白试验、游离胆红素等试验 3. 输血科参与输血不良反应调查，并对临床用血不良反应事件评价结果及时反馈 4. 若发生严重输血不良反应导致严重不良后果，应采取相应措施并向卫生健康行政部门报告	【文件查阅】查阅危害控制方案 【员工访谈】抽查工作人员对不良反应查证要求的掌握情况 【记录查看】 1. 不良反应调查记录及处理记录 2. 不良反应调查、评价记录，结果反馈记录 3. 查看有无严重不良反应事件上报记录 【病历 / 案检查】抽查病历，查看相关处理记录
临床会诊	参与相关病例的诊断、会诊与治疗，提供合理用血咨询	【病历 / 案检查】抽查病历，查看相关会诊咨询记录
实验室安全	1. 有实验室生物安全应急预案并培训工作人员，意外事故发生后及时处理上报并填写相应记录，如职业暴露个案登记记录 2. 个人防护：工作人员按规范穿工作服、戴手套，工作现场配应急处理医疗箱、洗眼器和应急喷淋装置 3. 落实实验室医疗废弃物处置措施，检验后标本进行无害化处理	【文件查阅】 1. 应急预案 2. 意外事故及处理记录 【现场检查】 1. 个人防护情况 2. 废物处置情况
质量管理持续改进	1. 开展与输血相容性检测项目相适应的室内质量控制；参加室间质量评价，保证相容性检测室内质控、室间质评的质量 2. 依据输血申请单填写质量、临床用血情况、相关制度落实情况、机构通知执行情况等，定期对临床用血进行评价；定期收集、分析年用血量、年用血手术台数、年输血人次等，分析用血趋势	【记录查看】 1. 室内质量控制流程、室内质控记录 2. 室间质量评价结果 3. 临床用血评价报告，查看相关评价、分析

（续表）

检查项目	具体要求	检查方法
	3. 运用质量管理工具展示管理成效的变化趋势，有季度通报、半年小结、年度总结报告	记录、整改意见等 4. 指标监测记录 5. 年度总结报告
质量与安全监测指标	1. 血液入库出库验收完整率（%）=入出库验收血液数量 / 同期出入库血液总量 ×100% 目标值：100% 2. 冰箱温度记录完整率（%）=冰箱温度记录完整例数 / 冰箱温度记录总例数 ×100% 目标值：100% 3. 血液在有效期内使用率（%）=血液在有效期内使用量 / 血液使用总量 ×100% 目标值：100% 4. 各种仪器设备使用记录完整率（%）=各种仪器设备使用记录完整例数 / 各种仪器设备使用记录总例数 ×100% 目标值：100% 5. 各种试剂耗材在有效期内使用率（%）=各种试剂耗材在有效期内使用数 / 各种试剂耗材使用总数 ×100% 目标值：100% 6. 配血标本交接差错率（%）=配血标本交接差错例数 / 配血标本交接总例数 ×100% 目标值：0 7. 配血标本留取差错率（%）=配血标本留取差错例数 / 配血标本留取总例数 ×100% 目标值：0 8. 配发血报告单信息完整率（%）=配发血报告单信息完整例数 / 配发血报告单总例数 ×100% 目标值：100% 9. ABO 及 Rh（D）血型鉴定正确率（%）= ABO 及 Rh（D）血型鉴定正确例数 / 同期 ABO 及 Rh（D）血型鉴定总例数 ×100% 目标值：100% 10. 输血相容性检测正确率（%）=输血相容性检测正确例数 / 同期输血相容性检测总例数 ×100% 目标值：100% 11. 输血不良反应调查率（%）=输血不良反应调查例数 / 输血不良反应发生总例数 ×100% 目标值：100% 12. 输血相容性检测项目室内质控率（%）=开展室内质控的输血相容性检测项目数 / 同期机构开展的输血相容性检测项目总数 ×100%	【数据核查】对质量监测指标进行复核，复核数据比例不少于科室上报数据的 20%，追溯信息收集渠道 【记录查看】查阅指标分析报告、整改报告以及落实情况

（续表）

检查项目	具体要求	检查方法
	目标值：100% 13. 输血相容性检测室间质评项目参加率（%）＝参加室间质评的输血相容性检测项目数 / 所参加的室间质评机构输血相容性检测室间质评项目总数 ×100% 目标值：逐步升高 14. 输血相容性检测室间质评项目合格率（%）＝参加室间质评成绩合格的输血相容性检测项目数 / 同期参加室间质评的输血相容性检测项目总数 ×100% 目标值：逐步升高 15. 每千单位用血输血专业技术人员数（人）＝输血科（血库）专职专业技术人员数 /（机构年度用血总单位数 /1000） 目标值：监测比较	

表 9-6　临床用血质量与安全检查表（科室层面管理）

检查项目	具体要求	检查方法
制度执行	严格执行本机构临床用血相关制度，包括血液发放和输血核对制度、临床用血申请管理制度、输血技术管理制度、输血相容性检测管理制度、临床用血不良事件监测报告制度、临床用血医学文书管理制度、培训制度、科室和医师临床用血评价及公示制度等	【员工访谈】抽查员工对制度的知晓情况
输血适应证掌握	认真执行临床输血技术规范，严格掌握临床输血适应证，根据患者病情和实验室检测指标对输血指征进行综合评估，制订输血治疗方案	【病历 / 案检查】抽查病历，核查输血治疗方案是否合理
知情同意	1. 在输血治疗前，向患者或者其近亲属说明输血目的、方式和风险，并签署知情同意书；知情同意书入病历保存 2. 因抢救生命垂危的患者需要紧急输血，且不能取得患者或者其近亲属意见时，经本机构负责人或者授权的负责人批准，并记录在案	【病历 / 案检查】抽查输血患者病历，是否签署知情同意书
用血申请	1. 严格遵循临床用血审核制度：按照不同用血量申请要求，有相应资质的医师填写输血申请单，提出申请，由上级医师核准签字；特殊情况报医务部门批准 2. 用血申请单格式规范、书写规范、信息记录完整 3. 紧急用血时按本机构规定的程序进行审批，紧急用血后按照相关要求补办手续	【记录查看】核查是否严格履行审核和报批手续，查看用血申请单填写是否完整规范 【员工访谈】访谈工作人员对工作制度和流程的知晓情况

（续表）

检查项目	具体要求	检查方法
输血前检查	1. 进行感染筛查（肝功能、乙肝五项、HCV、HIV、梅毒抗体等）、血型鉴定及交叉配血等项目 2. 对有输血史、妊娠史或短期内需要接受多次输血的患者进行不规则抗体筛检	【病历/案检查】 1. 抽查病历，查看相关实验室的检查结果 2. 抽查病历，查看不规则抗体筛检记录
血标本采集与送检	1. 持输血申请单和贴标签的试管，当面核对患者姓名、性别、年龄、病案号、病室/门诊、床号、血型和诊断无误后，采集血标本 2. 采集过程中工作人员佩戴手套，使用真空采集管；废弃针头弃至利器盒，医疗废弃物置于有生物标识的黄色垃圾袋内；非一次性的医疗废弃物按规定消毒灭菌处理 3. 由医务人员或专门人员将受血者血标本与输血申请单送交输血科，不得由患者家属送检，送收双方逐项核对信息；受血者配血试验的血标本必须是输血前 3 天之内的 4. 标本转运使用符合生物安全的容器；运输过程中防止标本倾倒、外溢	【员工访谈】 1. 抽查工作人员对采血流程以及核对要求的掌握情况 2. 抽查工作人员对血标本送检流程的掌握情况 【现场查看】 1. 输血申请单和试管标签 2. 送检容器是否符合要求
血液领取	1. 由医务人员到输血科（血库）取血，取血与发血双方共同核对患者信息、血型、有效期、配血试验结果及血液外观质量，检查全血和成分血是否发生溶血、是否有细菌污染迹象，及其他肉眼可见的任何异常现象；核对无误，双方共同签字后方可领取 2. 血液出库符合冷链运输要求；血液发出后不得退回，取回的血应尽快输用，不得自行贮血	【现场查看】 1. 冷链运输情况 2. 核对、领发的登记及签字 【员工访谈】访谈工作人员对核对内容的知晓情况
输血前核对	1. 输血前，由两名医护人员核对交叉配血报告单及血袋标签各项内容，检查血袋有无破损渗漏、血液颜色是否正常，核对无误后方可输血 2. 输血时，由两名医护人员带病历共同到患者床旁核对患者信息，确认与配血报告相符；再次核对血液后，用符合标准的输血器进行输血	【员工访谈】访谈工作人员核对流程知晓情况
输血时管理	1. 明确规定从发血到输血结束的最长时限；输血过程中应先慢后快，再根据病情和年龄调整输注速度，并严密观察受血者有无输血不良反应 2. 出现异常情况：减慢或停止输血，用静脉注射生理盐水维持静脉通路；立即通知主管医师和输血科，及时检查、治疗和抢救，并查找原因，做好记录 3. 在血液输注过程中，不得在血液中添加任何药物	【员工访谈】 1. 访谈工作人员临床输血流程、规范 2. 访谈工作人员不良反应处理掌握情况 【记录查看】查看用血不良反应案例的处理记录

（续表）

检查项目	具体要求	检查方法
输血后处理	输血后血袋 2 ～ 8℃冰箱保存 24 h，血袋按规定保存、销毁	【现场查看】查看血袋保存、销毁记录，耗材处理记录
病程记录	1. 详细记录输血治疗病程，至少包括输血原因、输注成分、血型和数量，输注过程观察情况、有无输血不良反应等；记录输血方式和输血后的效果评价 2. 手术输血患者的手术记录、麻醉记录、护理记录、术后记录中，出血量、输血量要完整一致	【病历 / 案检查】 1. 抽查病历，核查输血病程记录是否符合要求 2. 抽查病历，核查相关记录中出血量、输血量是否完整一致
成分输血和自体输血	制订自体输血管理制度和技术规范，推动成分输血和开展自体输血技术；建立与麻醉科、输血科和手术科室的有效沟通制度，积极开展自体输血	【文件查阅】输血管理制度和技术规范
临床用血不良事件	1. 熟悉输血不良反应的临床表现和处理措施；及时上报不良事件，按规定流程调查不良反应的原因，有科内分析处理机制 2. 针对临床用血不良反应事件评价结果的反馈意见进行及时整改	【员工访谈】访谈医务人员对输血不良反应上报流程的知晓情况 【记录查看】查看科室不良反应事件的分析、整改记录
质量与安全监测指标	1. 输血申请审核率（%）＝输血科（血库）接收的申请单审核总数 / 同期输血人次数 ×100% 目标值：100% 2. 输血治疗知情同意书签署率（%）＝输血治疗知情同意书签署例数 / 同期输血人数 ×100% 目标值：100% 3. 输血记录合格率（%）＝输血记录书写完整且符合要求例数 / 同期输血记录总例数 ×100% 目标值：100% 4. 成分输血使用率（%）＝成分血数（U）/ [全血数（U）＋成分血数（U）] ×100% 目标值：≥ 85% 5. 输血适应证合格率（%）＝规范且符合用血条件的输血例数 / 同期输血人数 ×100% 目标值：≥ 90%	【数据核查】对质量监测指标进行复核，复核数据比例不少于科室上报数据的 20%，追溯信息收集渠道 【记录查看】查阅指标分析报告、整改报告以及落实情况

第三节　门诊服务质量与安全管理

本节含1张检查表，主要依据为《医疗机构门诊质量管理暂行规定（2022年）》，同时参照了《改善就医感受提升患者体验主题活动方案（2023—2025年）》《全面提升医疗质量行动计划（2023—2025年）》等重点专项工作中关于门诊服务质量管理的实施内容。按照门诊诊疗流程梳理汇总并细化既往散布在不同文件中的对门诊的服务管理要求，便于机构掌握和落实；明确门诊质量管理工作体系、机制和监测指标，指导机构规范建立门诊质量管理组织和工作制度，保障门诊医疗质量安全；提出优化门诊全流程布局、有效引导分流就医人群、明确挂号有效时间、合理安排患者复诊的次序、推进门诊满意度调查等具体事项，进一步改善群众就医体验（表9-7）。

表9-7　门诊服务质量与安全检查表

检查项目	具体要求	检查方法
人员设置	1. 有专门的门诊管理部门或专职管理人员 2. 合理配备门诊导医人数，引导患者有序就诊 3. 门诊有社工以及志愿者服务，为行动不便的患者提供就医辅助服务 4. 配备适当的安全保卫力量，加强巡视	【文件查阅】查阅门诊部人员名单和排班表 【现场检查】 1. 查看导医服务 2. 查看社工以及志愿者服务情况 3. 查看安保人员数量、巡视执行情况
设备设施环境布局	1. 根据妇女儿童就诊人群特点优化门诊布局，儿童与成人分区就诊；健康体检、保健服务、急诊、普通疾病就诊、传染病就诊人群合理分流 2. 各类标识设置合理醒目，指向清晰 3. 危重患者救治绿色通道畅通，就诊标识清晰、警示醒目；有急危重症者优先处置的相关指引 4. 设置哺乳区，配备基本设施及必要设备，如洗手池、座椅、打包台、遮挡帘等 5. 诊室有保护患者隐私措施，除异性检查需要另一名医务人员在场外，实行“一室一医一患” 6. 服务设施完善，建立门诊“一站式”服务中心，为患者提供导诊、咨询、检查检验预约、投诉建议受理、便民设备租借等服务	【现场检查】 1. 门诊布局，分区情况、标识设置 2. 绿色通道 3. 设备设施 4. 隐私保护措施 5. 便民措施
职责、制度、规范	1. 二级及以上机构将门诊质量管理纳入医疗质量管理委员会工作体系，有门诊部、人员岗位职责，并落实 2. 制订并落实门诊质量管理制度，包括但不限于预约诊疗制度、医务人员出诊管理制度、号源管理制度、预检分诊制度、门诊医疗文书管理制度、门诊处方审核及点评制度、门诊疑难病例会诊制度、多学科（MDT）门诊制度、门诊转介制度、门诊手术管理制度、门诊突发事件应急处理制度等	【文件查阅】查阅相关制度、规范等文件 【记录查看】查看制度、职责落实情况，有相关督导检查记录 【核心制度检查】见第七章

（续表）

检查项目	具体要求	检查方法
	3. 健全并落实相关门诊诊疗技术规范、操作规程 4. 严格执行医疗质量安全核心制度：包括但不限于首诊负责制、会诊制度、值班和交接班制度、查对制度、危急值报告制度、信息安全管理制度等	
预约挂号缴费服务	1. 执行预约诊疗制度，推行分时段预约诊疗，提供网络、自助机、诊间、人工窗口等多种预约挂号方式，支持用多种有效证件预约 2. 有门诊流量实时监测措施，完善信息系统数据监测工作，根据就诊量变化动态调整挂号途径号源投放量 3. 有退号与爽约处理方案，建立退号候补机制，提升号源使用效率 4. 推广诊间、跨科、复诊、诊疗团队内、医联体内等多种预约模式，二三级机构向基层机构开放一定比例号源 5. 全面使用电子叫号系统，有维持就医秩序措施 6. 支持门诊分楼层挂号缴费、科室直接挂号缴费、自助挂号缴费、互联网挂号缴费等多种挂号缴费途径；在确保资金安全的前提下，推行“先诊疗后付费”“一次就诊一次付费”方式	【现场检查】 1. 检查挂号途径 2. 相关号源投放机制 3. 叫号系统 4. 挂号缴费途径 【文件查阅】查阅预约诊疗业务流程相关文件 【记录查看】查看门诊流量监测记录，预约就诊患者门诊人次监测记录
传染病预检分诊	1. 加强门诊传染病预检、分诊工作，引导就诊患者首先到预检处检诊；初步排除特定传染病后，再到相应的普通科室就诊 2. 经预检为传染病患者或者疑似传染病患者时，将患者分诊至感染性疾病科或者分诊点就诊，同时对接诊处采取必要的消毒措施	【现场检查】查看预检分诊工作情况 【员工访谈】抽查工作人员对预检分诊流程的掌握情况
出诊管理	1. 依照门诊患者病种分类和特点，合理安排各专业不同年资医师出诊；落实普通门诊、专科门诊、专家门诊职责，根据门诊流量动态调整门诊人力资源 2. 医务人员无法出诊时，有替代方案并及时告知就诊者 3. 实行无休日门诊，有机制考核医务人员按时出诊率	【文件查阅】 1. 普通门诊、专科门诊、专家门诊配置情况 2. 相关医务人员资质证件，查看出诊替代方案 【记录查看】查看门诊医务人员排班表、出勤考核记录
门诊突发事件管理	1. 建立门诊突发事件预警系统；能有效识别预警信息 2. 有应急预案，包括建立组织、设备配置、人员技术培训、通讯保障、后勤保障等，有确保应急预案及时启动、快速实施的程序与措施 3. 工作人员能及时识别预警信息并掌握各类突发事件的报告和处理流程	【现场检查】查看预警系统 【人员访谈】抽查工作人员对预警识别和处理的掌握情况

（续表）

检查项目	具体要求	检查方法
满意度调查	建立满意度调查、分析、反馈、改进机制，定期开展门诊患者满意度调查，改善患者就医体验	【记录查看】查看满意度调查报告，有改进措施
诊疗管理	1. 严格执行门诊首诊负责制度，首诊医师对患者的检查、诊断、治疗、抢救和转科等负责，完成本岗位就诊工作后主动指导就诊者进入下一环节 2. 加强药事服务能力，为患者提供门诊药物咨询及用药指导服务 3. 严格把握门诊静脉输液治疗指征，控制门诊静脉输液治疗使用率；严密监测并及时处理门诊静脉输液治疗的不良反应 4. 严格把握手术适应证；门诊手术记录填写规范、完整，有门诊手术和有创诊疗的目录 5. 加强门诊疑难病例管理，执行门诊疑难病例会诊制度，提供门诊疑难病例会诊服务 6. 积极推行多学科（MDT）门诊：门诊诊疗记录完整规范，有MDT门诊团队综合诊治意见，有参加讨论的全体医师签名 7. 制订门诊危急值报告及处理流程，结果及时告知患者并提出就诊意见	【文件查阅】查看门诊手术及有创诊疗目录 【病历检查】抽查病历： 1. 核查门诊静脉输液诊疗合理性 2. 核查门诊手术记录规范性 【员工访谈】 1. 抽查员工对首诊负责制的掌握情况，对入院、转科流程的熟悉程度 2. 抽查员工对不良反应处理的掌握情况 3. 抽查员工对危急值报告及处理的掌握情况 【记录查看】 1. 门诊工作日志记录 2. 相关会诊记录 3. 多学科（MDT）门诊诊疗记录 4. 查看门诊危急值报告、处理记录 【患者访谈】了解对患者进行用药指导的情况
门诊转介管理	1. 制订医疗、保健服务转介制度和流程，强化医务人员临床与保健相结合的服务理念，评估就诊者情况，明确就诊需求 2. 主动为就诊者提供适宜的转介服务，转介指导详细合理；监测医疗与保健服务双向转介比例是否持续提高；有转介单或转介记录，信息系统支持转介	【文件查阅】查看转介制度和流程 【记录查看】查看转介单填写情况、转介比例监测记录 【员工访谈】抽查工作人员转介制度的掌握情况

（续表）

检查项目	具体要求	检查方法
门诊病历及处方管理	1. 实行患者唯一身份标识管理，将门诊病历与患者唯一身份标识关联，保存来院就诊患者的基本信息 2. 开展门诊病历点评及质量控制工作，定期开展门诊医疗文书质控检查，并及时反馈 3. 落实门诊处方审核及点评制度 4. 推动门诊电子病历的使用，按照有关规定建立、记录、修改、使用、保存和管理门诊电子病历信息，确保患者诊疗信息完整、连续并可追溯	【现场检查】 1. 查看门诊电子病历是否符合要求，门诊病历、电子病历记录是否完整规范 2. 查看有无门诊不合理处方自动拦截系统 【记录查看】查看门诊病历点评及质量控制记录，门诊处方审核、点评记录
辅助检查及报告管理	1. 提高医技科室工作效率，对预约时间较长的辅助检查有缩短预约等候时间的措施 2. 在规定时限内出具检验和检查报告，并对门诊各项检查检验报告出具时间进行统计、分析，根据实际情况逐步缩短报告出具时间 3. 建立患者因检验、检查结果回报继续就诊的保障机制，明确挂号有效时间，合理安排患者复诊的次序 4. 辅助检查科室有“危急值”项目表，有临床危急值项目、定义、标准、报告制度与工作流程	【现场检查】 1. 相关措施落实情况 2. 出具检验和检查报告时间 3. 复诊叫号机制落实情况 【记录查看】 1. 有缩短报告出具时间统计分析和执行措施 2. 门诊危急值报告记录 【员工访谈】抽查员工对危急值报告及处理的掌握情况
质量与安全监测指标	1. 门诊服务对象预约诊疗率（%）＝门诊预约诊疗人次数 / 门诊总诊疗人次数 ×100% 目标值：逐步提高，监测比较 2. 门诊患者预约后平均等待时间（分钟）＝∑｛进入诊室诊疗的时钟时间－到达分诊台或通信信息系统（自助机、APP 等）报到的时钟时间｝/ 预约诊疗人次数 目标值：逐步降低 3. 门诊中医药诊疗人次占比（%）＝中医临床科室门诊诊疗人次 / 同期门诊总诊疗人次 ×100% 目标值：逐步提高 4. 门诊患者基本药物处方占比（%）＝门诊使用基本药物人次数 / 同期门诊诊疗总人次数 目标值：逐步提高	【数据核查】对质量监测指标进行复核，复核数据比例不少于科室上报数据的 20%，追溯信息收集渠道 【记录查看】查阅指标分析报告、整改报告以及落实情况

（续表）

检查项目	具体要求	检查方法
	5. 门诊次均费用增幅（%）=（本年度门诊患者次均医药费用－上年度门诊患者次均医药费用）/ 上年度门诊患者次均医药费用 ×100% 其中：门诊次均医药费用=门诊收入 / 门诊人次数 目标值：逐步降低 6. 门诊次均药品费用增幅（%）=（本年度门诊患者次均药品费用－上年度门诊患者次均药品费用）/ 上年度门诊患者次均药品费用 ×100% 其中：门诊次均药品费用=门诊药品收入 / 门诊人次数 目标值：逐步降低 7. 门诊患者满意度（%）=调查满意人数 / 接受调查的门诊患者总人数 目标值：逐步提高	

第四节　不良事件报告与处置管理

患者安全是全球重大公共卫生问题。国家卫生健康委高度重视医疗质量安全不良事件的管理工作，自 2021 年连续 3 年将“提高不良事件报告率”作为国家医疗质量安全十大改进目标之一。提高医疗质量安全不良事件的识别和报告率，强化数据分析和挖掘，及时发现机构管理中存在的系统问题，并提出持续改进建议，是提升医疗质量与安全管理水平的重要途径。本节含 1 张检查表，从组织管理，不良事件的分级分类、报告主体、报告时限、报告途径、处置反馈、漏报监控等方面提出具体要求，引导妇幼保健机构加强安全管理文化建设，保障患者安全（表 9-8）。

表 9-8　不良事件报告与处置检查表

检查项目	具体要求	检查方法
组织管理	1. 机构主要负责人为医疗质量安全不良事件管理的第一责任人 2. 指定部门及专（兼）职人员负责医疗质量安全不良事件管理工作，建立工作流程、工作制度，明确部门及岗位职责 3. 有医疗安全不良事件的报告、监测及评价机制并不断完善；按季度进行本机构数据分析、反馈，建立激励约束机制 4. 有内部医疗质量安全不良事件上报系统 5. 内部医疗质量安全不良事件上报系统独立于任何有权力惩罚报告者或组织的权威机构 6. 将“提高医疗质量安全不良事件报告率”纳入医院目标管理 7. 定期开展培训工作，持续提高医务人员识别与防范医疗质量安全不良事件的意识和能力，重点提升医疗质量安全隐患问题或未造成严重不良后果的负性事件识别能力与主动报告意识	【文件查阅】 1. 本机构相关管理文件 2. 不良事件报告、监测评价等资料 【现场检查】查看不良事件报告信息系统及管理 【员工访谈】抽查员工对培训内容的掌握情况

（续表）

检查项目	具体要求	检查方法
分级分类	1. Ⅳ类事件（隐患事件）：未发生不良事件 A级：环境或条件可能引发不良事件 2. Ⅲ类事件（无后果事件）：发生不良事件，但未造成患者伤害 B级：不良事件发生但未累及患者 C级：不良事件累及患者但没有造成伤害 D级：不良事件累及患者，需进行监测以确保患者不被伤害；或需通过干预阻止伤害发生 3. Ⅱ类事件（有后果事件）：发生不良事件，且造成患者伤害 E级：不良事件造成患者暂时性伤害并需进行治疗或干预 F级：不良事件造成患者暂时性伤害并需住院或延长住院时间 G级：不良事件造成患者永久性伤害 H级：不良事件发生并导致患者需要治疗挽救生命 4. Ⅰ类事件（警告事件）：发生不良事件，造成患者死亡 Ⅰ级：不良事件发生导致患者死亡	【文件查阅】查阅本机构相关管理文件，核查有无明确分级分类标准
报告主体	向院内报告：本机构医师、护士、药学技术人员、医技人员、管理人员及其他工作人员，均可向本机构管理部门报告；鼓励患者及其家属和社会各相关方参与不良事件的报告 向院外报告：本机构向上级有关管理部门进行报告（如药物不良反应，器械不良事件、院感事件等）	【文件查阅】查阅本机构相关管理文件 【员工访谈】询问员工报告是否受科室约束
报告时限	1. 若发生医疗质量安全不良事件，鼓励早发现、早报告 2. 向院内报告，一般报告时间为事件发生 24～48 h 内；严重医疗质量安全不良事件或情况紧急者应在处理事件的同时电话联系报告 3. 如需向院外报告，根据卫生健康行政部门的报告时限规定执行	【文件查阅】查阅本机构相关管理文件 【现场检查】查看报告系统或报告记录
报告途径	1. 明确本机构内部的上报管理和向院外报告的上报管理途径 2. 主动对接国家医疗质量安全与学习报告平台（www.ncis.cn），上报本机构医疗质量安全不良事件 3. 报告方式应多样，包括但不限于电话、短信、微信、电子邮箱、纸质报告等 4. 有体现优化报告途径的措施，并落实	【员工操作】操作人员登录系统，查看报告情况 【现场检查】查看报告系统或报告记录
处置反馈	1. 对医疗质量安全不良事件进行必要的核对，确保信息真实、准确和完整 2. 应及时响应报告、减轻患者损害后果，将可能造成的损害或损失减轻到最低限度，降低事件导致的不良影响	【文件查阅】查阅本机构相关管理文件等 【记录查看】查看不良事件分析、处理记录等资料

（续表）

检查项目	具体要求	检查方法
	3. 职能部门组织对系统性风险和重大医疗质量安全不良事件进行根因分析，提出医疗安全警讯信息，以及改进建议、措施并落实 4. 管理部门应定期向全院反馈本院不良事件的发生情况、处置措施和效果，促进医疗质量安全不良事件的分析与改进	
报告监测	1. 本机构至少有一种机制能主动发现未上报的不良事件，并有常态化的交叉管控监测运行，如从病历检查中追踪不良事件的发生及有无及时、准确上报；从非计划再次手术中发现不良事件，从投诉、纠纷案例中发现不良事件的追踪等 2. 应当主动（署名）报告的五类事件有署名，无漏报	【文件查阅】查阅本机构文件资料等 【病历检查】核查有无漏报
激励约束	1. 有具体措施鼓励医疗机构工作人员积极、主动、自愿报告医疗质量安全不良事件 2. 通过各种办法构建非惩罚性文化氛围 3. 管理部门应对上报者的个人信息及事件信息严格保密 4. Ⅰ、Ⅱ级事件属于强制性报告事件，未上报应给予相应惩罚；对隐瞒不报者，应从重处罚 5. Ⅲ、Ⅳ级事件属于鼓励性报告事件，主动上报应免于处罚，并给予一定程度的奖励 6. 奖励上报科室运用质量管理工具，查找、分析不良事件发生的原因，提出有效改进措施并实施 7. 应制订和记录行为准则，确定和纠正不可接受的行为，对不顾后果行为零容忍	【文件查阅】查阅本机构制度文件 【员工访谈】询问员工本机构相关情况 【记录查看】查看报告系统或报告记录
报告质量监测指标	1. 年每百出院人次报告不良事件例数＝年不良事件案例上报例次数 / 同期出院患者人次数 ×100 目标值：大于 2.5 例次 2. 每百张床位年报告不良事件例数＝年不良事件上报例次数 / 同期开放床位数 ×100 目标值：≥ 10 件（不含药物不良反应及器材安全事件）	【数据核查】对指标进行复核，追溯信息收集渠道 【记录查看】查阅指标分析报告、整改报告以及落实情况

参考文献

[1] 国务院 . 中华人民共和国药品管理法 [Z] .2019.

[2] 国务院 . 麻醉药品和精神药品管理条例 [Z] .2005.

[3] 卫生部 . 二、三级综合医院药学部门基本标准（试行）的通知 [Z] .2010.

[4] 卫生部，国家中医药管理局，总后勤部卫生部 . 医疗机构药事管理规定 [Z] .2011.

[5] 卫生部 . 处方管理办法 [Z] .2007.

[6] 国家卫生计生委 . 三级妇幼保健院评审标准实施细则（2016 年版）、二级妇幼保健院评审标准实施细则（2016 年版）[Z] .2016.

[7] 卫生部 . 医院处方点评管理规范（试行）[Z] .2010.
[8] 国家卫生健康委 . 国家卫生健康委办公厅关于加强医疗机构麻醉药品和第一类精神药品管理的通知 [BB/OL] .（2020-9-11）.http：//www.nhc.gov.cn/yzygj/s7659/202009/ee4a21c2756f440e98f78d2533d7539a.shtml.
[9] 卫生部 . 抗菌药物临床应用管理办法 [Z] .2012.
[10] 卫生部，国家中医药管理局 . 卫生部国家中医药管理局关于印发医院中药房基本标准的通知 [BB/OL].(2009-3-16). http：//www.natcm.gov.cn/yizhengsi/gongzuodongtai/2018-03-25/6575.html.
[11] 卫生部，国家中医药管理局 . 医疗机构中药煎药室管理规范 [Z] .2009.
[12] 卫生部 . 医疗机构临床用血管理办法 [Z] .2012.
[13] 卫生部 . 临床输血技术规范 [Z] .2000.
[14] 北京医院 . 关于中国输血协会团体标准《医疗机构输血科和血库基本要求》征求意见的通知 [EB/OL] .（2018-11-08）[2023-11-07] .https：//www.csbt.oZg.cn/plus/view.php?aid ＝ 7288.
[15] 国家卫生健康委 . 临床用血质量控制指标（2019 年版）[Z] .2019.
[16] 国家卫生健康委 . 妇幼保健机构绩效考核操作手册（2022 年版）[Z] .2022.
[17] 国家卫生健康委员会医政司 .2022 年国家医疗服务与质量安全报告 [M] . 北京：科学技术文献出版社 .2023.
[18] 国家卫生健康委，国家中医药管理局 . 关于印发全面提升医疗质量行动计划（2023—2025 年）的通知 [Z] .2023.
[19] 国家卫生健康委 . 关于印发 2023 年国家医疗质量安全改进目标的通知 [Z] .2023.
[20] 国家卫生健康委 . 关于印发患者安全专项行动方案（2023—2025 年）的通知 [Z] .2023.
[21] 中国医师协会 . 中华人民共和国团体标准（T/CHAS 10-4-6—2018）. 中国医院质量安全管理第 4-6 部分：医疗管理 医疗安全（不良）事件管理 [Z] .2018.

第十章　机构综合管理

本章包括依法执业管理、信息质量与安全管理、医学装备质量与安全管理、后勤服务质量与安全管理和应急质量与安全管理5节内容，含18张检查表。主要依据《医疗机构依法执业自查管理办法》《医疗机构网络安全管理办法》《医疗器械临床使用管理办法》《医疗机构医用耗材管理办法（试行）》《医疗机构消防安全管理九项规定（2020版）》《危险化学品安全管理条例》、三级和二级妇幼保健院评审标准实施细则（2016年版）等国家法律法规、部门规章，同时还参考多个国家标准、卫生行业标准和团体标准，如医疗器械安全管理、医院电力系统运行管理、二次供水运行管理、医用气体系统运行管理、空气净化管理规范、医用织物洗涤消毒技术规范、餐饮服务通用卫生规范、医疗机构消防安全管理、中国医院质量安全管理等。通过机构管理，落实妇幼保健机构依法执业、网络安全和安全生产的主体责任，保障机构的正常运转，提高医疗服务质量和应急管理能力。

第一节　依法执业管理

本节旨在落实妇幼保健机构院科两级依法执业自我管理的主体责任，规范执业行为，含3张查检表，分别对机构层面、科室层面的依法执业管理，及依法执业专项管理的重要内容提出具体要求（表10-1，表10-2，表10-3）。依法执业专项管理包括义诊体检、预防接种、传染病管理、放射诊疗、互联网医疗、医疗广告7个方面的内容。

表10-1　依法执业检查表（机构层面管理）

检查项目	具体要求	检查方法
机构许可	1. 医疗机构执业许可证在有效期内，并定期校验 2. 按照医疗机构执业许可证核准登记的诊疗科目开展诊疗活动 3. 将医疗机构执业许可证、诊疗科目、诊疗时间和收费标准公示于门诊、急诊的醒目位置 4. 单位名称、单位执业地点、法人、注册资金（资本）、诊疗科目、床位（牙椅）发生改变时应及时办理医疗机构执业许可证变更手续 5. 不伪造、变卖、买卖、出租、出借医疗机构执业许可证 6. 不对外出租、承包医疗科室 7. 以“中心”作为机构通用名称的，由省级以上卫生健康行政部门核准 8. 在识别名称中含有“中心”字样的机构名称的核准，应遵守省级卫生健康行政部门规定 9. 含有“中心”字样的机构名称必须同时含有行政区划名称或者地名	【文件查阅】 1. 医疗机构执业许可证有效期、内容是否和实际相符 2. 机构组织架构图和科室设置一览表，检查科室名称是否规范 【现场检查】 1. 用于发布文件、合同签订、医疗收费、医疗文书证明的印章使用的名称是否规范 2. 病案、诊断书、出生医学证明等医疗文书上使用的机构名称是

（续表）

检查项目	具体要求	检查方法
	10. 印章、牌匾以及医疗文书中使用的名称应当与核准登记的机构名称相同；使用两个以上名称的，应当与第一名称相同 11. 不得向出资人、举办者分配或变相分配利益	否规范 3. 财务或绩效部门报表是否存在不正当利益分配或不合法收入 4. 医疗机构执业许可证、诊疗科目、诊疗时间和收费标准公示情况
专项许可	1. 开展婚前医学检查、遗传病诊断、产前诊断以及施行结扎手术和终止妊娠手术的机构，须经卫生健康行政部门许可，并取得母婴保健技术服务执业许可证 2. 母婴保健技术服务执业许可证须公示于门诊、急诊的醒目位置 3. 开展婚前医学检查的机构要在医疗机构执业许可证上注明 4. 母婴保健技术服务执业许可证应在有效期内，每3年校验1次 5. 机构名称、法定代表人、主要负责人等事项发生变更时，应及时办理母婴保健技术服务执业许可证变更登记 6. 开展放射诊疗工作应取得放射诊疗许可证，并进行放射诊疗科目登记 7. 放射诊疗许可证与医疗机构执业许可证同时校验 8. 开展互联网诊疗须经注册主管部门审批同意，在医疗机构执业许可证副本上增加“互联网诊疗”登记 9. 开展人类辅助生殖技术须经省级卫生健康行政部门批准，并进行执业登记 10. 设置人类精子库须经省级卫生健康行政部门审批并进行执业登记	【文件查阅】 1. 母婴保健技术服务执业许可证、放射诊疗许可证是否在校验期内，是否及时做变更；实际开展技术是否与许可证一致 2. 放射诊疗许可证、医疗机构执业许可证校验记录，是否同时校验 3. 相关项目执业登记情况
登记备案	1. 设立血液透析室、开展血液透析诊疗活动须经卫生健康行政部门批准，并进行执业登记 2. 开展健康体检服务须在医疗机构执业许可证副本备注栏中予以登记 3. 本机构制订的健康体检项目目录要在核发医疗机构执业许可证的卫生健康行政部门（登记机关）备案；不设床位和床位在99张以下的机构应在登记机关的上一级卫生健康行政部门备案 4. 开展医疗美容服务须取得医疗美容诊疗科目许可，并将核准开展的医疗美容项目在登记机关备案 5. 开展临床基因扩增检验项目须经技术审核验收合格后，报告至省级卫生健康行政部门进行相应诊疗科目下的检验项目登记备案 6. 开展国家或省级限制类医疗技术临床应用的，须按规定在卫生健康行政部门备案	【文件查阅】查阅机构开展项目备案记录 【现场查看】查看实际工作开展情况是否与登记备案情况一致

（续表）

检查项目	具体要求	检查方法
	7. 新建、改建或者扩建一级、二级生物安全实验室，向设区的市级人民政府卫生健康行政部门备案 8. 已建成并通过实验室国家认可的三级、四级生物安全实验室向所在地的县级人民政府环境保护主管部门备案 9. 采购抗菌药物须登记机关备案 10. 设置静脉用药调配中心应经技术审核验收合格后，报省级卫生健康行政部门备案	
培训与考核	1. 有法律法规的培训计划、课程安排及相关资料 2. 主动收集依法执业相关法律法规、规章及规范标准，并纳入医务人员继续医学教育内容和新入职人员岗前培训及考核内容中 3. 根据人员岗位分级分类确定培训内容，培训内容可包括但不限于:《基本医疗卫生与健康促进法》《母婴保健法》《传染病防治法》《网络安全法》《药品管理法》《疫苗管理法》《医师法》《护士条例》《医疗机构管理条例》《医疗纠纷预防和处理条例》《医疗事故处理条例》《麻醉药品与精神药品管理条例》《医疗器械监督管理条例》《医疗废物管理条例》《病原微生物实验室生物安全管理条例》《人类遗传资源管理条例》《突发公共卫生事件应急条例》《医疗质量管理办法》《医疗技术临床应用管理办法》《处方管理办法》《抗菌药物临床应用管理办法》《医院感染管理办法》《医疗器械临床使用管理办法》《医疗机构临床用血管理办法》《医学科研诚信和相关行为规范》《医疗质量安全事件报告暂行规定》等 4. 新员工须接受卫生法律法规培训，考核合格后方能上岗	【记录查看】 1. 法律法规相关培训资料 2. 新员工岗前培训的课程表及培训、考核记录是否包含法律法规内容 【员工访谈】询问员工相关法律法规核心内容的知晓情况
自查管理	1. 本机构有依法执业管理部门和管理人员、依法执业自查工作制度、岗位职责 2. 本机构每年至少对依法执业工作情况开展一次全面自查 3. 各部门每季度至少对各自职责范围内的依法执业情况开展一次日常自查 4. 机构或部门根据依法执业风险隐患情况、医疗纠纷或者相关管理部门要求等开展针对性专项检查 5. 依法执业自查实行信用承诺制度，法定代表人或主要负责人签署医疗机构依法执业承诺书，并在院内醒目位置长期公示 6. 有依法执业自查内部公示制度 7. 定期公示自查工作情况，公示持续时间不得少于 5 个工作日 8. 自查中发现重大违法执业行为，应立即报告所在地卫生健康行政部门 9. 每年 1 月 31 日前形成上一年度依法执业自查工作总结，留存备查	【文件查阅】 1. 有关自查文件、工作计划、总结、承诺书 2. 重大违法执业行为上报材料等 【记录查看】查看全面自查、日常自查和专项检查的资料和公示情况 【员工访谈】抽查管理部门人员和部门负责人对工作制度和职责的知晓情况

表 10-2　依法执业检查表（科室层面管理）

检查项目	具体要求	检查方法
人员管理	1. 工作人员配牌上岗，标牌上有本人姓名、职称或职务 2. 科室不得使用非卫生专业技术人员从事诊疗活动 3. 科室不得使用未取得执业资格的医师、护士从事诊疗活动 4. 科室不得使用未取得处方权的人员或被取消处方资格的医师开具处方 5. 科室不得使用未取得麻醉药品和第一类精神药品处方资格和授权的医师开具麻醉药品和精神药品处方 6. 科室不得使用未取得执业资格或取得执业资格但未经医院授权的规培生、进修生进行执业活动 7. 科室不得使用未取得母婴保健技术考核合格证书或母婴保健技术考核合格证书不在校验期内的人员开展母婴保健专项技术服务 8. 科室每季度至少对各自职责范围内的依法执业情况开展一次日常自查，自查情况报送机构依法执业管理部门	【现场检查】查看工作人员是否配牌上岗 【文件查阅】 1. 工作人员相关资格、执业证件及医院执业授权记录 2. 专项技术服务人员母婴保健技术考核合格证书 【记录查看】查看科室依法执业自查报告
医师、护士执业行为管理	1. 学习遵守卫生健康法律法规、部门规章及技术规范，遵循临床诊疗指南，遵守临床技术操作规范和医学伦理规范等 2. 医师实施医疗、预防、保健措施，签署有关医学证明文件，必须亲自诊查、调查，并按照规定及时填写病历等医学文书 3. 医护人员不得隐匿、伪造、篡改或者擅自销毁病历等医学文书及有关资料 4. 医师不得出具虚假医学证明文件以及与自己执业范围无关或者与执业类别不相符的医学证明文件 5. 执业助理医师应当在执业医师的指导下，在医疗卫生机构中按照注册的执业类别、执业范围执业 6. 医师不得利用职务之便，索要、非法收受财物或者牟取其他不正当利益 7. 医师要遵守临床诊疗指南，不得对患者实施不必要的检查、治疗 8. 护士在执业活动中，发现患者病情危急，应当立即通知医师；在紧急情况下为抢救垂危患者生命，应当先行实施必要的紧急救护措施 9. 护士发现医嘱违反法律、法规、规章或者诊疗技术规范规定时，应当及时向开具医嘱的医师提出；必要时，应当向该医师所在科室的负责人或者职能科室报告 10. 开展药物、医疗器械临床试验和其他医学临床研究应当符合国家有关规定，遵守医学伦理规范，依法通过伦理审查，取得书面知情同意 11. 依法保护患者隐私和个人信息	【现场查看】 1. 检查医疗文书的真实性、规范性、及时性；检查知情告知制度的履行情况、诊疗行为合理性 2. 年度开展的新技术和新项目的申报、审批等相关流程 【员工访谈】 1. 抽查医务人员对法律法规、核心制度、技术规范等的知晓情况 2. 抽查医务人员对紧急救治和隐私保护的知晓情况

（续表）

检查项目	具体要求	检查方法
医技人员执业行为管理	1. 认真学习遵守卫生健康法律法规规章和规范，遵守各类操作规范 2. 准确出具检查、检验报告，不谎报数据，不伪造报告 3. 合理采集、使用、保护、处置标本，不违规买卖标本，谋取不正当利益 4. 医技人员可以出具相关专业的数字、形态描述等客观描述性检查报告，不能出具影像、病理、超声、心电图等诊断性检查报告；只有临床执业范围是医学影像和放射治疗专业的执业医师方能出具超声、放射诊断报告 5. 依法保护患者隐私和个人信息	【员工访谈】抽查工作人员相关法律法规的知晓情况 【现场检查】 1. 操作过程是否规范 2. 检验检查报告出具是否规范 3. 标本处置情况 4. 检查过程中患者隐私保护情况
项目和技术管理	1. 医疗技术应当符合医疗机构执业许可证核准登记的诊疗科目 2. 不得开展《医疗技术临床应用管理办法》中规定的禁止类技术，包括：临床应用安全性、有效性不确切；存在重大伦理问题的；已经被临床淘汰的；未经临床研究论证的医疗新技术，以及被国家卫生健康委列入的“禁止类技术” 3. 涉及使用药品、医疗器械或具有相似属性的相关产品、制剂等的医疗技术，在药品、医疗器械或具有相似属性的相关产品、制剂等未经食品药品监督管理部门批准上市前，不得开展临床应用	【文件查阅】 1. 医疗机构执业许可证 2. 本机构医疗技术管理制度和目录 【病案查阅】抽查病案首页手术及操作编码 【员工访谈】抽查医务人员关于项目和技术管理的情况

表 10-3　依法执业检查表（专项检查）

（义诊体检、预防接种、传染病管理、放射诊疗、互联网医疗、医疗广告专项检查）

检查项目	检查内容	具体要求	检查方法
外出义诊或体检	外出义诊	1. 本地区义诊：牵头部门或科室应在开展义诊前 15 天到义诊所在地县级以上卫生健康行政部门备案 2. 跨区域组织义诊：应在义诊活动前 15 ～ 30 天分别向机构所在地和义诊所在地相应的卫生健康行政部门备案，并按照备案内容开展义诊	【记录查看】 1. 外出义诊备案记录 2. 外出体检协议；协议内容是否规范 3. 外出体检备案记录
	外出体检	1. 签订协议：牵头科室开展外出健康体检前，应当与邀请单位签订健康体检协议书，确定体检时间、地点、受检人数、体检项目和流程、派出医务人员和设备的基本情况等，并明确协议双方法律责任 2. 登记备案：牵头科室应于外出健康体检前至少 20 个工作日报给核发医疗机构执业许可证的卫生健康行政部门备案 3. 进行医学影像学检查和实验室检测要保证检查质量，并满足放射防护和生物安全的管理要求	

（续表）

检查项目	检查内容	具体要求	检查方法
预防接种	资质管理	1. 机构开展免疫规划疫苗接种须经县级以上卫生健康行政部门指定 2. 机构开展非免疫规划疫苗接种应报核发医疗机构执业许可证的卫生健康行政部门备案 3. 预防接种人员须经过县级人民政府疾控主管部门和卫生健康行政部门组织的预防接种专业培训并考核合格 4. 预防接种相关人员均须经过预防接种专业培训，每年至少 1 次 5. 从事新生儿乙肝疫苗以及卡介苗、狂犬病疫苗、破伤风疫苗等疫苗接种的人员须接受相关专业培训 6. 预防接种相关人员须接受过敏性休克等严重疑似预防接种异常反应病例救治的专业培训	【文件查阅】 1. 免疫规划疫苗接种资质许可文件 2. 非免疫规划疫苗接种备案材料 【现场检查】核查预防接种相关人员的培训考核情况
	疫苗使用管理	1. 有并落实疫苗管理与接种相关制度，包括但不限于疫苗定期检查制度、冷链管理制度等 2. 根据预防接种需要，按照疫苗分类要求填写疫苗使用计划报表，并上报县级疾病预防控制机构 3. 不得接收或购进疾病预防控制机构以外的单位和个人供应的疫苗 4. 接收疫苗时应索取本次运输、储存全过程温度监测记录或电子文档（从供货单位出库到收货单位入库）；对采用冷藏箱（包）运送到接种单位的，要查看冰排状况或冷藏箱（包）内的温度计，并做好记录 5. 对不能提供本次运输、储存全过程温度监测记录或温度控制不符合要求的，不得接收或购进，并应立即向县级以上地方人民政府药品监督管理部门、疾控主管部门报告 6. 上述温度记录资料应保存至疫苗有效期满后不少于 5 年备查 7. 疫苗出库、入库管理：在疫苗出入库当日，对本机构各类疫苗使用情况、损耗情况和库存情况进行统计和核实，并于每月底最后一个工作日开展库存盘点，做到日清月结，账物相符 8. 在免疫规划信息系统中做好疫苗出入库信息维护，通过免疫规划信息系统上报 9. 每月对本机构疫苗进行检查并记录，内容包括疫苗的数量、来源、包装、储存温度和有效期等 10. 对存在包装无法识别、储存温度不符合要求、超过有效期等问题的疫苗，要采取隔离存放、设置警示标志等处置措施 11. 机构应如实记录处置情况，记录内容包括疫苗名称、数量、疫苗上市许可持有人、批号、处置方式等 12. 处置记录应保存至疫苗有效期满后不少于 5 年备查	【文件查阅】 1. 机构疫苗接种相关管理制度 2. 疫苗供应单位资质证明文件 【记录查看】 1. 疫苗合格证等相关证明文件、运送温度监测记录等资料 2. 疫苗出入库登记，信息登记、责任人签字 【现场检查】 1. 核查疫苗院内二次转运的工具及记录 2. 查看疫苗储存冰箱的温度记录 3. 核查疫苗储存库房与接种点是否账物相符 【员工访谈】抽查工作人员对管理要求的知晓情况

（续表）

检查项目	检查内容	具体要求	检查方法
	冷链系统管理	1. 储存疫苗机构须设置冷链设施、设备，建立设备档案，填写“冷链设备档案表”并通过免疫规划信息系统进行报告 2. 对新装备或状态发生变化的冷链设备，应在变更后 15 日内通过免疫规划信息系统更新报告 3. 有专人对冷链设备进行管理与维护，定期检查、维护和更新冷链设备设施，保证设备的良好运转状态符合疫苗储存规定要求 4. 当冷链设备状况异常时，应及时报告、维修、更换，并做好设备维修记录 5. 冷链设备做到专物专用，禁止存放其他物品 6. 对储存疫苗的冷链设备进行温度记录，记录保存至疫苗有效期满后不少于 5 年备查 7. 疫苗在院内二次领用途中实行冷链管理，并进行温度监测 8. 疫苗应按品种、批号分类码放，摆放整齐 9. 采用冰箱存放疫苗时，疫苗与箱壁之间至少留有 1 ～ 2 cm 的空隙；疫苗不可放置在冰箱门内搁架上 10. 保持冰箱内外的清洁，冰箱蒸发器结霜厚度≥ 4 mm 时要及时除霜 11. 建立冷链管理应急预案，确保突发停电或出现设备故障等问题时，及时妥善处理	【文件查阅】 1. 冷链管理制度 2. 冷链管理应急预案 【记录查看】 1. 冷链设备档案表 2. 设备检查维护记录 3. 冷链设备温度记录 【现场检查】 1. 冷链设备管理及使用情况 2. 疫苗院内二次领用转运的工具及温度监测
	接种工作管理	1. 遵守疫苗接种原则，按照免疫程序、疫苗使用指导原则、预防接种工作规范和接种方案要求，进行预防接种工作 2. 不擅自进行群体性预防接种 3. 做好预防接种前准备，包括筛选受种者、通知受种者或其监护人、准备注射器械、准备相关药品和器械 4. 实施接种前要做到“三查七对一验证”，做到受种者、预防接种证和疫苗信息相一致，接种人员和受种者双方确认无误后方可实施接种 5. 按照疫苗接种方法进行接种 6. 实施接种后，接种工作人员应在预防接种证和预防接种档案中登记受种者基本信息以及疫苗品种、疫苗批号、接种日期等信息 7. 在为新生儿接种首剂乙肝疫苗和卡介苗后，负责办理预防接种证的科室可直接在预防接种证上记录首剂乙肝疫苗和卡介苗接种情况，原则上应同时在免疫规划信息系统建立预防接种电子档案，并主动将预防接种证纳入“出生一件事”办理 8. 预防接种档案和接种信息应在接种完成后 24 h 内上传至国家免疫规划信息系统	【员工访谈】 1. 抽查接种人员对不同品种疫苗接种方法的知晓情况 2. 抽查接种人员对预防接种异常反应的处置流程的知晓情况 【现场查看】 1. 接种准备是否充分 2. 是否做到“三查七对一验证” 3. 安全注射操作是否规范 4. 接种方法是否正确 5. 留观情况 【记录查看】 1. 预防接种记录 2. 问题疫苗处理、上报记录

（续表）

检查项目	检查内容	具体要求	检查方法
		9. 受种者在接种疫苗后留在现场观察 30 min 后方可离开 10. 在现场留观期间出现疑似预防接种异常反应的，接种人员应按照疑似预防接种异常反应监测与处置相关要求，及时采取救治措施 11. 对预防接种异常反应或疑似异常反应、疫苗安全事件等应当按规范及时处理，并上报疾病预防控制机构 12. 接种人员应对当日疫苗的使用情况和损耗情况进行核查，记录疫苗损耗剂次数及损耗原因等，并通过免疫规划信息系统上报	3. 疫苗相关安全事件处理、上报情况
传染病管理	组织管理	1. 有专门机构或人员负责传染病管理工作 2. 有传染病防治有关的规章制度	
	传染病报告	1. 按照规定程序、时限、内容、方式进行传染病报告 2. 报告时限：发现甲类传染病和乙类传染病中的肺炭疽、传染性非典型肺炎、脊髓灰质炎、人感染高致病性禽流感患者或疑似患者时，或发现其他传染病和不明原因疾病暴发时，应于 2 h 内将传染病报告卡通过网络报告；其他乙、丙类传染病患者，疑似患者和规定报告的传染病病原携带者在诊断后，应于 24 h 内进行网络报告 3. 不得瞒报、缓报、谎报发现的传染病患者、病原携带者、疑似患者 4. 首次诊断传染病患者后，应立即填写传染病报告卡 5. 传染病疫情登记、报告卡填写符合要求，传染病报告卡保留 3 年 6. 不得擅自泄露或以任何形式向社会公开传染病患者、病原携带者、疑似传染病患者、密切接触者涉及个人隐私的有关信息、资料	【文件查阅】查阅有关传染病管理的文件和相关制度 【记录查看】 1. 核查科室传染病登记本、传染病报告卡、阳性结果登记本与网报情况是否一致，上报是否符合报告时限 2. 传染病登记本、报告卡、阳性结果登记本记录是否规范 【员工访谈】 1. 抽查医务人员对上报时限、流程的知晓情况 2. 抽查医务人员对隐私保护相关措施的知晓情况
	传染病控制	1. 实行传染病预检、分诊制度；对传染病患者、疑似传染病患者，应当引导至相对隔离的分诊点进行初诊 2. 对传染病患者或者疑似传染病患者提供医疗救护、现场救援和接诊治疗服务；书写病历记录以及其他有关资料，并妥善保管 3. 被传染病病原体污染的场所、物品以及医疗废物，必须依照法律法规的规定实施消毒和无害化处置	【现场查看】 1. 传染病患者的门诊或住院病历是否完整 2. 核查预检分诊情况是否符合相关要求 3. 查看病原体污染的场所、物品及医疗废物处理情况及相关记录

（续表）

检查项目	检查内容	具体要求	检查方法
放射诊疗	执业许可	1. 使用放射性同位素和射线装置进行放射诊疗的，应当取得放射诊疗许可证和（或）放射源诊疗技术和医用辐射机构许可证，并在校验期内 2. 取得放射诊疗许可证后，到登记机关办理相应诊疗科目登记手续 3. 在放射诊疗许可证批准范围内开展放射诊疗工作，未经批准不得擅自变更放射诊疗项目或者超出批准范围从事放射诊疗工作 4. 放射人员上岗前，为其申请办理放射工作人员证 5. 在新建、扩建、改建建设项目和技术改造、技术引进项目过程中，进行放射性职业病危害预评价、职业病危害放射防护预评价、职业病危害控制效果评价	【文件查阅】 1. 放射诊疗、放射源诊疗技术和医用辐射机构许可证及校验期限 2. 许可证中开展项目与许可项目是否一致 3. 医疗机构执业许可证是否登记相关诊疗科目 4. 放射人员是否均具有放射工作人员证 5. 开展医疗技术项目的相关评价报告
	职业防护	1. 与从事放射工作人员订立劳动合同时写明工作过程中职业病的危害及其后果 2. 工作人员上岗前、在岗期间和离岗时进行职业健康检查 3. 在岗期间，职业健康检查的时间间隔不应超过 2 年，必要时可增加临时性检查 4. 不宜继续从事放射工作的人员，应及时调离放射工作岗位 5. 有放射人员职业健康监护档案，并终身保存 6. 工作人员佩戴个人计量仪器，建立个人剂量监测档案，并终身保存	【文件查阅】 1. 核查劳动合同或事业单位聘用合同是否写明相关内容 2. 核查放射人员是否具有职业健康监护档案和个人剂量监测档案；体检年限、体检结果是否符合相关标准
互联网医院与互联网诊疗	机构资质	1. 开展互联网诊疗活动前，须向医疗机构执业许可证发证机关提出开展互联网诊疗活动的执业登记申请 2. 审核合格予以登记，在医疗机构执业许可证副本服务方式中增加“互联网诊疗” 3. 开展互联网诊疗业务与医疗机构执业许可证诊疗科目一致	【文件查阅】查阅互联网医院诊疗的申请、备案记录和许可证 【现场查看】核查开展业务与诊疗科目是否一致
	组织管理	1. 有专门部门管理互联网诊疗的医疗质量、医疗安全、药学服务、信息技术等工作 2. 有并落实互联网医院和互联网诊疗的管理制度，管理制度包括但不限于：医疗质量和安全管理制度、医疗质量（安全）不良事件报告制度、医务人员培训考核制度、患者知情同意制度、处方管理制度、电子病历管理制度、信息系统使用管理制度、医疗机构依法执业自查制度等	【文件查阅】 1. 互联网医院管理部门设立文件，明确职责分工 2. 互联网诊疗相关制度文件 【记录查看】查看相关检查、培训、考核资料

（续表）

检查项目	检查内容	具体要求	检查方法
	执业行为管理	1. 医务人员遵守医疗质量、医疗安全、网络安全等有关法律法规和规定 2. 不得对首诊患者开展互联网诊疗活动 3. 不得开具麻醉药品、精神药品等特殊管理药品的处方，以及其他用药风险较高、有其他特殊管理规定的药品处方 4. 为低龄儿童（6 岁以下）开具互联网儿童用药处方时，应当确认患儿有监护人和相关专业医师陪伴 5. 实施“互联网＋家庭医生签约”服务时，应与患者或患儿监护人签订知情同意书，告知患者服务内容、流程、双方责任和权利以及可能出现的风险等 6. 为患者建立电子病历；互联网诊疗病历记录按照门诊电子病历的有关规定进行管理，保存时间不得少于 15 年；诊疗中的图文对话、音视频资料等过程记录保存时间不得少于 3 年	【记录查看】 1. 患者既往就诊记录，检查患者是否是首诊患者 2. 电子病历是否规范 3. 处方用药是否符合要求 4. 签署知情同意书，内容符合相关要求 5. 互联网诊疗病历管理保存情况是否符合相关要求
医疗广告	工作要求	1. 依法发布医疗广告 2. 按照医疗广告审查证明核准的广告成品样件内容与媒体类别发布医疗广告；未经审查不得发布 3. 不得以内部科室名义发布医疗广告	【记录查看】 1. 查看财务报表，检查机构是否对外进行广告宣传 2. 机构发布医疗广告审查记录 3. 核查既往发布医疗广告的内容是否符合要求

第二节　信息质量与安全管理

本节旨在落实妇幼保健机构网络安全管理和医疗质量安全核心制度，含 3 张检查表，包括机构层面、信息科层面和科室层面的信息管理质量与安全检查核心内容。检查表主要从组织管理、工作职责、制度建设、质量控制指标等共性内容，以及信息安全等级保护、数据安全管理、授权管理、患者诊疗信息管理、运维管理、软件安全管理、网络运营人员管理、操作人员安全管理、计算机及工作站管理、应急管理等各层面特有的关键环节提出具体要求（表 10-4，表 10-5，表 10-6）。

表 10-4 信息管理质量与安全检查表（机构层面管理）

检查项目	具体要求	检查方法
组织管理	1. 成立网络安全和信息化领导小组，机构主要负责人任领导小组组长，院领导是第一责任人 2. 按照“谁主管谁负责、谁运营谁负责、谁使用谁负责”的原则，在网络建设中有明确的网络主管部门、运营部门、信息化部门、使用部门等管理职责 3. 信息科负责网络和信息化管理工作，设置安全主管、安全管理员，有工作职责 4. 领导小组每年至少召开 1 次网络安全办公会，部署重点工作内容	【文件查阅】查阅信息安全领导小组成立的文件 【记录查看】查看会议记录
工作职责	1. 全面负责机构信息安全工作；负责网络安全管理、数据安全管理的组织领导工作 2. 有信息安全规划、关键信息基础设施安全保护计划，信息安全全流程系统性保障制度和应急处置机制 3. 与信息化建设参与单位及相关医疗设备生产经营企业书面约定各方的网络安全义务和违约责任 4. 落实信息安全责任制与责任追究制度	【文件查阅】 1. 领导小组工作职责 2. 有关规划、计划、制度、预案等 【记录查看】核查与相关单位和企业签订的涉及网络安全的书面约定
制度建设	1. 有并落实信息安全全流程系统性保障制度，主要包括技术性安全文件体系和安全管理制度 2. 严格执行技术性安全文件体系要求，主要对信息系统技术、物理安全、网络安全、数据安全、主机安全和应用安全提出构建要求和基本配置要素 3. 有并落实信息安全管理制度，至少应包括机构安全管理制度、医院信息安全制度、网络安全制度、网络安全考核评价制度、数据安全管理制度、数据安全管理追责追究制度、信息操作人员安全管理制度、患者诊疗信息保护制度、员工授权管理制度、信息分级授权制度、患者诊疗数据使用登记制度、网络安全继续教育制度、系统建设管理制度、系统运行维护管理制度体系和安全应急预案等	【文件查阅】查阅相关技术性文件和管理制度文件 【员工访谈】抽查员工对其岗位职责、制度等的掌握情况 【现场检查】检查职责、制度、规范的落实情况
信息安全等级保护	1. 依据《卫生行业信息安全等级保护工作的指导意见》开展等级保护定级、公安机关备案、等级测评、自查评估等工作 2. 涉及重要卫生信息系统安全保护等级原则上不低于第三级，包括： （1）卫生统计网络直报系统、传染性疾病报告系统、卫生监督信息报告系统、突发公共卫生事件应急指挥信息系统等跨省全国联网运行的信息系统 （2）国家、省、地市三级卫生信息平台、新农合、卫生监督、妇幼保健等国家级数据中心	【文件查阅】查阅定级、备案和等级测评工作记录 【记录查看】查看自查记录和整改报告

（续表）

检查项目	具体要求	检查方法
	（3）三级甲等医院的核心业务信息系统 （4）其他经过信息安全技术专家委员会评定为第三级以上（含第三级）的信息系统 3. 新建网络须在规划和申报阶段确定网络安全等级保护，并上报卫生健康行政部门审核同意 4. 新建网络投入使用须开展等级保护备案；第二级以上网络应在保护等级确定后 10 个工作日内向公安机关备案，备案情况报上级卫生健康行政部门 5. 网络撤销或变更安全保护等级的，应在 10 个工作日内向原备案公安机关撤销或变更，同步上报上级卫生健康行政部门 6. 委托等级保护测评机构开展网络安全等级测评： （1）第三级或第四级的网络应每年至少进行一次测评 （2）第二级的网络定期开展测评，其中涉及 10 万人以上个人信息网络应至少 3 年开展一次 （3）其他网络至少 5 年开展一次测评 （4）新建网络上线运行前应进行安全性测试 7. 每年至少开展 1 次文档核验、漏洞扫描、渗透测试等多种形式的安全自查 8. 对等级保护测评和安全自查中存在问题的整改情况报上级卫生健康行政部门备案	
数据安全管理	1. 有数据安全管理组织架构，明确数据管理部门、业务部门、信息化部门的权责；有数据安全工作责任制，并签订各级安全责任书 2. 有数据安全管理制度、操作规程及技术规范，管理制度每年至少修订一次 3. 与相关人员每年度签署保密协议 4. 每年对本机构的数据进行数据安全风险评估，及时掌握数据安全状态 5. 进行数据安全教育培训，组织安全意识教育和数据安全制度宣传培训 6. 有数据使用申请及批准流程，遵循“谁主管、谁审查”，遵循事前申请及批准、事中监管、事后审核原则，严格执行业务管理部门同意、院领导核准的工作程序 7. 数据全生命周期活动（数据收集、存储、传输、处理、使用、交换、销毁）应在境内开展；因业务确需向境外提供的，应当按照相关法律法规及有关要求进行安全评估或审核 8. 针对影响或者可能影响国家安全的数据处理活动需提交国家安全审查，防止数据安全事件发生	【文件查阅】 1. 数据管理组织架构文件，工作分工情况及安全责任书 2. 相关制度、操作、技术规范等文件，及修订记录 3. 本机构数据安全风险评估报告 【记录查看】 1. 数据使用审批记录 2. 签署保密协议 3. 宣传教育、培训资料

（续表）

检查项目	具体要求	检查方法
	9. 信息科定期对被授权者及其访问权限、操作行为的合规性进行监管和评估，并记录在案。内容包括： （1）建立、完善记录操作日志，记录一定周期内的行为日志；通过软件系统逐一识别，确定操作行为的合规性 （2）建立操作系统识别库，对于不属于识别库的行为，系统要给予报警，直至下调授权等次或终止授权	
授权管理	1. 有信息系统授权管理制度，至少包括建立信息工作人员分级授权管理制度和员工授权管理制度 2. 信息工作人员包括本机构信息工程师、系统外包的场地工程师和系统维护人员；根据不同人员的身份和岗位性质，设立严格的登录和操作权限授权 3. 员工授权管理制度包括内部人员授权管理制度、外包人员授权管理制度和授权变更管理制度。 （1）内部人员授权管理由本机构信息安全领导小组主导并起始，实施按层级分级授权和负责制度 （2）外包人员授权管理应由本机构信息安全工作小组组长授权，并按层级和部门岗位予以授权；没有经过正式授权的临时信息系统维护需求，可由信息科负责人临时授权同意后补充授权记录 4. 信息科定期对被授权者及其访问权限、操作行为的合规性进行监管和评估，并记录在案。内容包括： （1）建立、完善记录操作日志，记录一定周期内的行为日志；通过软件系统逐一识别，确定操作行为的合规性 （2）建立操作系统识别库，对于不属于识别库的行为，系统要给予报警，直至下调授权等次或终止授权	【文件查阅】 1. 授权等有关制度 2. 本机构人员授权名单 【现场检查】抽查本机构信息工程师、外包驻场工程师和系统维护工程师，检查其权限情况，是否可以超权限操作 【记录查看】查看监管记录
患者诊疗信息管理	1. 有患者诊疗信息保护制度，包括获取制度、修改制度和安全保障制度 2. 获取制度应界定获取行为 3. 修改制度应包括患者个人信息修改流程和医务人员医嘱、诊断等敏感信息修改流程 4. 安全保障制度应明确： （1）任何患者的所有电子信息资料在未经主管领导的批准下只许在本机构内部管理，不得转出 （2）患者资料通过分级权限管理保护及诊治 （3）未经患者本人许可，不得将其疾病及相关隐私信息传播给他人 5. 有患者诊疗信息安全事故追溯机制，包括建立溯源技术标准体系、患者诊疗数据使用登记制度、溯源监管制度和溯源奖惩制度	【文件查阅】 1. 患者信息安全保护制度、获取制度、修改制度和安全保障制度等文件 2. 患者诊疗信息安全事故追溯机制相关文件 【现场检查】检查信息获取、修改等相关工作流程 【记录查看】查看信息获取，修改相关登记、记录留存资料

（续表）

检查项目	具体要求	检查方法
应急管理	1. 有信息安全管理的应急预案，预案应包括医院信息系统运营应急预案和信息安全应急预案；至少包括机构内信息系统局部或全部瘫痪状况下临床运行的处置预案、患者诊疗信息泄露和篡改的应急预案、泄密类信息安全事件的应急预案 2. 对职工进行分级分类的应急预案培训，每年至少一次 3. 涉及患者诊疗信息安全管理的应急预案包括但不限于以下内容： （1）组织架构：网络与信息安全应急小组应由机构负责人担任第一责任人；小组负责信息安全日常事务处理、应急处理及安全通报等事务 （2）工作原则：逐级建立并落实统计信息系统责任制和应急机制；按照法规规定职责和流程；积极预防、及时预警；积极提升应急处理能力；各部门协同配合开展工作 （3）应急措施：基本应急处理流程至少包括报告和简单处理、故障判断与排除、网络线路故障排除、黑客入侵应急处理、大规模病毒（含恶意软件）攻击的应急处理等预案和处置原则 （4）运营应急措施：机构 HIS 系统局部或全部瘫痪的情况下临床运营处置预案 4. 泄密类信息安全事件的应急处置基本原则包括： （1）发现泄密人员在第一时间先就泄密事件本身保密 （2）如已掌握涉密情况，则选择具有相应涉密级别的人员进行报告或直接报告医院信息安全领导小组组长 （3）如未掌握涉密情况，应向上一级信息安全主管报告 （4）处置过程保密 5. 各应用部门职工知晓泄密类信息安全事件的处理原则 6. 出现以下情况，机构应立即启动应急预案： （1）发生个人信息和数据泄露、毁损、丢失等安全事件和网络系统遭攻击、入侵、控制等网络安全事件 （2）或者发现网络存在漏洞隐患、网络安全风险明显增大时 7. 机构启动应急预案，采取必要的补救和处置措施，及时以电话、短信、邮件或信函等多种方式告知相关主体，并按照要求向有关主管监管部门报告 8. 机构每年组织一次应急预案的演练 9. 积极参加网络安全攻防演练，提升保护和对抗能力	【文件查阅】核查应急预案内容是否符合要求 【记录查看】 1. 查看培训和演练资料 2. 查看应急预案启动调查总结报告 【员工访谈】抽查不同岗位人员对信息安全应急预案的知晓情况
质量控制指标	1. 涉及卫生统计网络直报系统、传染性疾病报告系统、三级甲等医院的核心业务信息系统等，实施计算机信息系统安全等级不低于第三级 2. 二级和三级保健机构电子病历应用水平分别达到 3 级和 4 级	【文件查阅】查阅等级证书或证明文件

表 10-5 信息科质量与安全管理检查表

检查项目	具体要求	检查方法
组织管理	1. 信息科负责人负责机构网络安全和信息化的日常管理与监管工作 2. 科室设置覆盖系统管理、数据库管理、网络管理和安全保障管理等岗位，并有工作职责 3. 工作人员熟悉相关法律法规，机构信息安全管理制度、操作流程和应急预案等	【文件查阅】 1. 成立信息安全领导小组和工作小组的文件 2. 信息科各岗位职责 【员工访谈】抽查工作人员对法律法规、工作制度、岗位职责、应急预案的知晓情况
工作职责	1. 组织筹备召开网络安全和信息化领导小组会议，每年至少1次；落实领导小组各项决议 2. 落实等级保护定级、备案、测评、安全建设整改等工作 3. 落实机构信息安全规划、关键信息基础设施安全保护计划，落实信息安全建设工作 4. 落实信息安全全流程系统性保障制度，以及相应的标准化操作规程，并负责修订 5. 落实应急处置机制的相关预案和流程 6. 负责日常运维管理、信息安全管理实施与督查工作 7. 协调日常业务连续性保障、安全组织与供应商的沟通工作 8. 组织信息安全管理培训和相关考核，每年至少一次 9. 负责电子病历应用水平评定的组织与申请工作	【记录查看】 1. 会议记录 2. 信息安全等级保护资料 3. 相关规划、计划 4. 日常工作记录、督查、培训考核材料 【文件查阅】查阅保障制度、操作规程和修订情况
运维管理	1. 有运维操作规范和工作流程 2. 有物理安全防护措施；机房、办公环境及运维现场等有安全控制措施，防止非授权访问物理环境造成信息泄露 3. 通过互联网远程运维的，应进行评估论证，并采取相应的安全管控措施，防止远程端口暴露引发安全事件 4. 持续监测网络运行状态；对于第三级及以上的网络应加强保障关键链路、关键设备冗余备份；必要时建立应用级容灾备份，防止关键业务中断 5. 应用大数据、人工智能、区块链等新技术开展服务时，上线前评估新技术的安全风险并进行安全管控 6. 有医疗设备招标采购、安装调试、运行使用、维护维修、报废处置等相关网络安全管理制度；定期检查或评估医疗设备网络安全状况，并采取相应的安全管控措施，确保医疗设备网络安全 7. 在网络建设过程中同步规划、同步建设、同步运行密码保护措施，使用符合相关要求的密码产品和服务 8. 废止网络的安全管理：对废止网络的相关设备进行风险评估，及时采取封存或销毁措施，确保废止网络中的数据处置安全，防止网络数据泄露	【文件查阅】查阅运维操作规范和流程 【现场查看】 1. 机房、办公环境及运维现场安全控制措施 2. 网络运行监测和网络安全检查评估记录，冗余备份、容灾备份 3. 废止网络安全管理相关资料

（续表）

检查项目	具体要求	检查方法
软件安全管理	1. 有计算机信息系统的专职管理员，并负责日常的管理与维护工作 2. 由开发该软件公司负责维护的，在维保协议中明确软件公司对每次维保情况应有书面报告，经试用认可后报计算机信息系统专职管理员备案 3. 各科室自行开发、外包开发或应用的新软件，除上级或政府职能部门指定统一使用外，须按照程序申报，经医院信息安全领导小组讨论批准后方可使用 4. 在原有系统上进行新功能迭代开发的，应遵循信息系统项目管理和代码更新上传的标准规范流程 5. 任何个人及部门科室不得自行使用杀毒的软件、光盘、U 盘等储存介质	【文件查阅】查阅由指定专职管理员负责的文件 【记录查看】 1. 软件公司维保记录和备案 2. 自行开发、外包开发或应用的新软件申报及批准材料 【现场检查】核查业务网是否存在自行使用禁止的储存介质的现象
网络运营与人员管理	1. 对安全管理机构负责人和关键岗位人员进行安全背景审查 2. 对网络运营相关人员进行管理，包括本单位内部人员及第三方人员；明确内部人员入职、培训、考核、离岗全流程安全管理工作 3. 针对第三方有人员接触网络时的申请及批准流程，做好实名登记、人员背景审查、保密协议签署等工作 4. 有网络安全培训，培训内容包括但不限于:《医疗卫生机构网络安全管理办法》《基本医疗卫生与健康促进法》《网络安全法》《密码法》《数据安全法》《个人信息保护法》《关键信息基础设施安全保护条例》《网络安全审查办法》以及本机构的管理制度和流程等；培训合格后方能上岗 5. 有并落实值班和交接班制度，按要求进行巡查巡检；有运行和值班、交接班记录，记录完整	【记录查看】 1. 背景调查和签署保密协议的情况 2. 信息系统授权审批及人员离岗管理流程执行是否规范 3. 培训资料 4. 交接班记录是否完整；当信息系统发生异常情况时是否能够如实记载 【员工访谈】抽查有关人员对培训内容的知晓情况
应急管理	1. 落实信息安全管理的应急预案，至少包括机构内信息系统局部或全部瘫痪状况下临床运行的处置预案、患者诊疗信息泄露和篡改的应急预案、泄密类信息安全事件的应急预案 2. 对工作人员分级分类进行应急预案的培训，每年至少一次 3. 工作人员熟悉各类应急预案，以及泄密类信息安全事件的处理原则 4. 每年组织一次应急预案的演练 5. 积极参加网络安全攻防演练，提升保护和对抗能力	【文件查阅】查阅应急预案 【记录查看】查看培训、考核和演练资料 【员工访谈】抽查工作人员对信息安全应急预案的知晓情况

表 10-6　信息管理质量与安全管理检查表（科室层面管理）

检查内容	具体要求	检查方法
组织管理	1. 科室主任是科室网络安全和信息化工作的责任人 2. 科室信息安全管理制度健全并落实，包括但不限于医院信息安全制度、网络安全制度、数据安全管理制度、信息操作人员安全管理制度、患者诊疗信息保护制度、员工授权管理制度、患者诊疗数据使用登记制度等 3. 工作人员主动接受本机构信息安全管理制度培训，熟悉与本岗位相关的信息安全制度和要求并落实	【记录查看】查看培训、考核材料 【员工访谈】抽查工作人员对相关制度核心内容的知晓情况、是否参加培训
患者诊疗信息保护	1. 工作人员严格执行患者诊疗信息保护制度，包括获取制度、修改制度和安全保障制度 2. 工作人员知晓患者诊疗信息所包含的内容，即患者的个人基本信息、挂号信息、就诊信息、住院医嘱信息、费用信息、影像资料和检验结果等各种临床和相关内容组成的患者信息群集 3. 工作人员知晓获取制度中规定的获取行为以及流程，包括患者本人、非患者本人以及政府或社会组织获取患者信息的流程 4. 因特殊因素需要修改患者个人信息和医务人员医嘱、诊断等敏感信息时，医务人员应严格按照修改制度规定的流程进行修改 5. 遵守安全保障制度： （1）任何患者的所有电子信息资料在未经主管领导的批准下只许在本机构内部管理，不得转出 （2）患者资料通过分级权限管理保护及诊治 （3）未经患者本人的许可，不得将其疾病及相关隐私信息传播给他人 6. 执行患者诊疗数据使用登记制度	【现场检查】检查信息获取、修改等相关工作流程 【记录查看】查看信息获取、修改相关登记、记录留存资料 【员工访谈】抽查工作人员对制度和流程的知晓情况
操作人员安全管理	1. 遵守信息操作人员安全管理制度和计算机设备管理要求 2. 工作人员操作系统前必须参加信息系统软件、硬件应用的相关培训 3. 操作人员按照规程进行操作，熟练掌握医院信息系统的使用方法 4. 个人业务账号应定期修改密码，密码严禁为空或原始密码 5. 妥善保管数字证书和 USB KEY，不能在一台电脑同时连接 2 个或以上的 USB KEY 6. 个人业务账号在信息系统中的一切操作视为本人操作 7. 用户登录系统后，及时办理业务工作；结束工作后必须及时退出系统 8. 严格执行本机构信息系统授权审批及人员离岗制度	【记录查看】查看信息安全应用相关培训资料 【现场检查】 1. 各科室 USB KEY 使用情况 2. 个人业务账号密码使用情况 3. 工作站在无人的情况下是否及时退出 4. 离职人员是否取消授权

（续表）

检查内容	具体要求	检查方法
计算机及工作站管理	1. 非本机构职工禁止操作工作站 2. 保持计算机及附属设备符合计算机运行环境要求，做好防潮、防尘工作，保持工作站设备及运行环境的整洁卫生 3. 在内网电脑及工作站不得以任何方式擅自连接外网 4. 不得擅自安装和使用无线路由器、交换机等网络设备 5. 不得自行使用杀毒的软盘、光盘、U 盘等储存介质 6. 不得擅自拆修计算机、打印机等设备 7. 不得擅自移动、拆卸工作站的设备，不得私自更换工作站的零配件 8. 内网不得擅自接入笔记本电脑 9. 不得擅自插拔或连接线路 10. 计算机系统及网络设置不得擅自修改，包括不得擅自删除系统文件、更换或添加 IP 地址，及安装游戏和未授权的应用软件	【现场检查】 1. 是否存在违规操作问题 2. 是否可以通过技术手段进行检查，发现相关问题 【记录查看】查看既往发生相关问题的处理记录
软件安全管理	1. 科室自行开发、外包开发或应用的新软件，除上级或政府职能部门指定统一使用外，须按照程序申报，经医院信息安全领导小组讨论批准后方可使用 2. 在原有系统上进行新功能迭代开发的，应遵循信息系统项目管理和代码更新上传的标准规范流程	【现场检查】核查自行开发或应用的新软件和新功能迭代开发的情况 【记录查看】查看申报、批准材料及有关流程
应急管理	1. 工作人员参加本机构应急预案的培训和演练，至少包括患者诊疗信息泄露和篡改的应急预案、机构内信息系统局部或全部瘫痪状况下临床运行的处置预案、泄密类信息安全事件的应急预案 2. 工作人员知晓应急处置预案 3. 工作人员知晓泄密类信息安全事件的处理原则 4. 工作人员发现个人信息和数据泄露、毁损、丢失等安全事件和网络系统遭攻击、入侵、控制等网络安全事件，应立即向科室负责人和机构信息安全管理部门报告	【员工访谈】抽查工作人员对信息安全应急预案的知晓情况和处置原则 【记录查看】查看相关应急事件的处理和上报记录

第三节　医学装备质量与安全管理

本节旨在落实妇幼保健机构医学装备和医用耗材的质量与安全管理工作，含 4 张检查表，分别从机构层面、科室层面对医学装备全生命周期管理和医用耗材的临床使用重点环节提出具体要求。其中医学装备质量与安全管理主要包括组织管理、申请采购和验收、维护与维修、临床使用与评价、培训与考核、档案管理、不良反应监测等核心内容；医用耗材的质量与安全管理主要包括耗材的目录管理、遴选要求、采购与验收、临床分级分类使用与评价、不良反应监测等核心内容（表 10-7 ～表 10-10）。

表 10-7　医学装备质量与安全管理检查表（机构层面管理）

检查内容	具体要求	检查方法
组织管理	1. 二级及以上机构成立医学装备管理委员会和医疗装备临床使用管理委员会，并按照委员会章程开展工作 2. 二级及以上机构设置专门的医学装备管理部门和临床使用管理部门；规模小、不宜设置专门管理部门的机构应当配备专人管理 3. 医学装备管理实行院领导、医学装备管理部门和使用部门三级管理 4. 有并落实医学装备管理和临床使用相关制度	【文件查阅】 1. 委员会成立文件，管理组织架构是否符合三级管理 2. 本机构相关制度文件 【记录查看】查看委员会工作会议或工作开展相关记录
计划与评估论证	1. 有本机构医学装备发展规划和年度预算；结合各使用部门装备配置和保障需求，有年度装备计划和采购实施计划 2. 有医学装备发展规划、年度装备计划和采购实施计划，并经医学装备管理委员会讨论同意，由院领导集体研究批准后执行 3. 有医学装备临床使用技术评估与论证制度，开展技术需求分析和成本效益评估工作 4. 单价在 50 万元及以上的医学装备计划，须进行可行性论证	【文件查阅】 1. 发展规划，年度预算和采购计划 2. 管理委员会讨论批复记录
采购管理	1. 有并落实医学装备采购管理制度和医学装备应急采购预案 2. 采购进口医学装备须获得采购进口产品核准 3. 进口医学装备属于国家规定的机电产品范围的，应当按照《进口机电产品管理办法》相关规定执行 4. 申请和购置纳入国家规定管理品目的大型医用设备，须取得大型医用设备配置许可证 5. 因特殊情况，在年度装备计划和采购实施计划外采购的，须进行论证审批 6. 因突发公共事件等应急情况需要紧急采购的，应按照行政主管部门和本机构制订的应急采购预案执行 7. 50 万元以上医学装备采购的材料齐全，至少包括科室申请，可行性论证，委员会会议纪要，院长办公会、党委会会议纪要	【文件查阅】 1. 制度文件和应急预案 2. 采购进口产品核准文件 3. 大型设备清单和大型医用设备配置许可证 4. 特殊采购审批记录 5. 抽查本年度 50 万元以上医学装备采购的材料
验收管理	1. 有并落实医学装备验收制度，验收制度应明确验收人、到货验收和性能验收的主要内容、验收记录的要求、归档要求以及保存期限 2. 医学装备到货、安装、调试使用后，医学装备管理部门应当组织使用部门、供货方依据合同约定及时进行验收；验收完成后应当填写验收报告，并由各方签字确认 3. 验收工作应当在合同约定的索赔期限内完成；验收不合格的，应当及时办理索赔	【文件查阅】查阅本机构验收管理制度文件 【记录查看】抽查医学装备验收记录和验收报告

（续表）

检查内容	具体要求	检查方法
预防性维护	1. 有并落实医学装备预防性维护制度，明确预防性维护周期及要求 2. 根据国家规定和医学装备属性、使用频率和风险等级确定不同医学装备预防性维护的周期 3. 预防性维护由医学工程技术人员、供应商或委托具备相应技术能力的第三方机构定期执行 4. 医学工程技术人员对在用医学装备进行巡查及保养，并做相应的记录 5. 预防性维护工作内容一般包括外观检查、清洁保养、功能检查、性能测试校准、电气安全检查和医学装备使用说明要求的其他内容 6. 对在用特种设备（压力容器）进行经常性日常维护保养，至少每月进行一次自行检查 7. 对特种设备的安全附件、安全保护装置、测量调控装置及有关附属仪器仪表进行定期校验、检修，并做好记录 8. 预防性维护记录和巡检记录，均应归入医学装备档案	【文件查阅】 1. 机构相关制度文件 2. 特种设备（压力容器）的检测报告 【记录查看】 1. 医学装备预防性维护、巡检记录 2. 特种设备维护记录 【现场检查】查看档案管理情况 【员工访谈】抽查工作人员对预防性维护的知晓情况
维修管理	1. 有并落实医学装备维修制度，明确报修流程、维修方式 2. 发现使用的医学装备存在安全隐患的，应当立即停止使用，并通知生产企业或者其他负责产品质量的机构进行检修 3. 经检修仍不能达到使用安全标准的医学装备，不得继续使用 4. 维修记录归入医学装备档案	【文件查阅】查阅医学装备维修管理制度文件和工作流程 【记录查看】查看医学装备维修记录 【现场检查】查看档案管理情况
临床使用管理	1. 机构主要负责人是医学装备临床使用的第一责任人 2. 有并落实医学装备临床使用管理部门制度、医学装备安全与性能状态标识管理制度 3. 不得使用无合格证明、过期、失效、淘汰的医学装备 4. 对生命支持类、急救类、植入类、辐射类、灭菌类和大型医用设备等医学装备安全有效的使用情况予以监控 5. 有并落实医学装备的紧急调配制度和生命支持类及相关重要医学装备故障紧急替代流程 6. 特种设备（压力容器）在投入使用前或者投入使用后 30 日内，向有关特种设备安全监督管理部门登记 7. 特种设备登记标志应当置于或者附着于该设备的显著位置 8. 按照安全技术规范的定期检验要求，在安全检验合格有效期届满前 1 个月向特种设备检验检测机构提出定期检验要求	【文件查阅】查阅医学装备使用管理制度文件 【记录查看】 1. 设备清单和重点设备监控管理记录 2. 紧急调配记录 3. 特种设备登记及安全检验情况

（续表）

检查内容	具体要求	检查方法
临床使用评价	1. 有并落实医学装备临床使用评价制度，通过工作效率、配置效率、社会效益和经济效益等，评价医学装备的临床实效性、可靠性和可用性 2. 对大型医学装备使用、功能开发、社会效益、费用等进行分析评价 3. 使用评价情况作为医学装备处置管理的依据	【文件查阅】 1. 本机构相关制度文件 2. 医学装备使用评价资料
处置管理	1. 有并落实医学装备处置管理制度，内容应包括调拨、捐赠和报废处置的条件与流程 2. 处置海关监管期内的进口免税医学装备，须按照海关相关规定执行	【文件查阅】 1. 资产处置的制度文件 2. 报废医学装备处置记录
培训与考核	1. 有并落实医学装备人员培训与考核制度，明确培训对象、培训内容、培训形式、考核内容和要求等 2. 培训对象应包括所有涉及医学装备的管理和使用人员 3. 委托临床科室代为巡查的巡查频率较高的设备，要对巡查的医务人员进行定期培训，规范巡查流程，并考核通过后方能开展委托巡查工作 4. 对医学装备使用人员进行设备应用培训和考核，考核合格后方可上岗操作	【记录查看】查看培训、考核资料
档案管理	1. 有并落实医学装备档案管理制度，主要包括管理档案和技术档案，需明确档案管理的部门、档案的内容和归档要求、借阅的流程、档案保存环境等要求 2. 依据全国卫生系统医疗器械仪器设备分类与代码，建立医学装备分类、分户电子账目，实行信息化管理 3. 单价在 5 万元及以上的医学装备和特种设备应当建立档案 4. 单价 5 万元以下的医学装备，根据实际情况确定具体管理方式 5. 档案保管期限至医学装备报废为止且不得少于医学装备规定使用期限终止后 5 年；国家有特殊要求的，从其规定 6. 大型医学装备逐台建立使用档案，记录其使用、维护、转让、实际使用时间等事项 7. 特种设备应建立特种设备安全技术档案	【文件查阅】查阅医学装备档案管理制度文件 【现场检查】核查医学装备档案是否齐全，保存期限是否符合要求
不良事件监测与报告	1. 有并落实医学装备不良事件监测与报告制度 2. 遵循可疑即报的原则，发现医学装备不良事件或者可疑不良事件，通过国家医疗器械不良事件监测信息系统进行报告 3. 发现或者获知群体医学装备不良事件后，应当在 12 h 内进行报告	【文件查阅】查阅不良事件报告制度文件 【记录查看】 1. 不良事件监测记录和报告

（续表）

检查内容	具体要求	检查方法
	4. 医学装备管理部门和临床使用管理部门负责保存不良事件监测记录；记录应当保存至医学装备有效期后2年；无有效期的，保存期限不得少于5年 5. 医学装备管理部门对全院报告的不良事件定期进行收集、分析、评价及控制	2. 信息系统报告 3. 不良事件汇总、分析资料
质量安全监测管理	1. 有并落实医学装备临床使用质量安全管理的考核标准，并纳入到医疗质量安全管理体系中 2. 医学装备管理和使用部门定期对医学装备管理和使用情况进行检查 3. 医学装备按照风险程度实行分类管理，建立本机构高、中、低风险分类及品名 4. 有并落实医学装备临床使用风险管理制度，针对不同风险等级的医学装备制订运行管理制度与程序、适用标准、操作规程，使用与检测和评价 5. 对生命支持类、急救类、植入类、辐射类、灭菌类和大型医学装备实行使用安全监测与报告制度	【文件查阅】查阅医学装备临床使用质量安全管理考核标准 【记录查看】查看医学装备检查记录、分类名录、安全监测记录

表10-8　医学装备质量与安全管理检查表（科室层面管理）

检查内容	具体要求	检查方法
组织管理	1. 科室负责人是科室医学装备临床使用安全管理的第一责任人 2. 依据机构制订医学装备管理和临床使用管理制度，制订科室层面的相应制度和职责 3. 在医学装备管理部门指导下制订本科室医学装备操作规程	【文件查阅】 1. 科室层面的管理制度 2. 医学装备操作规程
购置申请	1. 科室根据医学装备采购管理制度和医学装备临床使用技术评估与论证制度的要求提出购置计划，并进行评估、论证 2. 根据实际需求提出医学装备配置申请，杜绝盲目配置 3. 科室医学装备购置计划须经集体讨论	【记录查看】 1. 科室设备购置计划和会议讨论记录 2. 科室装备评估和论证资料
购置验收	1. 工作人员知晓并落实机构制订的医学装备验收管理制度 2. 有专业人员依据合同约定及时进行验收 3. 验收工作人员熟悉医学装备采购合同和相关技术资料，熟悉医学装备各项技术参数、性能和安装条件 4. 医学装备验收验证合格后方可应用于临床	【记录查看】查看验收记录 【员工访谈】询问工作人员核查验收流程
临床使用	1. 工作人员知晓并落实本机构制订的医学装备临床使用管理制度和医学装备安全与性能状态标识管理制度	【员工访谈】 1. 抽查工作人员对制度

（续表）

检查内容	具体要求	检查方法
	2. 按照诊疗规范、操作指南、使用说明书进行操作，遵守适用范围、禁忌证及注意事项，注意主要风险和关键性能指标 3. 公示各类医学装备操作规程 4. 使用过程中发现存在安全隐患的，应当立即停止使用，并通知医学装备管理部门进行检修 5. 高风险和大型医疗设备使用过程中若发现故障，应粘贴（或悬挂）“临时故障证”状态标识 6. 急救、生命支持类设备始终保持在功能状态，附件辅料齐备，有储电功能的设备电池良好；有是否正常运行的明示标记 7. 工作人员知晓并落实急救、生命支持类设备的紧急调配制度和流程 8. 特种设备（压力容器）作业人员须持证上岗 9. 大型医用设备必须达到计（剂）量准确、辐射防护安全、性能指标合格后方可使用 10. 除 120 急救设备外，严禁私自将医学装备带出院外使用；特殊情况（如会诊、义诊等）须根据医院要求，履行审批手续后，方可带出使用 11. 进修生、实习生须在带教老师的指导下操作、使用	和技术操作规程的知晓情况 2. 抽查工作人员对急救设备紧急调配制度流程的知晓情况 【现场检查】 1. 检查急诊、抢救室、产房、手术室和 ICU 的急救、生命支持类设备是否在功能状态 2. 查看特种设备作业人员资质证件 3. 进修生、实习生操作是否在带教老师的指导下进行 【记录查看】抽查大型设备监测和校验记录
日常保养与维修	1. 工作人员知晓并落实机构制订的医学装备预防性维护制度、医学装备日常保养工作制度和医学装备维修制度 2. 科室负责在用医学装备的日常维护保养工作 3. 日常维护保养按照产品说明书的要求进行，由专人负责，并予以记录 4. 特种设备的使用科室要配合医学装备管理部门，每月由专人负责对设备进行自行检查和日常维护保养；发现异常情况的，应当及时处理和报告 5. 按照报修程序进行报修，严禁擅自联系外修	【员工访谈】抽查工作人员对制度和日常保养流程、报修程序的知晓情况 【记录查看】查看日常维护、保养和报修记录
培训与考核	1. 知晓并落实机构制订的医学装备临床应用培训和考核制度 2. 对新购置医学装备的操作人员和新进员工，轮岗、转岗的操作人员进行培训和考核，考核合格后方可操作 3. 培训内容包括医学装备管理和临床使用的法律法规、机构制订的医学装备管理相关制度、医学装备操作规范、医学装备及附属设备禁忌证和注意事项等	【记录查看】查看培训考核资料，重点检查本年度新购置医学装备的操作培训和新上岗人员培训情况
临床使用评价	1. 知晓并落实机构制订的医学装备临床使用评价制度和医学装备处置管理制度 2. 配合医学装备管理部门定期开展医学装备的临床使用评价工作，并收集相关数据进行分析 3. 可依据评价情况，提出医学装备处置管理的建议	【记录查看】查阅本科室医学装备的数据收集、分析评价

（续表）

检查内容	具体要求	检查方法
不良事件报告与处置	1. 科室人员知晓并落实医学装备不良事件监测与报告制度的要求和报告流程，上报及时，信息完整 2. 当临床使用的医学装备发生不良事件或怀疑可能发生不良事件时，立即停止该医学装备的使用，切断驱动源，检查医学装备施治对象或使用人员损害情况，必要时采取紧急处置措施	【员工访谈】抽查工作人员知晓情况 【现场检查】演示上报流程
质量安全监督管理	1. 科室人员知晓机构制订的医学装备临床使用质量安全管理的考核标准 2. 科室有医学装备安全管理监督检查人员，按规定监督检查的时间、周期、检查项目，并记录结果 3. 定期对科室医学装备的完好率和安全、质量状态进行自我评估	【记录查看】查看科室监督检查人员的设置情况和工作记录 【员工访谈】询问监督人员工作职责和工作开展情况

表 10-9　医用耗材质量与安全管理检查表（机构层面管理）

检查内容	具体要求	检查方法
组织管理	1. 二级以上机构应当设立医用耗材管理委员会；其他机构应当成立医用耗材管理组织 2. 委员会或管理组织人员组成合理，职责明确并履行 3. 委员会定期开展医用耗材管理相关工作例会，有相关管理制度 4. 有并落实本机构医用耗材管理和临床使用相关制度 5. 对医务人员进行相关医用耗材管理法律法规、规章制度和合理使用医用耗材知识教育培训	【文件查阅】查阅成立医用耗材管理委员会（组织）文件和管理制度 【记录查看】 1. 医用耗材管理委员会工作会议记录 2. 医务人员相关培训记录
医用耗材供应目录	1. 有本机构医用耗材供应目录，目录中的医用耗材应当符合要求 2. 供应目录进行动态管理，医用耗材临床使用评价结果作为机构动态调整目录的依据	【记录查看】 1. 核查医用耗材供应目录是否符合相关要求 2. 查看供应目录调整记录
遴选要求	1. 有并落实医用耗材遴选制度；医用耗材管理部门按照合法、安全、有效、适宜、经济的原则，遴选出本机构需要的医用耗材及其生产、经营企业名单，报医院医用耗材管理组织批准 2. 从国家或省市医用耗材集中采购目录中遴选本机构供应目录 3. 确需从集中采购目录之外进行遴选的，应当按照有关规定执行 4. 供应目录涉及供应企业数量管理，统一限定纳入供应目录的相同或相似功能医用耗材供应企业数量	【记录查看】查看医用耗材遴选申请单和审核记录

（续表）

检查内容	具体要求	检查方法
采购管理	1. 采购工作由医用耗材管理部门实行统一管理，其他科室或者部门不得从事医用耗材的采购活动，不得使用非医用耗材管理部门采购供应的医用耗材 2. 医用耗材采购工作应在有关部门有效监督下进行，由至少2名工作人员实施 3. 根据使用科室或部门提出的采购申请，根据相关法律法规，采用适当的采购方式，确定需要采购的产品、供应商及采购数量、采购价格等，并签订书面采购协议 4. 必须从有效证件齐全的企业购进相关器械，有效证件包括：加盖企业印章的医疗器械生产企业许可证或医疗器械经营企业许可证、医疗器械产品注册证及产品合格证等 5. 采购记录单规范，至少应包括：购进产品的企业名称、产品名称、型号规格、产品数量、生产批号、灭菌批号、产品有效期等	【记录查看】 1. 医用耗材采购记录 2. 查看采购协议 3. 查看采购记录单 【现场检查】抽查采购合同资料中供应企业是否证件齐全
验收管理	1. 有并落实医用耗材验收制度：验收人员熟练掌握医用耗材验收有关要求，严格进行验收操作，并真实、完整、准确地进行验收记录 2. 验收时耗材核对至少应包括：是否符合遴选规定、质量情况、购进产品的企业名称、产品名称、型号规格、产品数量、生产批号、灭菌批号、产品有效期等 3. 不符合遴选规定以及无质量合格证明、过期、失效或者淘汰的医用耗材不得验收入库	【员工访谈】抽查负责验收的工作人员对验收要求的知晓情况 【现场检查】 1. 医务人员模拟医用耗材验收过程 2. 抽查耗材库房是否存在不符合要求的医用耗材 【记录查看】查看医用耗材验收记录单
采购资料保存	1. 购入Ⅲ级医用耗材的原始资料应当妥善保存，确保信息可追溯 2. 使用后的医用耗材进货查验记录应当保存至使用终止后2年 3. 未使用的医用耗材进货查验记录应当保存至规定使用期限结束后2年 4. 植入性医用耗材进货查验记录应当永久保存	【现场检查】查看医用耗材进货查验记录单保存情况
储存管理	1. 设置相对独立的医用耗材储存库房；Ⅲ级医用耗材设置独立储存库房，配备相应的设备设施 2. 有并落实医用耗材定期盘点制度：由医用耗材管理部门指定专人，定期对库存医用耗材进行盘点，做到账物相符、账账相符 3. 定期对库存医用耗材进行养护与质量检查，确保医用耗材安全有效储存	【现场检查】 1. 检查库房设置与设备设施 2. 核查盘点记录，是否专人管理、定期盘点 3. 核查库存医用耗材的定期养护与质量检查记录

（续表）

检查内容	具体要求	检查方法
	4. 医用耗材需冷链管理的，应当严格落实冷链管理要求，并确定专人负责验收、储存和发放工作，确保各环节温度可追溯	4. 查看冷链管理情况及记录
审核与发放	1. 医用耗材管理部门按照使用科室申请情况和相关规定进行审核和发放 2. 有并落实医用耗材出库管理制度：医用耗材出库时，发放人员应当对出库的医用耗材有关信息进行核对，确保发放准确，产品合格、安全和有效 3. 出库时，应当按照剩余效期由短至长顺序发放	【记录查看】 1. 医用耗材申请记录、审核签字，发放记录 2. 医用耗材出入库登记簿
临床应用质量评价	1. 对医用耗材临床使用安全性、有效性和经济性进行监测、监控、分析、综合评价 2. 医用耗材临床使用评价结果应当作为本机构动态调整供应目录的依据 3. 将评价结果作为科室和医务人员相应临床技术操作资格或权限调整、绩效考核、评优评先等的重要依据	【文件查阅】查阅医用耗材临床使用综合评价报告和整改报告 【记录查看】核查评价结果应用情况
重点监控	重点监控医用耗材的临床使用情况，设立质控点，并纳入医疗质量控制体系	【记录查看】查看重点监测记录、质控记录
超常使用预警机制	1. 建立医用耗材超常使用预警机制 2. 对超出常规使用的医用耗材，要及时进行预警，通知相关部门和人员及时处理	【文件查阅】查阅预警机制 【员工访谈】询问工作人员相关预警处理情况
医用耗材不良事件	1. 报告医用耗材不良事件或者可疑不良事件 2. 监测、分析医用耗材使用的不良反应、医用耗材质量安全事件，并持续改进	【记录查看】 1. 医疗耗材不良反应的监测、分析报告 2. 核查医用耗材质量安全事件报告和处理记录
质量改进	1. 结合单病种管理、临床路径管理、支付管理、绩效管理等工作，对存在的或潜在的问题提出干预和改进措施，促进医用耗材合理使用 2. 对存在不合理使用的品种可以采取停用、重新招标等干预措施	【记录查看】查看干预和改进措施记录

表 10-10　医用耗材质量与安全管理检查表（科室层面管理）

检查项目	具体要求	检查方法
科室管理	1. 有科室医用耗材管理相应的工作制度、操作规程 2. 科室指定人员负责医用耗材管理，确保医用耗材在科室或部门的安全和质量 3. 组织科室人员参加有关医用耗材管理法律法规、规章制度和合理使用医用耗材知识的教育培训 4. 在新医用耗材临床使用前，应当对相关人员进行培训	【文件查阅】查阅科室医用耗材管理制度等文件 【记录检查】 1. 查看管理记录及指定负责人签字 2. 查看培训记录、考核记录 【员工访谈】询问工作人员管理职责
临床申领	1. 根据科室需要，向医用耗材管理部门提出领用申请，保证领取的医用耗材品种品规和数量既满足工作需要，又不形成积压 2. 申领人应当对出库医用耗材有关信息进行复核，并与发放人共同确认	【文件查阅】查阅申请记录 【员工访谈】询问核对内容
储存要求	1. 定期对科室库存医用耗材进行盘点，做到账物相符、账账相符 2. 出库时，应当按照剩余效期由短至长顺序发放	【记录查看】查看医用耗材出入库登记簿 【现场检查】查看库房管理是否符合要求
使用原则	1. 合理使用医用耗材，遵循医疗管理制度、诊疗指南、技术操作规范，遵照医用耗材使用说明书、技术操作规程等 2. 使用各类医用耗材时，应当认真核对其规格、型号、消毒或者有效日期等	【员工操作】考核医务人员相关使用要求和操作规范
应用登记	1. 落实医用耗材临床应用登记制度 2. 医用耗材信息、患者信息以及诊疗相关信息相互关联，保证使用的医用耗材向前可溯源、向后可追踪	【记录查看】查看医用耗材临床应用登记记录
医院感染管理	1. 一次性使用的医用耗材不得重复使用 2. 重复使用的医用耗材，应当严格按照要求清洗、消毒或者灭菌，并进行效果监测 3. 医用耗材使用后属于医疗废物的，应弃置于有生物安全标识的黄色垃圾袋内 4. 损伤性利器弃置于利器盒内 5. 非一次性使用的医疗废物的处理符合相关技术规范	【现场检查】查看现场耗材使用是否符合要求 【记录查看】查看消毒、灭菌记录和医疗废物处理记录
分级使用	1. 在诊疗活动中，Ⅰ级医用耗材应当由卫生技术人员使用 2. Ⅱ级医用耗材应当由有资格的卫生技术人员经过相关培训后使用；尚未取得资格的，应当在有资格的卫生技术人员指导下使用 3. Ⅲ级医用耗材应当按照医疗技术管理有关规定，由具有有关技术操作资格的卫生技术人员使用	【员工访谈】询问工作人员相关耗材使用资质

（续表）

检查项目	具体要求	检查方法
分类使用	1. 植入类医用耗材应当由具有有关医疗技术操作资格的卫生技术人员使用，并将拟使用的医用耗材情况纳入术前讨论，包括拟使用医用耗材的必要性、可行性和经济性等 2. 非植入类医用耗材的使用应当符合医疗技术管理等有关医疗管理规定	【病历检查】抽查病历，核查术前讨论记录中是否有关于植入类耗材使用的讨论记录 【员工访谈】询问医务人员分类使用情况
知情同意	1. 使用安全风险程度较高的医用耗材时，应当与患者进行充分沟通，告知可能存在的风险 2. 使用Ⅲ级或植入类医用耗材时，应当签署知情同意书	【病历检查】检查Ⅲ级或植入类医用耗材使用知情同意书
自查、整改	1. 对医用耗材临床使用安全性、有效性和经济性进行定期自查 2. 对相关职能部门提出的干预和改进建议及时执行，促进医用耗材合理使用	【文件查阅】医用耗材临床使用自查报告、质量整改报告
医用耗材不良事件	及时报告医用耗材不良事件或者可疑不良事件，并做好记录	【记录查看】查看不良事件或者可疑不良事件报告记录

第四节　后勤服务质量与安全管理

本节旨在落实妇幼保健机构的后勤服务质量与安全管理措施，含6张检查表，内容包括后勤服务、消防、安保工作、危险物品管理和外包服务质量与安全管理5个方面，其中消防管理分别从机构层面和科室层面提出具体要求，外包服务管理除了提出合同签订、监督管理和承包方安全管理等共性要求外，还对医疗检验检查、医疗消毒供应、洗涤服务、物业服务等外包项目的质量控制重点环节提出要求（表10-11～表10-16）。

表10-11　后勤服务质量与安全管理检查表

检查项目	检查内容	具体要求	检查方法
变配电室管理	人员资质	变配电室工作人员持有特种作业操作证，工作类别和项目与实际工作一致，并在有效期内	【文件查阅】查阅工作人员资质证件
	工作制度	1. 有并落实变配电室工作制度、工作职责和操作规程 2. 工作制度包括但不限于电力设备设施巡视检查制度、电力设施设备维修保养制度、用电安全管理制度、变配电站室安全防护与值班制度、应急预案演练制度、用电安全教育和培训考核制度、电力系统运行档案资料管理制度	【文件查阅】查阅工作制度、岗位职责和操作规程等

（续表）

检查项目	检查内容	具体要求	检查方法
	日常管理要点	1. 严格执行有关制度和操作规程，实行 24 h 值班制度，根据设备容量安排值班人员，按要求进行巡检，做好运行记录、交接班记录 2. 采用工作票（操作票）管理制度，同时根据自身情况制订工作许可制度、工作监护制度以及工作间断、转移和终结制度 3. 工作票（操作票）应为唯一的编号，保存时间≥ 2 年 4. 为防小动物，必须要加防鼠板；变配电室防鼠板规格高度为 0.5 m，厚度一般为 25 mm 5. 定期对高低压线路及设备进行检测和实验；定期对发电机组进行试验，对防雷接地保护装置进行定期检测 6. 加强消防管理，防火措施完善，对防火、灭火装置定期进行检测 7. 对新上岗的员工进行岗前培训，并对所有运行人员进行电力系统新技术和新设备的继续教育	【记录查看】 1. 排班表、运行记录和交接班记录 2. 相关线路设备的检测、维护、保养记录 【现场检查】 1. 工作票执行情况 2. 变配电室的环境，是否有防护措施 3. 消防设备配备情况；查看防火、灭火装置定期检测记录 4. 工作人员正确使用消防器材情况 【记录查看】查看工作人员和新上岗员工的培训、考核记录
	应急管理	1. 结合本机构电力系统特点，制订应急预案 2. 对应急预案进行培训，工作人员知晓预案内容和流程 3. 应急预案每年至少演练 2 次，有记录	【记录查看】查阅应急预案及演练记录 【员工访谈】抽查工作人员对应急预案的掌握程度
	档案管理	1. 档案应包括管理性档案、技术性档案和运行记录档案 2. 管理性档案与技术性档案应与在用电力系统同期保存 3. 电力系统废止后原技术性档案应继续保存≥ 5 年，原管理性档案保存≥ 2 年；所有运行记录档案应保存≥ 2 年	【现场检查】核查档案资料管理是否规范
	监督管理	定期对各科室用电安全管理进行检查，并记录	【记录查看】查看科室用电安全检查记录
二次供水站管理	工作制度	1. 有并落实二次供水相关制度、工作职责和操作规程 2. 工作制度包括但不限于卫生管理组织机构及职责、卫生安全运行管理制度、岗位责任制、清洗消毒制度、供水管水人员预防性健康体检制度及体检不合格调离制度、涉水产品及消毒产品索证制度、供水管水人员培训制度、供水系统卫生安全发生异常和污染应急处置预案、值班人员工作制度、交接班制度、设备设施运行记录制度、设备设施日常巡检和维护保养制度、供水系统卫生安全相关资料存档制度，按要求将有关制度张贴上墙	【文件查阅】二次供水工作制度、职责和操作规程 【现场检查】核查有关制度是否上墙公示

（续表）

检查项目	检查内容	具体要求	检查方法
	日常管理要点	1. 工作人员应熟悉二次供水系统所有设备设施的运行要求和技术指标，具备相应的专业技能，接受卫生安全培训，考核合格方能上岗 2. 对二次供水设施和设备如水泵房、水泵、供水管线进行巡视、检查、维护和保养，做好维护管理记录、设备运行记录 3. 运行人员对二次供水设备进行安全检查应≥ 5 次 / 周 4. 二次供水的水量、水质、水压应符合相关管理要求和本机构运行要求 5. 对二次供水传输水箱（池）进行全面清洗、消毒，对水质进行检测；检测次数应≥ 1 次 / 年，及时发现和消除污染隐患 6. 二次供水机房与外界相通的入口应安装金属防护门；防护门保持锁闭，窗户加装金属栅栏 7. 机房可安装入侵报警装置和视频监控装置	【员工访谈】抽查工作人员工作职责、操作规程、设备运行要求和技术指标，及卫生安全培训内容的知晓情况 【记录查看】 1. 供水设备运行、维护维修记录 2. 供水记录符合相关要求 3. 输配水设施清洗消毒、水质检测、日常巡检记录 【现场检查】核查工作环境是否符合要求
	应急管理	制订应急预案，包括停水应急预案、爆管抢修应急预案、水质污染应急预案、投毒应急预案，并定期演练	【记录查看】查看应急预案及演练记录
	档案管理	1. 档案包括管理性档案、技术性档案和运行记录档案；管理性档案与技术性档案应与二次供水系统同期保存 2 系统废止后原技术性档案应继续保存≥ 5 年，原管理性档案保存≥ 2 年；所有运行记录档案应保存≥ 2 年	【现场查看】核查档案资料管理是否规范
集中供氧站	人员资质管理	1. 压力容器相关操作的工作人员须取得压力容器安全管理人员证书和压力容器操作人员证书后方可上岗 2. 操作人员操作证书在有效期内，工作类别和项目与实际工作一致	【文件查阅】查阅工作人员持证上岗情况是否符合要求
	培训考核	1. 工作人员定期接受医用气体专业应急培训，掌握应急处置方法，特别是应急汇流排或瓶装气体的使用，经考核合格方可上岗 2. 工作人员应经过消防培训，掌握防火和灭火技能，正确使用防护用具和消防器材	【记录查看】查看相关培训考核资料
	工作制度	1. 有并落实集中供氧站工作制度、工作职责和操作规程 2. 工作制度包括但不限于：设备巡视检查制度、设备定期维护保养制度、安全管理制度、动火用电安全管理制度、值班制度、气瓶管理制度、应急预案演练制度、消防管理制度、安全教育培训制度、档案管理制度	【文件查阅】查阅工作制度、职责和操作规程是否完备 【员工访谈】抽查员工对制度的知晓情况

（续表）

检查项目	检查内容	具体要求	检查方法
	日常安全管理	1. 实行 24 h 值班制度和交接班制度 2. 按照巡视流程定期进行巡视检查 3. 按照交接班制度进行交接班，详细填写交接班记录 4. 发生故障和隐患时及时排除，并做好记录 5. 医用气体维修采用“维修工作许可证管理”方式；“维修工作许可证”为唯一编号，并保存≥ 2 年 6. 工作人员着工作装上岗，保持工作环境整洁，非本站工作人员不得进入 7. 工作环境严禁烟火；不得放置易燃、易爆物品及其他杂物；不得使用电炉和电热器等没有防爆措施的电器 8. 严格遵守气瓶管理制度，同一种类气瓶储存应分为满瓶区和空瓶区 9. 气瓶储存库房应保持锁闭，钥匙由专人保管 10. 落实设备维护保养制度，做好记录	【记录查看】 1. 排班表、运行记录和交接班记录 2. 相关要求的各种检测、维护、保养记录 【现场检查】 1. 工作着装情况 2. 核查工作环境是否符合要求，是否存在油污、打火机和烟蒂等 3. 气瓶管理情况 4. 库房管理情况
	档案管理	1. 档案包括管理性档案、技术性档案和运行记录档案 2. 管理性档案与技术性档案应与医用气体系统同期保存 3. 系统废止后原技术性档案应继续保存≥ 5 年，原管理性档案保存≥ 2 年；所有运行记录档案应保存≥ 2 年	【现场检查】查看档案资料管理是否规范
空调机房	人员资质	空调运行管理和维修人员应具有特种作业操作证，并在有效期内	【现场检查】 1. 工作人员持证上岗情况 2. 操作证有效期、工作类别和项目
	工作制度	制订空调系统运行操作、维修保养、检测、安全应急等制度或流程，制作运行手册	【文件查阅】查阅工作制度、流程和运行手册
	日常安全管理	1. 有并落实 24 h 值班制度和交接班制度 2. 按照巡视流程定期进行巡视检查 3. 按照交接班制度进行交接班，详细填写交接班记录 4. 发生故障和隐患时及时排除，并做好记录 5. 空气处理机组、新风机组应定期检查，保持清洁 6. 按照滤网和过滤器清洗或更换的周期进行清洗更换，做好记录 7. 有并落实净化空调系统检测制度，制订符合国家要求的检测参数 8. 高效过滤器更换后应邀请第三方有专业资质的检测机构来完成检测	【记录查看】查看排班表、运行记录和交接班记录 【现场检查】 1. 各种检测、维护、保养记录和过滤器使用档案 2. 核查档案资料管理是否规范

（续表）

检查项目	检查内容	具体要求	检查方法
		9. 定期检查过滤器使用情况；过滤器使用档案完备，收集更换的每一批次的过滤器出场检测证明并存档 10. 落实净化空调冬季运行的流程和注意事项，防止冻坏设备和管道 11. 按照新风、排风及风机盘管系统保养的内容和周期进行维护保养，做好记录	
	院感管理	1. 根据院感防控要求，对新风系统、净化空调系统、风机盘管和多联机室内机系统的不同部件进行清洗、消毒 2. 有与本机构感染控制部门的沟通机制；一旦出现医院感染暴发，立即停止运行相应区域的空调通风系统，并对其进行检查和消毒	【记录查看】查看清洗、消毒记录是否符合院感要求 【员工访谈】询问工作人员院感暴发应急处理流程
	节能管理	1. 开展技术节能和管理节能，制订空调系统节能具体方案和措施 2. 定期到科室进行节能检查	【文件查阅】查阅节能具体方案和措施 【记录查看】查看节能检查记录 【现场检查】检查节能降耗方案措施落实情况
医疗废物转运与暂存	工作制度	有并落实医疗废物管理工作制度、岗位职责和工作流程	【文件查阅】查阅工作制度、岗位职责、工作流程
	培训考核	1. 工作人员应定期进行岗位培训，上岗前均应进行相关法律法规、工作制度、岗位职责、职业安全防护、应急预案的培训，考核合格方能上岗；培训每年至少进行一次 2. 人员变动时，重新培训和考核，考核合格方能上岗	【记录查看】查看工作人员和新上岗员工的培训、考核记录
	职业防护	1. 工作期间按要求做好个人职业防护，正确执行手卫生 2. 工作人员每年进行一次健康检查；必要时进行免疫接种 3. 工作人员知晓职业暴露如发生锐器伤后的处理流程	【现场检查】检查工作人员职业防护和手卫生执行情况 【记录查看】查看工作人员体检报告和免疫接种证明 【员工访谈】抽查员工是否知晓发生锐器伤后的处理流程

（续表）

检查项目	检查内容	具体要求	检查方法
	转运与储存管理	1. 按照医疗废物转运的时间和路线进行转运 2. 运送工具使用后在指定地点及时进行消毒和清洁 3. 人员知晓发生医疗废物泄漏事件时的处置流程 4. 医疗废物运送和暂存点符合院感要求，不得露天存放医疗废物；有防渗漏、防鼠、防蚊蝇、防蟑螂、防盗以及预防儿童接触等安全措施 5. 暂存点设有明显的医疗废物警示标识和“禁止吸烟、饮食”的警示标识 6. 及时转运医疗废物至医疗废物集中处置单位；医疗废物暂时贮存时间不得超过 2 天 7. 认真填写医疗废物转移联单和医疗废物转运交接登记，不能有漏项 8. 医疗废物转运交接登记、医疗废物转移联单至少保存 3 年	【现场检查】检查转运路线、转用工具、暂存点环境、设施和运输工具的消毒等情况 【员工访谈】抽查工作人员对转运路线、时间、泄露事件处理的知晓情况 【记录查看】查看转运交接登记本、医疗废物转移联单保存情况
污水处理站	工作制度	有并落实污水处理管理工作制度、岗位职责和操作规程	【文件查阅】查阅工作制度、岗位职责和操作规程等
	日常管理要点	1. 工作人员按照操作规程作业，有并落实运行台账制度，如实填写运行记录，并妥善保存 2. 根据工艺要求，定期对污水处理设备、电气及自控仪表进行检查维护 3. 按照环境保护主管部门规定，对水质理化指标、生物性污染指标和生物学指标进行监测、记录、保存上传或上报 4. 有并落实值班和交接班制度，做好值班和交接班记录；非本站工作人员进入站内要进行登记	【记录查看】 1. 工作运行台账 2. 设备检测、维护、保养记录 3. 核查生物监测、上报记录，资料管理是否规范 4. 查看排班表、运行记录和交接班记录
	培训考核	工作人员应定期进行岗位培训，上岗前均应进行相关法律法规和专业技术、职业安全防护、紧急处理等理论知识和操作技能的培训，考核合格方能上岗	【记录查看】查看员工和新上岗员工培训考核记录
	职业防护	工作期间按要求做好个人职业防护，在院感部门的指导下规范进行环境清洁消毒	【现场检查】查看个人防护和工作环境是否符合要求
餐饮管理	资质	1. 依法取得餐饮服务有关许可证书 2. 餐厅工作人员须持有健康证，并在有效期内 3. 如有发热、腹泻、皮肤伤口或感染、咽部炎症等有碍食品卫生病症的，立即脱离工作岗位；待查明原因、排除有碍食品卫生的病症或治愈后，方可重新上岗	【文件查阅】 1. 餐饮服务许可证书 2. 核查在岗工作人员的健康证、有效期

（续表）

检查项目	检查内容	具体要求	检查方法
	工作制度	有并落实餐厅管理制度及岗位责任制度：管理制度包括但不限于卫生检查制度，食品工具、设备清洗消毒制度，经营场所及设施清洁制度，经营场所及设施维修保养制度，工作服清洗保洁制度，投诉管理制度等	【文件查阅】查阅餐厅工作管理制度
	日常管理要点	1. 员工餐厅与患者餐厅分开设立，餐厅就餐环境干净整洁 2. 餐厅工作人员严格执行食品卫生管理的各项制度和卫生要求，并定期参加卫生法律和卫生知识培训，考核合格方能上岗 3. 严格执行留样制度，留样食品应按品种分别盛放于清洗消毒后的密闭专用容器内，在冷藏条件下存放 48 h 以上，每个品种留样量不少于 100 g 4. 食品库房门口须有挡鼠板，高度为 0.6 m	【现场检查】 1. 员工和患者餐厅是否分开设置 2. 工作人员着装 3. 餐厅环境卫生及分区是否符合要求 4. 食品留样情况 5. 库房防鼠措施 【员工访谈】抽查职工知晓食品卫生要求情况
	档案管理	有食品卫生管理档案，至少包括原料采购验收、卫生检查情况、人员健康状况、教育与培训情况、食品留样等，各项记录均应有执行人员和检查人员的签名，有关记录至少保存 12 个月	【记录查看】查看食品卫生管理档案
	消防安全	1. 厨房内须配备消防器材，如灭火毯、干粉灭火器等，放置位置明显、可及 2. 工作人员熟练掌握各类消防器材的使用方法 3. 按照消防安全要求，定期清洗油烟管道，一般为每两个月至少清洗一次	【现场检查】 1. 消防器材配置情况 2. 消防器材放置位置是否明显、可及 3. 工作人员是否能正确使用消防器材 【员工访谈】抽查工作人员消防知识掌握情况 【记录查看】查看油烟道清洗记录
	投诉管理	落实投诉管理制度，对消费者提出的口头或书面意见与投诉，应立即追查原因，妥善处理	【记录查看】查看投诉管理资料
电梯管理	特种设备登记、检验	1. 电梯须在特种设备安全监督管理部门进行登记，登记标志应当置于电梯的显著位置 2. 电梯在安全检验合格有效期届满前 1 个月向特种设备检验检测机构提出定期检验要求并完成检验 3. 未经定期检验或者检验不合格的特种设备，不得继续使用	【记录查看】查看登记、检验检测记录资料

（续表）

检查项目	检查内容	具体要求	检查方法
	日常管理要点	1. 制订电梯管理制度、工作职责和操作规程 2. 电梯的日常维护保养必须由取得许可的维修单位或者电梯制造单位进行 3. 至少每 15 天对电梯进行一次清洁、润滑、调整和检查，发现异常情况的，应当及时处理 4. 发生故障后，立即采取救援措施 5. 电梯的日常维护保养过程中，应落实现场安全防护措施，保证施工安全 6. 电梯安全注意事项和警示标志置于显著位置 7. 保持电梯轿厢内外环境卫生，按照规定进行消毒 8. 电梯司乘人员遵守操作规程，佩牌上岗，不得无故脱岗	【文件查阅】 1. 电梯管理制度、工作职责和操作规程 2. 维保合同，维保记录 【现场检查】 1. 登记标志、电梯安全注意事项和警示标志是否置于显著位置 2. 电梯维护保养、清洁、消毒记录 3. 司乘人员佩牌上岗和电梯卫生情况
	应急管理	1. 有并落实电梯突发事件应急预案 2. 定期进行预案演练，工作人员熟悉处置流程 3. 轿厢内公布应急救援电话，救援电话 24 h 保持畅通	【记录查看】查阅应急预案及应急演练资料 【现场检查】检查应急救援电话是否畅通 【员工访谈】抽查司乘人员对应急预案处置的知晓情况，并现场模拟
	档案管理	建立电梯安全技术档案，一梯一档	【现场检查】查看电梯技术档案
洗衣房	工作制度	1. 有并落实洗衣房工作制度、岗位职责和操作规程 2. 有并落实洗衣房感染管理和医用织物洗涤消毒的工作制度和工作规范 3. 落实医用织物洗涤消毒工作规范，内容包括分类收集、洗涤消毒、卫生质量监督检查、清洁织物储存管理、安全操作、设备与环境卫生保洁以及从业人员岗位职责、职业防护等	【文件查阅】查阅工作管理制度和工作规范文件 【员工访谈】抽查员工对制度、规范的知晓情况
	日常管理要点	1. 按照标准对脏污织物和感染性织物进行分类收集，在病区指定的区域内进行 2. 感染性织物的收集、运输、清洗和消毒应按照规范要求进行 3. 运输工具采取封闭方式运送 4. 使用后医用织物和清洁织物的运输工具不交叉使用 5. 运输工具应根据污染情况定期清洗消毒 6. 运输工具运送感染性织物后一用一清洗消毒	【现场检查】 1. 工作环境和分区是否符合要求 2. 人流、物流是否符合感染管理要求 3. 机器设备运行情况 4. “下收、下送”服务的执行情况

（续表）

检查项目	检查内容	具体要求	检查方法
		7. 根据医用织物使用对象和污渍性质、程度不同，按照要求进行分机或分批洗涤，消毒 8. 收集、分拣、洗涤消毒、整理、储存使用后医用织物时应由污到洁，顺行通过，不得逆行 9. 按照要求对洗涤设备和环境进行消毒和杀虫 10. 有清洁织物检测的要求和标准，包括感官指标、物理指标、微生物指标 11. 执行设备操作规程，不超负荷运转或空转 12. 机器发生故障应及时报告有关人员进行维修处理，有记录 13. 洗衣房实行“下收、下送”服务	【记录查看】 1. 清洁消毒、维护保养相关记录 2. 织物的检测报告 3. 设备维修记录 4. “下收、下送”的记录
	职业防护	1. 工作期间按要求做好个人职业防护 2. 污染区和清洁区穿戴的个人防护用品不应交叉使用	【现场检查】检查工作人员职业防护情况 【员工访谈】抽查工作人员有关院感要求和职业防护的知晓情况
	培训考核	1. 工作人员应定期进行岗位培训，考核合格方能上岗 2. 培训内容包括相关法律法规、洗涤和烘干等相关设备设施操作规程、洗涤消毒方法及消毒隔离与感染控制基础知识、常用消毒剂使用方法等	【记录查看】查看工作人员和新上岗员工的培训、考核记录
	档案管理	洗衣房的各项相关制度、微生物监测报告，及所用消毒剂、消毒器械的有效证明（复印件）等资料应建档备查，及时更新	【现场检查】检查档案管理情况

表 10-12　消防质量与安全管理检查表（机构层面管理）

检查内容	具体要求	检查方法
组织管理	1. 有本机构消防安全制度、保障消防安全的操作规程和消防安全应急预案 2. 消防制度包括但不限于：消防安全教育培训制度、防火巡查检查制度、安全疏散设施管理制度、消防（控制室）值班制度、消防设施器材维护管理制度、火灾隐患整改制度、用火用电安全管理制度、易燃易爆危险物品和场所防火防爆制度、易燃易爆危险物品及其使用和存放场所的防火防爆制度、专职和志愿消防队的组织管理制度、灭火和应急疏散预案演练制度、燃气和电气设备的检查和管理（包括防雷、防静电）	【文件查阅】 1. 本机构消防安全制度、保障消防安全的操作规程和消防安全应急预案等文件 2. 核查消防安全管理组织和部门、消防志愿者队成立文件，责任分工是否明确

（续表）

检查内容	具体要求	检查方法
	制度、消防安全例会制度、消防安全工作考评和奖惩制度、消防安全管理档案管理制度 3. 有并落实逐级消防安全责任制，明确各岗位消防安全职责，层层签订责任书 4. 党政主要负责人是机构的消防安全第一责任人，主管消防安全的负责人是机构的消防安全管理人，领导班子其他成员对分管范围内的消防安全负领导责任 5. 由消防安全管理工作的机构和消防安全管理人负责本机构消防安全管理工作，包括制订和落实年度消防工作计划，组织开展防火巡查、检查、隐患排查和监督整改、教育培训、应急疏散演练、督导考核等工作 6. 党政领导班子每年专题研究消防安全工作不少于 1 次，带队检查消防安全工作每年不少于 2 次；每半年至少应召开 1 次消防安全例会 7. 有年度消防安全工作计划；将消防工作情况纳入机构年度考评内容 8. 主动研究分析各地各类典型火灾事故案例，吸取经验教训 9. 有消防志愿者队伍 10. 设立监督举报电话、传真、邮箱、微信等	3. 消防安全的年度工作计划、总结 【记录查看】 1. 年度考评记录 2. 相关会议记录 3. 研究典型案例的记录 【现场检查】检查监督途径设置情况及是否通畅
日常巡查管理	1. 有巡查人员，明确重点巡查部位 2. 巡查人员每日要开展防火巡查工作，知晓重点巡查内容，并填写巡查记录表 3. 重点巡查内容： （1）用火、用电、用油、用气等有无违章情况 （2）安全出口、消防通道是否畅通，安全疏散指示标识、应急照明系统是否完好 （3）消防报警、灭火系统和其他消防设施、器材以及消防安全标识是否完好、有效，常闭式防火门是否关闭，防火卷帘下是否堆放物品 （4）消防控制室、住院区、门诊区、药品库房、实验室、供氧站、高压氧舱、胶片室、锅炉房、发电机房、配电房、厨房等重点部位人员是否在岗 （5）机构内施工场所消防安全情况 4. 住院区及门诊区在白天至少巡查 2 次，住院区及急诊区在夜间至少巡查 2 次，其他场所每日至少巡查 1 次 5. 对巡查发现的问题应当场处理或及时上报 6. 消防控制室实行 24 h 值班制，每班不少于 2 人；值班人员持有消防行业特有工种职业资格证书，熟悉操作程序和应急处置程序	【记录查看】 1. 巡查人员花名册、排班表及巡查记录 2. 消防控制室工作人员花名册、职业资格证书、排班表和工作记录 【员工访谈】 1. 抽查巡查人员每日白班和夜班巡查地点和重点巡查内容 2. 抽查消防控制室操作程序和应急处置程序并现场演示

（续表）

检查内容	具体要求	检查方法
消防安全检查管理	1. 机构每月和重要节假日、重大活动前应至少组织1次防火检查和消防设施联动运行测试 2. 机构的自动消防设施处于正常工作状态 3. 检查重点： （1）重点工种工作人员以及全体医护人员消防安全知识和基本技能掌握情况 （2）消防安全工作制度落实情况以及日常防火巡查工作落实情况，之前巡查发现问题的整改情况 （3）电力设备、医疗设备、办公电器、生活电器管理和使用部门消防安全责任落实情况 （4）消防设施设备运行和维护保养情况 （5）消防控制室日常工作情况，消防安全重点部位日常管理情况 （6）电气线路、燃气管道、厨房烟道等定期检查情况 （7）危险品管理情况，包括病理科、检验科及各种实验室内易燃易爆等危险品管理情况 （8）火灾隐患整改和动火管理、临时用电等日常防范措施落实情况 （9）装修、改造、施工单位向机构消防安全部门备案和签订安全责任书情况 4. 有火灾隐患信息档案和台账，形成隐患目录，并在机构内部公示 5. 隐患治理实行报告、登记、整改、销号的一系列闭环管理措施 6. 确保整改责任、资金、措施、期限和应急预案“五落实” 7. 装修、改造、施工单位向本机构的消防安全管理部门备案和签订安全责任书	【记录查看】 1. 消防检查和消防设施运行测试记录 2. 消防安全重点部位检查记录 3. 消防隐患整改记录和隐患目录及公示情况 【文件查阅】查阅施工单位备案和签订安全责任书
消防设施管理	1. 有消防设施日常维护保养制度，按照国家和行业标准配置消防设施、器材，定期进行维护保养和检测 2. 主要消防设施设备张贴维护保养、检测情况记录卡 3. 自动消防设施可委托具有相应资质的消防技术服务机构进行维护保养和检测，每年至少检测1次 4. 火灾高危单位每年至少开展1次消防安全评估，针对评估结果加强和改进消防工作 5. 消防设施器材要设置规范醒目的标识，用文字或图例标明操作使用方法；消防通道、安全出口和消防重点部位应当设置警示提示标识 6. 报警系统和应急照明需齐全、灵敏、有效 7. 根据有关规定设置微型消防站，配备相应消防装备	【现场检查】 1. 消防设施、器材是否在功能状态 2. 消防器材是否按规定时间进行检查、维护保养、张贴记录卡 3. 报警和应急照明系统是否齐全、灵敏、有效 4. 疏散走道和安全出口是否通畅

（续表）

检查内容	具体要求	检查方法
		5. 微型消防站设置，消防设施、设备是否处于完好状态 【记录查看】 1. 安全评估记录 2. 自动消防设施检测记录
分类培训	1. 实施消防安全教育培训；实行分类培训，针对不同岗位、类别人员制订相应的培训内容和培训周期 2. 每年至少对全体工作人员包括在编人员、学生、实习生、进修生、规培生、合同制人员、工勤人员等，开展一次消防安全教育培训（职工受训率须达 100%，人人掌握“四会”知识） 3. 新职工必须经过岗前消防培训，考核合格后方能上岗 4. 监督第三方服务公司，培训有关服务人员，考核合格后方能上岗 5. 定期对消防工作人员和消防志愿者进行业务培训、岗位培训、法规培训，切实增强消防技能 6. 每年至少对消防管理部门的管理人员进行一次消防安全教育培训 7. 至少每半年对消防控制室操作人员进行一次消防安全教育培训 8. 对志愿消防队开展消防知识、技能的教育和培训，定期组织灭火和应急疏散预案的实施和演练 9. 对流动性比较大的第三方外聘巡查和安保人员，每月进行一次消防安全教育培训 10. 每季度组织工程人员开展一次消防安全教育培训	【记录查看】查看各类人员的培训、考核演练记录 【现场检查】检查考核对消防器材的正确使用 【员工访谈】 1. 抽查不同类别人员消防安全知识的掌握情况 2. 抽查志愿队员对职责和应急预案处置的知晓情况
应急管理	1. 有火灾事故应急预案、灭火和应急疏散预案，并组织培训 2. 每半年至少开展 1 次灭火和应急疏散演练	【记录查看】查阅火灾事故应急预案及培训、演练记录 【员工访谈】抽查员工对消防应急管理内容的知晓情况；抽查工作人员对应急预案的知晓情况

表 10-13　消防质量与安全管理检查表（科室层面管理）

检查内容	具体要求	检查方法
组织管理	1. 科室主要负责人为科室消防安全的第一责任人 2. 全体职工履行岗位消防安全责任，有科室消防安全员 3. 落实本机构消防安全的各项制度和要求，明确本科室不同岗位人员的消防安全责任，落实消防安全措施	【文件查阅】 1. 科室消防安全制度、科室消防安全员名单等文件资料 2. 科室年度消防安全的工作计划 3. 科室消防应急预案
日常巡查、检查	1. 科室有消防巡查重点，包括用火用电安全、消防设施、消防标识、消防通道等，每日巡查并填写记录表 2. 两人以上的工作场所、不值班的科室每天最后离开的人员要对本科室相关场所的消防安全进行检查并签字确认 3. 对本科室所属的各类功能用房及医疗设备、消防设施、器材等进行消防安全巡查和定期检查	【记录查看】查看消防安全的巡查记录、自查记录及整改情况
消防安全要求	1. 工作人员牢固树立安全用电意识，做到安全用电；严禁私拉乱接电气线路、超负荷用电；严禁使用非医疗需要的电炉、热得快等大功率电器 2. 严禁违规储存、使用易燃易爆危险品 3. 严禁在病房楼内使用液化石油气和天然气 4. 严禁违规使用明火，严禁在非吸烟区吸烟 5. 严禁电动自行车（蓄电池）在室内和楼道内存放、充电 6. 严禁擅自停用、关闭消防设备设施 7. 严禁设置影响疏散逃生和灭火救援的铁栅栏 8. 严禁锁闭堵塞安全出口、占用消防通道和扑救场地 9. 严禁占用消防通道和扑救场地 10. 严禁擅自停用、关闭消防设备设施以及埋压、圈占消防栓 11. 发现和及时消除火灾隐患；不能及时消除的，采取相应措施并向上级消防安全责任人报告 12. 发现火情，立即报警并组织人员疏散和火灾扑救	【现场检查】 1. 是否存在违规用火用电等消防安全隐患 2. 消防设施和器材是否配备与完好 3. 消防通道是否通畅 4. 消防标识是否清晰
教育培训与考核	1. 科室人人掌握“四会”消防常识，会查找火灾隐患、会扑救初起火灾、会组织人员疏散逃生、会开展消防安全宣传教育，掌握消防设施器材使用方法和逃生自救技能 2. 科室开展消防安全教育与培训，参训率 100%；组织科室职工参加机构组织的消防安全培训 3. 对住院患者和陪护人员及时开展消防安全宣教，包括安全用电的要求、安全出口位置等 4. 对新职工和转岗职工进行科室内部的岗前消防知识培训，考核合格后方能上岗	【员工访谈】核查科室工作人员掌握“四会”消防常识的情况 【现场检查】 1. 医护人员是否能正确使用消防设施和器材 2. 医护人员是否对住院患者及陪护人员进行消防安全宣教 【记录查看】查看消防培训及考核记录

（续表）

检查内容	具体要求	检查方法
应急管理	1. 结合老、弱、病、残、孕、幼等人员的认知和行动特点，制订针对性强的灭火和应急疏散预案 2. 明确每班次、各岗位人员及其报警、疏散和扑救初起火灾的职责，每半年至少演练 1 次 3. 病房要配备适量的防烟面罩、应急灯等应急装备 4. 病房配备相应的轮椅、担架等疏散工具，对无自理能力和行动不便的患者逐一明确疏散救护人员	【记录查看】查阅科室应急预案及应急演练记录 【员工访谈】抽查工作人员应急处理知晓情况 【现场检查】检查病区配备应急装备情况；配备轮椅、担架等疏散工具

表 10-14　安保工作质量与安全管理检查表

检查项目	具体要求	检查方法
组织管理	1. 有机构安全秩序管理组织和安全秩序管理工作领导机制，以及工作制度和工作职责 2. 机构主要负责人是安全秩序管理的第一责任人；分管领导具体抓工作，专职保卫机构组织实施，相关职能部门配合 3. 各科室负责人为本科室安全秩序管理第一责任人 4. 安全秩序管理制度包括但不限于风险排查、安全防控、守护巡查、应急处置、教育培训、定期检查等工作制度 5. 对医务人员进行安全防范知识以及《医疗纠纷预防和处理条例》《医疗事故技术鉴定暂行办法》等法律法规的教育培训	【文件查阅】查阅安全秩序管理制度、岗位职责等文件资料 【记录查看】查看工作会议记录、培训材料
保安队伍	1. 配备专职保卫人员，聘用足够的保安员，建立保安员花名册 2. 保安员数量遵循“就高不就低”的原则，按照不低于在岗医务人员总数的 3% 或者 20 张病床 1 名保安或日均门诊量 3‰ 的标准配备 3. 对保安员要进行相关法律知识和保卫业务、技能培训，培训合格后持证上岗 4. 保安员在秩序维护、突发事件处置、日常巡逻等方面责任明确，具体到岗位、到个人	【记录查看】查看安保人员花名册 【员工访谈】抽查安保人员对岗位职责、安全防范知识和突发事件处理的知晓情况
物防要求	1. 为保卫人员和保安员配备必要的通讯设备和防护器械 2. 供水、供电、供气、供热、供氧、“毒、麻、精、放”药（物）品、易燃易爆物品存放库房等重点要害部位按照相关规定或者标准安装安全防护设施 3. 医院出入口、挂号处等人员密集处设置隔离疏导设施	【现场检查】 1. 物防设施是否配备齐全 2. 有无疏导措施

（续表）

检查项目	具体要求	检查方法
技防要求	1. 建立完善入侵报警系统、视频监控系统、出入口控制系统和电子巡查系统，实现系统间互联互通 2. 设置安全监控中心，技防系统的安全信息进行集中统一管理；监控设施设备完好，维护记录完整 3. 视频监控系统进行 24 h 图像记录，影像资料存储时间≥ 30 天，并建立视频查询的相关规定和流程 4. 门卫室、各科室、重点要害部位要安装一键式报警装置，保证在功能状态，并与机构安全监控中心联网	【现场检查】 1. 检查技防系统管理及互联互通情况 2. 调取当日和 30 天内重点环境或部位的监控视频资料 3. 检查一键式报警装置，核查报警后保安员赶到的时间是否符合要求 4. 核查视频查询管理制度是否落实到位 【记录查看】视频查询的具体流程
防盗管理	1. 有并落实毒麻药品管理规定，做到专人、专柜、专锁，账物相符 2. 重点环境重点部位如财务、仓库、档案室、计算机中心、新生儿科、麻醉、药品、库房、重要设施设备有完善的防盗监控系统，并进行巡更管理 3. 严禁擅自遮挡摄像头	【现场检查】 1. 核查毒麻药品的储存情况是否符合要求 2. 检查重点环境重点部位的摄像头是否被遮挡 【记录查看】查看巡查巡更记录 【员工访谈】抽查巡更人员巡查的时间、地点、内容等，以及发现问题如何处置
投诉管理	二级以上妇幼保健机构要明确专门机构或安排专门人员负责投诉工作，畅通投诉渠道，规范投诉处理程序	【文件查阅】查阅投诉处理制度和流程、投诉电话 【员工访谈】访谈工作人员投诉处理流程
重点巡查	对容易出现医疗纠纷的急诊、发热门诊、产科、新生儿科、儿科、ICU、手术室等进行定期巡查，发现问题有处理流程，有巡查记录	【记录查看】查看巡查巡更记录 【员工访谈】询问巡更人员巡查的时间、地点、内容等，以及发现问题如何处置
警务室设置	三级和有条件的二级机构要设立警务室；不具备条件的二级机构根据实际情况在周边设立治安岗亭（巡逻必到点）	【现场检查】检查警务室、治安岗亭设置

（续表）

检查项目	具体要求	检查方法
安全检查	日均门诊量5000人次以上或者床位1000张以上的机构应当在主要出入口实施安检	【现场检查】核查出入口安检情况
应急管理	1. 制订涉医突发事件应急预案，以及婴儿失窃和患者走失的应急预案 2. 组织有关人员定期对应急预案进行演练	【文件查阅】查阅应急预案 【记录查看】查看应急演练资料 【员工访谈】抽查医务人员和安保人员对应急预案的知晓情况

表10-15　危险物品管理质量与安全检查表

检查项目	具体要求	检查方法
组织管理	1. 机构主要负责人全面负责机构危险物品安全管理工作 2. 有危险物品安全管理部门、工作制度和和人员岗位职责 3. 机构有危险物品分布清单，及采购、使用、消耗等登记材料，账物相符，并配置专人负责管理 4. 使用科室有科室危险物品清单，及领用、使用、消耗等登记材料，账物相符，并配置专人负责管理 5. 根据危险物品的种类、危险特性以及使用量和使用方式，制订使用危险物品的安全管理规章制度和安全操作规程：包括但不限于易燃、易爆危险物品的防火、防爆制度，危险化学品出入库核查、登记制度，危险物品领取登记和清退的程序、要求等 6. 危险品监管：有定期专人巡查记录，重点为易燃、易爆和有害有毒物品和放射源等危险品和危险设施 7. 管理部门对危险物品管理的全流程进行监管，并有记录	【文件查阅】查阅医院危险物品管理办法等文件 【记录查看】 1. 危险物品清单、登记及清退记录 2. 监管记录
培训考核	1. 定期对从业人员进行安全教育、法制教育和岗位技术培训，内容包括但不限于《安全生产法》《危险化学品安全管理条例》；针对危险物品的性质、对人体的危害、个人防护知识和出现损伤的处理流程进行培训，考核合格后方能上岗作业 2. 未经培训或培训考核不合格的人员不得从事危险物品的操作和保管工作 3. 工作人员熟知库内危险物品的安全性能、预防措施、保管制度、使用安全防护制度、火灾扑救方法	【记录查看】查看培训、考核资料 【员工访谈】抽查工作人员对管理办法，接触危险物品的性质、危害、防护和出现损伤的处理流程的知晓情况

（续表）

检查项目	具体要求	检查方法
存放与保管	1. 危险物品存放场地要符合有关管理部门制订的安全要求，设置明显的安全警示标志 2. 危险化学品应当储存在专用仓库或者专用储存室内，并由专人负责管理 3. 剧毒化学品以及储存数量构成重大危险源的其他危险化学品，应当在专用仓库内单独存放，并实行双人收发、双人保管制度 4. 危险化学品储存仓库安装监控、报警装置，并保证处于适用状态 5. 存放危险物品的仓库不得与病房、员工宿舍在同一座建筑物内，并保持安全距离 6. 危险化学品的储存方式、方法以及储存数量应当符合国家标准或者国家有关规定 7. 易燃、易爆危险物品的贮存应按性质分类存放，并设置明显的标志，注明品名、特性、防火措施和灭火方法 8. 根据储存的危险化学品的种类和危险特性设置相应的监测、监控、通风、防晒、调温、防火、灭火、防爆、泄压、防毒、中和、防潮、防雷、防静电、防腐、防泄漏以及防护围堤或者隔离操作等安全设施设备 9. 安全设施设备进行经常性维护、保养和检测、检验，保证在适用状态 10. 落实危险化学品出入库核查、登记制度；易燃、易爆危险物品入库前应进行检查，发现包装破损、跑冒滴漏现象的禁止入库 11. 发现危险物品丢失或者被盗的，应当立即向当地公安机关报告	【现场检查】 1. 危险物品库和标识 2. 危险品分类存放 3. 安全设施设备 【记录查看】查看出入库登记是否完整，账物是否相符
领用、使用管理	1. 有危险物品使用环节的领用登记台账，台账内容应包括日期、名称、规格型号、数量及余量、领取人、使用人等信息 2. 按使用计划数领取易燃、易爆危险物品，并根据需要限量使用，且由专人管理，集中存放；严禁超量领用、存放危险物品 3. 科室设置危险化学品专用储存柜，统一危险品标识及危险品技术说明书；有完整的危险品领用、使用、消耗等登记资料，账物相符 4. 存放易燃、易爆危险物品的房间和正在使用易燃、易爆危险物品的实验室等场所，严禁动用明火和带入火种；工作人员不应穿带钉子、铁掌的鞋和化纤衣服，非工作人员严禁进入 5. 易燃、易爆危险物品使用后的废弃物应集中分类存放于安全区域，贴好标签，并交由指定部门统一处置 6. 严格遵守操作规程，使用前后应认真进行安全检查，掌握危险物品的危险特性和应急处置流程	【现场检查】 1. 检查储存柜和标识 2. 存放或使用场所是否存在违规现象 【记录查看】查看领用、储存、使用、处置记录是否完整，账物是否相符 【员工访谈】抽查工作人员对操作流程和应急处置流程的知晓情况

（续表）

检查项目	具体要求	检查方法
应急管理	1. 有本机构危险物品事故应急预案和必要的应急救援器材、设备 2. 工作人员知晓相关的应急处置流程 3. 每年至少组织一次演练	【文件查阅】查阅应急预案 【记录查看】查看应急演练资料 【员工访谈】抽查工作人员对应急处置流程的知晓情况

表 10-16　外包服务质量与安全管理检查表

检查项目	具体要求	检查方法
组织管理	1. 有机构外包业务管理制度，内容包括外包业务的遴选、管理等相关制度和办法 2. 有外包业务的项目评估和审核制度与程序，必要时进行现场调研	【文件查阅】查阅机构的管理制度等文件资料 【记录查看】查看调研报告
合同签订	1. 所有外包业务都应签订合同或协议，内容包括外包服务形式、双方的权利和义务、服务质量与安全的内容和标准、质量保障等 2. 外包业务承包商应具有相应的资质	【文件查阅】 1. 机构外包合同或协议 2. 承包方资质材料
监督管理	1. 有主管职能部门，并设置专人负责全院后勤、医疗保健与医技等层面的外包业务监督管理工作，制订工作制度和职责 2. 有定期沟通的机制：主管部门根据实际情况（如政策法规、功能任务变化等）定期与外包业务承包方进行沟通和协商，必要时修订外包合同 3. 主管职能部门依据合同或协议中约定的服务质量与安全的内容和标准进行监督管理，每个项目均有考核记录 4. 主管职能部门根据考核情况进行奖惩 5. 每个项目均有年度外包业务管理的内部审计与质量安全评估报告（近三年） 6. 外包业务承包方不得进行转包 7. 对违约事实根据合同落实违约责任	【文件查阅】查阅监督管理工作制度和职责 【记录查看】 1. 查看定期沟通记录、考核记录、奖惩记录 2. 查看审计报告和安全评估报告 3. 查看责任追究落实记录
承包方安全管理	1. 与承包方签订安全责任书，承包方应遵守机构安全生产制度和消防安全制度 2. 承包方派出的工作人员均接受过相关培训，并取得相关资格 3. 承包方为机构提供的产品或服务要符合国家相关法律法规及规范要求	【员工访谈】抽查承包方工作人员对本机构安全管理制度的知晓情况 【记录查看】查看工作人员资格证书、培训资料 【现场检查】检查承包方的产品和服务

（续表）

检查项目	具体要求	检查方法
医疗检验检查项目承包方质量控制	1. 医学检验、病理诊断、医学影像等外包项目承包方要开展室内质控和室间质评，合格率均达到 100% 2. 病理诊断术中快速诊断与石蜡诊断符合率 100% 3. 检验、检查结果均按照合同约定时间出具报告 4. 报告单合格率 100% 5. 危急值通报及时率 100% 6. 传染病阳性结果反馈率 100% 7. 对医院反馈的问题能及时整改	【记录查看】 1. 查看承包方室内质控资料和室间质评结果 2. 查看承包方病理报告、检验检查报告 3. 查看承包方危急值和传染病报告登记本
医疗消毒供应项目承包方质量控制	1. 消毒供应人员知晓清洗消毒及灭菌技术操作规程 2. 物流管理实行全程信息化管理 3. 清洗消毒及灭菌监测有原始记录与监测报告 4. 医用耗材、消毒隔离相关产品符合国家要求，证件齐全，质量和来源可追溯 5. 定期对消毒剂浓度、有效性进行监测 6. 灭菌合格率 100% 7. 对医院反馈的问题能及时整改	【记录查看】查看承包方的消毒监测记录和报告、产品资质 【现场检查】核查承包方消毒操作流程、工作环境与分区、问题及时整改情况
洗涤服务项目承包方质量控制	1. 有医用织物交接、保管、分发以及质量监测等相应制度 2. 设置医用织物周转库，确保医用织物洁污分开 3. 有专人接收洗涤消毒后医用织物，并对其性状、表面污渍、破损情况等进行抽样检查；定期或不定期进行洗涤消毒后医用织物微生物学监测 4. 有医用织物使用科室意见反馈制度，针对科室发现的问题查找原因并及时处理 5. 有医用织物交接及质检记录，具有可追溯性；保存期为 6 个月	【文件查阅】查阅承包方洗涤工作制度 【现场检查】核查承包方周转库是否洁污分开、是否进行抽验检查 【记录查看】核查承包方微生物学监测、质检记录，及留存状况 【满意度调查】 1. 查看使用科室满意度调查结果 2. 核查承包方对反馈问题的及时响应情况
后勤服务项目承包方质量控制	1. 按照合同约定岗位和服务时间进行人员配置 2. 工作人员知晓本岗位工作制度、职责和工作规程 3. 定期开展培训，工作人员知晓相关法律法规和规范、医院的有关规章制度，并切实履行 4. 提供膳食服务的供应商生产、运输及机构内分送场所的设施与卫生条件符合国家食品卫生法规要求 5. 相关工作记录完整	【现场检查】核查承包方： 1. 岗位设置、工作时间是否符合合同约定 2. 设备设施、环境是否满足要求 【记录查看】查看工作记录、培训记录

（续表）

检查项目	具体要求	检查方法
	6. 主管职能部门每月进行满意度调查；满意度不得低于合同约定要求 7. 承包方对机构反馈的问题能及时整改	【员工访谈】抽查员工是否知晓工作制度、职责、工作规程和相关法律法规要求 【满意度调查】查看使用科室职工、患者满意度调查结果

第五节　应急管理

本节旨在有效预防、及时控制和消除突发事件的危害，提高妇幼保健机构对院内外突发事件的应急反应能力和医疗救援的质量和水平；含2张检查表，包括机构层面和科室层面应急管理质量与安全检查的核心内容。检查表从应急管理的组织管理、风险评估、应急预案、应急保障、应急培训与应急演练等环节提出具体要求（表10-17，表10-18）。

表10-17　应急管理质量与安全检查表（机构层面管理）

检查项目	具体要求	检查方法
组织管理	1. 成立应急领导小组，由医院主要负责人担任应急管理第一责任人，负责研究决策应急管理工作重大事项，领导突发事件应急指挥与处置工作 2. 有应急管理办公室，负责机构日常应急管理工作，负责制订应急预案、管理制度及职责分工，组织、协调、指导和检查医院突发事件的应急准备、应急处置和培训演练等工作 3. 设立医院总值班，负责夜间和节假日期间应急管理协调工作；总值班、有关部门负责人责任和任务明确，知晓应急管理的职责和流程 4. 发生重大突发事件时，根据应急响应级别和事件性质，由应急领导小组决定成立应急指挥部，具体负责重大应急事件处置指挥工作；组成人员包括应急管理、医疗救治、院感控制、物资供应、后勤保障和新闻宣传等相关部门工作人员 5. 有并落实应急管理工作制度、信息报告和信息发布制度、新闻发言人制度	【文件查阅】 1. 应急管理工作制度，职责分工 2. 应急管理办公室成立文件，有应急指挥系统和各级责任任务 【员工访谈】抽查总值班、有关部门负责人对应急管理工作制度的知晓情况
风险评估	1. 定期（至少每年一次）运用灾害脆弱性分析等科学管理工具进行风险评估，确定风险等级和管理优先级；制订灾害脆弱性分析报告，并向全院发布 2. 根据灾害脆弱性分析，确定主要院内突发事件和院外突发事件应对策略	【文件查阅】查阅灾害脆弱性分析报告

（续表）

检查项目	具体要求	检查方法
应急预案的制订	1. 建立应急预案文件体系，应急预案文件体系由通用应急预案和专项应急预案两大类组成 2. 通用应急预案应包括应急管理组织架构、岗位职责、应急值守、人员管理、物资管理、预案管理、培训演练和绩效奖惩要求等内容 3. 专项应急预案内容至少应包括现场处置流程步骤和具体要求 4. 机构内专项应急预案可包括但不限于消防安全，停水、停电、供氧气设备故障，信息安全，突发食品安全事件，传染病疫情防控，电梯突发事件、安全保卫（包括暴力伤医、婴儿失窃、患者走失等），传染病职业暴露，放射事件，危险化学品溢出或暴露、医疗废物处置和污水处理等应急预案 5. 应急预案应由机构统一起草、审批和发布 6. 应急预案应定期回顾，根据灾害脆弱性分析情况和实际情况，定期并及时修订，做好记录 7. 编制机构应急预案手册，方便职工随时查看 8. 各级各类人员知晓本部门、本岗位在应急处置中的职责与处置流程	【文件查阅】 1. 应急预案的文件体系是否全面，预案内容是否完备，制订是否合理，有无修订记录 2. 科室层面预案是否备案 3. 查阅机构应急预案手册 【员工访谈】抽查工作人员对应急预案手册运用情况、应急处置职责与流程的知晓情况
应急物资设备保障	1. 有应急物资设备的贮备计划和目录 2. 有应急物资装备储备库房，储备物资与目录相符 3. 有应急物资和设备短缺时的紧急供应渠道 4. 库房环境清洁，做到“六防”（防火、防潮、防盗、防冻、防霉变质、防鼠咬虫蛀）达标 5. 库房台账清晰，按时盘点，做好装备物资更新和轮储工作 6. 有并落实应急物资储备和库房管理监管制度	【文件查阅】 1. 物资设备贮备计划和目录 2. 紧急供应协调流程 【现场检查】核查应急储备库房的情况，是否账物相符，是否存在过期物品 【记录查看】查看应急管理监管记录
应急培训	1. 制订全员培训计划，确定年度培训重点和任务，分层分级分阶段开展应急培训；应急培训内容应包括通识培训和专业培训 2. 通识培训主要以突发事件防控、灾难避险、野外生存、自救互救技能为主要内容 3. 专业培训按照人员职责分工，实行分专业分岗位培训 4. 培训后进行考核与评价	【文件查阅】查阅培训计划 【记录查看】查看培训、考核评价相关资料
应急演练	1. 每半年至少组织一次应急演练 2. 应急演练可采取桌面推演、拉动演练或综合演练等形式	【记录查看】 1. 应急演练脚本

（续表）

检查项目	具体要求	检查方法
	3. 应急演练前成立指挥小组，根据演练需要，明确职责分工，确定简明、具体、可量化、可实现的演练目标；设立演练观察员与记录员岗位，负责现场文字、图片和音像记录及演练观摩点评工作 4. 制订演练脚本，具体描述演练事件场景、处置行动、执行人员、指令与对白等内容，下发给参演人员知晓并掌握 5. 提前做好应急演练突发事件处置准备工作，保障参演人员安全 6. 有应急演练评估与总结，重点评估总结演习执行情况、预案合理性与可操作性、指挥协调能力、现场处置能力和演练目标实现情况，针对存在的问题及时修订应急预案	2. 应急演练工作分工 3. 应急演练评估总结 【现场检查】现场模拟演练

表 10-18　应急管理质量与安全检查表（科室层面管理）

检查项目	具体要求	检查方法
组织管理	1. 科室负责人是科室应急管理第一责任人，负责科室日常应急管理工作，负责制订应急预案及职责分工，组织、协调、指导和检查突发事件的应急准备、应急处置和培训演练等工作 2. 科室应急管理工作职责明确，相关人员知晓职责	【文件查阅】查阅科室应急管理制度 【员工访谈】抽查科室负责人和其他成员对各自职责与分工的知晓情况
应急预案	1. 科室在机构通用和专项应急预案基础上，根据本科室风险点制订科室的应急预案，定期并及时修订应急预案 2. 科室制订的应急预案由机构应急管理办公室进行审核备案 3. 科室工作人员知晓本部门、本岗位在各类应急处置工作中的职责与流程	【文件查阅】查阅科室应急预案及修订记录 【现场检查】核查科室层面预案是否备案 【员工访谈】抽查职工对应急预案的知晓情况
应急培训	1. 科室工作人员参加机构组织的应急管理培训与考核 2. 科室有应急管理培训及考核计划 3. 定期对科室各级各类人员进行应急预案及应急知识、技能和能力的培训和考核	【记录查看】查看培训、考核资料 【员工访谈】抽查职工对应急管理的知晓情况
应急演练	1. 每季度组织科室人员进行应急演练 2. 制订演练脚本，根据演练需要，明确职责分工 3. 设立演练观察员与记录员岗位，负责现场文字、图片和音像记录及演练观摩点评工作 4. 演练后进行评估与总结，针对存在的问题及时修订应急预案	【记录查看】 1. 应急演练脚本 2. 应急演练工作分工 3. 应急演练评估总结 【现场检查】现场模拟演练

（续表）

检查项目	具体要求	检查方法
应急报告	1. 第一发现人 / 接报人知晓发现或接到突发事件应急处置任务后的报告程序，并处置初起灾害现场 2. 报告人知晓报告的内容，内容应包括事件类别、事件性质、发生时间、地点、涉及的地域范围、伤亡（轻、中、重、死亡）人数、主要症状与体征、患者转归、已经采取的措施、发展趋势、下一步工作计划等	【员工访谈】抽查职工对应急报告要求的知晓情况 【现场检查】现场模拟应急报告和处置初起灾害现场

参考文献

［1］国家卫生健康委 . 关于印发医疗机构依法执业自查管理办法的通知（国卫监督发〔2020〕18 号）.2020.

［2］国家卫生健康委 . 医疗机构依法执业指引（2020 版）［M］. 北京：中国人口出版社，2023.

［3］卫生部 . 国家食品药品监督管理局和国家中医药管理局 . 关于印发医疗机构从业人员行为规范的通知［Z］.2012.

［4］国家疾控局，国家卫生健康委 . 关于印发预防接种工作规范（2023 年版）的通知（国疾控综卫免发〔2023〕17 号）.2023.

［5］国家卫生健康委，国家中医药管理局，国家疾控局 . 关于印发医疗机构网络安全管理办法的通知（国卫规划发〔2022〕29 号）.2022.

［6］国家卫生健康委 . 医疗质量安全核心制度要点释义［M］.2 版 . 北京：中国人口出版社，2023.

［7］卫生部 . 卫生行业信息安全等级保护工作的指导意见（卫办发〔2011〕85 号）.2011.

［8］国家卫生健康委，国家中医药管理局 . 关于印发公立医院高质量发展促进行动（2021-2025 年）的通知（国卫医发〔2021〕27 号）.2021.

［9］国家卫生计生委 . 关于印发三级和二级妇幼保健院评审标准实施细则（2016 年版）的通知（国卫办妇幼发〔2016〕36 号）.2016.

［10］国务院 . 医疗器械监督管理条例（国务院令第 739 号）.2021.

［11］卫生部 . 医疗卫生机构医学装备管理办法（卫规财发〔2011〕24 号）.2011.

［12］国家卫生健康委 . 医疗器械临床使用管理办法（国家卫生健康委员会令第 8 号）.2021.

［13］国家卫生健康委，国家中医药局 . 关于印发医疗机构医用耗材管理办法（试行）的通知（国卫医发〔2019〕43 号）.2019.

［14］国家食品药品监督管理总局 . 医疗器械使用质量监督管理办法（国家食品药品监督管理总局令第 18 号）.2015.

［15］国家食品药品监督管理总局 . 医疗器械分类规则（国家食品药品监督管理总局令第 15 号）.2015.

［16］国家卫生健康委，国家药监局 . 大型医用设备配置与使用管理办法（试行）（国卫规财发〔2018〕12 号）.2018.

［17］国家市场监督管理总局，国家卫生健康委 . 医疗器械不良事件监测和再评价管理办法（国家市场监督管理总局令第 1 号）.2018.

［18］国务院 . 特种设备安全监察条例（国务院令第 373 号根据 2009 年 1 月 24 日《国务院关于修改〈特种设备安全监察条例〉的决定》修订）.2009.

［19］国家卫生健康委 . 中华人民共和国卫生行业标准——医疗器械安全管理：WS/T 654—2019［S］. 2019.

［20］国家质量监督检验检疫总局 . 特种设备安全技术规范——压力容器定期检验规则：TSG R7001—2013［S］. 2013.

［21］中华人民共和国第十三届全国人民代表大会常务委员会 . 安全生产法（根据 2021 年 6 月 10 日第十三届全国人民代表大会常务委员会第二十九次会议《关于修改〈中华人民共和国安全生产法〉的决定》第三次修正）.2021.

［22］国家市场监督管理总局 . 特种设备安全监督检查办法（国家市场监督管理总局令第 57 号）.2022.

［23］国务院 . 危险化学品安全管理条例（国务院令 344 号根据 2013 年 12 月 7 日《国务院关于修改部分行政法规的决定》修订）.2013.

［24］国务院 . 医疗废物管理条例（国务院令第 380 号根据 2011 年 1 月 8 日《国务院关于废止和修改部分行政法规的决

定》修订）.2011.
［25］国家市场监督管理总局 . 医疗机构管理条例（国务院令第 149 号根据 2022 年 3 月 29 日《国务院关于修改和废止部分行政法规的决定》第二次修订）.2022.
［26］国家卫生健康委 . 关于印发医疗机构消防安全管理九项规定（2020 版）的通知（国卫办发〔2020〕1 号）.2020.
［27］国家卫生健康委，中央政法委 . 关于推进医院安全秩序管理工作的指导意见（国卫医发〔2021〕28 号）.2021.
［28］国家卫生计生委 . 中华人民共和国卫生行业标准——医院电力系统运行管理：WS 434—2013［S］. 2013.
［29］国家质量监督检验检疫总局 . 特种设备安全技术规范——压力容器定期检验规则：TSG R7001—2013［S］. 2013.
［30］国家卫生计生委 . 中华人民共和国卫生行业标准——医院二次供水运行管理：WS 436—2013［S］. 2013.
［31］国家卫生计生委 . 中华人民共和国卫生行业标准——医院医用气体系统运行管理：WS 435—2013［S］. 2013.
［32］卫生部 . 中华人民共和国卫生行业标准——医院空气净化管理规范：WS/T 368—2012［S］. 2012.
［33］环境保障部 . 中华人民共和国国家环境保护标准——医院污水处理工程技术规范：HJ 2029—2013［S］. 2013.
［34］国家卫生计生委 . 中华人民共和国卫生行业标准——医院医用织物洗涤消毒技术规范：WS/T 508—2016［S］. 2016.
［35］国家卫生健康委 . 中华人民共和国卫生行业标准——医疗机构消防安全管理：WS 308—2019［S］. 2019.
［36］国家卫生健康委，国家市场监督管理总局 . 食品安全国家标准——餐饮服务通用卫生规范：GB 31654—2021［S］. 2021.
［37］卫生部，中国国家标准化管理委员会 . 病媒生物密度控制水平鼠类：GB/T 27770—2011［S］.2011
［38］中国医院协会 . 团体标准——中国医院质量安全管理第 4-14 部分：医疗管理应急管理：T/CHAS 10-4-14-2021［S］. 2021.